Parasitologia
Dinâmica

3ª edição

- David Pereira Neves
- Cinthia Furst Leroy Gomes
- João Daniel Fernandes Iglésias
- Joziana Muniz de Paiva Barçante
- Roseli La Corte dos Santos

São Paulo • Rio de Janeiro • Belo Horizonte

EDITORA ATHENEU

São Paulo — Rua Jesuíno Pascoal, 30
Tel.: (11) 2858-8750
Fax: (11) 2858-8766
E-mail: atheneu@atheneu.com.br

Rio de Janeiro — Rua Bambina, 74
Tel.: (21)3094-1295
Fax: (21)3094-1284
E-mail: atheneu@atheneu.com.br

Belo Horizonte — Rua Domingos Vieira, 319 — conj. 1.104

CAPA: produzida pela Equipe Atheneu, realçando o tratamento de esgoto pelo "Sistema de Zona de Raízes" (ver Figura 13.5)
PRODUÇÃO EDITORIAL: Ana Elis N. M. Andrade
PROJETO GRÁFICO/DIAGRAMAÇÃO: Triall Composição Editorial Ltda.

Dados Internacionais de Catalogação na Publicação (CIP)
(Câmara Brasileira do Livro, SP, Brasil)

Parasitose Dinâmica / David Pereira Neves. – 3. ed. – São Paulo: Atheneu, 2009.

Outros autores: Cinthia Furst Leroy Gomes, João Janiel Fernandes Iglésias, Joziana Muniz de Paiva Barçante, Roseli La Corte dos Santos

Bibliografia.
ISBN: 978-85-388-0072-9

1. Parasitologia 2. Parasitologia médica I. Neves, David Pereira. II. Gomes, Cinthia Furt Leroy. III. Iglésias, João Daniel Fernandes. IV. Barçante, Joziana Muniz de Paiva. V. Santos, Roseli La Corte dos.

09-09596

CDD 616.91
NLM-QX 004

Índices para catálogo sistemático:

1. Parasitologia médica 616.91

NEVES D. P.
Parasitologia Dinâmica – 3ª edição

© EDITORA ATHENEU
São Paulo, Rio de Janeiro, Belo Horizonte, 2009

Dedicatória

*Aos que buscam uma sociedade solidária e
lutam pelo despertar das consciências e dos talentos.*

Sobre os Autores

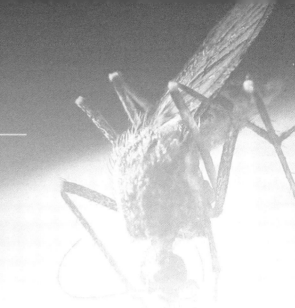

David Pereira Neves

Mestre em Parasitologia e Doutor em Ciências pela UFMG. Ex-professor da Faculdade de Medicina e da Escola de Enfermagem da UFMG. Ex-pesquisador do CNPq. Ex-professor de Graduação, Mestrado e Doutorado do Departamento de Parasitologia do ICB/UFMG, no qual se aposentou. Professor Titular de Parasitologia Médica da Faculdade de Saúde e Ecologia Humana (FASEH, Vespasiano, MG, Cursos de Enfermagem e Medicina).

Cinthia Furst Leroy Gomes

Bióloga e Doutora em Ciências – Parasitologia (Protozoologia) pelo Departamento de Parasitologia do ICB/UFMG. Ex-professora e Pesquisadora da Universidade do Vale do Rio Doce. Pesquisadora e Professora de Parasitologia da Universidade Federal do Espírito Santo.

João Daniel Fernandes Iglésias

Médico, especialista em Patologia Clínica, Professor Titular de Parasitologia e Secretário Geral da Faculdade de Ciências Médicas de Minas Gerais.

Joziana Muniz de Paiva Barçante

Bióloga pela UFJF, Doutora em Ciências pelo Departamento de Parasitologia do ICB/UFMG. Pós-doutorado em Parasitologia pela UFMG. Membro do Banco de Avaliadores do Sistema Nacional de Avaliação da Educação Superior do MEC. Pesquisadora em Helmintologia. Professora Titular de Parasitologia Médica na FASEH.

Roseli La Corte dos Santos

Mestre e Doutora em Saúde Pública. Ex-integrante da Gerência Técnica de Controle de Vetores da Fundação Nacional de Saúde e da Coordenação Geral do Programa Nacional de Controle de Malária do Ministério da Saúde. Pesquisadora e professora de Parasitologia (graduação e pós-graduação) da Universidade Federal de Sergipe.

Agradecimentos

A vida humana é repleta de surpresas e acontecimentos previsíveis, sempre ligados entre si, como os elos de uma corrente. Na capacidade de entendê-los e de fazer escolhas certas consiste a sabedoria do bem viver. Assim, esta terceira edição do *Parasitologia Dinâmica* é o reflexo dessa forma de ver e entender o mundo. É um livro moderno e dinâmico, que mostra as intrincadas relações entre os parasitos, a sociedade e o meio ambiente natural ou urbano.

Dizem que tenho muita sorte. Penso diferente: acho que tenho o cuidado de escolher bem. Assim, considero muito acertadas as escolhas dos colegas para escrever comigo esta terceira edição do *Parasitologia Dinâmica*: Cinthia Furst (responsável pela Protozoologia); Joziana Barçante (responsável pela Helmintologia); Roseli La Corte (responsável pela Entomologia); e João Daniel Iglésias (responsável pela terapêutica das doenças). Sem a participação de cada um deles, não poderia deixar o livro no nível em que está atualmente. Dessa forma, desejo expressar a cada um meu profundo agradecimento pela compreensão da tarefa e pelo desprendimento em executá-la com maestria. Também desejo agradecer ao prof. Thales Augusto Barçante, da PUC-Minas, e à profa. Hérika Soraya Albano Teixeira, vice-diretora da Faseh, pelas preciosas correções feitas nos cinco primeiros capítulos; ao prof. Alfredo Miranda de Góes, da UFMG, pelas correções no capítulo sobre imunidade; ao prof. Welton Oda, da Ufam, pelo seu apoio e sugestões; ao prof. Alexandre Rotondo, pelas informações. É muito importante também agradecer aos colegas de diversas universidades do país, que entenderam o espírito inovador e ousado deste livro e o adotaram.

Soube também escolher minha querida esposa e companheira, Anamaria, que, nesses 43 anos de agradável convivência, pacientemente me estimulou e transmitiu valores espirituais, possibilitando-me ultrapassar dificuldades e limitações. Aos meus quatro filhos, Augusto, Bernardo, Otávio e Daniel, exemplos de cidadãos, de filhos e de profissionais dedicados, a minha admiração. Às minhas quatro noras, Maria, Vanessa, Marina e Máyra, meus agradecimentos pelo incentivo constante, pelas formas diferentes de enxergar o mundo e pelo convívio criador. Aos sete netos, meu desejo ardente de que sejam capazes de fazer boas escolhas. Aos meus irmãos, Maurity, Helvécio, Sônia e Nazareth, pelos exemplos e estímulos; aos meus saudosos pais, Dr. José Neves Júnior, que me ensinou os valores da vida, e Dona Elzira Augusta Pereira Neves, que me ensinou a alegria de viver.

Portanto, foi com a participação de cada um que consegui escrever este livro, razão pela qual lhes apresento minha gratidão.

DAVID PEREIRA NEVES
(Setembro de 2009)

*É preciso ter sensibilidade para se indignar
com o injusto e se enternecer com o belo. Sempre.*

Apresentação

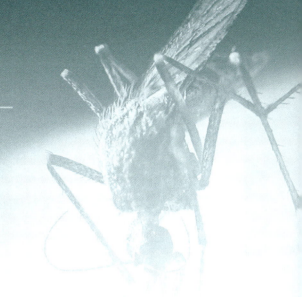

Caro aluno e estimado colega,

São oito horas da manhã e estou sentado no metrô, indo para a Estação Central, onde descerei. Na terceira estação depois do ponto no qual embarquei, onde há integração com uma rede de ônibus, o metrô ficará cheio. Ao meu lado está sentado um rapaz, lendo um desses jornais populares de R$ 0,25. Diversos outros passageiros também leem o mesmo jornal. Horríveis. Sob o pretexto de informar, divulgam desastres, assassinatos e corrupção de políticos e empresários. Situações comuns do cotidiano de sociedades humanas antigas e atuais, mas que, pelas informações, parecem só ocorrer em nosso país e nos últimos tempos. Interessante que, ao residir ou viajar para outros países, pude constatar a mesma coisa. Na verdade, a mim parece que todos esses jornais fazem o mesmo jogo e têm o mesmo objetivo: manter a população amedrontada e submissa. Manipulada, ela procurará refúgio transformando-se em consumidora frenética, alienada e seguidora de alguma religião libertadora. Manipuladas, as pessoas aumentam os lucros das lojas e das igrejas.

Nesses momentos, penso muito. Sem celular ou "áudios", minha mente está livre para observar e analisar. Livre de bloqueios sonoros, doutrinações e preconceitos, penso na grandeza humana. Penso em como é diferente ver aquela multidão se dirigindo para o trabalho e participando da grandiosa transformação pela qual a humanidade como um todo, e nosso país, em particular, estão passando. Entretanto, se pudesse conversar com cada passageiro, ouviria deles repetições lamuriosas das desinformações jornalísticas. Por isso, concluo que essa grandiosa transformação pela qual passamos é apenas tecnológica e econômica. Hoje, simplesmente se repetem as formas antigas de dominação, alienação e submissão. Mas, ao tomarmos conhecimento disso, precisamos entender o processo e buscar caminhos novos, capazes de estimular nossa espiritualidade e nossa humanidade. Isso significa buscar caminhos que permitam nossa evolução no sentido da verdadeira grandeza humana: a solidariedade, o respeito à nossa espécie e ao meio ambiente e a alegria de viver livres de dogmas e preconceitos.

Continuando a viagem, observo o trajeto do metrô e penso na intensa urbanização de nossa sociedade. O mundo, hoje, é urbano. No Brasil, mais de 80% da população vive em cidades. Assim, este livro, *Parasitologia Dinâmica*, deveria se chamar *Parasitologia Urbana*. E aqui reside o que de mais importante a publicação tem: fazer o leitor pensar além da técnica e da ciência. Questionar o que está dito e buscar caminhos novos que possibilitem uma boa qualidade de vida para nós, humanos, e para o meio ambiente. Pensar. Questionar os chavões apresentados pela mídia dominante: a liberdade de expressão é um bem inalienável. Isso é verdade. Mas, da maneira como está posta, só atende aos interesses dos donos dos "jornalecos" de R$ 0,25. Pensar alto, diferente e ousado. Pensar socialmente e questionar localmente. Eis o objetivo da verdadeira universidade: formar profissionais pensantes e conscientes.

Esta terceira edição foi totalmente atualizada, contando com a participação brilhante de quatro colegas: Cinthia Furst, responsável pela revisão da Protozoologia; Joziana Barçante, pela revisão da Helmintologia; João Daniel Iglésias, pelas terapêuticas; e Roseli La Corte, pela revisão dos artrópodes.

Caros alunos e estimados colegas, esta terceira edição do *Parasitologia Dinâmica* foi escrita com o objetivo ousado de estimular o pensamento e buscar a grandeza humana. Precisamos evoluir nessa direção e, assim, reduzir a prevalência da mediocridade e da submissão. Basta o entusiasmo e a dedicação de cada um.

Com um abraço fraterno,

DAVID PEREIRA NEVES
(Setembro de 2009)

Sumário

■ SEÇÃO 1 – CONCEITOS GERAIS

capítulo 1	Os Parasitos e a Sociedade	3
capítulo 2	Saúde e Dispersão das Parasitoses	13
capítulo 3	Biologia Molecular e o Ensino da Parasitologia	19
capítulo 4	Mecanismos de Transmissão e Tipos de Ciclo Biológico	21
capítulo 5	Relação Parasito-hospedeiro	25
capítulo 6	Imunodeficiência e Parasitoses Oportunistas	31
capítulo 7	Ação do Parasito sobre o Hospedeiro	35
capítulo 8	Noções de Epidemiologia	39
capítulo 9	Profilaxia	45
capítulo 10	Classificação dos Parasitos e Regras de Nomenclatura	49

■ SEÇÃO 2 – PROTOZOOLOGIA

capítulo 11	Protozoologia	55
capítulo 12	Subfilo Sarcodina: Amebas Comensais, de Vida Livre e *Blastocystis hominis*	**65**
capítulo 13	Amebíase	79
capítulo 14	Subfilo Mastigophora: Flagelados. Família Trypanosomatidae	93
capítulo 15	Gênero Leishmania	99
capítulo 16	Leishmaniose Tegumentar Americana	107
capítulo 17	Leishmaniose Tegumentar no Velho Mundo	123
capítulo 18	Leishmaniose Visceral Americana	127
capítulo 19	Doença de Chagas	141
capítulo 20	Rangeliose e Doença do Sono	165
capítulo 21	Tricomoníase	169
capítulo 22	Outros Trichomonadida Humanos	177
capítulo 23	Giardíase	181

- capítulo 24 Malária 189
- capítulo 25 Toxoplasmose 215
- capítulo 26 Outros Apicomplexa 231
- capítulo 27 Microsporidiose e Pneumocistose 243
- capítulo 28 Balantidíase 247

■ SEÇÃO 3 – PARASITOLOGIA DINÂMICA 3

- capítulo 29 Helmintologia 253
- capítulo 30 Fasciolíase (e Outros Trematodas) 263
- capítulo 31 Esquistossomose mansoni 271
- capítulo 32 Moluscos 295
- capítulo 33 Teníase e Cisticercose 301
- capítulo 34 Hidatidose 317
- capítulo 35 Himenolepíase 327
- capítulo 36 Outros Cestoda 335
- capítulo 37 Estrongiloidíase 341
- capítulo 38 Tricuridíases 353
- capítulo 39 Ancilostomíase e Necatoríase 361
- capítulo 40 Enterobiose 373
- capítulo 41 Ascaridíase 381
- capítulo 42 Larva Migrans 391
- capítulo 43 Filariose Bancroftiana 397
- capítulo 44 Oncocercose e Outras Filarioses 409
- capítulo 45 Outras Helmintoses 419

■ SEÇÃO 4 – ARTRÓPODES

- capítulo 46 Filo Arthropoda 427
- capítulo 47 Classe Insecta 435
- capítulo 48 Hematofagia 443
- capítulo 49 Ordem Hemiptera 449
- capítulo 50 Ordem Diptera 463
- capítulo 51 Psychodidae 467
- capítulo 52 Culicidae 475
- capítulo 53 Simulium e Culicoides 491
- capítulo 54 Moscas 497
- capítulo 55 Insetos Ectoparasitos 511
- capítulo 56 Controle de Vetores 521
- capítulo 57 Classe Arachnida: Sarnas e Carrapatos 533

SEÇÃO 5 TÉCNICAS PARASITOLÓGICAS

capítulo 58 Esfregaços de Sangue e Tecidos 545
capítulo 59 Exame de Fezes 551
capítulo 60 Preparo de Helmintos e Artrópodos 563
capítulo 61 Meios de Cultura 569
Glossário 575
Referências Bibliográficas 581

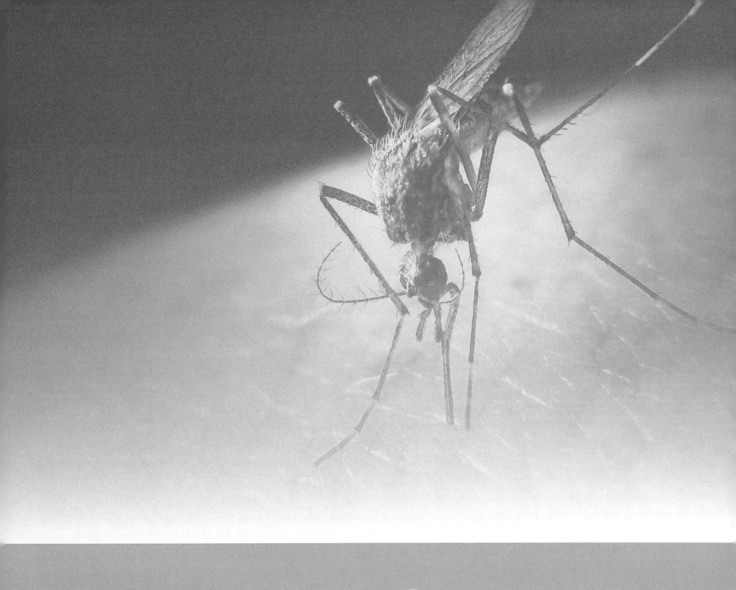

Seção ▪ 1

Conceitos Gerais

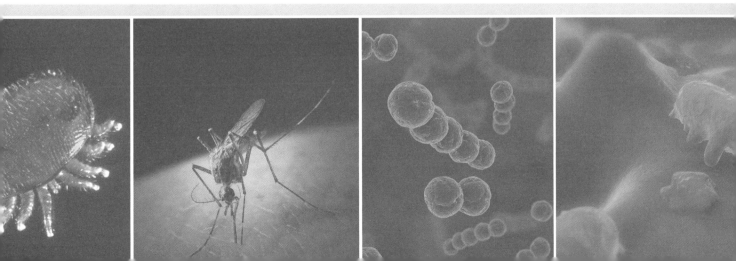

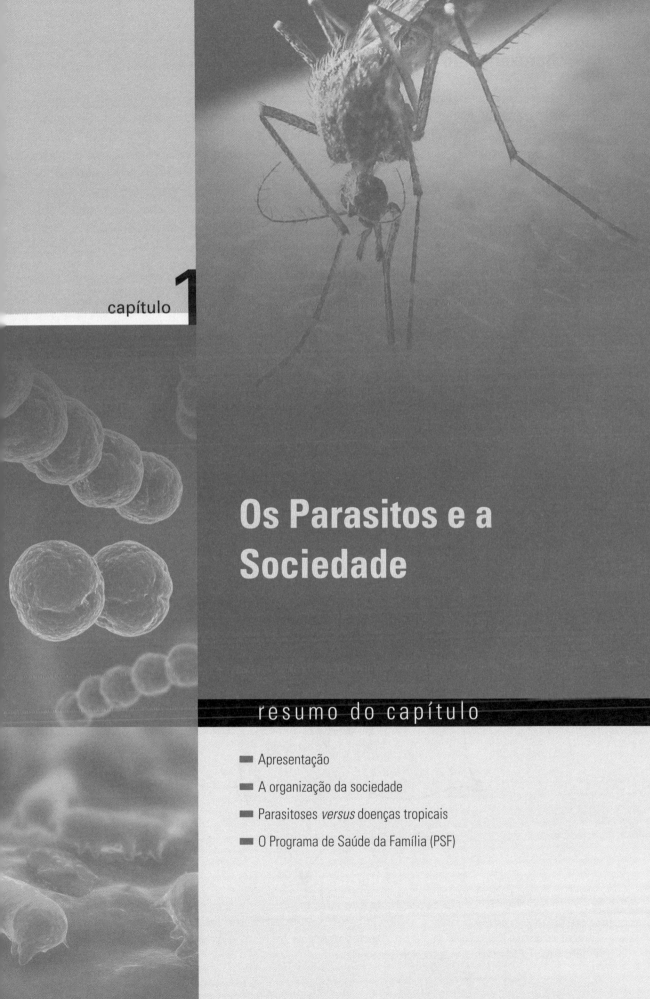

capítulo 1

Os Parasitos e a Sociedade

resumo do capítulo

- Apresentação
- A organização da sociedade
- Parasitoses *versus* doenças tropicais
- O Programa de Saúde da Família (PSF)

Apresentação

Nas edições anteriores, procuramos apresentar algumas ideias sucintas sobre a relação dos humanos com o meio ambiente, as condições sociais e a dinâmica das doenças parasitárias. Na terceira edição, manteremos esse objetivo, porém, ampliando alguns conceitos. Na verdade, é um capítulo que considero fundamental para entender a epidemiologia de diversas parasitoses e os caminhos necessários para alcançar a profilaxia duradoura. Para isso descrevo, no capítulo 9, os procedimentos que julgo mais importantes para se alcançar a profilaxia de grande parte das parasitoses que nos atingem. Ao final do capítulo 1, descrevo o Programa de Saúde da Família (PSF), importante na promoção da saúde em nosso país. Leiam com calma e sem preconceitos.

A organização da sociedade

Poucas pessoas se dão conta de que nós, seres vivos, somos muito semelhantes, organizados conforme um modelo de DNA e totalmente interdependentes. Somos produto de um projeto elaborado há bilhões de anos. Somos assim e precisamos entender isso, porque "somos filhos da terra, e tudo o que prejudica a terra ou altera a ordem natural, prejudica nossos filhos e nós mesmos". Precisamos entender essa premissa e acreditar que a ordem natural da vida é regida por leis que permitem o equilíbrio dinâmico das espécies. Essas leis (interdependência, reciclagem e sucessão) e suas relações com o meio que nos cerca serão descritas no item seguinte, Ecologia Humana.

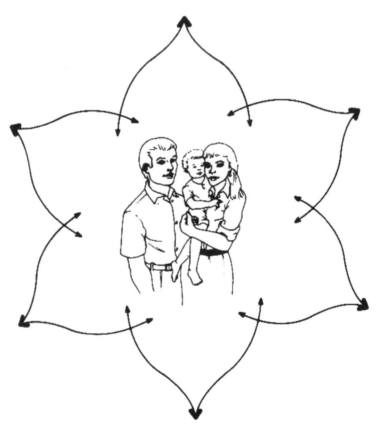

FIGURA 1.1 A Roda Viva: interação entre o meio ambiente e os humanos. As ações e reações são recíprocas entre a natureza, o indivíduo, a comunidade, a saúde, o trabalho, o lazer e a espiritualidade, pois cada elemento sofre e exerce influência sobre os demais componentes do planeta. (Desenho original de DP. Neves e Anamaria RA. Neves para o livro Neves DP e Filippis T. *Parasitologia Básica*, Coopmed Editora, 2003).

Pois bem, essas leis regem o Planeta Terra desde tempos imemoriais, razão pela qual se pode dizer que "antiguidade é coisa nova; somos contemporâneos dos tempos passados". E nós, humanos, possuidores de emoções, inteligência e criatividade ilimitadas, utilizamos esses recursos naturais para construir sociedades, exércitos e religiões. Estamos em permanente e constante evolução, ora com momentos equilibrados, ora conturbados. Atualmente nos deparamos com uma das grandes encruzilhadas da ação humana: de um lado, os fantásticos progressos tecnológicos e econômicos; do outro, porém, a geração de uma brutal concentração de saber, poder, lucro, bem-estar, materialismo e agressão à natureza que, por sua vez, gera pobreza, desorganização social, mediocridade, alienação, submissão, sectarismo político, fanatismo religioso, dominação econômica e baixa autoestima.

Esse desequilíbrio de valores confunde e embrutece as pessoas, engana os fracos e favorece os sem escrúpulos, "levando-nos a viver em uma guerra civil não declarada". Mas são nas encruzilhadas da vida que surgem as oportunidades de crescimento, de reorganização, e a busca de novos caminhos e horizontes. Ou seja, a evolução se processa nas dificuldades! Outra faceta importante da encruzilhada em que nos encontramos se refere à imprensa, especialmente à televisão, ao rádio e ao jornal. Preste atenção e observe o nível dos noticiários, dos programas das televisões comerciais e das músicas divulgadas: tudo absolutamente fútil, inútil e deturpado! Esmeram nas manchetes e textos alucinados, que não informam nada, mas dominam e criam uma legião de seguidores autômatos, não pensantes, inseguros, violentos, intransigentes, sem pudor e infelizes. Na verdade, essa programação também visa destruir o que uma nação tem de mais valioso: sua cultura, sua língua e seus valores éticos e históricos. Parece que os valores positivos, inteligentes e criativos foram eliminados da programação, que nos apresenta o lixo que traz lucro e amplia a dominação.

O interessante é que, pela minha atuação como professor, escritor e palestrante, preciso estar bem informado; para isso, a solução encontrada foi "não ouvir" os noticiários. Já faz 18 anos que me sinto muito mais bem informado, tranquilo e seguro, nos meus posicionamentos lendo livros, participando de debates, viajando e raciocinando. Em geral, as classes dominantes desenvolveram a contrainformação como estratégia de poder, e a ignorância do povo, como arma. Com a grande mídia ao seu serviço, o alcance de sua ação é maior, mais abrangente e mais sutil. Pode construir ou destruir a imagem de um homem público, disseminar uma ideia falsa ou conduzir a massa à alienação e à passividade. Deturpa a imagem do brasileiro ou do Brasil, destruindo a autoestima e a cidadania, enquanto a população, imbecilizada e aterrorizada, acompanha as notícias, as novelas e os programas, sentindo-se acuada, mas fazendo o jogo do "besteirol" divulgado.

Ecologia humana

Por necessidade de conhecer melhor alguns aspectos ambientais e sociais e, assim, entender o que já foi mencionado, recentemente viajei por três ecossistemas.

O primeiro ambiente foram as geleiras infindáveis dos Andes Chilenos; o segundo foi o cerrado sem fim do centro-oeste mineiro; e o terceiro, a Fazenda Arte Verde, em Ilhéus, na Bahia, com sua enorme área de mata atlântica primitiva. As cidades que visitei no interior de Minas Gerais se concentram na região do Alto Jequitinhonha e do Vale do São Francisco. Com relação aos ecossistemas, ao serem vistos apenas de passagem ou rapidamente, a impressão que se tem é de deslumbramento no despertar de pensamentos elevados e prazeres espirituais. Porém, ao desbravá-los, imaginei como deve ter sido dura e hostil a tarefa de tirar o sustento daqueles ambientes para os humanos primitivos. Assim, me vieram à mente os conhecimentos expostos em dois livros, que me ajudaram a compreender aquela situação: *O Poema Imperfeito*, do prof. Fernandez (2005) e *Ecologia Humana*, dos profs. Kormondy & Brown (2002), os quais recomendo para leitura.

Nossa espécie existe há mais de 100 mil anos. Originários da África, pressionados pelas necessidades de sustento e estimulados pela criatividade e curiosidade típicas do *Homo sapiens*, saímos em busca de ambientes melhores ou diferentes. Se no início nossa espécie se mantinha em populações muito baixas, constituindo famílias ou grupos, ao longo do tempo nos multiplicamos e nos organizamos em tribos, vilas, impérios e nações, até chegarmos a uma sociedade globalizada. Se na época de Cristo éramos 300 milhões de pessoas, hoje somos quase 7 bilhões. Se antes vivíamos nos campos, hoje somos urbanos. E esse crescimento aconteceu por meio do uso (e abuso) do ambiente, que continua nos oferecendo alimento, ar e abrigo, como era há 100 mil anos. Dessa forma, e ao longo da nossa trajetória, tivemos de estudar o meio ambiente e conhecê-lo melhor, para que ele pudesse nos servir com mais qualidade e quantidade. O fato é que, por conhecê-lo melhor, retiramos muito dele, e hoje percebemos a que encruzilhada chegamos: ou o refazemos para continuar nos servindo, ou pereceremos com ele.

Nesse tempo, a primeira grande lição que aprendemos é que somos apenas mais uma espécie que compõe a natureza e, por isso, somos totalmente dependentes das leis que a regem. A partir daí, a ciência procurou conhecer essas leis e entender a dinâmica do conjunto das espécies animais e vegetais existentes. Criou-se, então, o termo "ecologia", primeiramente proposto por Hans Reiter, mas realmente conceituado pelo biólogo alemão Ernst Haeckel, em 1866. Assim, a ecologia é entendida como a relação entre os componentes bióticos (seres vivos) e abióticos (não vivos) de um ambiente particular (ecossistema). Essa relação obedece às leis (interdependência, reciclagem, sucessão etc.) que permitem o equilíbrio das espécies (e a permanência da vida naquele ecossistema) ou seu desequilíbrio (isto é, a morte de algumas espécies ou de todo o ecossistema). Nossa espécie também passou a ser objeto de estudos ecológicos, pois precisávamos conhecer a nossa relação com o meio ambiente natural e com o meio ambiente urbano no qual vivemos. Essa especialidade passou a ser denominada de "ecologia humana", que busca conhecimentos na antropologia, na sociologia, na geografia, na psicologia e na epidemiologia.

Então, a marca do estudo da ecologia é conhecer a dinâmica das populações e os fatores que a levam ao equilíbrio ou ao desequilíbrio (superpopulação ou declínio), ou seja: interdependência, competição, predação, cooperação, simbiose, gregarismo, dominância, sucessão, adaptação, potencial biótico, capacidade reprodutiva e evolução. Para nós, da área de saúde, interessa conhecer alguns fatores da dinâmica populacional da espécie humana, particularmente a interdependência, a competição, a cooperação, o potencial biótico e a evolução. Esses fatores são inerentes à nossa espécie e afetam nossa vida, seja como indivíduo ou como população, e são as bases culturais, políticas e religiosas de uma comunidade ou de um povo. Dos fatores descritos, é importante comentar sobre o potencial biótico e sua relação com a natalidade, a mortalidade, a distribuição de renda, as doenças e a superpopulação.

Sabe-se que as populações tendem a crescer geometricamente. Porém, a natureza lança mão de recursos, chamados de "resistência ambiental" – disponibilidade de alimento, alterações climáticas, terremotos, vulcões, doenças, lutas por território etc. –, que mantêm o número da população em equilíbrio. Por exemplo, Charles Darwin calculou que um único casal de elefantes, obedecendo aos seus padrões normais de reprodução (que é dos mais lentos e longos), em um período de 750 anos produziria 19 milhões de descendentes! Mas na nossa espécie, em decorrência da criatividade, do desenvolvimento das ciências da saúde e da agropecuária, a população tem conseguido escapar da resistência ambiental e cresce exponencialmente, conforme mostrado nos números seguintes: em 1930, havia 2 bilhões de habitantes; em 1960, 30 anos depois, eram 3 bilhões; em 1975, 15 anos depois, 4 bilhões; em 1987, 12 anos depois, 5 bilhões; em 1999, 12 anos depois, 6 bilhões; e em 2008, 8 anos depois, 6,7 bilhões de habitantes. Esses números, por si só, já são alarmantes. Porém, o grande problema está na diferença entre as taxas de natalidade entre países ricos e países pobres e, nesses últimos, a diferença entre as classes altas e as classes mais baixas. Enquanto nos países ricos e nas classes sociais mais elevadas a taxa de natalidade está em torno de

1,3%, nas faixas mais pobres ela está acima de 2,0%. Ou seja, ao lado de um desequilíbrio social constrangedor e de uma concentração de renda aviltante, o maior crescimento populacional (em decorrência da ignorância e de tabus religiosos – que se realimentam) se dá exatamente onde as deficiências sanitárias são maiores.

Na verdade, estudos da Organização das Nações Unidas (ONU) sinalizam uma redução da taxa de crescimento populacional no planeta, sendo que, daqui a doze anos (2020), atingiremos "apenas" a marca de 8,5 bilhões de habitantes. Entretanto, a grande maioria viverá em condições precárias. Mas será que esse número é compatível com os recursos naturais disponíveis e com a sociedade de consumo e desperdício existente nos países ricos e nas classes sociais mais abastadas? Será que Thomas Malthus (1798) estava certo quando disse que "a população não controlada cresce em uma taxa geométrica, mas os recursos para a subsistência do homem crescem em uma taxa aritmética"? Acho que ele se enganou, porque não previa o enorme desenvolvimento da produção de alimentos, mas acertou ao perceber a incompatibilidade entre superpopulação, concentração de renda, consumismo, desperdício e concentração de conhecimento. A natureza, por suas leis e regulamentos, é implacável, e não tolera o desrespeito continuado e repetido.

O sistema capitalista de produção tem o grande mérito de permitir a criatividade humana e, com ela, produzir e acumular riquezas. Porém, isso gerou cinco grandes problemas que precisam ser solucionados pela humanidade: concentração de renda, consumismo, desperdício, degradação ambiental e urbanização. No que se refere à urbanização, é assustadora a velocidade com que isso aconteceu. Em 1950, no Brasil, 70% da população vivia em ambiente rural, e 30%, em cidades. Hoje é o inverso: 80% da população é urbana, e 20% é rural. No resto do mundo esses números estão muito próximos, fato que levou o prof. Alfeu Trancoso (2008) a denominar os humanos modernos de "*Homo urbanus*".

Por outro lado, estudos recentes da psicologia ambiental revelaram a presença constante de graves comportamentos patológicos nos ambientes urbanos, especialmente nas classes média e baixa: medo, agressividade, ansiedade, estresse, violência, baixa autoestima, busca de utopias religiosas, consumismo, individualismo, alcoolismo, drogas e conflitos sociais (para confirmar essas situações, basta analisar sua conduta ao dirigir um carro ou andar em meios de transporte coletivo).

No que se refere ao meio ambiente, a superpopulação, a concentração de renda, o consumismo e o desperdício são mais catastróficos ainda, pois afetam as águas, o ar, as plantas e os animais.

Sob o ponto de vista parasitológico, veremos que são nas classes sociais mais baixas que os parasitos encontram um campo fértil para, paulatinamente, sugarem a saúde física e mental da população. Crianças e adultos se transformam em seres improdutivos, sendo causas e consequências do subdesenvolvimento. Apáticos, não são capazes de buscar ou exigir uma mudança da estrutura social e sanitária reinante. Submissos à vontade divina, são frutos de uma manipulação maquiavélica das autoridades civis, militares e religiosas. Por isso, nessas situações, não se pode jamais pensar em "descaso das autoridades", pois é muito cômodo relacionar o desequilíbrio social ao descaso das autoridades. Não, meu caro leitor. O desequilíbrio social, a falta de serviços sanitários, a falta de oportunidades e a falta de escolas existem pela omissão da população, que se permite permanecer submissa e alienada. Nessas situações, o que acontece é uma ação intencional e nefasta das autoridades irresponsáveis e retrógradas. Um povo lúcido não se submete a esse domínio e, como dizia o compositor Geraldo Vandré, "quem sabe faz a hora não espera acontecer". E nós, profissionais da saúde, conhecedores da dinâmica da ecologia humana, não podemos ser coniventes com isso. Nossa ação como cientistas, professores, estudantes e agentes sanitários, é promover o crescimento de nosso povo, e não permitir que se repita a frase do grande Monteiro Lobato: "o jeca não é assim, está assim". Ou em uma linguagem atual: nós, humanos conscientes, precisamos ser os atores de nossas vidas.

Mas, por que nossa sociedade tem esse aspecto e estrutura? A meu ver, duas razões se destacam:

Forma de colonização da América Latina

Conforme constatação histórica, a colonização da América Latina se deu sob a orientação dominadora da Igreja Católica, juntamente com os nobres, os militares e comerciantes, que a ela eram submissos. Entre 1490 e 1500, Portugal era um país promissor, tal o seu elevado grau de desenvolvimento tecnológico nas navegações, ações comerciais e militares. Porém, entre 1480 e 1540 foram instituídos na Espanha e em Portugal, respectivamente, os terríveis e macabros Tribunais do Santo Ofício, ou seja, a Inquisição. Perseguiram, mataram e aniquilaram milhares de pessoas (especialmente os judeus, classe pensante e empreendedora, que fugiram para a Inglaterra, Holanda e Bélgica ou se transformaram nos cristãos novos). Nessa mesma época, o papa Nicolau V promulgou uma bula com o seguinte teor: "... Por isso, nós, tudo pensando com a devida ponderação, concedemos ao dito rei Afonso a plena e livre faculdade, entre outras, de invadir, conquistar, subjugar a quaisquer sarracenos e pagãos, inimigos de Cristo, suas terras, seus bens, a todos reduzir à servidão e tudo praticar em utilidade própria e dos seus descendentes". Previdente, com essa bula e a que veio em seguida, o Vaticano legitimava toda e qualquer ação dos ibéricos nos países conhecidos e nos que ainda não haviam sido descobertos. Depois disso, espanhóis e portugueses que rumavam para a América tinham como único objetivo espoliar e dominar. As populações indígenas foram dizimadas, escravizadas e circunscritas em missões evangelizadoras; as mulheres serviam seu sexo para os homens europeus, aqui aportados sem família. Criou-se um "império mercantilista salvacionista" (Darcy Ribeiro, 1995), no qual o obscurantismo da classe dominante não permitia a ideia de que ibéricos ou outros povos viessem para permanecer e formar uma sociedade produtiva e culta. O produto das minerações e plantações, isto é, o lucro, deveria ser usado e gozado apenas na Europa.

Esse processo fez com que os burocratas do poder, religiosos ou não, em vez de se voltarem para o povo, organizando meios de crescimento, se colocassem acima e de costas para ele. Durante cinco séculos preferiram formar uma mentalidade submissa e temerosa de uma divindade punitiva, sempre delegando aos santos a solução de problemas pessoais e coletivos. Estimulavam a caridade e a prática de dar esmolas; porém, coibiam mudanças políticas e sociais. Religiosos esclarecidos ou leigos inconformados com a situação eram presos ou impedidos de expor suas ideias. O resultado foi a constituição de uma sociedade dicotomizada em classes sociais – os donos do poder e o povo –, e ambas mergulhadas na mediocridade, na acomodação, na suspeição, por um lado, e na submissão, obediência cega e, até, subserviência, por outro. A consequência final é esse quadro social aviltante em que nos encontramos, com a permanente valorização do que é estrangeiro e a inferiorização do que é nacional. Ou seja, foi construída uma sociedade "amestrada", "endireitada" e alienada.

É importante salientar que a colonização inglesa foi bem diferente, inclusive com a participação dos judeus que haviam fugido da Espanha e de Portugal. Expandiram como camponeses ou industriais negocistas, calculistas e puritanos, empenhados em transportar a paisagem inglesa mundo afora, indiferente aos habitantes existentes aonde chegassem. Se estorvassem a colonização, estes eram afastados ou dizimados pela espada. Enfim, os ingleses estavam preocupados em implantar uma sociedade também cristã, porém, produtiva, dona de seu destino e desatrelada do poderio de Roma. Os países atuais, colonizados pelos ingleses, atestam a diferença dos processos de dominação. Por outro lado, a capacidade e a necessidade dos portugueses de se relacionarem com índios e negros permitiram a criação de uma raça e cultura tropicais. Se essa nação souber de sua força e capacidade criativa, terá grande importância na defesa, no progresso e no equilíbrio desse país extraordinário chamado Brasil, com um desempenho de repercussão mundial.

As consequências na atualidade

Quinhentos anos depois do início da colonização da América Latina, a elite e a Igreja Católica mudaram muito pouco, "tal é a força dessa ideologia que, ainda hoje, impera. Faz a cabeça do senhorio classista convencido de que orienta e civiliza seus serviçais" e "faz, também, a cabeça dos oprimidos, que aprendem a ver a ordem social como sagrada e seu papel nela prescrito como criaturas de Deus em provação, a caminho da vida eterna". Como demonstração da perfeita sintonia entre a Igreja e imprensa, basta perceber a intensa divulgação, a pompa dos cardeais e as encenações elaboradas na morte e no funeral do papa João Paulo II, ocorrida em 1º de abril de 2005, e a eleição do papa Bento XVI, retrógrado e dirigente da Inquisição atual.

Na verdade, o apego dessa Igreja ao poder vem de longa data. No ano 326, o imperador Constantino, por interesses políticos, fez um acordo com o papa Silvestre I, chefe de uma das seitas cristãs de grande influência que se dizia católica ou "universal", doando para ele um palácio e o terreno onde, atualmente, está o Vaticano. Desde então, essa religião se associou ao poder e conseguiu se introjetar no processo cultural, econômico e político de várias nações, influenciando fortemente os governos e as pessoas. Adaptou-se às situações ao longo dos anos, sem nunca perder sua origem de acordos interesseiros e a ligação com o poder. Entretanto, nos últimos 50 anos, as igrejas evangélicas e pentecostais, treinadas por missionários e pastores americanos, também se intrometeram na vida dos países subdesenvolvidos, alienando o povo e facilitando a dominação dos poderosos. Mas a Igreja Católica, ao constatar a perda de fiéis na América Latina, passou a estimular a atividade de sacerdotes reacionários e antiquados nos últimos dez anos, mercantilizando e banalizando a fé com programas de rádio, televisão e jornais. Basta ligar a televisão em qualquer canal religioso e verificar os objetivos claros de aliciamento e lavagem cerebral que promovem, competindo no baixo nível dos procedimentos evangélicos e pentecostais.

Assim, pelas diversas razões já expostas, me assusta e entristece a conduta de dois tipos de profissionais: religiosos e jornalistas, pois manipulam fatos e verdades de acordo com seus preceitos e preconceitos, iludindo e dominando a massa.

Quanto ao processo político e eleitoral de nosso país, é interessante entender como, desde os tempos da colonização e do Império, a elite se organizou para a dominação. "As Instruções Eleitorais de 26 de março de 1824 determinavam que: para cada 100 fogos (família ou cidadão com renda própria), escolhia-se um eleitor dentre os habitantes locais que possuíssem renda anual mínima de 100$000 (100 mil réis). O processo eleitoral deveria ser realizado dentro de uma igreja, tendo início às 8 horas, com a celebração de uma missa solene. A Constituição do Império determinava que os eleitores das Assembleias Paroquiais deviam eleger os deputados das Assembleias Provinciais e, estas, os deputados gerais e membros da Assembleia do Império. Para ser candidato a deputado provincial, o candidato deveria possuir uma renda anual de 200$000 (200 mil réis); o deputado geral deveria ter uma renda de 400$000 (400 mil réis) e, entre esses, o imperador escolhia o senador, desde que tivesse uma renda de 800$000 (800 mil réis). Assim, só eram candidatos os grandes proprietários de terra e os grandes comerciantes" (Brant, 1996). Na República, o processo eleitoral não tem sido diferente, razão pela qual até hoje nossa sociedade está desestruturada e viciada. Candidatos imbecis ou corruptos se apresentam para cargos eletivos e conseguem votos de eleitores do mesmo nível, achando que irão levar alguma vantagem futura.

Mais uma vez repito que a conscientização do povo é o único caminho para se expurgar da política esses tipos de candidatos e de eleitores.

Em decorrência de todos esses fatores, nos deparamos com um quadro permanente: a população pobre e miserável é três ou quatro vezes maior que a população dominadora, e esta, por sua vez, por ser maquiavélica e esperta, aprimora-se em aperfeiçoar as artimanhas para a perpetuação no poder, mantendo o povo enganado e submisso. Essas afirmações não são gratuitas e podem ser facilmente comprovadas ao se verificar a uniformidade das estruturas políticas, econômicas e sanitárias das cidades e do campo de cada país latinoamericano, do México à Argentina.

Tal forma de acúmulo de riqueza e manutenção do poder da classe dominante, desde o início da colonização, formou a classe média, que vive em uma situação difícil: insegurança social e medo de perder os bens acumulados. Pelo fato de estar acostumada a levar o lucro para a Europa e de não haver segurança na sociedade aqui instituída, a classe alta preferia aplicar seus rendimentos no exterior. As classes média e baixa, dentro de suas possibilidades, também se sentiam receosas de perder o economizado; por isso, guardavam ou escondiam suas economias. Não investiam no progresso duradouro da sociedade, satisfazendo-se com o lucro momentâneo. Enfim, não havia segurança quanto ao futuro, pois a falta de políticas e serviços públicos eficientes aumentava, e ainda aumenta, essa insegurança (a permanente agressão aos servidores e aos serviços públicos é uma das formas das forças dominadoras manterem seu poder, muitas vezes apoiadas pelos submissos, alienados e inocentes úteis que, considerando-se "de vanguarda" estão, na verdade, fazendo o jogo dos donos do poder).

Uma sociedade que tenha ensino gratuito, serviços de saúde pública, moradia e aposentadoria eficientes gera confiança e satisfação, e permite que todos os seguimentos sociais invistam e reinvistam seus lucros obtidos pelo trabalho no próprio país. Se a classe dominante fosse um pouco menos sovina e conseguisse escapar da caverna escura da imbecilidade, seguramente perceberia que, se deixasse de reter grandes ganhos e fortunas, sobrariam recursos para melhorar os salários, os serviços públicos, a qualidade de vida e a segurança de todos, inclusive dela própria. A permanência desse acúmulo de poder e riqueza gera, portanto, uma sociedade desequilibrada, injusta e insatisfeita, colocando todos (dominadores e dominados) na mesma cesta do insustentável.

Por outro lado, após fazer essa análise, é importante ressaltar que, nos últimos anos, a população brasileira tem se tornado mais consciente e buscado novos caminhos. Nossas experiências históricas estão, finalmente, exercendo seu papel de "pressão evolutiva".

Assim, percebo que conseguimos ultrapassar grandes barreiras e estamos começando a trilhar o caminho do progresso, reduzindo o vergonhoso desequilíbrio social. Falta muito para se caminhar, mas esse desafio é exatamente o estímulo que precisamos para continuarmos na luta. Pessoas competentes para isso existem, em todos os níveis sociais, mas precisamos acreditar nessa possibilidade, ter coragem e determinação para avançar na direção da justiça e do equilíbrio. Como profissionais da saúde, é preciso ter essa visão da sociedade para sermos úteis e participativos, pois é na esteira do desequilíbrio social e ambiental que as doenças parasitárias encontram um campo fértil.

▪ Parasitoses *versus* doenças tropicais

Existe uma ideia muito difundida sobre "doenças tropicais" que considero pejorativa e errônea, a qual gostaria de corrigir. Em nosso meio tropical, do México até a Argentina, as doenças parasitárias são graves e constantes, sendo causa e consequência do subdesenvolvimento. Mas estas podem ser chamadas de "doenças tropicais"? Acredito que não, por duas razões:
- são doenças que ocorrem nas camadas sociais pobres, sem condições adequadas de moradia, trabalho, educação e serviços sanitários; por outro lado, na mesma cidade, essas doenças raramente atingem as camadas sociais mais elevadas, nas quais todos os fatores da boa qualidade de vida existem;
- em países desenvolvidos, porém, de clima frio, como na Inglaterra e na Itália, há cerca de 100 anos havia a ancilostomíase, a ascaridíase e a malária. As moscas eram sério problema de saúde pública, que foi controlado não pela mudança no clima, mas pelo desenvolvimento da educação, pelo incentivo à participação popular e pela implementação de medidas sanitárias eficientes.

Portanto, doença parasitária não é doença tropical, mas, sim, "doença de pobreza".

O Programa de Saúde da Família (PSF)

O Programa de Saúde da Família (PSF) tem uma história interessante. O chamado "médico de família" e todo um sistema de assistência preventiva e social já vinha sendo empregado com sucesso havia muito tempo em Cuba, na Inglaterra, na Dinamarca, na Nicarágua Sandinista e no Canadá. Essa ideia foi inserida na Constituição Brasileira de 1988 com a visão de que "saúde é um direito de todos e um dever do Estado". Assim, por meio da Lei Orgânica de Saúde, nº 8.080, de 19 de novembro de 1990, o Ministério da Saúde criou o Sistema Único de Saúde (SUS) e implantou o Programa dos Agentes Comunitários de Saúde (PACS). Esse Programa tinha dois objetivos básicos: organizar os diferentes níveis de atenção à saúde (municipal, estadual e federal); e promover um crescimento significativo na atenção primária (ação curativa e preventiva, atuando nos bairros ou comunidades), reduzindo, como consequência, a atenção secundária (assistência hospitalar e internações) e terciária (uso de tecnologias sofisticadas).

Em julho de 1991, o Ministério da Saúde propôs o aprimoramento da ação do PACS por meio da elaboração de diretrizes nacionais para a implantação do Programa de Saúde da Família (PSF), vinculado, então, à Fundação Nacional de Saúde. Esse programa começou timidamente em apenas alguns municípios do Ceará, mas, em decorrência da experiência adquirida e dos bons resultados alcançados, foi expandido para todo o país. Esse crescimento tem sido gradual e passa por um permanente processo de aperfeiçoamentos e ampliações com leis e regulamentos, inclusive que fortalecem o SUS. Em decorrência dessas mudanças, o Programa vem sendo denominado de "Estratégia de Saúde da Família" (ESF), nome, na minha opinião, pouco atraente.

A atuação do PSF envolve três esferas de governo que exercem funções distintas e complementares – não somente financeiras, mas também técnicas e operacionais –,com o objetivo principal de promover a saúde por meio de ações preventivas e curativas. Ao Governo Federal compete a formulação geral do Programa e a manutenção de uma coordenação nacional (composta por representantes das três esferas governamentais), a qual permanentemente revê as diretrizes e ações desenvolvidas. Ao Governo Estadual foi designado estudar as normas e as propostas, prestar assessoria técnica aos municípios e disponibilizar instrumentos técnicos e pedagógicos que facilitem o processo de aperfeiçoamento das equipes. Os municípios têm a responsabilidade de executar o Programa junto às famílias e comunidades.

O atendimento procura desenvolver a saúde com uma visão preventiva e não apenas curativa, sendo realizado basicamente nas Unidades de Saúde da Família (postos de saúde) pela equipe de atendimento, constituída por um médico, uma enfermeira, uma auxiliar de enfermagem e seis agentes comunitários.

Agora, nasce um debate intenso sobre a constituição da equipe de atendimento, com a sugestão de que a mesma seja ampliada e tenha uma composição multiprofissional e interdisciplinar. Dessa nova composição, dependendo do perfil e da demanda da população, além dos profissionais atuais fariam parte: assistentes sociais, biólogos, fisioterapeutas, terapeutas ocupacionais, fonoaudiólogos, psicólogos, farmacêuticos, nutricionistas, dentistas, professores de educação física e veterinários.

O PSF se tornou tão importante para a saúde da população que várias faculdades de medicina, enfermagem, fisioterapia e nutrição modificaram sua grade curricular com o objetivo de formar um profissional generalista, de acordo com a necessidade do Programa e do Ministério da Educação, além de se adequar à necessidade da realidade social e ambiental em que vivemos. Na verdade, este livro também foi escrito com esse objetivo.

Desde 2003 o PSF tem recebido grande incentivo do Ministério e das Secretarias de Saúde, conforme exposto na Tabela 1.1:

TABELA 1.1

	2003	2005	2008 (até julho)
Equipes de saúde da família			
Total – equipes implantadas	19.000	24.600	27.324
Total – municípios	4.400	4.986	5.208
Cobertura populacional	35,7% (52 milhões)	44,4% (62 milhões)	46,6% (87 milhões)
Equipes de saúde bucal			
Total – equipes implantadas	6.200	12.600	15.700
Total – municípios	2.800	3.900	4.517
Cobertura populacional	20,5% (36 milhões)	34,9% (62 milhões)	40,9% (87 milhões)
Agentes comunitários			
Total – agentes	184.300	208.000	233.000
Total – municípios	2.800	5.200	5.328
Cobertura populacional	54% (94 milhões)	56,8% (103 milhões)	58,4% (107 milhões)

Ao escrever esses dados, o objetivo foi mostrar a evolução e o aprimoramento do PSF, pois ele é um dos acontecimentos que me fazem ter orgulho deste fantástico povo. Somos criativos, capazes e ousados. Existem falhas? Mas em que local do planeta elas não acontecem? Essas falhas devem ser corrigidas por todos (dirigentes e usuários do PSF), pois estando atentos com solidariedade e flexibilidade poderemos construir nossa identidade social.

capítulo 2

Saúde e Dispersão das Parasitoses

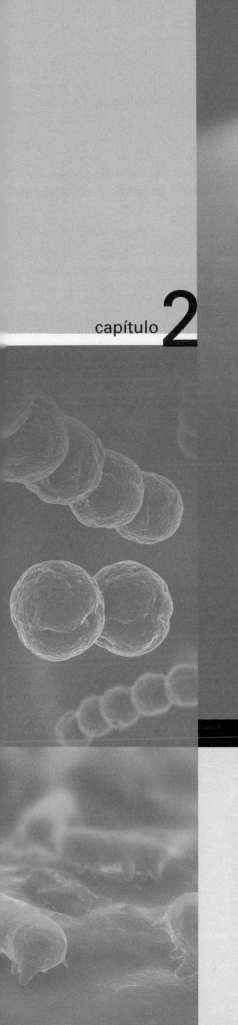

resumo do capítulo

- Urbanização da sociedade
- Migração interna
- Zoogeografia
- Presença ou ausência de vetores
- Desequilíbrio ambiental

É possível afirmar que apenas no final do século 19 e no início do século 20 (isto é, há 100 anos) a ciência passou a conhecer a forma de transmissão da maioria das parasitoses e, inclusive, a existência de vetores para várias delas. Nessa fase do conhecimento, os livros de parasitologia mais pareciam uma zoologia parasitária, cheios de hipóteses e conhecimentos parciais. No final do século 20, essa fase foi suplantada. Porém, estamos frente a outras perguntas e hipóteses. Os novos livros já podem apresentar uma relação parasito-hospedeiro bem fundamentada e detalhar os mecanismos e condições de transmissão de cada parasito, métodos de diagnóstico e terapêutica cada vez mais eficientes e seguros.

Antigamente as doenças eram atribuídas a forças ocultas ou a castigos divinos. No início do século 20, com a descoberta dos agentes etiológicos, predominou o conceito de unicausalidade para cada doença. Atualmente, destaca-se o conceito de multicausalidade para as doenças, pois além do agente etiológico, existem fatores genéticos, nutricionais, imunológicos e ambientais que interagem com o paciente, podendo promover a doença. Assim, há problemas de saúde ligados à profissão, aos grupos familiares, à pobreza, à riqueza e à velhice, como desvios metabólicos, alterações degenerativas, entre outros.

Conforme foi citado no primeiro capítulo, as doenças parasitárias são mais frequentes e numerosas nas pessoas pertencentes às classes sociais mais baixas, as quais também podem exercer o papel de reservatório ou fonte de infecção do parasito para toda a comunidade, atingindo as demais classes. Entretanto, em decorrência de fatores complementares, como subnutrição, insalubridade das casas, falta de higiene pessoal, falta de esgoto e de água potável, nas classes sociais mais baixas as doenças parasitárias podem apresentar patologias graves, e até letais. Ao atingir pessoas de classes sociais mais elevadas, esses mesmos parasitos podem desenvolver alguma patologia, porém, raramente produzirão alguma doença grave. Mas sob o ponto de vista epidemiológico, tanto o "paciente sintomático" como o "portador assintomático" têm enorme responsabilidade na dispersão das parasitoses. Isso mostra como o excesso populacional, a promiscuidade, a falta de higiene pessoal e coletiva e a subnutrição são determinantes no desenvolvimento da doença parasitária.

Penso que, agora, no início do século 21, a preocupação deve ser usar utilizar esses conhecimentos para se alcançar a prevenção das doenças parasitárias de forma efetiva e ampla. Não se pode esquecer que isso só será obtido juntamente a intensas e permanentes atividades de educação cívica, sanitária e ambiental. Na verdade, essas variáveis de educação são fundamentais para transformar uma pessoa comum, que não conhece seu papel na sociedade, em alguém responsável, ativo e consciente de que sua ação pode ser fundamental para o bom andamento da vida e da qualidade da estrutura social e ambiental. Mas, para que isso ocorra, repito: essas atividades educacionais devem ser intensas, interessantes, permanentes e envolventes!

Diversos aspectos relativos à presença e à dispersão das doenças parasitárias foram demonstrados no presente capítulo, razão pela qual o mesmo deve ser lido atentamente. Mas, antes, é importante reforçar alguns fatores:

▬ Urbanização da sociedade

O êxodo rural, motivado pela forte concentração de renda, pela inexistência de uma política agrícola séria e pela não execução da reforma agrária, tem "inchado" desordenadamente as cidades de pequeno, médio ou grande portes. Para se ter uma ideia, a Tabela 2.1 demonstra perfeitamente a situação:

SAÚDE E DISPERSÃO DAS PARASITOSES

Urbanização da Sociedade Brasileira* **2.1** TABELA

Ano	Total	Pop. urbana	%	Pop. rural	%
1940	41.000.000	13.000.000	30	28.000.000	70
1970	93.000.000	82.000.000	56	41.000.000	44
1996	157.000.000	124.000.000	78	33.000.000	22
2000	170.000.000	138.000.000	80	32.000.000	20

*Dados arredondados do Instituto Brasileiro de Geografia e Estatística (IBGE).

Nota-se que a população rural de 1940 é praticamente a mesma de 2000. O que varia completamente é a porcentagem entre a zona urbana e a zona rural. Ora, se a população está concentrada em cidades para as quais vieram as pessoas e suas parasitoses, usualmente morando em favelas ou bairros onde não há serviços sanitários adequados, a dispersão dos parasitos fica facílima, atingindo grande número de incautos moradores.

▬ Migração interna

Estima-se que mais de 20% da população seja composta por migrantes. São operários de obras de engenharia, garimpeiros, camponeses (boias frias), entre outros que, muitas vezes com as famílias, migram para todas as direções do país em busca de trabalho. Geralmente são trabalhos temporários; assim que termina a obra ou a safra, retornam para sua origem ou se transferem para outra região. Como essas mudanças acontecem quase sempre sem controle algum, a dispersão das doenças acompanha a movimentação do migrante. E se, na região em que ele parar, houver um vetor adequado ou faltarem condições sanitárias?

Outro fator importante na dispersão de parasitos é o turismo interno, externo, e até as imigrações decorrentes de perseguições políticas e religiosas dentro das mesmas condições citadas.

▬ Zoogeografia

É o estudo da distribuição dos animais e dos fatores que a regulam. Pela própria definição, é possível visualizar a grande relação desse tema com a disseminação das doenças parasitárias. Os parasitos, assim como toda a fauna (e a flora), não têm sua distribuição homogênea. Ou seja, as espécies são mais ou menos concentradas nas regiões favoráveis, variam a composição – diversidade de espécies – de uma região para a outra e apresentam transição complexa com a fauna e a flora de regiões adjacentes. É interessante salientar também que as espécies de animais e vegetais de uma mesma região são mais relacionadas entre si do que com as de regiões diversas, pois as pressões evolutivas nessas regiões também foram semelhantes. Esse fato levou os estudiosos a dividirem a fauna em seis regiões faunísticas:

- Australiana: Austrália, Nova Zelândia e as ilhas tropicais do Pacífico;
- Oriental: Índia, Ceilão, Indochina, sul da China, Bornéu, Java, Sumatra e Filipinas;
- Etiópica ou Africana: África, ao sul do Trópico de Câncer, sul da Arábia e Madagascar;
- Neotropical: América do Sul, Antilhas, América Central e sul do México;
- Neártica: norte do México, Estados Unidos, Canadá e Groenlândia;
- Paleártica: Europa, Islândia, Ásia, Himalaia, oeste da Índia, Afeganistão, Irã, e África, ao norte do Saara.

Alguns parasitos humanos acompanham essa distribuição geográfica, outros são mais restritos ou mais cosmopolitas, ou seja, ocorrem em praticamente todas as regiões.

▪ Presença ou ausência de vetores

Os parasitos humanos podem ser divididos em dois grandes grupos: a) os que utilizam invertebrados como vetores; e b) os que não necessitam de vetores invertebrados. No primeiro caso, a distribuição dos parasitos é mais restrita, pois só ocorre quando os determinantes ambientais (tipo de solo, temperatura, umidade, altitude, insolação etc.) permitem a reprodução da espécie vetora adequada (inseto, caramujo etc.). Deve-se salientar, entretanto, que alguns vetores são universais, como o *Aedes aegypti* (vetor do dengue e da febre amarela), porque ocorrem no mundo todo, e que outros podem se adaptar a novo parasito, como ocorreu com o *Biomphalaria,* do Brasil, e o *Schistosoma mansoni,* da África (o *S. haematobium* e o *S. japonicum* não se estabeleceram no Brasil porque não se adaptaram a nenhum de nossos caramujos).

No segundo caso estão os parasitos cosmopolitas, que acompanham os humanos sempre que ocorrerem condições ambientais adequadas. Como exemplos existem: a *Entamoeba histolytica,* a *Giardia lamblia,* o *Ascaris lumbricoides,* o *Enterobius vermicularis,* entre outros. Já os ancilostomídeos e o *Strongyloides stercoralis* são mais limitados, pois exigem ambiente mais úmido e quente, além da constituição física e química do solo.

Pode-se dizer que a distribuição geográfica representa a extensão da região na qual uma espécie pode ocorrer, e que distribuição ecológica representa o tipo de ambiente onde ela ocorre. Por exemplo, a doença de Chagas humana tem ampla distribuição geográfica na região neotropical, mas sua distribuição ecológica se restringe aos casebres das zonas rurais e periurbanas de algumas cidades.

▪ Desequilíbrio ambiental

Não há dúvida de que, em decorrência da globalização e do desequilíbrio social e econômico da sociedade como um todo, os países ricos pressionam os países em desenvolvimento a agredir e delapidar seus recursos minerais, hídricos e geográficos para satisfazer o consumo desenfreado. Por sua vez, dentro dos países subdesenvolvidos, os grupos dominadores (muitas vezes associa-

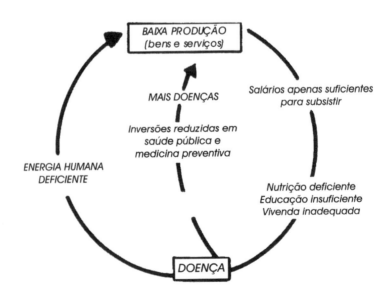

FIGURA 2.1 Ciclo pobreza x saúde. Esse ciclo representa a sociedade dos países ou regiões subdesenvolvidas onde várias pragas se mostram presentes: paratiose, fome, analfabetismo, superstições, irresponsabilidade de políticos e classes dominantes. Para corrigir isso e despertar a população, existem dois caminhos que se complementam: (a) adoção de serviços sanitários básicos; (b) educação sanitária, ambiental e cívica. (Desenho segundo OMS, 1963)

dos a empresas estrangeiras) não possuem escrúpulos, nacionalismo ou preocupação conservacionista; pelo contrário, destroem o meio ambiente irresponsável e impensadamente, tendo unicamente o lucro como objetivo final. Buscam um lucro fácil e seguro, mas se esquecem que a natureza do Planeta Terra é uma só, cuja alteração e desequilíbrio em um país refletirão ambiental e socialmente em todo o Planeta.

Felizmente, uma boa parcela da população está se conscientizando disso e tomando medidas sérias para evitar que essa depredação da natureza perdure. O Protocolo de Quioto, assinado no dia 16 de fevereiro de 2005 por 141 países, prevê o início de medidas concretas para controlar a poluição atmosférica. É um marco importantíssimo e um incentivo para que outras medidas de grande alcance sejam tomadas em nível global, com efeito imediato sobre todos os países, sejam ricos ou subdesenvolvidos.

O desmatamento, a expansão irresponsável da agropecuária, o desperdício de água e energia, o crescimento da população e a urbanização descontrolada são fatores da mais elevada importância que necessitam equacionamento rápido, pois interferem diretamente na qualidade de vida da população e na dispersão das doenças parasitárias.

capítulo 3

Biologia Molecular e o Ensino da Parasitologia

Na ciência, como na vida, temos caminhos e etapas. E sempre que se alcança uma etapa, novos caminhos surgem. Na parasitologia já tivemos várias etapas – descrição das espécies, estudo da morfologia externa e interna, fisiologia, nutrição, patologia etc. Nos últimos anos, as grandes perguntas parasitológicas só têm sido respondidas mediante conhecimentos da ultra-estrutura, da bioquímica, da imunologia, da genética e da biologia molecular da espécie estudada. Em verdade, essas especialidades passaram a fazer parte do trabalho do pesquisador moderno em qualquer área da biologia. E assim, passou-se a exigir do parasitologista experimental conhecimentos ultra-especializados, ou, até melhor dizendo, uma boa pesquisa passou a exigir vários especialistas para se entender o fenômeno e, assim, poder responder corretamente à pergunta formulada. Mas, por outro lado, ao especializar-se, o pesquisador perdia a visão do conjunto. Um bioquímico, um imunologista ou um geneticista trabalhando com a biologia molecular, por exemplo, da *Entamoeba histolytica*, sabia tudo sobre o DNA desse protozoário, porém com frequência desconhecia o seu ciclo biológico ou sua epidemiologia. Mas devo enfatizar que, muitas vezes, para se alcançar a profilaxia ou o tratamento de um parasito, serão de grande valia as pesquisas avançadas e os resultados dos conhecimentos obtidos por meio da biologia molecular.

Então, para se unir esses conhecimentos e obter uma visão de conjunto, é imprescindível a presença do parasitologista. A esse, sim, cabe a tarefa de promover a integração dos conhecimentos clássicos do parasito com as conquistas das modernas pesquisas. Em verdade, essa integração feita pelo parasitologista é fundamental para a formação dos profissionais da saúde, quer ele seja biólogo, enfermeiro, farmacêutico, médico, nutricionista, odontólogo ou veterinário, pois só um bom parasitologista é capaz de unir todos esses conhecimentos. Assim, nos cursos de graduação, a formação do profissional de saúde deverá ser feita pelo parasitologista e não pelo especialista em detalhes de um parasito. A esse cabe a formação de pesquisadores ou de parasitologistas em cursos de pós-graduação.

O bom professor de parasitologia, além de conhecer bem o parasito, quer seja um protozoário, um helminto ou um artrópode, precisa ter boa didática. E esta se baseia numa orientação simples: o professor não ensina; professor desperta interesse! Assim, a boa didática passa pela pedagogia do entusiasmo, do despertar interesses, do estimular a fazer perguntas e do buscar respostas. Repetindo o grande educador Paulo Freire, o ensino sempre deve ser feito "com" o aluno e não "para" o aluno. Isto significa que "o professor não precisa ser um manancial de conhecimentos", mas é fundamental que seja um ator capaz de despertar no aluno a curiosidade pelo assunto, associando exemplos e situações da aula ao objetivo do trabalho do futuro profissional. Isso ocorre porque o ser humano precisa do outro para inspiração ou para aprovação. O outro sempre nos completa.

Assim sendo, para fazer a aula se tornar agradável para o professor e para o aluno, é necessário que o professor tome algumas providências: 1) precisa associar ou adequar a matéria ao objetivo profissional do aluno; 2) precisa passar a imagem de uma pessoa justa e coerente, pois ele será o "modelo"; 3) sempre que possível deve-se convidar um especialista para proferir alguma palestra ou promover visitas em centros de pesquisa, creches, asilos etc.; 4) as provas devem ser coerentes com as aulas e aplicadas com serenidade, pois é um momento de estresse para o aluno.

Em resumo, tomando esses cuidados o professor se transformará em um grande mestre, despertando o interesse e a capacidade de pensar do aluno.

Portanto, ao mostrar nos capítulos deste livro os conhecimentos sobre a parasitologia, estou unindo cada etapa de nossas pesquisas antigas e atuais, para que, todas juntas, trabalhem no sentido do bem-estar humano, como gente e como integrante do meio ambiente. Por isso a pesquisa e sua aplicação, são fascinantes...

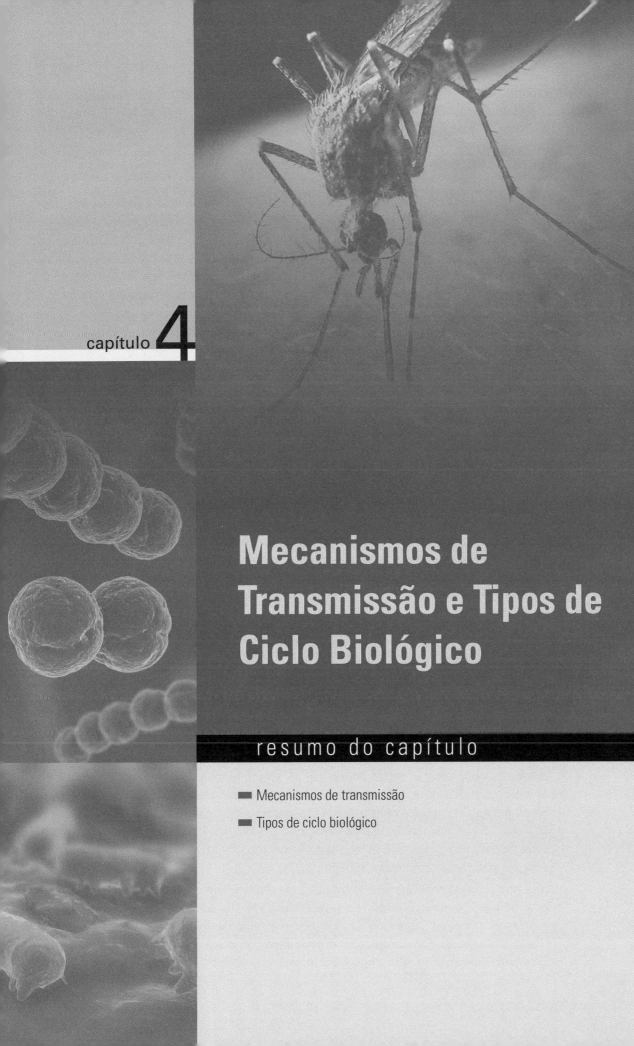

capítulo 4

Mecanismos de Transmissão e Tipos de Ciclo Biológico

resumo do capítulo

- Mecanismos de transmissão
- Tipos de ciclo biológico

Neste capítulo serão demonstrados dois aspectos complementares importantes da parasitologia, pois, usualmente, os mecanismos de transmissão são dependentes do tipo de ciclo biológico.

▬ Mecanismos de transmissão

Cada parasito tem uma forma particular e especial de transmissão, e isso será demonstrado detalhadamente ao citarmos cada uma das parasitoses. Entretanto, sob o ponto de vista da saúde pública e dentro do que será mostrado nos capítulos seguintes, é importante enfatizar que, para haver a "transmissão" de um parasito, normalmente são necessários os seguintes passos ou fatores presentes: fonte de infecção, forma infectante (ou forma de transmissão), veículo de transmissão e via de penetração. Assim, tendo a *Entamoeba histolytica* como exemplo, o caminho seria:

- fonte de infecção: portador assintomático;
- forma infectante: cistos;
- veículo de transmissão: água e alimentos contaminados com cistos;
- via de penetração: boca.

Já para o *Plasmodium falciparum*, seria:

- fonte de infecção: paciente com gametas (gametóforo);
- forma infectante: esporozoito;
- veículo de transmissão: picada da fêmea do *Anopheles darlingi* contaminada;
- via de penetração: pele (ou sangue).

Pode-se verificar que existem diferentes mecanismos de transmissão, dependendo da porta de entrada no hospedeiro e do veículo de contaminação, mas há dois fatores que favorecem a transmissão: a densidade populacional humana e a precariedade dos serviços sanitários. É como acontece em uma monocultura: a presença constante de uma espécie vegetal favorece a dispersão da praga.

Por outro lado, adianta-se que um mesmo parasito pode aparecer indicado sob os dois mecanismos de transmissão, dependendo do detalhe que se observa:

Conforme a porta de entrada (ou via de penetração)

Segundo essa classificação, os parasitos (e qualquer outro agente) podem contaminar novo hospedeiro de três modos diferentes:

- pela boca: nesse caso, o agente etiológico, ou seja, a forma contaminante encontra-se na água e/ou nos alimentos, que, por sua vez, foram contaminados por fezes, mãos sujas, moscas ou poeira. Os parasitos mais comuns que se enquadram são: *Giardia lamblia, Entamoeba histolytica, Toxoplasma gondii, Ascaris lumbricoides, Trichuris trichiura, Enterobius vermicularis* e *Ancylostoma duodenale* (esse helminto pode ter infecção ativa transcutânea pela larva, ou a mesma pode ser ingerida com alimentos);
- pela pele: a forma contaminante comum atinge o hospedeiro pela pele. Essa forma contaminante pode penetrar ativamente a pele, como a cercária do *Schistosoma mansoni*, ou passivamente, isto é, ser inoculada na pele, como o esporozoito do plasmódio injetado pelo mosquito *Anopheles*. Os exemplos mais importantes aqui são: a) penetração ativa: *Trypanosoma cruzi, Strongyloides stercoralis, Necator americanus, Ancylostoma duodenale, Wuchereria*

bancrofti, Onchocerca volvulus, Schistosoma mansoni; b) penetração passiva: *Leishmania* sp., *Plasmodium* sp.;

- contato direto: a forma contaminante passa diretamente de uma pessoa (fonte de contaminação) para outra (novo hospedeiro). É uma forma muito comum nos vírus (como gripe, AIDS e hepatites), bactérias e fungos (tuberculose, gonorreia, sífilis, lepra, micoses etc.), mas ocorre também entre alguns parasitos, tais como: *Trichomonas vaginalis, T. tenax, Sarcoptes scabiei, Pediculus capitis, Demodex folliculorum, Pthirus pubis*.

Conforme o veículo de transmissão

Essa modalidade de transmissão apresenta algumas possibilidades:

- pelo contato pessoal ou por objetos de uso pessoal (fômites): *Sarcoptes scabiei, Pthirus pubis, Pediculus capitis, Trichomonas vaginalis,*.
- pela água, alimentos, fômites, poeira, mãos sujas etc.: *Entamoeba histolytica, Giardia lamblia, Isospora* sp., *Toxoplasma gondii, Hymenolepis nana*, cisticercose (ovos de *Taenia solium*), *Ascaris lumbricoides, Trichuris trichiura, Enterobius vermicularis*;
- por solos contaminados por larvas (geo-helmintos): *Ancylostoma duodenale, Necator americanus, Strongyloides stercoralis*. (Nota: os geo-helmintos necessitam passar um período no solo para que suas formas evolutivas responsáveis pela contaminação humana se tornem infectantes);
- por vetores ou hospedeiro intermediário: *Plasmodium* sp., *Leishmania* sp., *Trypanosoma cruzi, Schistosoma mansoni, Taenia* sp., *Wuchereria bancrofti, Onchocerca volvulus*.

▬ Tipos de ciclo biológico

Conforme demonstrado há pouco, alguns parasitos não necessitam de hospedeiro intermediário, e outros, sim; alguns preferem apenas uma espécie de hospedeiro definitivo e outros parasitam diversas espécies. Essas peculiaridades biológicas têm grande importância na manutenção e na dispersão do parasito. Assim, o *Schistosoma mansoni* e os plasmódios que vieram da África, por exemplo, desenvolveram-se no Brasil porque se adaptaram aos respectivos hospedeiros intermediários aqui existentes, diferentes dos africanos; já a filária *Loa loa* não se fixou porque não pôde se adaptar às espécies de nossos tabanídeos. Dessa forma, conforme o ciclo biológico e os hospedeiros utilizados, os parasitos podem ser:

- facultativos: espécies de vida livre, mas que, eventualmente, ao entrar em contato com um hospedeiro, podem parasitá-lo (são também chamados de oportunistas). Exemplos: *Naegleria* sp., *Acanthamoeba* sp., *Hartmanella* sp., são amebas de vida livre, mas, em contato com a região naso-faríngea ou a córnea, podem colonizar e provocar reações gravíssimas; larvas de moscas *Sarcophagidae*, que usualmente se desenvolvem em matéria orgânica em decomposição, podem parasitar tecidos necrosados humanos;
- obrigatórios: quando a espécie não consegue prescindir de um hospedeiro para sobreviver. Como exemplo, existem todos os parasitos largamente conhecidos: *Leishmania* sp., *Taenia* sp., *Pediculus* sp. etc.;
- estenoxeno: parasitos que atingem apenas uma espécie de hospedeiro ou espécies muito próximas (esteno=estrito; xeno=estranho, hospedeiro). Exemplos: *Ascaris lumbricoides, Enterobius vermicularis, Trichomonas vaginalis* etc., que só ocorrem na espécie humana;

- eurixeno: são os parasitos que ocorrem em diversas espécies de hospedeiros, desenvolvendo-se normalmente em qualquer deles (euri = largo, amplo). Exemplo: *Toxoplasma gondii*, *Trypanosoma cruzi* etc.;
- monoxeno: parasitos que necessitam de apenas um hospedeiro para completar o ciclo biológico (mono = um); apesar desse conceito se aproximar do estenoxeno, a diferença é que os monoxenos não necessitam de hospedeiro intermediário, e os estenoxenos normalmente só atingem uma espécie de hospedeiro definitivo. Exemplos: *Entamoeba histolytica*, *Ascaris lumbricoides* e *Pediculus capitis*;
- heteroxeno: são os que necessitam de hospedeiro intermediário para completar seu ciclo biológico. Exemplos: *Trypanosoma cruzi* e *Schistosoma mansoni*.

Procurando confirmar e explicitar os conceitos acima, segue uma reapresentação com exemplos diferentes, pois algumas espécies de parasitos podem ser biologicamente complementares, isto é, podem pertencer a mais de uma situação em seu ciclo. Assim temos:

- *Trypanosoma cruzi*: heteroxeno e eurixeno;
- *Taenia solium*: heteroxeno e estenoxeno;
- *Ascaris lumbricoides*: monoxeno e estenoxeno;
- *Plasmodium falciparum*: heteroxeno e estenoxeno;
- *Balantidium coli*: monoxeno e eurixeno.

Tipos de vetores

Anteriormente, foram citados exemplos de parasitos que possuem vetores. E o que é um vetor? É um artrópode, molusco ou outro veículo capaz de transmitir o parasito entre dois hospedeiros. Como há vetores vivos e não vivos, eles são divididos em:

- vetor biológico: quando o parasito se reproduz ou se desenvolve no vetor. Exemplos: os triatomíneos e o *T. cruzi*, os biomfalárias e o *S. mansoni*;
- vetor mecânico: quando o parasito não se reproduz e nem se desenvolve no vetor, o qual apenas o transporta. Exemplos: *Tunga penetrans* veiculando esporos de fungos; moscas veiculando cistos de amebas;
- vetor inanimado ou fômite: quando o parasito é transportado por objetos, tais como lenços, seringas, espéculos, talheres etc. Exemplos: espéculo vaginal que veicula trofozoítos de *T. vaginalis*.

capítulo 5

Relação Parasito-hospedeiro

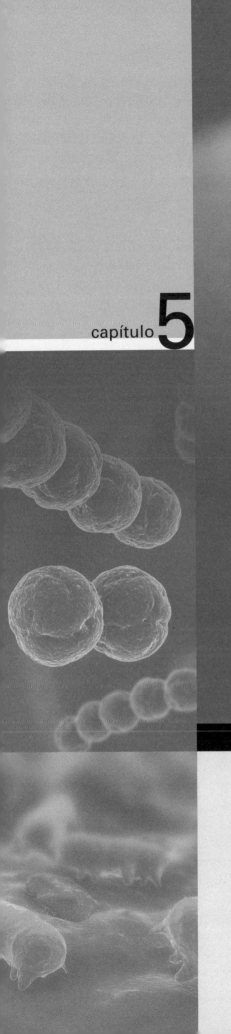

resumo do capítulo

- Formas de interação entre os seres vivos
- Adaptações
- Mecanismos de defesa do hospedeiro

A relação parasito-hospedeiro é uma das facetas mais extraordinárias do equilíbrio da vida. As adaptações sofridas pelos parasitos, as formas de interação e as reações que ocorrem no hospedeiro são tão interessantes que podem ser estudadas tanto sob o ponto de vista médico como ecológico. É uma associação desenvolvida há milhões de anos que busca a possibilidade de sobrevivência das espécies envolvidas. A morte de uma delas não é interessante para a natureza.

Formas de interação entre os seres vivos

Essas formas de interação são comumente denominadas de tipos de associação, mas prefiro usar o termo interação, porque explica melhor tal fenômeno biológico. Uma parte dela nos interessa e é o objetivo deste livro: o parasitismo.

As formas de interação podem ser:
- harmônicas ou positivas, quando há benefício mútuo ou ausência de prejuízo mútuo;
- desarmônicas ou negativas, quando há prejuízo para alguns dos participantes. Assim, consideram-se harmônicas o comensalismo, o mutualismo, a simbiose. As desarmônicas são a competição, o canibalismo, o predatismo e o parasitismo.

Esses conceitos, entretanto, me parecem falhos, dependendo do ângulo do qual se observa o fenômeno. Por exemplo, o canibalismo e o predatismo, sob o ponto de vista do indivíduo que sofre a ação, são negativos. Porém, sob o ponto de vista do equilíbrio da natureza e da reciclagem química, são fundamentais. Da mesma forma, é possível falar sobre furacões, vulcões, incêndios em cerrados e outras manifestações da natureza. À primeira vista são nocivos e arrasadores, mas ecologicamente, são imprescindíveis para a sucessão das espécies e para o reequilíbrio ambiental!

Adaptações

Para se associar ou interagir com hospedeiro, os parasitos precisam sofrer adaptações morfológicas e biológicas:
- morfológicas: essas adaptações podem ser descritas como alterações em busca de um melhor desempenho biológico. Elas podem ser:
- regressivas, isto é, quando ocorre alguma perda ou atrofia de órgãos locomotores, digestivos etc. Como exemplos há as pulgas, os percevejos e algumas moscas de carneiro (*Mellophagus ovinus*) que perderam as asas; os Cestoda, que não possuem tubo digestivo, entre outros;
- hipertróficas, ou seja, quando algum órgão ou organela aumenta para exercer melhor sua função biológica. São encontradas principalmente nos órgãos reprodutivos, de fixação e de proteção.
- biológicas: são interessantíssimas, especialmente as ligadas à reprodução, pois, se não houvesse o sucesso reprodutivo, os parasitos estariam fadados à extinção. É fascinante notar como algumas espécies conseguiram recursos para dar origem a milhares de formas infectantes, ao passo que outras lançaram mão de passar por diversos hospedeiros intermediários, garantindo sua dispersão e proteção. A reprodução em massa pode ser vista na poliembrionia (reprodução de formas jovens) e na esquizogonia (sucessivas divisões nucleares por mitose), resultando em dezenas ou centenas de novas formas invasivas ou na produção de milhares de ovos. Outras adaptações biológicas são os tropismos (quimiotaxia, feromônios, termotropismo, hidrotropismo, geotropismo) e a capacidade de resistência ou

escape à defesa do hospedeiro, tais como: presença de uma enzima (antiquinase) que neutraliza a ação do suco gástrico sobre os helmintos; capacidade de resistir à ação de anticorpos ou de macrófagos, capacidade de induzir a imunossupressão, entre outras.

▪ Mecanismos de defesa do hospedeiro

É natural que, vivendo em permanente interação com elementos abióticos (não vivos) e bióticos (vivos), todos os seres vivos tenham desenvolvido, além das adaptações, mecanismos de ataque e defesa. Na realidade, o relacionamento das espécies que nos interessam (parasitos e humanos) com os outros seres, com o ambiente e com o hospedeiro é o que vai determinar, em última análise, a existência do parasito, e o consequente parasitismo. Assim, é um momento crucial na vida do parasito passar por todas as etapas de seu ciclo biológico e, ao alcançar o novo hospedeiro, não conseguir ultrapassar suas barreiras de defesa. Essas barreiras ou mecanismos de defesa podem ser específicos ou inespecíficos, sendo assim caracterizadas:

Barreiras inespecíficas

Até recentemente, algumas barreiras inespecíficas ou naturais eram mais vistas como uma proteção mecânica ou física. Entretanto, atualmente esse conceito está se alterando. Por exemplo, o muco do trato respiratório e digestivo, a saliva e a lágrima, eram tidos como defesa inespecífica, mas, hoje, já se sabe que essas secreções contêm IgA, um anticorpo específico. Outras que continuam aceitas são a pele e seu pH ácido, os movimentos ciliares da árvore brônquica e a fagocitose. Esse é um mecanismo fundamental de resistência, e as células capazes de exercer essa função são os fagócitos. Na fagocitose, o fagócito envolve a partícula invasora com sua membrana e citoplasma, prendendo-a dentro de um vacúolo formado no citoplasma do fagócito. Esse vacúolo se funde com os lisossomas do fagócito e suas enzimas digestivas atacam a partícula invasora, destruindo-a. Os principais fagócitos circulantes são os leucócitos polimorfonucleares ou granulócitos (que podem se subdividir em neutrófilos, eosinófilos e basófilos – alta eosinofilia está sempre associada a reações alérgicas e/ou infecções parasitárias – e os monócitos). Durante um processo inflamatório, os monócitos se dirigem para o tecido lesado e passam a ser denominados macrófagos, com excelente ação fagocítica. Os macrófagos não formam anticorpos, mas digerem os parasitos fagocitados, processando e apresentando seus antígenos aos linfócitos.

Já os fagócitos fixos pertencem ao Sistema Monocítico Fagocitário, encontrado no estroma dos mais diversos órgãos: sinusoides hepáticos, células de Kupffer, medula óssea, baço, fígado, pulmões e linfonodos.

A inflamação é uma resposta do mesênquima às agressões, sendo essencial para a mobilização das defesas orgânicas contra um agente invasor e para a reparação de lesões ocorridas. Apesar da inflamação em si ser um processo inespecífico, sua forma de ação torna-se específica, pelo estímulo ao sistema imune quando o parasito (agente agressor) reinfecta o hospedeiro. O processo inflamatório sempre tem início pela liberação de substâncias ativas das células necrosadas e pelo afluxo de mastócitos, ricos em histamina, heparina e serotonina. Quando essas substâncias são liberadas, ocorre uma vasodilatação de curta duração nos pequenos vasos sanguíneos próximos, com o respectivo aumento local do volume, da temperatura e da cor (tumor, calor e rubor são os três sinais típicos da inflamação).

Essas importantes alterações dos pequenos vasos são: expansão do leito vascular via relaxamento de esfíncteres pré-capilares; dilatação vascular via liberação do ácido nítrico pelas células endoteliais que agem na musculatura vascular, diminuindo o tônus; aumento da permeabilidade vascular devido à dilatação do vaso que afasta as células endoteliais umas das outras, abrindo poros interendoteliais. Os vasos sanguíneos se tornam permeáveis, e as células de defesa (fagócitos) extravasam e migram para circundar o agente agressor. Posteriormente, os fibroblastos proliferam e migram para o local, promovendo a reparação cicatricial das lesões.

Um processo inflamatório típico em doenças parasitárias, cujo resultado final é danoso para o paciente, é o granuloma esquistossomótico, em que o processo inflamatório procura destruir o ovo do parasito, mas apenas o isola, envolvendo-o por um tecido cicatricial fibroso. Essa é a causa fundamental da fibrose hepática e de toda a alteração circulatória do sistema porta.

Barreiras específicas

Nesse caso, referimo-nos à imunidade produzida especificamente pelo estímulo da presença do parasito no hospedeiro. A imunologia é uma especialidade belíssima que se desenvolveu extraordinariamente nos último anos e continua sendo objeto de pesquisas, tal é seu elevado grau de aplicação e entendimento de diversas patologias e, inclusive, dos mecanismos de escape dos parasitos à ação dessa imunidade.

A resposta imune é sempre estimulada por um antígeno e um antígeno é toda substância capaz de promover uma resposta imune, isto é, imunogênica. Diversas substâncias são imunogênicas, mas as mais frequentes são proteínas, polissacarídeos e ácidos nucleicos com peso molecular acima de 3.000. Esses antígenos, quando introduzidos em pessoa (ou animal) via vacinação, ou quando são processados pelos macrófagos ativados, estimulam as células brancas sanguíneas, responsáveis pela vigilância imunológica, denominadas linfócitos, que proliferam populações linfocíticas: células T e células B. As células T são os linfócitos timodependentes. São células inicialmente circulantes que, se estimuladas pelo antígeno, dão origem à imunidade celular. As células B são os linfócitos timoindependentes, e têm esse nome porque foram antes encontradas na Bolsa de Fabrício (órgão linfoide localizado no final do intestino e próximo da cloaca das aves). Nos mamíferos, esses linfócitos são produzidos na medula óssea e, depois, migram para os órgãos linfoides secundários: baço, linfonodos, amídalas, apêndice e placas de Payer, e dão origem a uma série de células plasmáticas que se desenvolvem produzindo imunoglobulinas (Ig) responsáveis pela imunidade humoral. Os linfócitos T podem ser do tipo auxiliar (T helper, CD4+) ou do tipo citotóxico (Tc, CD8+); já os linfócitos B podem se diferenciar em células de memória ou plasmócitos (responsáveis pela síntese de gamaglobulinas).

Sensibilizadas por um antígeno determinado, as células T terão receptores específicos em sua superfície, os quais se ligarão às moléculas do complexo de histocompatibilidade das células que apresentam antígenos processados, induzindo à expansão daquele clone de células CD4, específicas ou ativando a citoxicidade (CD8). Já as células B, diferenciadas em plasmócitos, secretam proteínas denominadas anticorpos, que se unirão especificamente ao antígeno estimulador. Dessa forma, há dois tipos de resposta imune – celular e humoral –, conforme as diferentes populações de células T ou B.

Essas respostas imunes celular e humoral atuam simultaneamente, interagindo com a finalidade de eliminar o antígeno, isto é, o agente agressor. Sabe-se, entretanto, que a resposta imune humoral é mais intensa em infecções bacterianas, e a resposta celular – imunidade mediada por células – é mais importante nos casos de rejeição de tecidos implantados, em infecções viróticas, fúngicas e parasitárias. É essencial dizer que a imunidade não deve ser entendida unicamente como a resposta do organismo a um antígeno, mas, sim, como a capacidade que um organismo tem de manter em funcionamento o seu sistema imune. Esse sistema está em atividade permanente, desde a vida intrauterina; porém, quando entra em contato com um antígeno, há perturbações do sistema, com estímulo (imunoestimulação) ou supressão (a imunossupressão é mediada por superpopulação de linfócitos T, CD4, sob influência de citocinas supressoras).

Os anticorpos constitutivos da resposta imune humoral são proteínas denominadas gamaglobulina ou imunoglobulina (Ig). Essas proteínas são formadas por duas cadeias curtas e duas cadeias longas de aminoácidos, unidas por "pontes" e ligações covalentes. Em humanos, foram isoladas cinco classes de imunoglobulinas antigenicamente distintas: IgG, IgA, IgM, IgD e IgE. Durante a fase fetal, apenas a IgM é produzida no fígado e na medula óssea; na vida adulta, são produzidos nos diversos órgãos todos os isotipos de imunoglobulinas.

Para entender a natureza da imunidade aos parasitos, é importante distinguir entre uma infecção por microparasitos (protozoários) e macroparasitos (helmintos). Os protozoários, assim como os vírus e as bactérias, se reproduzem dentro do hospedeiro, induzindo um tipo de resposta diferente da infecção pelos helmintos. Entretanto, há alguns princípios que são válidos para todos.

Na imunidade adquirida clássica, quando o hospedeiro é infectado, este reconhece o agente como estranho e desenvolve uma resposta imune para eliminar o agente agressor em duas ou três semanas. Então, o hospedeiro passa a ser resistente às reinfecções da mesma espécie. Entretanto, na maior parte das infecções por protozoários, estes conseguem se desenvolver e permanecer no hospedeiro; assim, apenas parte dos parasitos são eliminados, mas outra parte consegue sobreviver, desenvolvendo o quadro de imunidade concomitante. Além disso, a resposta imune pode ser desviada contra moléculas do parasito depositadas em diferentes tecidos do paciente, agredindo-os e provocando alterações anatomopatológicas graves.

Em Leishmânia, por exemplo, ocorre um fenômeno interessante, no qual esse protozoário é fagocitado pelos macrófagos. Porém, o vacúolo formado e o lisosoma presente não são capazes de eliminar o parasito; pelo contrário, funcionam como um escudo de defesa para a Leishmânia, permitindo sua multiplicação intensa, com posterior rompimento do macrófago e liberação do protozoário, que será fagocitado por outros macrófagos.

Em helmintos, podem ocorrer fenômenos semelhantes, inclusive com o ataque imunológico às larvas infectantes e migrantes. Porém, as formas adultas escapam e permanecem longo tempo no hospedeiro.

capítulo 6

Imunodeficiência e Parasitoses Oportunistas

resumo do capítulo

- *Pneumocystis carinii*
- *Toxoplasma gondii*
- *Cryptosporidium parvum*
- *Plasmodium* sp.
- *Isospora belli*
- *Giardia lamblia*
- *Leishmania chagasi*
- *Strongyloides stercoralis*

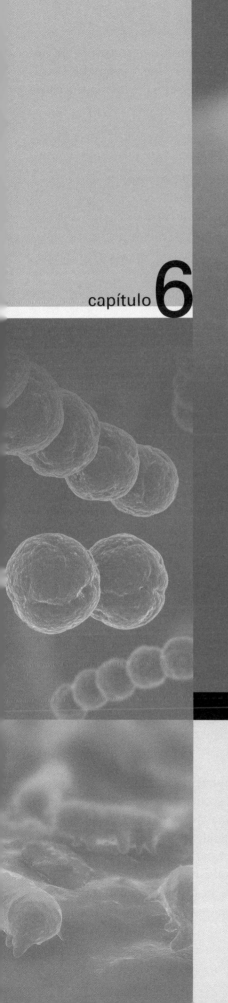

São chamadas infecções oportunistas aquelas causadas por micro-organismos usualmente não patogênicos ou, se patogênicos, que permanecem em fase de latência por longos períodos e cujas alterações e sintomas só aparecem após algum processo de imunodeficiência. A imunodeficiência (ou imunossupressão) em humanos pode ocorrer devido aos seguintes fatores:

- deficiência do sistema imune devido à ação de alguma virose (Aids) ou outra infecção, seja por ação medicamentosa contra o câncer, transplantes, tratamentos prolongados por corticosteroides etc.;
- tratamentos antimicrobianos prolongados;
- uso prolongado de drogas citotóxicas (contra o câncer, por exemplo);
- nutrição deficiente ou desequilibrada por períodos longos;
- grande pressão social (estresse), contrariedade prolongada ou falta de repouso noturno prolongado.

Em todos esses processos de imunodeficiência ou imunossupressão, o resultado final são a leucopenia, plaquetopenia, depressão da imunidade celular e humoral e redução da resposta inflamatória. De todas as causas imunossupressoras, a mais frequente e grave é a pandemia de Aids, pois, segundo pesquisa realizada em 2001, há mais de 40 milhões de pessoas portadoras do vírus HIV.

As doenças parasitárias oportunistas mais frequentes, ou que se tornam mais graves pela presença do HIV (daí o nome de infecção concomitante ou coinfecção), são:

Pneumocystis carinii

Atualmente, o *P. carinii* está classificado como fungo; porém, poucos anos atrás, era estudado como um protozoário extracelular. Vive no tecido intersticial dos pulmões e alvéolos de humanos e de diversos animais, usualmente como infecção inaparente. Nos casos normais, o sistema imune é capaz de ativar macrófagos que se encarregam da fagocitose e controle do parasito. Mas no caso de insuficiência de células CD4+T, a fagocitose fica reduzida ou ausente, e o *Pneumocystis* se reproduz intensamente, provocando inflamação intersticial com infiltrado de monócitos e plasmócitos e exsudato alveolar espumoso, repleto de cistos parasitários (pneumonia plasmocitária intersticial). Acomete principalmente crianças prematuras ou as mais debilitadas, entre três e seis meses de vida, além de adultos imunodeprimidos. Tosse, dispneia e cianose são sintomas que aparecem bruscamente. Frequentemente leva ao óbito (mais detalhes sobre as espécies de parasitos aqui relacionadas serão apresentados nos capítulos referentes às mesmas).

Toxoplasma gondii

O *T. gondii* é um protozoário intracelular que invade grande número de células em dezenas de hospedeiros vertebrados, inclusive os humanos. Tem como hospedeiro definitivo os felídeos jovens, que eliminam oocistos nas fezes. A toxoplasmose humana como infecção assintomática é comum e muito elevada; porém, como doença, é rara. Entretanto, a partir da endemia e atual pandemia de Aids, a agudização da toxoplasmose crônica se tornou uma das principais causa de morte de pessoas com imunodepressão. A toxoplasmose cerebral é a manifestação mais frequente nesses casos de reagudização. Normalmente, os cistos cerebrais do *T. gondii* não se rompem devido à defesa imunológica eficiente, mas, no caso de haver falhas, eles se rompem e novos neurônios são atingidos, o que leva à encefalite toxoplásmica. Outros órgãos – pulmão, fígado, globo ocular etc. – podem ser atingidos durante a fase crônica (com pouca sintomatologia) e a da reagudização por imunodeficiência (com sintomatologia grave).

▪ *Cryptosporidium parvum*

O *C. parvum* é um protozoário intracelular das microvilosidades epiteliais do trato gastrointestinal de vários animais, inclusive dos humanos. A transmissão acontece pela ingestão de oocistos oriundos de animais ou humanos diarreicos. Quando a contaminação ocorre em humanos normais, o protozoário (coccídio) produz uma enterocolite aguda, que se cura espontaneamente de uma a duas semanas. Porém, em pessoas com Aids e outros imunodeprimidos, a infecção se assemelha ao cólera, com diarreia profusa, cólica, náuseas, vômitos, desidratação e caquexia. A morte pode ser causada pela criptosporidiose unicamente, ou complicada por outros agentes patogênicos oportunistas.

▪ *Plasmodium* sp.

As espécies do gênero *Plasmodium* sp. são protozoários intracelulares que atingem aves e mamíferos, sendo que quatro delas ocorrem em humanos. Esse protozoário apresenta duas fases no ciclo biológico, nos vertebrados, e uma fase no *Anopheles* vetor. Em humanos, existe a fase pré-eritrocítica, que ocorre no fígado, e a fase eritrocítica, que corresponde à multiplicação assexuada do parasito nas hemácias com formação de merozoítos capazes de penetrar em novos eritrócitos. Nos pacientes normais, grande parte dos merozoítos são eliminados pela ação fagocitária de macrófagos ativados. Nos pacientes imunodeprimidos, a supressão das células T CD4+ inibe a diferenciação das células citotóxicas T CD8+ e a liberação do Interferon gama (IFN-y), e ambos os processos inibem a ativação de macrófagos, permitindo que um número incontrolável de merozoítos complete seu ciclo e invada os eritrócitos, causando as complicações da grave patogenia da malária.

▪ *Isospora belli*

A *I. belli* é um protozoário intracelular da mucosa do intestino delgado humano (a antiga espécie *I. hominis*, atualmente, pertence ao gênero *Sarcocystis*). Em geral, a infecção é benigna, com cura espontânea de um a dois meses. Nesse período, há eliminação de cistos nas fezes diarreicas ou formadas. É de prevalência muito baixa (0,05% no Brasil). Em imunodeprimidos, pode causar infecções intestinais crônicas, gerando a síndrome da má absorção (às vezes, confundida com a giardíase), e provoca diarreia, emagrecimento e febre, intercalados por períodos normais e reagudizando-se intermitentemente.

▪ *Giardia lamblia*

A *G. lamblia* é um protozoário extracelular que atinge a mucosa duodenal de humanos e de alguns outros animais (cães e roedores, por exemplo). As infecções são mais graves em crianças que, após uma ou duas infecções, desenvolvem uma eficiente imunidade humoral (IgM e IgA), a qual elimina o parasito em algumas semanas. Para os imunodeprimidos, especialmente os portadores de HIV, se houver ingestão de cistos devido à depleção de células T CD+, esses produzirão uma multiplicação intensa do protozoário, promovendo a diarreia gordurosa, a má absorção de gorduras e vitaminas lipossolúveis – A,D,E,K – e o consequente emagrecimento, acompanhado de nervosismo. A doença torna-se crônica e as complicações podem ocorrer devido à avitaminose.

▪ *Leishmania chagasi*

A *L. chagasi*, agente da leishmaniose** visceral ou calazar e outras espécies de *Leishmania*, é um protozoário intracelular, parasito de macrófagos, e ocorre em canídeos, marsupiais e humanos. É transmitida pela picada de flebotomíneos (*Lutzomyia longipalpis*). Acomete principalmente crianças e adultos jovens, com evolução lenta (vários meses), e pode se direcionar para a cura ou para o óbito. Entretanto a associação de *L. chagasi* com o vírus HIV promove o desenvolvimento de uma doença terrível e fatal. Nos pacientes normais, a regulação da infecção é feita pelos próprios macrófagos parasitados, que estimulam e são estimulados pelos linfócitos (imunidade mediada por células), incentivando as células Th1 a produzir fatores macrófago-ativantes, como o Interferon gama (IFN-y). Entretanto, nos pacientes com Aids, que têm deficiência de células Th1 (linfócitos Th1), ocorre a disfunção dos macrófagos e a consequente exacerbação das duas doenças, já que, se por um lado a infecção pela *Leishmania* estimula a liberação do fator de necrose tumoral alfa (TNF-a), por outro, este estimula a replicação do vírus HIV nos macrófagos.

▪ *Strongyloides stercoralis*

O *S. stercoralis* é um helminto cuja fêmea partenogenética é parasita das criptas do intestino delgado humano. A infecção normalmente ocorre pela penetração da larva filarioide na pele, por onde alcança a corrente sanguínea, os pulmões, a traqueia e a faringe; neste ponto, ela é deglutida e se instala na mucosa duodenal. Nos pacientes normais, o trajeto das larvas infectantes causa alterações raras e despercebidas (na fase pulmonar, dificilmente pode desenvolver a síndrome de Löfler – pneumonite benigna com infiltrado eosinofílico); a sintomatologia – dor no hipocôndrio direito, diarreia etc. – aparece quando as fêmeas partenogenéticas iniciam a postura no duodeno, e nesse momento ocorre a eclosão das larvas. Em algumas situações (prisão de ventre, por exemplo) pode ocorrer a autoinfecção interna, isto é, as larvas rabditoides transformam-se em larvas filarioides ainda no intestino grosso, penetram a mucosa e completam o ciclo sanguíneo e pulmonar.

Em pacientes imunodeprimidos, especialmente com a administração de corticosteroides, esses produtos e seus metabólitos (entre eles, a hidroxiecdisona, cujas moléculas se assemelham ao hormônio do helminto, que regula a transformação de larva rabditoide em larva filarioide) exercem um efeito de estimulação direto sobre as larvas intraintestinais, acelerando a transformação de larvas rabditoides em larvas filarioides e favorecendo a autoinfecção interna (hiperinfecção). Em pacientes portadores do retrovírus HTLV-1 (vírus linfotrópico-T humano, tipo 1, causador de linfoma, leucemia ou mieloplastia), há redução do IgE, e sua associação com a estrongiloidíase torna essa helmintose mais grave. Nesses casos graves (hiperinfecção), encontram-se extensas lesões necróticas no duodeno e jejuno, o que pode levar à oclusão ou paralisia intestinal e à disseminação do parasito (larvas filarioides), atingindo os pulmões, o cérebro etc.

---

* *Segundo a Organização Mundial da Saúde, deve-se usar leishmaníase, e não leishmaniose, porém, há uma justificativa para seu uso no final do capítulo 11*

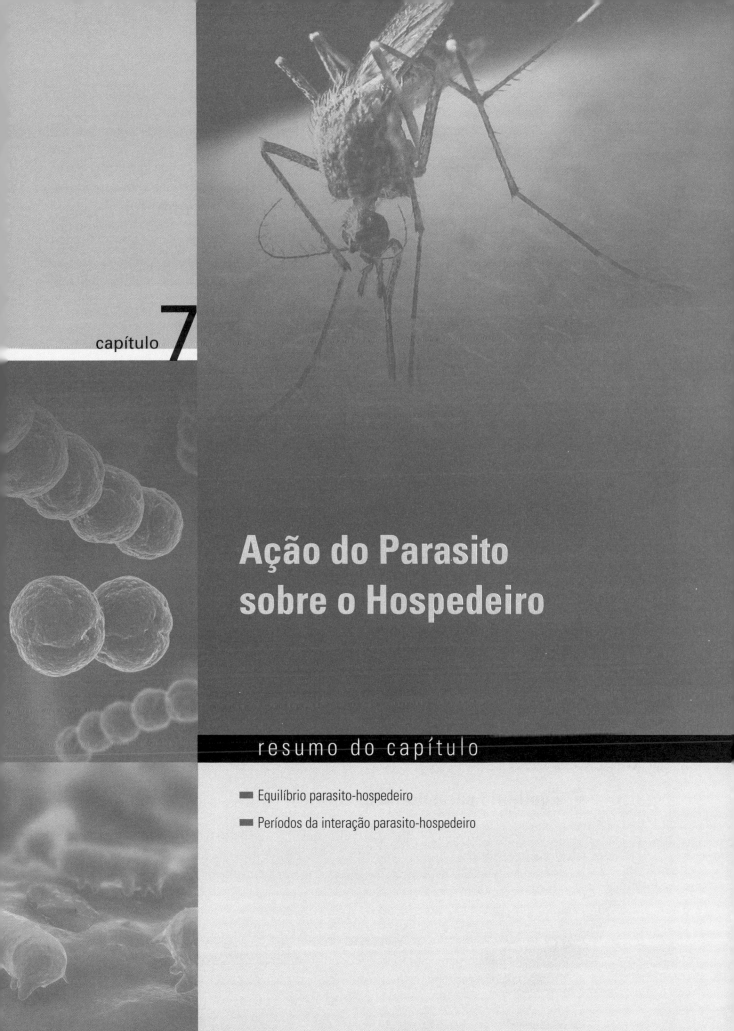

capítulo 7

Ação do Parasito sobre o Hospedeiro

resumo do capítulo

- Equilíbrio parasito-hospedeiro
- Períodos da interação parasito-hospedeiro

Pode-se dizer que as doenças parasitárias são pouco numerosas se comparadas ao elevadíssimo número de pessoas parasitadas. Ou seja, a prevalência é muito alta, mas a morbidade é baixa. Na realidade, a doença parasitária é um acidente que ocorre em consequência de um desequilíbrio entre hospedeiro e parasito. Essa constatação, entretanto, é muito variável. Depende de qual for a espécie parasitária, a classe social e a idade do indivíduo atingido e o grau de eficiência imunitária do paciente. Assim, o equilíbrio da relação parasito-hospedeiro depende de cinco fatores básicos: espécie do parasito; idade; estado nutricional; condições sanitárias; e nível de resposta imunitária do hospedeiro.

Essa relação não é estática nem determinada por somente um fator. Na verdade, a ação nociva do parasito é determinada por numerosos e complicados mecanismos de agressão (do parasito) e de defesa (do hospedeiro). Normalmente, a doença parasitária se inicia quando ocorrem alterações das estruturas celulares e adjacentes ao local da presença do parasito, desequilibrando a anatomia e a fisiologia das células e tecidos.

De um modo geral, a ação patogênica dos parasitos pode ser classificada como:

- traumática: quando há lesão de células ou tecidos por meios mecânicos ou químicos do parasito. Exemplos: migração de formas larvares de helmintos na pele, pulmões e fígado; rompimento de hemácias pelo plasmódio; lesões na mucosa do intestino grosso pela *Entamoeba histolytica*;
- espoliativa: quando o parasito absorve substâncias nutritivas ou sangue do hospedeiro. Exemplos: os Cestoda, que não possuem tubo digestivo e se nutrem diretamente do alimento contido no intestino delgado do hospedeiro; o *Ascaris lumbricoides*, que absorve grande quantidade de açúcares e vitaminas do hospedeiro; o *Plasmodium*, consumindo o oxigênio e o ferro das hemácias etc.;
- tóxica: alguns parasitos liberam metabólitos ou secretam enzimas que lesam o hospedeiro. Exemplos: ao romper a hemácia, o *Plasmodium* libera uma série de substâncias responsáveis pela febre; as larvas de *Onchocerca volvulus*, quando morrem no globo ocular, especialmente na retina, estimulam o sistema imune, que reage e promove uma cegueira irreversível; as reações hepáticas provocadas pelos antígenos e metabólitos do ovo (miracídio) do *Schistosoma mansoni*;
- irritativa: a presença constante do parasito em um tecido ou órgão pode provocar sua lesão por meio de seus órgãos de fixação. Exemplos: presença constante de *Giardia lamblia* no duodeno, o que promove sua irritação e dificulta a absorção de vitaminas lipossolúveis; a ação das ventosas de Cestoda ou dos lábios de *Ascaris*, irritando a mucosa intestinal etc.;
- mecânica: quando a presença do parasito impede ou dificulta mecanicamente a absorção de alimento ou o fluxo de dutos e glândulas. Exemplos: *Giardia lamblia* atapetando a mucosa duodenal; *Ascaris lumbricoides* obstruindo o canal colédoco, o canal de Wirsung ou se enovelando na luz intestinal, obstruindo-a.

— Equilíbrio parasito-hospedeiro

Conforme já descrito no início deste capítulo, quando o parasito não consegue o equilíbrio com o hospedeiro, podem acontecer duas situações: ele mata o hospedeiro ou este o elimina (e, no caso de o hospedeiro ser não suscetível, ele não permite o desenvolvimento do parasito). Então, para que ambos vivam com sucesso, deve ocorrer uma interação da resposta imune entre hospedeiro-parasito, que pode ser de duas formas:

- o parasito se torna inerte ou incapaz de estimular uma resposta imune;
- o parasito incorpora componentes do hospedeiro de tal forma que o sistema imune ativado não o reconhece como estranho ou falha em sua ação protetora.

Entretanto, as teorias e experimentações que procuram interpretar esses fenômenos necessitam ainda de mais pesquisas, especialmente em relaçãoa ao ser humano, mas é preciso enfatizar que tal acomodação entre parasito-hospedeiro é importantíssima. Na verdade, esse equilíbrio é denominado imunidade concomitante ou premunição, isto é, a presença de elevadas taxas da resposta imune com a presença do parasito em sua forma ativa ou adulta. Como exemplo, esse fato é bem conhecido nas pessoas parasitadas pelo *Schistosoma mansoni*, pelo *Ascaris lumbricoides*, pelo *Plasmodium* sp, pelo *Trypanosoma cruzi*, entre outros. Por outro lado, existem alguns parasitos que são imunogênicos; porém, para escapar se "escondem" sob a forma de cistos nos mais variados tecidos. Assim, na fase aguda ou ativa da doença, os parasitos são encontrados em seus órgãos de eleição, mas assim que a imunidade se eleva, só são encontrados na forma de resistência. Como exemplo, há: o *Toxoplasma gondii*, o *Cryptosporidium* etc.

As consequências mais frequentes da ação do parasito sobre o hospedeiro (célula, tecido ou órgão) são:

- redução da oxigenação: hipóxia (interrupção parcial) ou anóxia (interrupção total), provocando isquemia e, depois, morte celular ou necrose;
- lesão da membrana: a membrana celular lesada promove o desequilíbrio hídrico e eletrolítico, com tumefação e morte celular;
- alteração da resposta imune: tal alteração pode ser para mais ou para menos, mas ambas prejudicam o hospedeiro;
- inflamação: reação do tecido conjuntivo no ponto da presença do parasito que busca a homeostasia (equilíbrio) local e desenvolve a consequente defesa do hospedeiro. A inflamação pode ser aguda, quando aparecem os fenômenos vasculares e exsudativos, ou crônica, situação na qual se encontram também fenômenos de regeneração. O último tipo de inflamação é denominado inflamação granulomatosa;
- regeneração e cicatrização: a regeneração das células e tecidos lesados pode ocorrer perfeitamente, mas também pode ser exacerbada, promovendo a reconstituição inadequada do órgão e agravando o quadro;
- hiperplasia, hipertrofia, metaplasia e neoplasia: alterações que podem ocorrer pela ação do parasito, muitas vezes agravando sua presença no órgão. Por outro lado, não está comprovado o desenvolvimento de neoplasias por ação parasitária em humanos.

▬ Períodos da interação parasito-hospedeiro

De acordo com o exposto, conclui-se que, durante a interação parasito-hospedeiro, existem diversos períodos ou etapas que se iniciam com a infecção do hospedeiro e terminam com sua cura ou morte. Esses períodos podem ser: parasitológicos, quando se relacionam ao estabelecimento e desenvolvimento do parasito; clínicos, quando se referem à reação do paciente (manifestações clínicas) frente ao parasito.

- *períodos parasitológicos*:
  - pré-patente: desde a infecção do hospedeiro até quando os cistos, ovos, larvas ou formas sanguíneas são evidenciados por algum método de diagnóstico em laboratório;
  - patente: período em que o parasito pode ser facilmente demonstrável por qualquer método de laboratório;
  - subpatente: período em que a presença é difícil de ser demonstrada. Podendo ocorrer, especialmente nos protozoários, alternação de períodos subpatentes e patentes;

- *períodos clínicos*:
    - incubação: desde a infecção do hospedeiro até o aparecimento dos primeiros sintomas;
    - sintomático: período no qual o paciente apresenta sintomas significativos da espécie de parasito que o infectou;
    - latente: período no qual o paciente está infectado, porém, não apresenta sintomas. Com frequência, pode haver alternação de períodos latentes e sintomáticos.

Devido a semelhança dos conceitos, é frequente ocorrer a correspondência dos períodos parasitológicos e clínicos. Por exemplo, o paciente pode estar em um período patente e sintomático ou subpatente e latente; porém, há exceções, como na doença de Chagas, quando o paciente tem a possibilidade de estar no período parasitológico subpatente mas, clinicamente, está no período sintomático.

capítulo 8

Noções de Epidemiologia

resumo do capítulo

- Princípios básicos
- Objetivos
- Dinâmica da transmissão de doenças
- Taxas

Assim como o conhecimento da ecologia é fundamental para se compreender a relação entre os seres vivos, o planeta e a manutenção da vida, a epidemiologia é fundamental para se conhecer a relação entre o parasito, o hospedeiro e o ambiente ou as circunstâncias em que ambos ocorrem. Não desejo fazer uma analogia entre essas duas ciências; desejo apenas enfatizar a enorme importância de ambas, que, apesar de terem objetivos de estudo diferentes, são básicas para se conhecer bem a vida e a morte, os seres vivos e as doenças.

Na verdade, a epidemiologia apresenta um leque muito grande de aplicações e não apenas em doenças, conforme explica sua própria definição: epidemiologia é a ciência que estuda a ocorrência, a distribuição de doenças e os fatores que as determinam. Assim, qualquer alteração – acidentes de tráfego, enchentes, queimadas etc. –, para ser bem entendida e conhecida, precisa ser estudada dentro dos métodos epidemiológicos. Aliás, a profilaxia de qualquer doença ou alteração só pode ser bem feita e ter sucesso se os fatores epidemiológicos determinantes forem bem conhecidos e avaliados. É, portanto, por causa da epidemiologia que ficamos conhecendo cada detalhe do evento. Só assim seremos capazes de perceber os pontos vulneráveis nos quais podemos intervir com finalidade profilática.

Portanto, epidemiologia e profilaxia são duas atividades ou ciências que devem andar sempre de mãos dadas. A ciência epidemiológica erradica o "achismo" com a adoção de medidas profiláticas. Por isso, toda e qualquer atividade de saúde pública só pode ser eficiente se possuir uma equipe de epidemiologia bem estruturada, competente, criativa e dinâmica. Não adianta fazer estatísticas de doenças para engavetá-las ou apresentar relatórios bonitos. Esses estudos devem ser feitos para serem aplicados em curto, médio e longo prazos; uma população consciente precisa compreender isso e cobrar os serviços profiláticos, pois é para essa profilaxia que ela paga impostos, vota e, consequentemente, quer ver funcionar.

▬ Princípios básicos

O primeiro princípio básico em epidemiologia é que as doenças não ocorrem por acaso (aliás, não existe acaso, tudo é decorrência de nossa ação ou omissão), e, sim, por fatores que determinam sua ocorrência e distribuição. Esses fatores são variados: fonte de contaminação, forma de dispersão, hábitos da população, condições sociais e sanitárias, nível de escolaridade ou conhecimento, presença de vetores etc. Isso nos leva a conhecer o segundo princípio básico, que pode ser representado pela descrição e comparação da distribuição de uma enfermidade em relação à pessoa, ao lugar e ao tempo. Para isso, são feitas três perguntas: quem adoece e por que adoece; onde a doença ocorre; quando a doença ocorre e por que apresenta variações em sua ocorrência? Essas questões e suas respostas apresentam desdobramentos que nos orientam no raciocínio epidemiológico.

Na primeira pergunta, é interessante identificar as características demográficas (sexo, idade, raça etc.), biológicas (níveis de anticorpos e hormônios, pressão arterial etc.), sociais (nível socioeconômico, escolaridade etc.), pessoais (dieta, uso de álcool, fumo etc.), e genéticas. Com referência à segunda pergunta, em relação ao lugar onde a enfermidade ocorre, interessa-nos determinar porque, em uma área geográfica específica, a doença é mais frequente do que em outra, verificando-se também as condições climáticas e até ambientais. Finalmente, no que diz respeito à terceira pergunta, procuramos saber se a doença ocorre naquela área há longo tempo ou se é recente, e se ocorreram mudanças na sua frequência (aumento ou diminuição).

▬ Objetivos

Esses princípios básicos orientam o epidemiologista a obter informações que o permitam alcançar quatro objetivos, os quais, muitas vezes, demandam a ajuda de outras especialidades: clínica, genética, biologia, ecologia, sociologia, bioestatística, entre outras. Os objetivos são: identificar a etiologia ou a causa da doença; conhecer a história natural e o prognóstico da doença; determinar o estado de saúde da população e a extensão das doenças (ou da morte) na população; avaliar as intervenções profiláticas e os programas de saúde existentes.

▬ Dinâmica da transmissão de doenças

Por que a epidemiologia é tão importante? Repito: porque ela nos permite conhecer em detalhes a cadeia epidemiológica, isto é, os elos da corrente que, figurativamente, aprisionam a população na doença. Esses elos, na verdade, fazem parte da interação entre o hospedeiro, o agente etiológico e o meio ambiente. Nessa famosa tríade reside a dinâmica da transmissão das doenças. O meio ambiente representa o meio em que a população vive; mas em relação às doenças cujo hospedeiro ou vetor é silvestre, é importante ter um ecologista para participar da equipe, pois, conforme demonstrado, a ciência da epidemiologia requer a participação de diversos especialistas.

Procurando detalhar essa cadeia epidemiológica, descreveremos cada um de seus componentes:

- fonte de infecção ou reservatório: é o local onde a doença se origina. Em geral, diz-se que o reservatório perfeito é aquele que possui o agente etiológico que não manifesta sintomas, mas esse conceito nem sempre ocorre na prática. Por isso, prefiro usar o termo reservatório para humanos ou animais que sirvam como fonte de infecção, independentemente de apresentarem sintomas ou não.

As doenças apresentam denominações diferentes dependendo do reservatório:

- zoonose: quando o reservatório é humano ou animal e a doença alcança, também, humanos ou animais. Exemplos: leishmanioses e doença de Chagas. As zoonoses podem ser divididas em: antropozoonose, quando o reservatório é um animal, mas pode atingir humanos também (exemplo: brucelose); zooantroponose, quando o reservatório é o ser humano, mas pode atingir animais (exemplo: a esquistossomose no Brasil);
- enzoose: quando o reservatório é um animal e a doença atinge apenas animais. Exemplos: peste suína e anemia infecciosa dos equinos;
- antroponose: quando o reservatório é humano e a doença atinge apenas outros humanos. Exemplos: necatorose, filariose bancrofiana e sarampo;
- via de eliminação: caminho ou porta de saída do agente etiológico. O conhecimento dessa via orienta os estudos para se descobrir como o agente da doença alcança suas novas etapas ou hospedeiros;
- via de transmissão: muitas vezes, o modo de transmissão é conhecido antes de as etapas anteriores serem descobertas, isto é, sabe-se como um paciente se infectou antes de se conhecer a fonte de infecção, por exemplo. As vias de transmissão mais comuns são: hídrica, aérea, contato direto e vetorial;
- via de penetração: porta de entrada no novo hospedeiro que, logicamente, depende da via de transmissão. Usualmente, as vias de penetração são a boca, o nariz e os órgãos genitais;
- hospedeiro suscetível: o agente só finaliza sua trajetória com sucesso se alcançar um hospedeiro suscetível. Se alcançar um hospedeiro incompatível por diferença específica ou por defesa imunológica (vacinas ou doença prévia, por exemplo), o agente etiológico interrompe seu caminho. Esse fato explica a grande importância da vacinação, pois, em uma população protegida, torna-se difícil, ou até impossível, a progressão ou dispersão do agente. Por outro lado, alcançando hospedeiros suscetíveis e indefesos, há a dispersão da doença.

Quando a doença existe em uma população, ela tem uma dinâmica de distribuição que pode ser classificada dentro de três situações básicas:

- endemia: a doença ocorre em um número esperado da população, isto é, apresenta a prevalência usual na população de uma área geográfica definida;
- epidemia: a doença ocorre em um número muito acima do esperado em determinada população e área geográfica;
- pandemia: a doença ocorre de forma epidêmica em vários países simultaneamente. A Aids é considerada uma pandemia, pois, no final de 2001, atingiu 40 milhões de pessoas no mundo todo.

Existe uma analogia interessante entre a epidemia em humanos e em animais (denominada epizootia). Enquanto nos humanos as epidemias são frequentes, especialmente devido às vias de transmissão, condições sanitárias e superpopulação, as epizootias são mais raras. Quanto aos animais silvestres, a ocorrência de epizootia é ainda mais rara, pois esses animais vivem em ambiente equilibrado, com população controlada; já entre os animais domésticos, com situações criatórias semelhantes à dos humanos, pode ocorrer epizootias.

Taxas

A epidemiologia lida muito com números e dados. Para saber a dinâmica de uma doença, é preciso quantificar o número de casos, óbitos etc. Esses números representam as taxas que comparam o número de eventos (doenças e mortes) com a população. É, portanto, mais fácil comparar esses eventos entre populações distintas. Os números absolutos são importantes para se obter as taxas e, também, para definir, por exemplo, o número de pessoas que devem ser tratadas ou de casas a serem visitadas. As taxas mais utilizadas em epidemiologia são:

- morbidade: mede a frequência da doença, isto é, o número de doentes em uma população conhecida e em um período definido, sendo desdobrada em duas outras:
- prevalência: número total de casos de uma doença (casos antigos e casos novos) dentro de uma população definida. Para se obter essa taxa, coloca-se no numerador o número total de casos e, no denominador, a população conhecida;
- incidência: número de casos novos de uma doença dentro de uma população e tempo definidos. É obtida com o mesmo tipo de cálculo usado para a prevalência, mas se coloca no numerador apenas o número de casos novos;
- mortalidade: mede o número de mortes em uma população em um período de tempo definido. Para obter a taxa de mortalidade, divide-se esse número (numerador) pela quantidade de pessoas existentes nessa população no meio do período (o número médio representa melhor a população existente). Um detalhe é que o número de mortos (e a *causa mortis*) é obtido pelos atestados de óbito. Daí a importância do diagnóstico correto, do registro certo sobre o local em que a morte ocorreu e da descrição clara do documento.

Pelo exposto nesses conceitos gerais, nota-se a importância da epidemiologia para o conhecimento da dinâmica das doenças e sua imprescindível aplicação para a profilaxia das mesmas. Espero ter despertado o leitor para analisar atentamente a epidemiologia de cada parasitose mostrada neste livro nos capítulos específicos. Espero também ter conseguido demonstrar, nos capítulos referentes à seção 1 deste livro, a imensa importância da parasitologia para o desenvolvimento e bem-estar das pessoas de uma região ou de um país. As parasitoses são causa e consequência do subdesenvolvimento, que, por sua vez, relaciona-se com a estrutura social, cultural e religiosa de um povo.

A parasitologia e a epidemiologia são, portanto, campos vastos de pesquisa e de aplicação de resultados para médicos, veterinários, biólogos, enfermeiros, farmacêuticos, nutricionistas, ecólogos, epidemiólogos, sociólogos e educadores. Muito já foi desvendado e feito por esses especialistas, os quais ampliaram as perspectivas para a construção de um mundo integrado e equilibrado. Mas, a cada passo que damos, podemos descortinar horizontes mais belos. Isso é fascinante, desafiador e criativo, condições ideais para a atuação de nossa espécie.

capítulo 9

Profilaxia

A criatividade humana é extraordinária, seja para buscar seu bem-estar, conforto e segurança ou, simplesmente, para responder perguntas formuladas por mera curiosidade. De qualquer forma, a pesquisa e a criatividade são as molas mestras do progresso e do desenvolvimento. Por outro lado, a resistência que pessoas, grupos sociais, religiosos e políticos oferecem aos novos avanços tecnológicos ou comportamentais me causa espanto. Muitas vezes, simples mudanças de hábitos permitem a melhoria da qualidade de vida e do bem-estar de grande parcela da população, mas a resistência desses grupos impede a adoção dos benefícios.

A tradição, os bens culturais e os heróis são referenciais de uma sociedade e precisam ser valorizados, preservados, e até cultuados; porém como indicadores de uma época e marcadores da identidade cultural de um povo. Não podem ser mantidos como única forma de relacionamento e referência social, pois, assim como a natureza evolui e se adapta, a espécie humana, com o passar das gerações e os avanços do conhecimento, também precisa evoluir. A evolução é motivada pela necessidade de suplantar dificuldades, ou pelo "desejo" e pela "vaidade". Esses dois aspectos estimulam pessoas e grupos a buscar novos caminhos e horizontes. Tribos indígenas e comunidades isoladas demonstram claramente que a redundância cultural bloqueia a evolução e aborta o progresso. Portanto, para evoluir, precisamos nos adaptar e continuar buscando novos caminhos e aperfeiçoamentos, sempre tentando ultrapassar os valores de uma época. Nossos hábitos e certezas devem ser base para as mudanças, pois todos nós precisamos de arrojo e aventura.

Pelo que já foi colocado nos capítulos anteriores sobre a causa das parasitoses e sobre o comportamento humano, pode-se entender onde reside o sucesso ou o fracasso da profilaxia das doenças parasitárias.

Tecnicamente, as medidas profiláticas só serão eficientes se os estudos epidemiológicos forem bem feitos e bem avaliados. É verdade que, para cada doença, existe uma epidemiologia e uma profilaxia específicas; entretanto, diversas parasitoses têm aspectos epidemiológicos comuns que permitem usar medidas profiláticas gerais e eficientes.

Durante minhas andanças por favelas e ambientes silvestres do Brasil, em decorrência de estudos diversos, um aspecto interessante me chamou a atenção: em casas de favelas ou cafuas na zona rural onde eu tinha "coragem" de tomar café ou beber água, não havia doenças parasitárias. Não se tratava de pobreza, mas, sim, de higiene. Nos casebres em que a mulher era limpa, os filhos e os cômodos também eram limpos, e não havia espaço para barbeiros, verminoses, ratos, camundongos, pulgas etc. O marido, seguindo a "patroa", era trabalhador e mantinha uma fossa ou privada higiênica. Por outro lado, quando a mulher não tinha hábitos higiênicos regulares, vermes e micróbios lá permaneciam, porque os moradores deixavam.

A mulher, a meu ver, geralmente representa a força progressista, sensível e equilibrada da sociedade; portanto, ela e as crianças devem merecer atenção especial para as medidas preventivas que buscam o bem-estar e a melhoria da qualidade de vida da comunidade. Estas são as pessoas aptas a despertar para a evolução.

Mas o que é correto dizer: medidas profiláticas ou medidas preventivas? Sob o ponto de vista médico, profilaxia e prevenção são termos com significado quase idênticos, ou sinônimos. Profilaxia é um termo médico, e prevenção é um termo geral, mas, em saúde pública, elas se equivalem. A palavra "controle" também tem significado semelhante, porém, é mais usada quando se fala sobre artrópodes ou roedores.

Os passos da profilaxia são:

- identificação (diagnóstico) da doença e estudo de sua epidemiologia;
- definição da estratégia de emprego das medidas profiláticas cabíveis (uso de medicamentos, vacinas, controle de vetores, educação sanitária e cívica, estímulo comunitário etc.);
- planejamento e levantamento de recursos financeiros;

- seleção de pessoal e treinamento;
- avaliações em curto, médio e longo prazos.

As medidas profiláticas gerais que podem e precisam ser usadas pela população contra diversas parasitoses são:

- organização de associações comunitárias (rural, periurbana ou urbana);
- incentivo à alfabetização, leituras, palestras de pessoas de outras comunidades, cinema, teatro, entre outros (incentivo ao raciocínio);
- desenvolvimento de atividades esportivas, recreativas e cívicas agradáveis, movimentadas e desligadas da tutela permanente de igrejas;
- construção de fossas, privadas e esgoto ecológico (este é viável para comunidades de até 6.000 habitantes e está descrito ao fim do capítulo de verminoses);
- estímulo para a comunidade, para que votem em pessoas e partidos realmente representativas de novos caminhos, e não nos usuais mantenedores de oligarquias.

AULA PRÁTICA

Existem diversas maneiras de estimular o aluno a assimilar os conceitos gerais aqui expostos. Em uma turma existem alunos das mais diversas tendências, interesses e objetivos que compõem a fantástica diversidade intelectual da espécie humana. Dessa forma, para se atingir o objetivo desejado, de despertar o interesse e o raciocínio do aluno, seja ele estudante de biologia, enfermagem, farmácia, medicina ou nutrição, é preciso oferecer oportunidades diferentes para conhecer a realidade parasitológica que o cerca (aliás, essa tem sido uma recomendação expressa do Ministério da Educação).

Além disso, é importante frisar que a essência da matéria lecionada é a mesma para todas as profissões, porém, os exemplos e as ênfases em sala de aula devem respeitar o interesse profissional de cada turma. Esse é o primeiro e fundamental passo para despertar o interesse do aluno.

Conforme a experiência vivida com centenas de alunos, os recursos que podem ser utilizados são:

- filmes específicos ou gerais que proponham soluções e engajamentos;
- visitas a favelas, periferias de cidades, creches, postos de saúde, bairros bonitos, matas, cerrados, campos, fazendas ou reservas biológicas;
- visitas a laboratórios de pesquisa (avançados ou não) e de análises clinicas;
- convite para palestrantes sobre assuntos diversos trazerem sua experiência;
- estímulo à formação de grupos de teatro dentro da sala, deixando que os alunos criem as peças. Se possível, leve a peça teatral às comunidades;
- promoção de ciclos de palestras proferidas por alunos ou desenvolvimento de trabalhos nas comunidades (exame parasitológico de fezes, educação sanitária, ambiental ou cívica, curso de alfabetização de adultos) junto à alguma associação comunitária;
- nisso tudo consiste o dinamismo da parasitologia moderna.

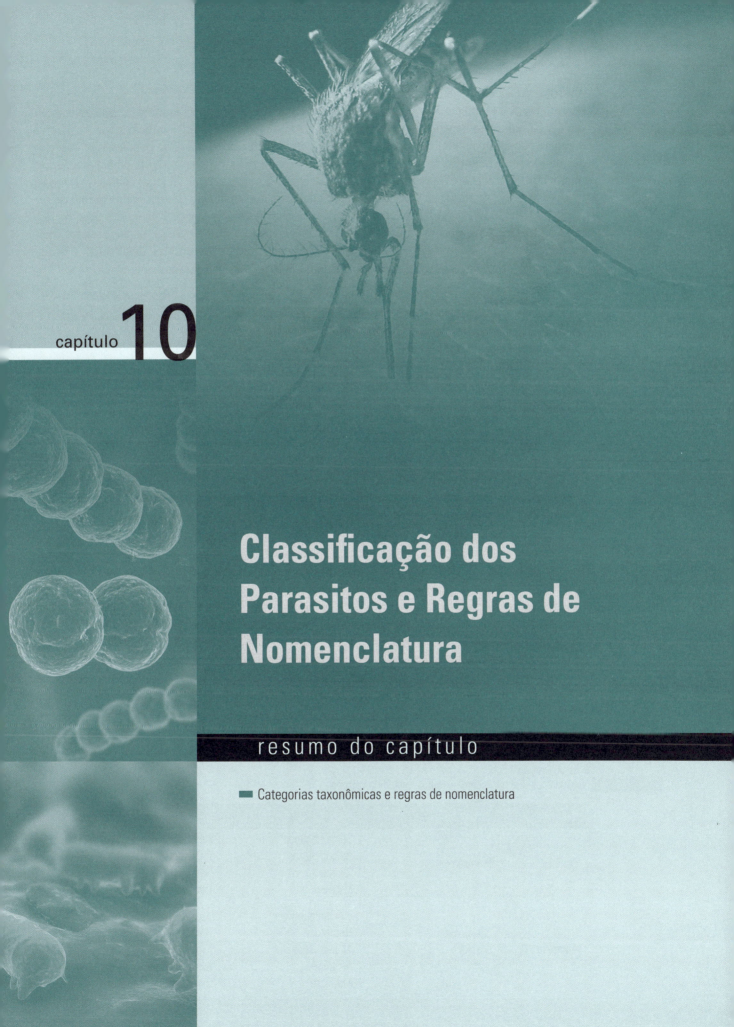

capítulo 10

Classificação dos Parasitos e Regras de Nomenclatura

resumo do capítulo

■ Categorias taxonômicas e regras de nomenclatura

50 PARASITOLOGIA DINÂMICA

A associação e a reciclagem entre minerais, vegetais e animais são a marca da vida. Sem essa permanente integração e parceria não haveria vida continuada no planeta. O fato é que essa associação pode ser totalmente benéfica (simbiose) para as formas envolvidas, mas também pode ser nociva (em geral, apenas parcialmente nociva). Assim, quando há unilateralidade de benefícios na associação entre seres vivos, dizemos que há *parasitismo*. Desse modo, o *parasito* é o organismo agressor, menor e beneficiado, e o *hospedeiro* é o organismo agredido, maior e que alberga o parasito. Por essa definição, todo e qualquer ser vivo que nela se enquadre é um parasito, independentemente de ser vírus, bactéria, fungo, protozoário ou helminto. Mas, para efeito das especializações dos pesquisadores e professores, convencionaram-se como parasitos apenas os protozoários e os metazoários (helmintos e artrópodes). Na medida em que os estudos ficarem mais profundos e detalhados (e isso já está acontecendo), haverá especialistas em núcleos, citoplasmas, membranas etc.

Os seres vivos estão agrupados em cinco reinos:

- *Monera:* procariotas – vírus, bactérias e algas cianofíceas;
- *Protista:* eucariotas, – protozoários, algas e fungos;
- *Plantae:* eucariotas, clorofilados, com celulose – vegetais;
- *Fungi:* eucariotas – mofo, leveduras, fungos e cogumelos;
- *Animália:* eucariotas, não clorofilados, pluricelulados – poríferos, artrópodes, répteis, aves e mamíferos.

NOTA

Eucariotas são organismos que apresentam organelas membranosas e cujo DNA está contido em cromossomos intranucleares; procariotas são organismos que não possuem núcleo diferenciado e cujo DNA permanece mergulhado no citoplasma.

É de fundamental importância ressaltar que, das milhares de espécies de seres vivos no planeta, apenas algumas centenas são nocivas ou causam algum dano ou doença para os humanos e animais. Portanto, em sua quase totalidade, os seres vivos são úteis, formam o sustentáculo da vida; em outras palavras, são a própria vida! Em geral, não nos lembramos das espécies boas; mas das espécies nocivas, que estão sempre nos rodeando, sabemos o nome e o endereço completos. Por que isso? Repito: podemos afirmar que as espécies nocivas estão perto de nós porque deixamos. O tipo de sociedade organizada por nós e as condições ambientais e sanitárias implementadas é que permitem a proximidade ou o afastamento das espécies nocivas. Poderíamos dizer que as parasitoses são doenças criadas pelos próprios humanos, ou seja, elas são doenças decorrentes de nossa ação ou omissão.

Os organismos considerados parasitos de importância médica, objetos de estudo deste livro, estão agrupados em dois reinos e sub-reinos e nove filos, apresentados no quadro abaixo e descritos em detalhes nos respectivos capítulos:

TABELA 10.1 Organismos que parasitam humanos, incluindo vetores

Reinos	Sub-reinos	Filos	Exemplos
Protista	Protozoa	Sarcomastigophora Apicomplexa Ciliophora Microspora	Amebas, tripanosomas Plasmódios, toxoplasma Balantídio Enterocytozoon
Animália	Metazoa	Platyhelminthes Nematoda Acanthocephala Arthropoda Mollusca	*Schistosoma*, tênias *Ascaris*, ancilóstomas Moniliformes Moscas, ácaros Biomphalaria

Categorias taxonômicas e regras de nomenclatura

Conforme estudado desde o segundo grau, na escola, os seres vivos são agrupados segundo características de semelhança, isto é, seguem uma *classificação*; ao serem classificados, devem receber um nome, ou seja, seguir uma *nomenclatura*, a qual obedece certos princípios, normas e regras que compõem a *taxonomia*. Quando um organismo é estudado quanto à sua diversidade em relação a outros organismos, estamos fazendo a *sistemática* do mesmo. É muito frequente a confusão entre os termos taxonomia e sistemática. Para esclarecer mais, pode-se dizer que "a taxonomia reconhece, classifica e identifica os seres vivos, enquanto a sistemática estuda as características físicas, fisiológicas ou comportamentais para permitir a classificação" (Tubaki,1999).

Se fizermos a classificação do *Anopheles*, transmissor da malária, teremos que atender a sete categorias taxonômicas básicas (isto é, a 7 taxas, cujo singular é táxon) mais algumas subcategorias, que são:

Reino	Animalia
*Subreino	Metazoa
Filo	Arthropoda
Classe	Insecta
Ordem	Díptera
Família	Culicidae
*Subfamília	Anophelinae
*Tribo	Anophelini
Gênero	*Anopheles*
*Subgênero	*Nyssorhynchus*
Espécie	*A (N.) darlingi*

* Subcategorias

As Regras Internacionais de Nomenclatura Zoológica são promulgadas em congressos específicos, cujos itens mais importantes apresentaremos aqui:

- o ponto de partida para a nomenclatura binária (gênero e espécie) é a décima edição do *Systema Naturae*, de Carl von Linné (Linnaeus, 1758);
- a nomenclatura das espécies deve ser latina e binominal, ou seja, a espécie é designada por duas palavras. a primeira representa o *Gênero* (deve ser escrita com a primeira letra maiúscula), e a segunda representa a *espécie* indicada (deve ser escrita com letra minúscula, mesmo quando for nome de pessoa). Essas duas palavras devem ser grifadas ou escritas em itálico, como acima;
- quando vai ser descrita, a espécie deve ter um nome simples, que homenageia uma pessoa ilustre ou apresenta alguma característica importante que a diferencie de outras; quando for dado o nome em homenagem a um homem, acrescenta-se um "*i*", e "*ae*" quando for mulher. Exemplos: *cruzi, guimaraesi, mariae*;
- caso uma espécie descrita entre em sinonímia, ou seja, se outro autor já a tiver descrito antes, terá validade a que for mais antiga (Lei da Prioridade);
- quando um nome científico for descrito pela primeira vez em um trabalho (ou livro), a primeira deverá ter a citação do autor. Exemplo: *Polygenis guimaraesi* Linardi, 1978;
- caso o nome da espécie tenha sido escrito por um autor e, posteriormente, tenha sido reescrito porque havia alguma incorreção no primeiro nome, a grafia da espécie deverá conter

o nome do primeiro autor entre parênteses. Exemplo: *Aedes (stegomyia) aegypti* (Linnaeus, 1762), *Schistoma haematobium* (Bilharz, 1852);

- quando a espécie possuir subgênero, este virá interposto entre o gênero e a espécie, separado por parênteses – *Anopheles* (Nyssorhynchus) *darlingi* –, e quando possuir subespécie, esta palavra virá seguida à da espécie, sem nenhuma pontuação – *Anopheles* (Nyssorhynchus) *albitarsis domesticus* e *A (N) albitarsis albitarsis* (a primeira é domiciliar, e a segunda é silvestre);
- as terminações (sufixos) que caracterizam alguns taxa estão indicados abaixo, tendo como exemplo o gênero *Oxyuris* (um gênero foi utilizado como origem e sufixos foram acrescentados a ele):
  - ordem: acrescenta-se "ida" (Oxyurida);
  - subordem: acrescenta-se "ina" (Oxyurina);
  - superfamília: acrescenta-se "oidea" (Oxyuroidea);
  - família: acrescenta-se "idae" (Oxyuridae);
  - subfamília: acrescenta-se "inae" (Oxyurinae);
  - tribo: acrescenta-se "ini" (Oxyurini).

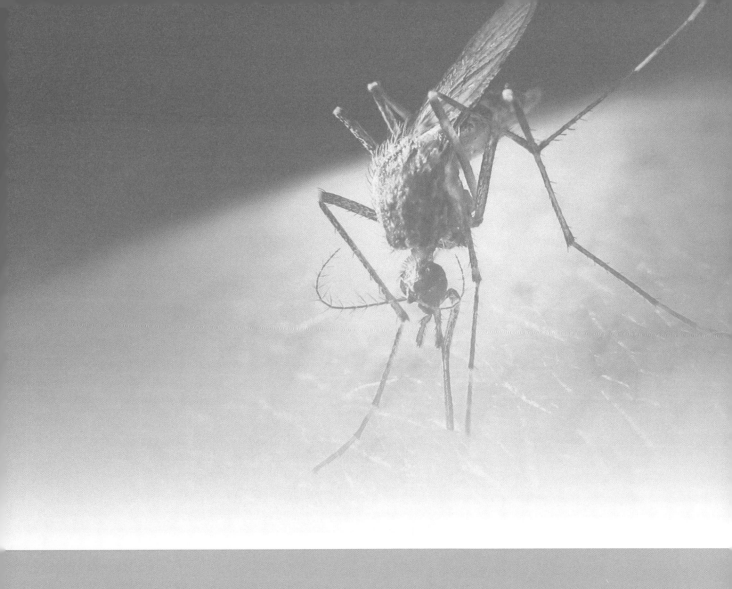

Seção · 2

Protozoologia

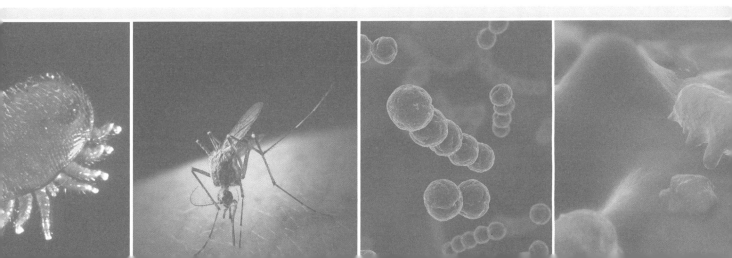

capítulo 11

Protozoologia
Profa. Cinthia Furst Leroy Gomes

resumo do capítulo

- Estrutura
- Formas
- Organelas
- Reprodução
- Nutrição
- Respiração
- Sistemática
- Hábitat dos protozoários parasitos

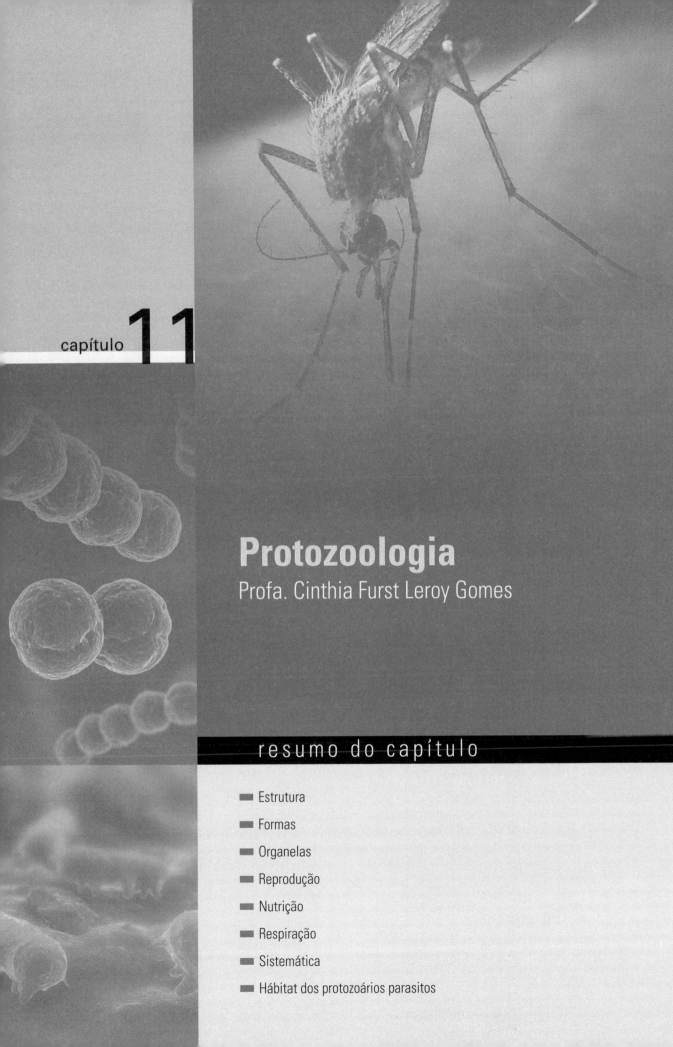

Os protozoários são organismos unicelulares com importância biológica e parasitária enormes. Possuem características morfológicas, biológicas e reprodutivas interessantíssimas, as quais serão demonstradas neste capítulo. Atualmente, existem cerca de 40.000 espécies de protozoários vivos conhecidos, das quais 10.000 vivem interagindo com invertebrados e vertebrados. Tal interação pode variar de simbiontes e comensais até parasitos. Em relação aos humanos, não chega a 100 o número de espécies de protozoários que nos atingem como parasitos.

Protozoários são todos os organismos unicelulares protistas eucariotas (ver item 12.7) constituídos por uma célula cuja molécula de DNA está contida dentro do núcleo, reproduzindo-se por mitose. Essa única célula apresenta formas variadas e realiza todas as funções mantenedoras da vida: alimentação, respiração, reprodução, excreção e locomoção. Essas funções são exercidas por organelas especializadas (cuja forma e localização permitem a classificação dos protozoários), que indicam elevadíssimo grau de adaptação ao órgão parasitado e para executar sua função. Esses parasitos são pequenos – 1 a 150 milimicra – e apresentam ciclos biológicos de curta duração, porém, com alto índice de reprodução; em geral, são capazes de induzir boa resposta imune, mas, paralelamente apresentam mecanismos de escape, o que permite longos períodos (às vezes, anos) de parasitismo (diferentemente das infecções bacterianas, que costumam ser de curta duração). A palavra "protozoário" significa "antes de animal" (do grego: *protos* = antes, *zoário* = animal).

▪ Estrutura

A estrutura básica de todo protozoário é constituída pela membrana, citoplasma e núcleo, os quais, juntamente com as organelas, apresentam características morfológicas e funcionais específicas. Assim, há:

- membrana: limita o citoplasma, dando forma ao protozoário. Exerce importantes funções, tais como: nutrição (fagocitose – ingestão de partículas sólidas; e pinocitose – ingestão de partículas líquidas), excreção de catabólitos ou de produtos elaborados pela célula, regulação osmótica etc. A membrana é uma estrutura bilaminar formada por lipídios. Em seu interior são inseridas proteínas com funções diferentes (histocompatibilidade, enzimas, entre outras);
- citoplasma: massa gelatinosa ou semifluida, muitas vezes diferenciada em ectoplasma – mais externa, mais densa e hialina; e endoplasma – mais interna, mais granulosa e fluida. No citoplasma estão presentes numerosas organelas, tais como: mitocôndrias (produção de energia, mas não existem em protozoários anaeróbicos, como a *E. histolytica* e a *G. lamblia*), vacúolos, cinetoplasto (rico em DNA), corpúsculo basal (base da inserção de cílios e flagelos), lisosoma (digestão intracelular de partículas), aparelho de Golgi (síntese de carboidratos e condensação da secreção proteica), retículo endoplasmático (liso – síntese de esteroides; e granuloso – síntese de proteínas) e microtúbulos (movimentos de contração e distensão);
- núcleo: em geral é esférico ou alongado, situa-se no endoplasma. É delimitado pela membrana nuclear (bilaminar e perfurada), que separa o citoplasma do nucleoplasma. Este contém os cromossomas (com filamentos de DNA) e um ou mais nucléolos, onde estão presentes os ribossomos. O núcleo é a sede da produção de diversos tipos de RNA, do qual depende toda a síntese proteica.

▪ Formas

Os protozoários parasitos podem se apresentar sob diversas formas, dependendo da fase biológica ou reprodutiva. As formas usualmente encontradas são:

- trofozoíto: forma ativa do protozoário, na qual ele se alimenta e se reproduz por diferentes processos;
- cisto e oocisto: formas de resistência subpatentes ou inativas. O protozoário produz uma parede resistente (parede cística) que o protegerá enquanto estiver no meio exterior ou, no período subpatente, nos tecidos. Conforme a espécie de protozoário, os cistos são encontrados em tecidos ou nas fezes do hospedeiro. Os oocistos, provenientes de reprodução sexuada do protozoário, são vistos nas fezes do hospedeiro.
- gameta: forma encontrada no início da reprodução sexuada que aparece em algumas espécies (*Plasmodium*, por exemplo), sendo que o gameta masculino é o microgameta, e o macrogameta, o feminino.

Organelas

As organelas são estruturas especiais que exercem funções vitais nos protozoários e podem estar relacionadas à locomoção, à nutrição, à proteção etc. Algumas têm estruturas complexas, outras são bastante simples:

- locomotoras
  - flagelo: estrutura fina, filiforme, que se exterioriza em pontos definidos para cada espécie ou fase biológica. É composto por microtúbulos, ao conjunto dos quais se dá o nome de axonema. Os microtúbulos têm sempre a mesma estrutura: nove pares dispostos em círculo e um par central (9+2), formados basicamente por uma proteína, a tubulina. O flagelo tem origem no conjunto blefaroplasto e cinetoplasto, estruturas complexas e ricas em DNA e aminoácidos. Em tripanosomatídeos, junto ao cinetoplasto encontra-se a "bolsa flagelar" com a abertura de um citóstoma, que se continua por uma citofaringe e vacúolos digestivos. Em geral os protozoários flagelados se movimentam tendo o flagelo à frente, isto é, ele "puxa" o organismo;
  - cílio: estrutura muito fina cuja composição funcional e morfológica é muito semelhante ao flagelo. Nos ciliados, ao longo do sulco bucal, alguns cílios tomam uma direção peculiar, denominada membrana ondulante, a qual se difere da membrana ondulante dos flagelados, que é uma "dobra" da membrana celular mais o axonema;
  - pseudópodos: organela temporária representada pelo prolongamento externo do citoplasma. É responsável por um movimento pelo qual o protozoário desliza, como se buscasse partículas alimentares. Os pseudópodos maiores são constituídos de endo e ectoplasma, e os menores, apenas de ectoplasma. Dependendo da forma, os pseudópodos podem ter os seguintes nomes: lobópodos (semelhantes a dedo), filópodos (muito finos e independentes), rizópodos (finos e ramificados), axópodos (muito finos e independentes, porém com um filamento axial);
  - microtúbulos: estruturas subpeliculares existentes em alguns protozoários que permitem sua locomoção, por contrações sucessivas, possibilitando flexões, deslizamentos e ondulações, imperceptíveis ao microscópio comum e sem alterar sua forma. Ocorrem em *Toxoplasma*, *Sarcocystis* etc.
- de nutrição
  - citóstoma: encontrado nos ciliados e em alguns flagelados, permite a ingestão de partículas alimentares. Nesse caso, a fagotropia é o processo de ingerir partículas pelo citóstoma, independentemente de serem sólidas ou líquidas;

- pseudópodos com fagocitose ou pinocitose: os pseudópodos envolvem partículas sólidas ou líquidas, incorporando-as ao citoplasma por meio de vacúolos digestivos;
- vacúolos digestivos: em geral, os alimentos ingeridos ou "incorporados" são envolvidos por vacúolos digestivos, formados no citoplasma do protozoário e encarregados de digerir, por maio de enzimas, o que neles está contido.

Outras organelas envolvidas na síntese de proteínas e de enzimas são: ribossomos, retículo endoplasmático, aparelho de Golgi, lisossomos e peroxissomos (ver item 11.5 Nutrição)

- **protetoras**
    - membrana citoplasmática: a membrana pode ser muito tênue, como em amebas; ou mais visível, porém elástica e expansível, como nos flagelados; ou até mais firme, dando uma forma constante ao protozoário, como nos ciliados. Nesses ciliados, diz-se que a membrana é uma "película" que dá consistência e forma ao protozoário;
    - parede cística: estrutura que confere resistência ao protozoário por longos períodos em meio adverso. A parede cítica é formada por dupla parede, sendo a externa proteica (albuminoides semelhantes à queratina e à elastina), e a interna, composta por carboidratos. Entre os parasitos, quando esses cistos são ingeridos, sofrem hidrólise ácida e se rompem no intestino delgado, liberando suas formas vegetativas, que darão início à colonização. Em *E. histolytica*, *E. coli* e *G. lamblia*, após as formas vegetativas serem liberadas, elas entram rapidamente em multiplicação (divisão binária); já em *Balantidium coli*, o protozoário fica em estado de repouso dentro do cisto e, só depois de liberado no trato digestivo junto com outras formas, terá início o processo reprodutivo (divisão binária e conjugação);
    - casca, teça e lórica: outros tipos de camadas protetoras da membrana citoplasmática. Essas camadas podem ser de celulose ou de pseudoquitina, associadas ou não com carbonato de cálcio. Nenhuma delas ocorre em protozoários parasitos;
    - axóstilo: não é propriamente uma organela protetora, mas, sim, de sustentação. Entre os protozoários de importância médica, é visto nas espécies da família Trichomonadidae. É uma estrutura rígida e hialina, que tem sua base na porção anterior do flagelado, isto é, na "pelta", projetando-se pelo centro do organismo e se prolongando além da extremidade posterior do mesmo.

Reprodução

Os protozoários podem se reproduzir por dois processos básicos: assexuado e sexuado.

Os processos de reprodução assexuada são: divisão binária ou cissiparidade, brotamento ou gemulação, endodiogenia, endopoligenia e esquizogonia. Em qualquer desses processos há, basicamente, uma mitose, na qual a sequência da divisão é a seguinte: organelas, núcleo e citoplasma.

- na divisão binária, conforme o nome indica, um protozoário dá origem a duas células filhas iguais, que continuam o processo reprodutivo;
- no brotamento, uma célula dá um "broto", que se desprende da célula mãe e cresce até produzir novo brotamento ou gemulação (esse processo reprodutivo ocorre nos euciliados);
- na endodiogenia, endopoligenia e esquizogonia, há uma rápida divisão das organelas e do núcleo, seguida da divisão citoplasmática que acompanha cada partícula nuclear (isto é, o

citoplasma se fragmenta em tantas partes quantas o núcleo se dividiu). Na esquizogonia, com sua estrutura interna dividida, a célula é denominada esquizonte, e cada fragmento nuclear com citoplasma, de merozoito (estes, em geral, permanecem próximos à membrana celular que, quando rompida, libera-os para penetrar em nova célula do hospedeiro). Na endodiogenia ou endopoligenia, as células filhas (denominadas taquizoítos ou bradizoítos) permanecem no interior da célula mãe, aguardando o momento de rompê-la para, então, separarem-se e alcançar nova célula hospedeira.

Os processos de reprodução sexuada são: conjugação, definida pela união temporária de dois indivíduos com troca mútua de materiais nucleares (comum no *Balantium coli*) e singamia ou fecundação, que é a penetração do microgameta (célula masculina) no macrogameta (célula feminina), formando o ovo ou zigoto. Esse zigoto, por *esporogonia*, dá origem a esporozoítos (infectantes para novo hospedeiro). Na verdade, antes ou depois da reprodução sexuada, ocorrem processos assexuados (esquizogonia) de divisão nuclear, com denominações próprias para cada situação: merogonia, para a produção de *merozoítos*; esporogonia, a qual produz esporos; e gametogonia, com a produção de gametócitos.

Algumas espécies de protozoários possuem apenas a reprodução por divisão binária (*E. histolytica*, *Leishmania* sp., *Giardia* etc.); outros já possuem reprodução assexuada e sexuada (*Plasmodium, Toxoplasma, Microsporidium*).

Nutrição

Atualmente, atingiu-se um grau formidável de conhecimento sobre a nutrição dos protozoários, sendo esta uma das grandes contribuições da bioquímica. Em vista disso, serão apresentados apenas alguns aspectos fundamentais como os tipos de nutrição que ocorrem nos protozoários em geral; a síntese de proteínas e seu transporte.

- Tipos de nutrição:
    - holofíticos ou autotróficos: a partir de grãos ou pigmentos citoplasmáticos (os cromatóforos), conseguem sintetizar energia a partir da luz solar, ou seja, exercer a fotossíntese – extraordinária função, base da vida no planeta;
    - holozoicos ou heterotróficos: ingerem partículas orgânicas que passam aos vacúolos digestivos (lisossomos). Então, por meio de enzimas, ocorre a digestão das mesmas; posteriormente, os catabólidos digestivos são eliminados para o exterior do protozoário. A ingestão das partículas se dá pela fagocitose (partículas sólidas) ou pela pinocitose (partículas líquidas). Esse processo de nutrição é comum para grande parte dos protozoários parasitos;
    - saprozoicos: absorvem substâncias inorgânicas já decompostas e dissolvidas em meio líquido. Alguns protozoários parasitos secretam enzimas digestivas (hidrolases) que atuam no meio exterior e, então, absorvem esses nutrientes digeridos. Tal processo, na verdade, é uma forma de agressão ao tecido ou ao órgão do hospedeiro;
    - mixotróficos: quando um protozoário é capaz de se alimentar por mais de um dos processos acima. A excreção dos resíduos alimentares e dos metabólidos em geral é feita por dois processos: as substâncias solúveis são eliminadas por difusão, através do ectoplasma e membrana, ou auxiliadas por vacúolos contráteis, alcançando o exterior do protozoário; as substâncias insolúveis eliminadas, além das próprias enzimas utilizadas para digerir alimentos, são antigênicas e, portanto, exercem importante papel no desenvolvimento das patogenias parasitárias;

- síntese de proteínas e seu transporte: é no citoplasma que se processam a síntese e o transporte de proteínas nos protozoários parasitos. O processamento ocorre em organelas especializadas, algumas de estrutura bem simples, outras bem complexas. Essas "organelas" são os ribossomos (isto é, partículas que dão aspecto granuloso ao citoplasma), o retículo endoplasmático granuloso e liso (sistema vacuolar intercomunicante que infiltra todo o citoplasma, desde a membrana até o núcleo, aparentando vesículas, canalículos e cisternas – reservatórios) e o aparelho de Golgi (localizado próximo ao núcleo). São capazes de sintetizar proteínas puras, glicoproteínas e lipoproteínas e transportá-las ou armazená-las, conforme a necessidade ou o momento biológico do parasito. Já as enzimas hidrolíticas e oxidativas são vistas em vesículas especiais, respectivamente denominadas lisossomos e peroxissomos.

▪ Respiração

A respiração dos protozoários é feita por dois mecanismos diferentes, que podem ser: aeróbicos e anaeróbicos. Os protozoários aeróbicos são aqueles que vivem em meios ricos em oxigênio, absorvendo-o através da membrana citoplasmática, como os parasitos que vivem no sangue. Já os anaeróbicos são aqueles que vivem em ambientes pobres em oxigênio, como a *E. histolytica* e *G. lamblia* (essas espécies não possuem mitocôndrias, e as espécies aeróbicas possuem).

▪ Sistemática

Ultimamente, novas classificações dos protozoários baseadas nos avanços das pesquisas sobre bioquímica, biologia molecular e ultraestrutura desse subreino têm sido apresentadas. Entretanto, ainda não há consenso sobre elas, sendo mais prudente seguir a classificação proposta por Levine, 1980, largamente aceita pelos especialistas. É baseada na ultraestrutura, na morfologia óptica e na biologia.

Nessa classificação, o reino Protista, com o subreino Protozoa (organismos unicelulares eucariotas, providos de núcleo, citoplasma e membrana citoplasmática), apresenta sete Filos: Sarcomastigophora*, Labyrinthomorpha, Apicomplexa*, Microspora*, Ascetospora, Myxospora e Ciliophora*.

- **Filo Sarcomastigophora**: possui núcleo simples, presença de flagelos, pseudópodos ou ambos, com dois subfilos:
    - subfilo Sarcodina: com pseudópodos e, às vezes, flagelos;
    - superclasse Rhizopoda: movimentação por diferentes tipos de pseudópodos;
    - classe Lobosea: pseudópodos lobosos ou filiformes, mas grossos na base;
    - subclasse Gymnamoebia: sem carapaça;
    - ordem Amoebida: tipicamente uninucleado, sem flagelo em nenhum estágio;
    - subordem Tubulina: corpo cilíndrico, citoplasma não se dirige simultaneamente para duas direções. Exemplo: *Entamoeba*;
    - subordem Acanthopodina: pseudópodos finos, furcados, originados de um mais espesso. Exemplo: *Acanthamoeba*;

---

* possuem espécies com importância médica e serão estudados nesse livro.

- ordem Schizopyrenida: corpo cilíndrico, movimenta-se eruptivamente e com flagelos temporários. Ex: *Naegleria*;
- subfilo Mastigophora: com um ou mais flagelos;
- classe Zoomastigophorea: sem cloroplastos; um ou vários flagelos;
- ordem Kinetoplastida: um ou dois flagelos originados de uma depressão; presença de cinetoplasto, uma organela rica em DNA;
- subordem Trypanosomatina: um flagelo livre ou com membrana ondulante. Exemplos: *Leishmania*, *Trypanosoma*;
- ordem Diplomonadida: corpo com simetria bilateral, um a quatro flagelos e cistos presentes;
- subordem Diplomonadina: com dois corpos parabasais. Exemplo: *Giardia*;
- ordem Trichomonadida: tipicamente com quatro ou seis flagelos, um deles formando uma membrana ondulante; presença de corpo parabasal. Exemplos: *Trichomonas*, *Dientamoeba* (até recentemente, esse gênero era colocado entre as amebas, por carência da estrutura flagelar completa);

- **Filo Apicomplexa**: com complexo apical, constituído por anel polar, micronemas, conoide, roptrias e microtúbulos subepiteliais, visíveis apenas em microscópio eletrônico; sem cílios; todos parasitos;
  - classe Sporozoea: o conoide, quando presente, forma um cone completo; reprodução sexuada e assexuada; locomoção por flexão;
  - subclasse Coccidia: gametas usualmente presentes, pequenos, intracelulares; ciclo apresentando merogonia, gametogonia e esporogonia;
  - ordem Eucoccidiida: merogonia presente, ocorre em vertebrados e invertebrados;
  - subordem Eimeriina: esporozoítos incluídos em esporocistos dentro de oocistos; microgametócito que produz numerosos microgametas; zigoto imóvel. Exemplos: *Toxoplasma, Sarcocystis, Isospora, Cryptosporidium, Cyclospora*;
  - subordem Haemosporina: esporozoítos livres dentro de oocistos; ausência de conoide; microgametócito produz oito microgametas flagelados; zigoto móvel. Exemplos: *Plasmodium*: piriformes, redondos ou ameboides; conoide ausente; sem oocistos, esporos, pseudocistos ou flagelos; reprodução assexuada e sexuada; heteroxenos: merogonia nos vertebrados e esporogonia em invertebrados: vetores são carrapatos;
  - ordem Piroplasmida: Exemplos: *Babesia, Theileria*;

- **Filo Ciliophora**: apresenta macro e micronúcleos, membrana citoplasmática com cílios;
  - classe Kinetofragminophorea: os cílios orais são pouco diferenciados dos demais cílios somáticos;
  - subclasse Vestibuliferia: vestíbulo presente; aparelho citofaríngeo apresentando constrição mediana;
  - ordem Trichostomatida: sem reorganização dos cílios ao nível do vestíbulo, havendo apenas alinhamento dos mesmos;
  - subordem Trichostomatina: cílios somáticos não reduzidos. Exemplo: *Balantidium coli*;

- **Filo Microspora**: forma esporos unicelulares com um esporoplasma; entrada do esporoplasma na célula hospedeira por um canal denominado "filamento polar"; divisão por esquizogonia e esporogonia, formando os esporos; sem mitocôndrias; parasitos intracelulares, obrigatoriamente. Exemplos: *Encephalitozoon, Enterocytozoon, Pleistophora, Nosema*.

Quadro Sinóptico 11.1
Classificação dos Protozoários

Filos	Subfilos	Ordens	Famílias	Gêneros	Espécies
Sarcomastigophora (presença de flagelos ou pseudópodos)	Mastigophora (com flagelos)	Kinetoplastida	Trypanosomatidae	Trypanosoma	T. cruzi
				Leishmania	L. braziliensis, L. chagasi
		Diplomonadida	Hexamitidae	Giardia	G. lamblia
		Trichomonadida	Trichomonadidae	Trichomonas	T. vaginalis
	Sarcodina (com pseudópodos)	Amoebida	Endamoebidae	Entamoeba	E. histolytica, E. coli
			Acanthamoebidae	Acanthamoeba	
			Hartmaneliidae	Hartmatanella	A. culbertsoni
		Schizopyrenida	Schizopyrenidae	Naegleria	N. fowleri
Apicomplexa (presença de "complexo apical" – todas espécies são parasitos)		Piroplasmida	Babesiidae	Babesia	B. microti
			Eimeriidae	Cyclospora	C. cayetanesis
				Isospora	I. belli
		Eucoccidiida	Sarcocystidae	Sarcocystis	S. hominis
				Toxoplasma	T. gondii
			Plasmodiidae	Plasmodium	P. vivax, P. falciparum, P. malariae
			Cryptosporidiidae	Cryptosporidium	C. muris
Ciliphora (presença de cílios)	Kinetofragminophorea	Trichostomatida	Balantidiidae	Balantidium	B. coli
Microspora		Chytriodiopsida	Enterocytozoonidae	Enterocytozoon	E. bieunesi

Hábitat dos protozoários parasitos

Nos capítulos seguintes, estudaremos os protozoários de importância médica indicados anteriormente). Porém, com o intuito de facilitar a visão de conjunto, no Quadro 11.1 mostramos o hábitat de cada espécie no corpo humano.

Alguns especialistas costumam agrupar os protozoários conforme a semelhança dos órgãos ou tecidos parasitados. Segundo essa ideia, os agrupamentos seriam (protozoários parasitos e comensais):

- protozoários do aparelho digestivo e urinário: *Entamoeba histolytica, E. coli, E. hartmanni, E. gingivalis, Iodamoeba bütschlii, Endolimax nana, Giardia lamblia, Trichomonas hominis, T. vaginalis, Balantidium coli, Isospora belli, Cryptosporidium parvum, Microsporidium sp., Enterocytozoon bieneusi, Cyclospora cayetanensis.*
- protozoários sanguíneos e de tecidos: *Plasmodium falciparum, P. vivax, Toxoplasma gondii, Trypanosoma cruzi, Leishmania chagasi, L. mexicana, L. braziliensis, Babesia sp., Pneumocystis carinii.*

Apesar de achar esses agrupamentos interessantes, prefiro apresentar os parasitos – protozoários, helmintos e artrópodes – seguindo a ordem das respectivas classificações apresentadas e adotadas neste livro.

NOTA

Denominação das Doenças

A denominação das doenças causadas por parasitos pode ter duas formas. Segundo a Nomenclatura Internacional de Doenças (OMS), deve-se acrescentar o sufixo "íase" ao nome do agente etiológico. Assim, teríamos esquistossomíase, ancilostomíase, leihsmaníase etc. Já obedecendo a forma vernacular de formar palavras, deve-se acrescentar o sufixo "ose" ao nome do agente etiológico. Assim, teríamos esquistossomose, ancilostomose, leishmaniose etc. Em decorrência da melhor eufonia da palavra, seguiremos a pronúncia mais agradável: toxoplasmose (em vez de toxoplasmíase), leishmaniose (em vez de leishmaníase), amebíase (em vez de amebose) etc.

capítulo 12

Subfilo Sarcodina: Amebas Comensais, de Vida Livre e *Blastocystis hominis*

resumo do capítulo

- Apresentação
- Amebas comensais
- Espécies parasitárias facultativas (amebas de vida livre)
- Epidemiologia
- Morfologia
- Biologia
- Patogenia
- Diagnóstico
- Profilaxia
- Tratamento

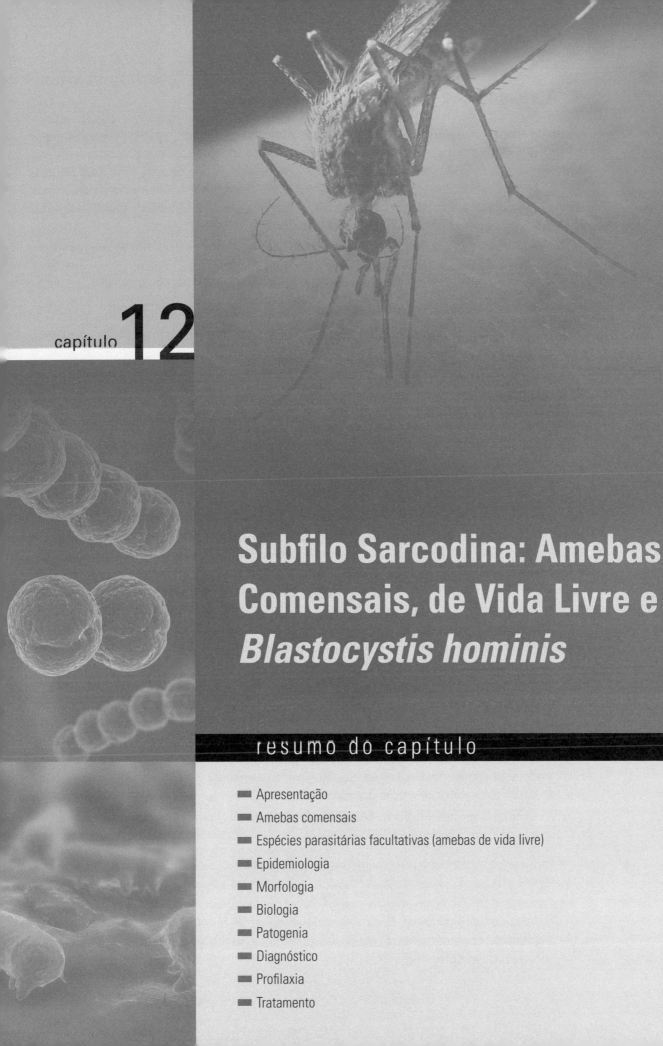

– Apresentação

O subfilo Sarcodina apresenta espécies com comportamentos biológico e patogênico muito variáveis, passando por espécies ditas comensais ou simbióticas, por espécies patogênicas e, até, aquelas que formam o grupo dos parasitos facultativos, ou seja, são de vida livre, mas podem, eventualmente, causar doenças entre os humanos. Em razão dessa variedade de espécies e tipos de vida, além da importância da sua patogenia, as amebas têm sido objetos de grande esforço e dedicação de pesquisadores em diversos países, inclusive no Brasil.

Segundo a hipótese mais provável do surgimento da "vida" no planeta terra, as amebas foram dos primeiros organismos a se formarem, talvez seguidos dos flagelados e ciliados, razão pela qual iniciamos esta parte do livro com estes protozoários.

As espécies de ameba que ocorrem em humanos podem ser agrupadas em:

- comensais ou simbióticas: *Entamoeba díspar, E. coli, E. hartmanni, E. gingivalis, Endolimax nana, Iodamoeba butschilii*;
- patogênica: *E. histolytica*;
- patogênicas facultativas ou de vida livre: *Acanthamoeba* sp., *Naegleria* sp., *Balamuthia* sp.

As amebas que usualmente ocorrem em humanos pertencem ao Filo Sarcomastigophora, subfilo Sarcodina, superclasse Rhizopoda, classe Lobozea, ordem Amoebida, família Endamoebidae, gêneros *Entamoeba, Iodamoeba* e *Endolimax*. A grafia da família com "d" – Endamoebidae – se deve ao fato de que a primeira espécie descrita foi uma ameba de barata (*Blatta orientalis*), grafada com "d": *Endamoeba blattae* Butschli, 1878, pois até essa época, as amebas conhecidas eram de vida livre e pertenciam ao gênero *Amoeba*; como essa espécie estava dentro da barata, foi denominada *Endamoeba*. O Gênero *Entamoeba*, com "t", foi descrito depois, por Casagrandi & Bardagallo, em 1895 (ver ao final do capítulo 10 as regras de nomenclatura). Na ordem Schizopyrenida (espécies com uma fase flagelada), estão as famílias Schizopyrenidae e Hartmanellidae, com amebas de vida livre e que, eventualmente, podem atingir humanos: amebas como parasitos facultativos. A palavra *amoeba* significa "aquilo que muda ou aquilo que não tem forma".

A maioria das espécies do gênero *Entamoeba* vive no intestino grosso de humanos ou de animais. *E. moshkovskii* é uma ameba de vida livre, presente em coleções hídricas, a qual tem sido relatada colonizando o intestino grosso humano. Esse gênero apresenta trofozoítos e cistos e é caracterizado pela morfologia nuclear: arredondado ou esférico, vesiculoso, com a cromatina periférica formada por grânulos pequenos (ver Figura 13.1), justapostos e distribuídos regular ou irregularmente na parte interna da membrana nuclear; o cariossoma é pequeno, central ou periférico. Dependendo da espécie, o citoplasma é variável, e a cromatina periférica, juntamente com o cariossoma central (que, na verdade, é formado por um ou mais grânulos da cromatina periférica), podem ser maiores ou irregulares. Os detalhes são importantes no diagnóstico específico e, por isso, demonstrados na descrição das espécies.

As numerosas espécies do gênero *Entamoeba* foram reunidas em grupos, conforme a presença ou ausência de cistos e seu número de núcleos:

- grupo coli: *Entamoeba* com cistos contendo oito núcleos: *E. coli* (em humanos); *E. muris* (em roedores); *E. cobayae* (em cobaias); *E. gallinarum* (em aves domésticas);
- grupo histolytica: *Entamoeba* com cistos contendo quatro núcleos: *E. histolytica, E. díspar, E. hartmanni* (em humanos); *E. ranarum* (em anfíbios); *E. invadens* (em cobras e répteis); *E. terrapinae* (em tartarugas); *E. moshkovskii* (em coleções hídricas e relatos esporádicos de ocorrência em humanos);

SUBFILO SARCODINA: AMEBAS COMENSAIS, DE VIDA LIVRE E *BLASTOCYSTIS HOMINIS* 67

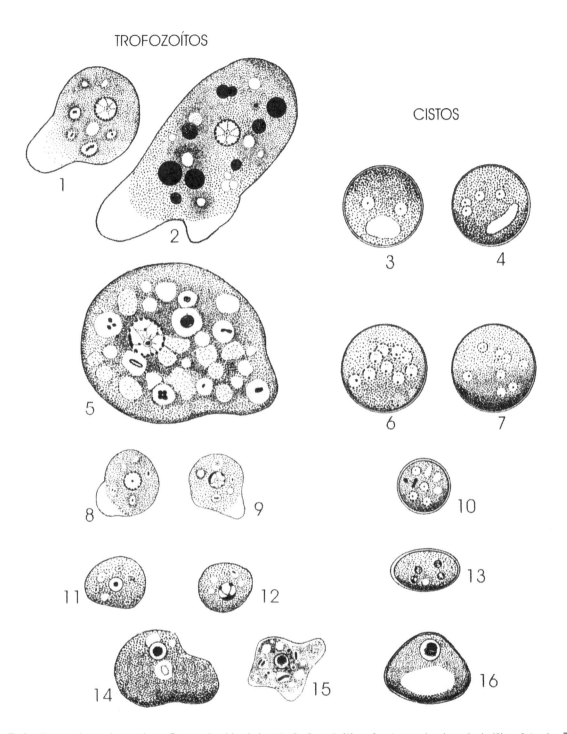

Trofozoítos e cistos de amebas. *Entamoeba histolytica*: 1, 2, 3 e 4 (1) trofozoíto na luz intestinal; (2) trofoíto invasivo, oriundo de úlceras, apresentando hemácias; *Entamoeba coli*: 5, 6, e 7; *E. hartmanni*: 8, 9 e 10; *Endolimax nana*: 11, 12 e 13; *Iodamoeba butschlii*: 14, 15 e 16.

FIGURA 12.1

- grupo polecki: *Entamoeba* com cistos contendo um núcleo: *E. polecki* (em porcos, macacos e, raramente, em humanos); *E. bovis* (em bovinos); *E. suis* (em suínos – alguns autores sugerem que *E. bovis* e *E.suis*, sejam sinônimos de *E. polecki*, uma vez que a descrição desta espécie foi incompleta);
- grupo gingivalis: *Entamoeba* apenas com os trofozoítos conhecidos: *E. gingivalis*, encontrada em humanos e macacos.

▪ Amebas comensais

O conhecimento das espécies comensais em humanos é muito importante porque, apesar de já existirem numerosas técnicas imunológicas para o diagnóstico específico da amebíase (isto é, doença causada por *E. histolytica*), normalmente tal diagnóstico é feito pela morfologia de cistos e trofozoítos presentes nas fezes. Assim, descreveremos de maneira prática essas espécies comensais e, depois, estudaremos em detalhe a *E. histolytica*.

O reconhecimento de espécies de ameba não é fácil pois, muitas vezes, a forma examinada pode estar em alguma fase biológica de transição, não se enquadrando perfeitamente na descrição. Também pode ocorrer variabilidade morfológica dentro da mesma espécie ou deformação do cisto ou do trofozoíto devido à má preservação do material fecal. Por isso, serão descritas as características padrão de cada espécie. Os detalhes e variações nos cistos e trofozoítos serão mostrados nas Figuras 12.2 e 12.3.

Os cistos de amebas comensais podem ser ingeridos por humanos na água ou alimentos contaminados. Assim, a presença desses protozoários em exames de fezes indica que a pessoa foi exposta aos mesmos fatores de risco que poderiam ocasionar uma infecção por parasitos de transmissão fecal-oral. Embora a identificação de comensais no exame parasitológico de fezes (EPF) não deva levar o médico a providenciar o tratamento do cliente (pois são amebas comensais), esse encontro é um alerta para que o mesmo possa ser infectado por alguma espécie patogênica em outra ocasião. Dessa forma, os dados de ocorrência de comensais obtidos em EPF podem indicar a qualidade de vida de uma população.

Portanto, a identificação da espécie da ameba é essencial, pois apenas a *E. histolytica* deve ser tratada. No entanto, é uma tarefa difícil, e alguns microscopistas têm dificuldade em visualizar as estruturas que permitem a correta identificação. Essa identificação é muito importante, pois além do efeito colateral dos medicamentos utilizados sem necessidade, há um enorme gasto, desnecessário. Assim, é uma questão de competência e de cuidado do profissional esclarecer ao paciente que um resultado de EPF com amebas comensais não requer nenhum tipo de tratamento.

Entamoeba coli (Grassi, 1879)

A *E. coli* foi descrita originalmente por Loesch, em 1875. Porém, Grassi foi quem a colocou na posição taxonômica correta, juntamente com a *E. gingivalis* (1849) e a *Trichomonas vaginalis* (1836), primeiros protozoários humanos corretamente descritos e identificados. Vive no intestino grosso humano sem produzir dano algum. O trogozoito mede cerca de 20 a 50 μm, tendo o citoplasma uniforme, ou seja, não diferenciado em endo e ectoplasma (essa é uma característica da *E. histolytica*); o núcleo apresenta cromatina irregular, grosseira, com o cariossoma grande e excêntrico (em *E. histolytica* é pequeno e central). O cisto é uma pequena esfera que mede de 15 a 20 μm e contém até oito núcleos, com corpos cromatoides finos, semelhantes a feixes ou palitos.

Entamoeba hartmanni (Von Prowazek, 1912)

É uma espécie pequena de ameba, porém, muito semelhante à *E. histolytica*, razão pela qual são facilmente confundidas em exames de fezes rotineiros. Vive no intestino grosso humano sem produzir nenhuma alteração orgânica. O trofozoíto mede de 7 a 12 μm, com citoplasma diferenciado em endo e ectoplasma. O núcleo é semelhante ao da *E. histolytica*, mas, às vezes, a cromatina é grosseira e irregular, apresentando-se "em crescente" em 1/3 das formas; o cariossoma é puntiforme e usualmente excêntrico. Os cistos medem de 5 a 10 μm de diâmetro, apresentando quatro núcleos com estrutura semelhante à dos trofozoítos. Os corpos cromatoides são geralmente pequenos e arredondados. É uma espécie difícil de cultivar, se comparada à *E. histolytica* e outras, de cultivo bem mais fácil.

Entamoeba dispar (Brumpt,1925)

Essa ameba foi sugerida por Brumpt, em 1925, como espécie morfologicamente semelhante à *E. histolytica*, porém, incapaz de invadir tecidos. Somente em 1997 essa teoria foi aceita, após evidências genéticas, biológicas e bioquímicas. Pouco se sabe sobre sua prevalência, pois, após a redescrição da ameba, nenhum estudo epidemiológico mundial foi realizado (apenas dados regionais estão disponíveis). Atualmente, o diagnóstico dessa espécie está restrito a laboratórios de pesquisa por meio de PCR. A técnica de ELISA (pesquisa de proantígenos) identifica apenas *E. histolytica*. Como todo comensal, essa ameba não deve ser tratada.

Entamoeba polecki (Prowazek, 1912)

É uma ameba encontrada no intestino grosso de suínos, caprinos, macacos e cães, sem causar lesões. Raramente é vista na espécie humana e, quando está presente, é tida como apatogênica também. Seu trofozoíto mede cerca de 15 a 25 µm, com citoplasma uniforme; o núcleo apresenta cromatina regular, porém, os grânulos são pequenos, assim como o cariossomo,

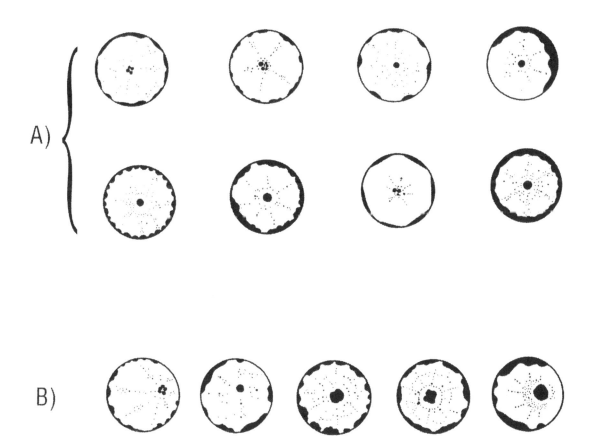

Detalhes da morfologia nuclear: (A). histolytica; (B) E. coli. Notar a variação da cromatina periférica à membrana nuclear (mais delicada em E. histolytica) e o tamanho e a posição do cariossoma (menor e mais central em E. histolytica).

FIGURA 12.2

que também é excêntrico. A característica marcante dessa espécie é que o cisto, que mede de 10 a 15 μm, contém apenas um núcleo (essa espécie é considerada por muitos autores como sinônima de E. suis ou E. bovis por não ter sido bem descrita inicialmente, em 1912).

Entamoeba gingivalis (Gross, 1849)

É uma ameba cosmopolita, sempre associada ao tártaro dentário, gengivites e periodontites em humanos. Espécie idêntica foi encontrada em cães, gatos e macacos. O trofozoíto mede de 5 a 30 μm, tem o citoplasma uniforme, sem estar diferenciado em endo e ectoplasma; apresenta vacúolos digestivos, com células epiteliais, leucócitos e vários micro-organismos. Apesar de essas indicações de patogenicidade e alta prevalência em pessoas com baixa higiene bucal, até hoje não foi possível comprovar uma relação de causa e efeito, ou seja, a patogenicidade dessa ameba. Indivíduos com mais de 40 anos e baixa higiene bucal chegam a apresentar 75% de positividade para essa ameba. O núcleo apresenta cromatina periférica delicada e contínua, com o cariossoma central, porém, não muito pequeno. A E. gingivalis não forma cistos e a transmissão é direta, por meio dos trofozoítos: beijos, lambeduras, uso indiscriminado de talheres, perdigotos.

Iodamoeba butschlii (Prowazek, 1911)

Essa espécie é pequena e, tanto o trofozoíto como o cisto, medem cerca de 10 a 15 μm. É uma ameba muito comum entre nós, porém, não é patogênica. O núcleo tem membrana espessa, sem cromatina periférica; o cariossoma é muito grande e central. O cisto possui somente um núcleo e um grande e característico vacúolo de glicogênio que, quando corado pelo lugol, toma a cor castanho escuro. Vive como comensal no ceco e colo humanos, além de ocorrer em várias espécies de primatas e no porco. Tudo indica que há infecção cruzada entre esses hospedeiros animais e humanos.

Endolimax nana (Wenyon & O'connor, 1917)

É a menor espécie de ameba encontrada em humanos, habitando a luz do cólon; é encontrada em alguns primatas também. O trofozoíto mede de 10 a 12 μm, com citoplasma claro, membrana nuclear fina e sem grãos de cromatina; cariossoma grande e irregular. O cisto é tipicamente oval, medindo 8 μm, contendo quatro núcleos pequenos; às vezes, podem ser encontrados corpos cromatoides pequenos e ovoides.

Entamoeba moshkovskii (Tshalaia, 1941)

Essa é uma espécie de vida livre e apatogênica. É encontrada em instalações de tratamento de água, esgotos urbanos e industriais, fontes de água sem contaminação em locais mais remotos. Tem distribuição mundial e nunca foi incriminada como agente de qualquer alteração em humanos e animais infectados experimentalmente, embora esporádicos casos de infecção humana tenham sido relatados, mas nunca associados à doença. É uma espécie morfologicamente igual à E. histolytica, porém, muito diferente sob os aspectos biológicos e fisiológicos. Essa espécie é um ótimo modelo para ser usado em sala de aula, pois, além de ser de cultivo muito fácil em laboratório (meios de cultura simples, mantidos em temperatura ambiente de 20-25 graus centígrados), tanto os trofozoítos como os cistos apresentam grande semelhança morfológica com a E. histolytica, e não apresenta riscos de contaminação acidental.

Dientamoeba fragilis (Jeeps & Dobell, 1988)

Essa espécie de protozoário será descrita no capítulo referente aos Trichomonadidae, pois, segundo evidências vistas ao microscópio eletrônico, não pertence à ordem Amoebida, e, sim, à Trichomonadida.

Blastocystis hominis (Alexeief, 1911)

Durante muitos anos, esse protozoário foi considerado uma "levedura", comensal do intestino grosso humano e de outros primatas. No final da década de 1960, despertou-se o interesse sobre o B. hominis em decorrência de enteropatia incriminada a ele. Apesar de estudos feitos em diversas regiões do mundo, sua patogenicidade ainda é controvertida, pois, apesar de não invadir a mucosa intestinal, algumas pesquisas o consideram responsável por dor abdominal (cólicas) e diarreia alternada com constipação, fraqueza e anorexia. Casos humanos e em primatas de zoológicos têm sido relatados. Sua classificação também é controvertida, mas, atualmente, está classificado como um protozoário pertencente ao filo Sarcomastighophora, subfilo Sarcodina, ordem Amoebida e subordem Blastocystina. Apresenta dimensões que variam de 10 a 60 µm, com quatro formas básicas, sendo três trofozoítos: forma vacuolar (considerada típica em exames de fezes); forma granular; forma amebóide; e um cisto. A forma de transmissão é o cisto, usualmente por meio da água, alimentos contaminados e mãos sujas (tipo fecal-oral), razão pela qual sua distribuição é mundial e sua presença está quase sempre associada à Entamoeba histolytica e à Giardia lamblia. O modo de reprodução parece ser por divisão binária, conforme mostrado na Figura 12.3. Alimenta-se e se movimenta por meio de pseudópodos. O trofozoíto, na forma vacuolar, é esférico e mede cerca de 10 a 15 um de diâmetro; apresenta um grande vacúolo central que separa diametralmente os dois núcleos. O cisto é redondo, entre 4 e 10 um, e apresenta uma espessa parede e citoplasma condensado, contendo pequenos vacúolos e dois núcleos.

O diagnóstico é feito pelo exame de fezes, especialmente o esfregaço direto com salina em lâmina ou cultura. A coloração deste e de outros protozoários, no entanto, é muito trabalhosa e necessita de muita experiência do laboratorista. O formol 10% é indicado para preservar as formas de B. hominis que, muitas vezes, são destruídas pela água utilizada na diluição das fezes. Uma boa técnica para identificação é a cultura de fezes frescas em meio Pavlova (também utilizado para cultivo de amebas, ver capítulo 60). Em 24 horas é possível visualizar diversas formas evolutivas. Muitos cultivos se apresentam negativos devido a problemas de execução da técnica. A prevalência é alta, chegando a 80% em algumas regiões. O tratamento pode ser feito com metronidazol (cuja eficiência é questionada) ou com nitazoxanida.

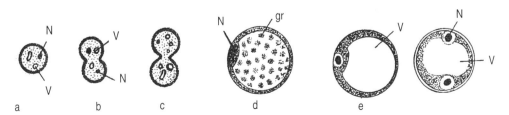

Blastocystis hominis – diferentes formas encontradas: (a, b, c) formas esféricas (cistos) e em divisão binária vistas em meio de cultura (Pavlova); (d) forma granular, em fezes diarreias; (e, f) forma vacuolar, vista em fezes diarreicas e em meio de cultura (aumento 400x); V = vacúolo; N = núcleo; Gr = grânulos.

FIGURA 12.3

Espécies parasitárias facultativas (amebas de vida livre)

Existem inúmeras espécies de amebas de vida livre que habitam ambientes aquáticos silvestres, piscinas, lagoas, rios, solos úmidos, húmus vegetal e esgoto no mundo todo e participam da cadeia biológica e decomposição da matéria orgânica. Entretanto, eventualmente, algumas dessas espécies podem atingir os humanos e neles viver como comensais, ou produzir alterações gravíssimas e fatais.

O primeiro caso de meningoencefalite amebiana ocorreu em 1948, na Austrália, sem, contudo, ter sido possível identificar a espécie da *causa mortis*. Em 1958, comprovou-se que espécies de Acanthamoeba poderiam, experimentalmente, provocar meningoencefalites em animais de laboratório e, por analogia, também desenvolver essa patologia em humanos. Dessa forma, alterações do SNC com diagnóstico inconclusivo passaram a ser submetidos a exames para amebas parasitárias oportunistas. Somente em 1965, na Austrália, e em 1966, nos Estados Unidos, foram diagnosticados dois casos de meningoencefalite amebiana primária. Porém, em decorrência da velocidade da progressão da patologia, os diagnósticos foram após necropsia (aliás, grande parte dos casos tem sido diagnosticada *pos mortem*). Até recentemente, foram diagnosticados 345 casos de meningoencefalite assim distribuídos: 179 por *Naegleria fowleri*; 103 por *Acanthamoeba* sp.; e 63 por *Balamuthia mandrilaris*. *Valkamphia* sp. e *Hartmanella* também têm sido responsabilizadas por causarem meningoencefalites. Casos de ceratite (úlcera da córnea) têm sido diagnosticados e sua etiologia são espécies de *Acanthamoeba*.

Infecções fatais por amebas parasitárias facultativas (ou amebas de vida livre) foram diagnosticadas em humanos, gorilas, babuínos e carneiros.

As amebas oportunistas causadoras de patologias humanas – meningoencefalite amebiana primária e ceratites – estão agrupadas em três famílias:

- família Schizopyrenidae (da ordem Schizopyrenida), com 14 gêneros e uma espécie patogênica: *Naegleria fowleri* (Carter, 1970). *N. gruberi*, *N. andersoni*, *N. australensis*, *N. jardini* e *N. lovaniensis* não são consideradas patogênicas;
- família Hartmanellidae (da ordem Amoebida), com 23 gêneros, dos quais o *Acanthamoeba* possui oito espécies de interesse médico: *A cullbertsoni, A castellani, A rhysodes, A pollyphaga, A royreba, A astronyxis, A hatchetti* e *A palestinensis*. Normalmente o diagnóstico das patologias humanas causadas por essas amebas oportunistas tem sido feito apenas até gênero – *Acanthamoeba* sp., e não específico;
- família Leptomyxidae (da ordem Leptomyxida), com as espécies *Leptomyxa sp.* e *Balmuthia mandrillaris*.

Sabe-se que todas essas espécies, seja em seu ambiente, seja no organismo humano, apresentam grande número de bactérias simbiontes, mas o papel que esses organismos exercem na infectividade e na patogenicidade das amebas não está claro.

Epidemiologia

A análise epidemiológica e clínica dos casos de meningoencefalite amebiana primária e ceratites indicam que:

- a frequência (incidência) maior tem sido em jovens com história de natação em açudes, rios e até piscinas;
- casos fulminantes, com evolução para a morte entre três e sete dias, se devem à *Naegleria fowleri*;
- casos crônicos – encefalite granulomatosa crônica – têm sido imputados à espécies de *Acanthamoeba* (acantamebíase);
- casos de ceratite e invasão de outros órgãos – pulmões e pele – em pessoas com Aids têm sido responsabilizados à espécies de *Acanthamoeba* (acantamebíase);
- casos de meningoencefalite, ou apenas faringite, imputados à *Balamuthia mandrillaris*, *Valkampfia* sp. e *Hartmanella* sp. requerem diagnóstico mais precisos para confirmação. Porém, essas espécies devem ser lembradas como prováveis parasitos facultativos;
- casos de ceratite e úlcera de córnea que tenham como etiologia espécies de *Acanthamoeba* estão associados à falta de higiene ou limpeza inadequada das lentes de contato (uso de água de torneira, soro fisiológico não estéril etc.);
- tanto *Acanthamoeba* como *Naegleria* já foram isoladas de fossas nasais, garganta, brônquios e fezes de pessoas sadias; foram isoladas também de soluções para lentes de contato, equipamentos de aquecimento ambiental e até dispositivos intrauterinos (DIU);
- essas informações indicam que pesquisas maiores e mais detalhadas precisam ser desenvolvidas para responder todas as dúvidas advindas de conhecimentos ainda tão precários sobre essas amebas.

Morfologia

Naegleria fowleri: encontramos três formas no seu ciclo biológico: o trofozoíto, a biflagelada e o cisto.

- trofozoíto: mede cerca de 8 a 15 μm, com apenas um núcleo; tem movimentação rápida por meio de pseudópodos do tipo lobópodes;
- biflagelado: em certas fases do ciclo, o trofozoíto apresenta aspecto piriforme com dois flagelos emergindo da região nuclear (em laboratório, isso pode ser facilmente visto. Basta colocar trofozoítos em água destilada e aguardar aproximadamente duas horas para a transformação);
- cisto: é esférico, mede de 7 a 12 μm, com a parede cística espessa. Essa forma é vista em meios adversos (cultura velha, dessecamento etc.), porém, não é encontrada nos tecidos humanos.

A *N. fowleri* pode ser cultivada em meios de ágar, cujos detalhes serão descritos na parte final deste capítulo – Diagnóstico-Cultura. Na Figura 12.3 mostra-se o ciclo biológico e a morfologia dessa espécie.

Acanthamoeba sp.: no ciclo biológico das espécies desse gênero, só são encontradas duas formas: o trofozoíto e o cisto.

- trofozoíto: maiores do que os de *Naegleria*, medem de 15 a 25 μm, com apenas um núcleo; movimentação lenta através de pseudópodos do tipo acantopódio (pseudópodos globosos, projetando outros mais finos);
- cisto: tem forma irregular (quadrado), apresentando dupla parede rugosa com poros, mede de 15 a 20 μm; é encontrado em diversos ambientes, inclusive nos tecidos humanos.

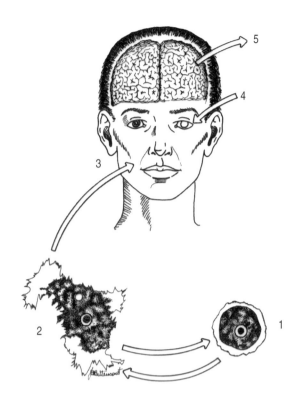

FIGURA 12.4 Ciclo biológico de Acanthamoeba sp.: (1) cisto; (2) trofozoítos; (3) invasão de trofozoítos na mucosa nasal; (4) invasão de trofozoítos na córnea; (5) invasão de trofozoítos no cérebro, a partir da infecção nasal. (Adaptado de Markell, Voge & John, *Medical Parasitology*, Saunder Co, 1992, com permissão de *Elsevier Science*)

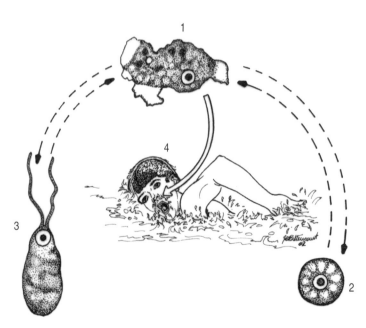

FIGURA 12.5 Ciclo biológico da Naegleria fowleri: (1), (2) e (3) formas de vida livre da ameba; (4) infecção nasal e cerebral pelos trofozoítos adquiridos na água. (Adaptado de Markwell, Voge & John, *Medical Parasitology*, Saunders Co, 1992, com permissão de *Elsevier Science*)

As espécies de *Acanthamoeba* podem ser cultivadas em meios de ágar, monoxênicos e axênicos, conforme descrito em Diagnóstico-Cultura.

Hartmanella: esse gênero apresenta espécies com cistos de parede lisa e uninucleados; os trofozoítos emitem pseudópodos de pontas finas. Até hoje, conforme já dissemos, não há comprovação da participação dessas amebas em patologias humanas.

Balamuthia mandrilaris Visvera, 1993: essa espécie de ameba de vida livre foi isolada do cérebro de um macaco babuíno (mandril) que morreu de encefalite, tendo sido posteriormente responsabilizada como a causadora de encefalite em humanos. Apresenta duas formas no ciclo biológico: o trofozoíto e o cisto; ambos possuem um núcleo grande, vesiculoso, com um nucléolo central; o cisto possui parede espessa, com três lâminas. Essa espécie não cresce em meios de cultura à base de ágar; porém, cresce em cultura de células.

■ Biologia

As espécies de amebas aqui citadas e outras de vida livre (não patogênicas) são encontradas em ambientes úmidos de todos os continentes, nas mais diversas altitudes, temperaturas e pH. As espécies parasitárias facultativas já foram isoladas de açudes, rios, pântanos, piscinas, fontes de água potável, garrafas de água mineral, água de redes urbanas, esgoto urbano, sedimentos de mar, aparelhos de ar condicionado, lentes de contato, além de vegetais, peixes, répteis, aves e mamíferos. Em geral, os cistos são encontrados em ambientes mais secos ou úmidos, enquanto os trogozoítos só são isolados de ambientes que contêm umidade elevada. Proporcionalmente, as piscinas têm tido maior índice de positividade do que as águas naturais. A *N. fowleri* é tida como termofílica, pois é mais facilmente isolada de águas aquecidas (piscinas térmicas, canais de fábricas, fontes térmicas) do que as demais espécies.

Os cistos e trofozoítos das espécies de amebas oportunistas resistem ao cloro usado em piscinas e águas urbanas, mas são sensíveis às técnicas de esterilização de equipamentos cirúrgicos que utilizam autoclave. Conforme mostrado nas figuras do ciclo biológico, os cistos são as formas de resistência e disseminação do protozoário, enquanto o trofozoíto, multiplicando-se por divisão binária, é a forma de colonização e invasão dos tecidos.

■ Patogenia

N. fowleri é a espécie responsável pela meningoencefalite amebiana primária (MEAP), e a *Acanthamoeba* sp. e a *Balamuthia mandrillaris* são agentes da encefalite granulomatosa amebiana (EGA), os casos de ceratite amebiana (CA) e quadros clínicos diversos (pulmonares, cutâneos etc.) têm sido imputados à *Acanthamoeba* sp.

Atualmente, sabe-se que há a necessidade da combinação de alguns desses cinco fatores para que uma ameba oportunista se instale no organismo humano: temperatura ambiente favorável, número de formas infectantes, imunidade das mucosas, imunodeficiência orgânica e capacidade de multiplicação dos trofozoítos.

A quase totalidade dos casos humanos de meningoencefalite amebiana primária ocorreu em jovens de 7 a 20 anos, de ambos os sexos, em ótimas condições de saúde, que nadaram em piscinas ou açudes contaminados; há casos cuja porta de entrada foi a mucosa nasal, porém, infectada por cistos. Da mucosa nasal, os trofozoítos infectantes (ou originados do desencistamento) alcançam os tecidos de sustentação e vão ao etmoide, onde atingem a bainha amielínica do nervo olfativo e alcançam o bulbo olfativo, os lobos olfativos e, depois, todo o encéfalo.

No encéfalo, as lesões são do tipo leptomeningite purulenta ou meningoencefálica hemorrágica necrosante, com presença de edema cerebral. Os nervos, o bulbo e os lobos olfativos também costumam estar necrosados, total ou parcialmente. Nos espaços perivasculares se encontram colônias de *N. fowleri*, com ou sem reação inflamatória.

A evolução da doença é rápida, iniciando-se com rinite ou dor de garganta, cefaleia e febre. Esses sintomas se agravam e, dois a quatro dias após o início, o paciente apresenta febre elevada, vômitos, rigidez da nuca, desorientação e coma. Ao fim de cinco ou seis dias, ocorre o óbito.

Nos casos de encefalite granulosa amebiana, a doença é de evolução lenta, porém, a via da penetração da *Acanthamoeba* é discutível. Enquanto uns supõem ser a via nasal, outros pensam ser após infecção primária cutânea ou pulmonar; por via hematogênica, atingiria o SNC, com necroses focais. Trofozoítos e cistos da ameba estão presentes nos espaços perivasculares. As manifestações clínicas são semelhantes às descritas no item anterior, porém, de curso mais lento, o que dá alguma chance de se fazer o diagnóstico a tempo e tentar a terapêutica com o anfotericin B. Esse medicamento pode salvar a vida do paciente, porém, em decorrência das lesões sofridas, pode haver alguma sequela. Em pessoas com Aids e imunodeprimidos, a infecção é de evolução mais rápida e, quase sempre, fatal.

Nos casos de ceratite por *Acanthamoeba*, a infecção está associada principalmente ao uso de lentes de contato (as quais podem promover microlesões na córnea) e higiene inadequada das mesmas (soro fisiológico ou água contaminada por cistos ou trofozoítos da ameba). Há destruição da córnea pelos trofozoítos e infiltrado de células inflamatórias na superfície e nas camadas medianas da córnea, ampliando a lesão local. É interessante salientar que processos imunoinflamatórios são mais evidentes ao redor dos cistos do que em torno dos trofozoítos. Infelizmente, essa patologia é pouco suscetível aos medicamentos testados, o que leva à necessidade do transplante de córnea, que pode falhar em decorrência de infecção residual.

Diagnóstico

A maioria das lesões do SNC causadas por amebas parasitárias oportunistas teve sua etiologia diagnosticada após necropsia; porém, atualmente, alguns métodos podem ser usados quando há suspeita clínica ainda nos primeiros sintomas. Os exames laboratoriais possíveis são:

- líquido cefalorraquidiano: sempre que a anamnese e os sintomas sugerirem, esse é o primeiro exame a ser feito. Apesar do aspecto físico do líquido obtido pela punção não ser indicativo de neuroamebíase, é altamente recomendável quando se apresentar turvo ou hemorrágico e purulento, porém, com ausência de bactérias; o resultado do exame é conclusivo quando se encontram as amebas. O exame deve ser feito logo após a colheita do material, sem refrigeração, para não matar ou paralisar as amebas. Coloca-se uma gota entre a lâmina e a lamínula, observando-se com aumento 10x ou 40x, em microscópio comum ou com contraste de fase; a procura deve ser insistente. As amebas são reconhecidas pela morfologia e pelo movimento direcional que possuem. Para aumentar o sucesso do diagnóstico, pode-se utilizar a cultura em meio de ágar soja;
- cultura: *Naegleria* e *Acanthamoeba* são relativamente de fácil cultivo, seja em cultura monoxênica (com uma única espécie de bactéria no meio) ou axênica (sem nenhuma espécie de bactéria no meio); já *Balamuthia* cresce melhor em cultura de células. A cultura desses parasitos é importante não só para o diagnóstico etiológico (ver capítulo 60), mas também para se fazer a triagem de medicamentos e seleção dos mais eficientes. O material a ser colhido pode ser o líquido cefalorraquidiano, biopsia ou fragmentos da necropsia (cérebro, pulmões, pele, córnea etc.), o líquido de limpeza das lentes de contato ou elas próprias. Com relação ao meio ambiente, podem ser recolhidos os seguintes materiais: solo, água,

lama, entre outros. As amostras não devem ser congeladas, apenas resfriadas e processadas dentro de oito horas. Os meios de cultura à base de ágar podem estar em placas de Petri ou em tubos com rosca, incubados a 28°C e examinados diariamente ao microscópio invertido ou óptico, preparando-se as lâminas. Meios mais ricos do que apenas ágar apresentam crescimento melhor das amebas.

▪ Profilaxia

Para evitar a contaminação pelas amebas de vida livre, é necessário ter cuidado com a imersão (natação) em águas com matéria orgânica, e é importante também estar atento para a limpeza das piscinas. Especificamente para se evitar ceratites causadas por *Acanthamoeba* sp., deve-se utilizar apenas líquidos apropriados para limpeza de lentes de contato. A água de torneira pode estar contaminada e ser fonte de infecção da córnea, portanto, não deve ser empregada para a higienização de lentes. Usuários de lentes de contato coloridas (cosméticas) devem ser orientados quanto à utilização das mesmas.

▪ Tratamento

A terapêutica dessas amebas ainda é problemática, com resultados pouco animadores; em geral, o diagnóstico é tardio. De qualquer maneira, alguns medicamentos têm sido usados. Em um caso bem sucedido, o paciente recebeu anfotericina B, administrada endovenosamente, na dose de 1 mg/kg/dia. Os principais esquemas terapêuticos usados são:

- meningoencefalite amebiana primária por *Naegleria fowleri*: anfotericina B infusão intravenosa lenta (duas a seis horas) na dose de 1 mg/kg/dia mais rifampicina por via oral;
- encefalite amebiana granulomatosa por *Acanthamoeba* sp.: pentamidina (intravenoso) mais itraconazol (via oral).

Atualmente, prefere-se usar a anfotericina B lipossomal devido a sua menor toxicidade renal. Porém, é importante lembrar que qualquer anfotericina pode causar efeitos colaterais diversos, tais como: febre, calafrios, tremores, náuseas, vômitos, dor de cabeça, hipocalemia, hipernatremia, diurese aumentada, efeitos tóxicos sobre a medula óssea e alterações cardiovasculares.

Nos casos de ceratite, a terapêutica também tem sido pouco eficaz, e se pode usar, topicamente, os seguintes medicamentos: colírio de isotianato de propamidina, colírio de poli-hexametileno de biguanida, colírio de neomicina e cetoconazol ou itraconazol, via oral. O tratamento é complicado devido à necessidade de importação do isoticianato de propamidina (o que pode atrasar o início de seu uso) e pelo preço elevado. Além disso, esses colírios devem ser aplicados de hora em hora, mesmo durante a noite. Tais medicamentos podem ser associados com anti-inflamatórios, porém, o uso de corticoides é controvertido. O transplante de córnea, após certeza da cura parasitológica, permite o retorno da visão.

capítulo 13

Amebíase

resumo do capítulo

- Apresentação
- Morfologia
- Ciclo biológico
- Transmissão
- Patogenia
- Manifestações clínicas
- Diagnóstico
- Epidemiologia
- Profilaxia
- Tratamento

– Apresentação

A amebíase é uma infecção intestinal e extraintestinal humana provocada pela *Entamoeba histolytica* (Schaudinn, 1903). Em 1875, o pesquisador russo Lösch encontrou amebas em um paciente disentérico e deu a elas o nome de *Amoeba coli* (presentes no cólon); em seguida, vários autores passaram a associar casos de disenteria e lesões hepáticas ("abscessos") à presença de amebas. Em 1893, Councilman e Lafleur descreveram superficialmente a espécie *Amoeba dysenteriae* como a responsável pela disenteria e "abscessos" hepáticos. Finalmente, em 1903, o grande protozoologista da época descreveu em detalhes a *Entamoeba histolytica* e as manifestações clínicas provocadas por ela.

A amebíase é uma doença controvertida, pois, apesar de ter distribuição mundial, sua manifestação é muito variável, e a própria identificação da espécie causadora é questionada. Fala-se muito no "complexo histolytica", ou seja, não seria apenas uma única espécie, mas um complexo de espécies provocando manifestações clínicas diferentes. Entretanto, após 1997, quando houve o reconhecimento da *Entamoeba dispar* como espécie comensal e morfologicamente igual à *E. histolytica*, nenhum grande estudo foi realizado para se obter dados sobre a prevalência dessas espécies. Talvez alguns especialistas ainda questionem detalhes obscuros dessa ameba, mas aqui descreveremos apenas os conceitos estabelecidos e bem aceitos.

A Organização Mundial de Saúde publicou os seguintes dados sobre os órgãos atingidos e os tipos de manifestação clínica da amebíase:

- infecções assintomáticas, que representam 80 a 90% dos casos;
- infecções sintomáticas, as quais podem estar representadas por: disenteria com cólicas e cólicas sem disenteria;
- amebíase extraintestinal, que representa 5% dos casos. Esse tipo pode ser:
  - hepático: agudo não supurativo ou abscesso (necrose coliquativa amebiana);
  - pulmonar;
  - cerebral;
  - cutâneo (períneo, flanco direito etc.).

Em nosso país, a amebíase se enquadra entre as duas primeiras manifestações, porém, na Amazônia, ocorrem casos de amebíase extraintestinal. No México, a amebíase é a quarta *causa mortis* e, no mundo, depois da malária, é a parasitose que provoca maior número de vítimas fatais.

Soma-se a isso o grande número de pacientes impedidos de trabalhar ou até a hospitalização de crianças e adultos, o que demonstra a grande importância da amebíase sob o ponto de vista médico e sanitário.

– Morfologia

As formas de *E. histolytica* são bem características e melhor identificadas quando coradas corretamente, pois o material vivo, à fresco, não permite a visualização dos caracteres específicos. As formas usualmente vistas da *E. histolytica* em exames de fezes são:

- trofozoíto: em fezes diarreicas ou pastosas, essa forma pode ser vista à fresco, em microscópio comum (aumento 10x e 40x), lançando pseudópodos grossos e hialinos continuadamente; por não apresentar forma definida, é comum denominá-la ameba pleomórfica. Percebe-se a diferença entre endo e ectoplasma e a presença de hemácias e de um núcleo. O trofozoíto, em geral, mede de 20 a 40 μm (trofozoítos invasivos, oriundos de lesões tissulares, chegam a medir 60 µm). Como todo Sarcodina, apresenta a membrana celular muito delicada (plasmalema).

- Quando fixado em lâmina e corado pela hematoxilina férrica (examinado em microscópio comum com aumento de 100x, imerso em óleo), a preparação permite uma visualização perfeita da estrutura do trofozoíto. Em geral, é arredondado, e a diferenciação entre endo e ectoplasma é nítida, com o núcleo bem visível. A membrana nuclear é delicada, com a cromatina periférica formada por grânulos pequenos e, usualmente, uniformemente distribuídos (daí vem o nome "anel de brilhantes"). O cariossoma (ou endossoma) também é pequeno e central e, às vezes, é possível observar pequenos "raios" que partem dele e vão até a cromatina periférica, dando ao núcleo um aspecto de "roda de carroça". Essa descrição básica pode apresentar variações, especialmente do núcleo, e mostradas na Figura 12.2;
- pré-cisto: é encontrado em fezes pastosas ou formadas. Apresenta uma forma mais arredondada e menor do que a do trofozoíto; o citoplasma não é bem diferenciado em endo e ectoplasma e costuma apresentar corpos cromatoides em forma de bastonetes (charuto). O núcleo é igual ao do trofozoíto;
- cisto: é a forma normalmente presente em fezes formadas e de grande importância para o diagnóstico em exame de fezes. É oval ou esférico, com diâmetro variando entre 8 e 20 µm. Examinado à fresco, aparece como um corpúsculo claro, amarelado, com a membrana cística refringente e núcleos pouco visíveis, podendo ser até confundido com gotículas de gordura. Mas, nos exames de fezes, deve-se sempre corar os cistos com lugol. Assim, os núcleos se tornam bem visíveis, assim como os corpos cromatoides e o vacúolo ou reserva de glicogênio, corado em castanho. Os cistos de *E. histolytica* são menores que os de *E. coli* e nem sempre têm um contorno tão esférico quanto esta última ameba. Quando corado pela hematoxilina férrica, as estruturas internas tomam uma cor cinza/azulada e são mais bem vistas – inclusive os dois ou quatro núcleos, que são menores, porém, idênticos ao do trofozoíto anteriormente descrito.

▪ Ciclo biológico

O ciclo biológico da *E. histolytica* é do tipo monoxênico (necessita de apenas um hospedeiro) e, portanto, muito simples, conforme mostrado na Figura 13.1, na qual aparecem os quatro estágios: trofozoíto, pré-cisto, cisto e metacisto.

Os cistos resistem ao suco gástrico e, após chegarem ao final do intestino delgado, de cada cisto tetranucleado emergem quatro amebas pequenas, com um só núcleo, na denominada fase metacística (final do cisto). Essas formas saem do cisto por uma pequena fenda na parede cística. Em seguida, sofrem divisão binária, gerando oito trofozoítos metacísticos, os quais se dirigem para o intestino grosso, especialmente para o ceco e o reto-sigmoide, onde se colonizam aderidos à mucosa desses órgãos. A reprodução desses trofozoítos é sempre por divisão binária. Vivem como comensais, alimentando-se de detritos e bactérias componentes da flora intestinal.

Em decorrência de estímulos biológicos ainda pouco conhecidos, alguns trofozoítos se desprendem da mucosa e, na luz do intestino, especialmente do cólon, expulsam seus vacúolos digestivos, sofrem desidratação e se transformam em pré-cistos. Estes são ovais ou arredondados e, no citoplasma, já podem ser encontrados corpos cromatoides em forma de bastonetes ou charuto (pontas arredondadas). Em seguida, reduzem de tamanho e secretam uma parede cística, que envolve o cisto, neste momento ainda uninucleado. Esse núcleo único sofre duas divisões, dando origem a quatro núcleos; é quando temos o cisto maduro, eliminado pelas fezes formadas (raramente é visto em fezes diarreicas, pois, nessa fase, a velocidade do trânsito intestinal é grande, não havendo possibilidade e nem tempo de desidratação e formação da parede cística).

82 PARASITOLOGIA DINÂMICA

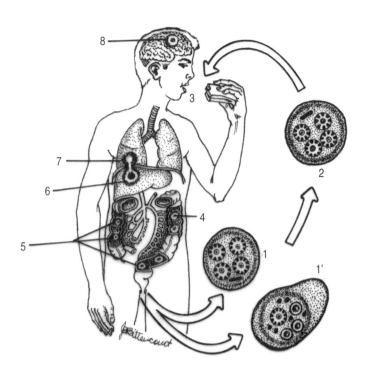

FIGURA 13.1 Ciclo biológico de *Entamoeba histolytica*. (1) cisto eliminado pelas fezes sólidas, com possibilidade de atingir novos hospedeiros; (2) trofozoítos eliminados em fezes diarreicas, morrendo no meio exterior; (3) ingestão de cistos maduros junto com alimentos ou água poluída por esgostos; (4) e (5) colonização de amebas no intestino grosso, podendo formar úlceras; (6), (7) e (8) trofozoítos, por via sanguínea, podem atingir fígado, pulmões e cérebro.

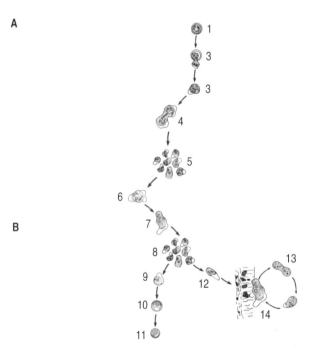

FIGURA 13.2 Ciclo biológico e patogênico de *Entamoeba histolytica*. (A) Fase inicial: (1) ingestão dos cistos maduros; (2) desenciastamento no intestino delgado; (3) liberação de amebas metacísticas, com quatro núcleos; (4) início da reprodução dessa forma; (5) formação de oito trofozoítos metacísticos; (6) e (7) migração para o intestino grosso. (B) Fase de reprodução ou colonização: (8) colonização no ceco e retossigmóide; (9) trofozoítos se preparam para se transformar em cistos iniciando-se a desidratação; (10) pré-cisto; (11) cistos eliminados em fezes formadas; (12) trofozoítos invadindo a mucosa do ceco ou retossigmóide; (13) e (14) colonização de trofozoítos invasores na submucosa, formando úlceras no local e podendo alcançar, via hematogênica, o fígado, os pulmões e o cérebro.

▪ Transmissão

A transmissão da *E. histolytica* ocorre sempre pela ingestão de cistos oriundos de fezes de um portador. Os cistos resistem pouco tempo à luz solar e à desidratação; porém, em ambientes mais favoráveis, conseguem resistir até 20 dias. Podem ser disseminados pelo vento (poeira), por moscas e por baratas que, por sua vez, contaminam água e alimentos.

▪ Patogenia

A presença de colônias de trofozoítos de *E. histolytica* no ceco e no cólon não indica doença. Esses trofozoítos podem estar presentes por longo período sem desencadear nenhuma manifestação clínica. Entretanto, por razões ainda não totalmente esclarecidas, esses trofozoítos passam a agredir a mucosa e a submucosa intestinal, formando úlceras e outras alterações necróticas. Sabe-se que em camundongos criados em condições axênicas não há desenvolvimento da *E. histolytica* no intestino; porém, em camundongos normais, há a colonização das amebas. Esse fato, além de outras observações em humanos e em meios de cultura, indica que, para a *E. histolytica* se estabelecer, há a necessidade de interação da ameba com a microbiota bacteriana local e com produtos elaborados por essas, e deve existir um baixo potencial de oxidorredução.

A dieta do paciente também é um fator importante. Experimentos em cobaias e observações em humanos indicaram que a dieta proteica protege o indivíduo, enquanto a dieta rica em colesterol favorece ou aumenta a virulência da ameba.

Com relação à defesa específica (imunidade), hoje já se sabe que é um fator inquestionável no desenvolvimento da doença. Assim, tanto em pacientes com lesões hepáticas como os com lesões intestinais, ou ambas, as taxas de resposta imunológica celular e humoral são mais elevadas do que nos portadores assintomáticos, indicando que a presença da *E. histolytica* nos tecidos é fortemente imunogênica.

Se houver condições adequadas, a *E. histolytica* passa a agredir os tecidos da seguinte forma: a colônia de trofozoítos invasivos e virulentos permanece aderida às células da mucosa intestinal por ação de lectinas e dos pseudópodos mais finos; em seguida, inicia-se a fagocitose da célula por ação de pseudópodos e enzimas proteolíticas (hialuronidase, protease e mucopolissacaridases), permitindo a penetração das amebas e a destruição dos tecidos. Esse processo invasivo pode demorar mais de um mês, ou apenas de 24 a 90 horas após a infecção pelos cistos; ou seja, o período de incubação é muito variável e difícil de ser determinado.

O local exato por onde as amebas iniciam a penetração é controvertido. Alguns pesquisadores observaram células íntegras da mucosa; outros, apenas células previamente lesadas; e, ainda, alguns afirmam que a penetração é feita pelos espaços intercelulares. De toda forma, alcançando a submucosa, as amebas se multiplicam por divisão binária e podem se aprofundar, formando úlceras pequenas ou maiores, que podem coalescer, ou seja, se fundir na submucosa e originar uma grande úlcera.

Nessas úlceras, diferentes graus de necrose tecidual podem ser encontrados. A úlcera amebiana típica é denominada "botão de camisa", pois possui um pequeno orifício na mucosa e a submucosa apresenta uma ampla área necrosada (ver Figura 13.4).

As úlceras amebianas são mais frequentes no ceco, no sigmoide e no reto, regiões nas quais o bolo fecal tem um trânsito mais lento; em casos mais raros, todo o intestino grosso é afetado. Essas úlceras geralmente contêm grande número de amebas, e raramente é assinalada a presença de bactérias contaminantes; os linfócitos, os eosinófilos e os macrófagos nem sempre são encontrados. As cicatrizações são discretas e raramente há a proliferação intensa do tecido conjuntivo ou

84 PARASITOLOGIA DINÂMICA

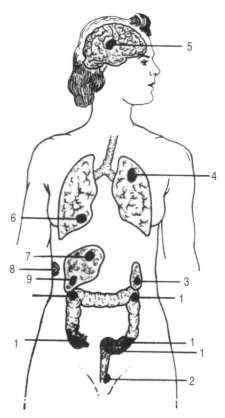

FIGURA 13.3 Localizações da *E. histolytica*: (1) localizações de úlceras primárias: intestino grosso (ceco, colo ascendente, retossigmóide); (2) a (9) localizações de úlceras secundárias: (2) úlceras perineal; (3), (4), (6), (7), (8) e (9) úlceras (abscessos) nos órgãos indicados. (Adaptado de Barroeta Flores e col., 1970)

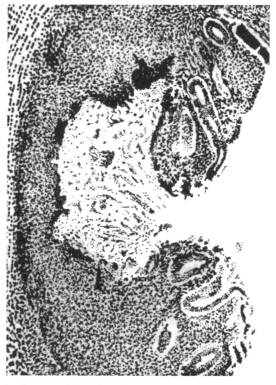

FIGURA 13.4 Desenho de um corte histológico de úlcera amebiana intestinal típica, apresentando o aspecto de "botão de camisa" (Desenho adaptado de *Medical Parasitology*, 1981)

fibroso. Os amebomas são pouco frequentes e representam uma resposta inflamatória proliferativa, com grande espessamento da parede intestinal, edema e infiltrado de eosinófilos.

A partir das úlceras intestinais, as amebas podem alcançar o fígado e formar "abscessos", ou necrose coliquativa amebiana, nome mais apropriado para a lesão. Como essas lesões hepáticas iniciais são pequenas e múltiplas, tudo indica que têm origem sanguínea, ou seja, da submucosa os trofozoítos penetram os vasos sanguíneos e, via sistema porta, chegam ao fígado. Essas pequenas lesões tendem a se fundir, formando uma grande área necrótica, especialmente no lobo direito (85% dos casos). O conteúdo do "abscesso" é uma mistura de tecido hepático liquefeito, tecido necrosado, sangue, bile e amebas, denominado de "pus chocolate" (na realidade, não há nenhum "pus" ou abscesso; são termos impróprios, porém, consagrados na clínica).

Apesar de não serem frequentes, podem ocorrer necroses semelhantes no pulmão direito (75% dos casos), pulmão esquerdo, pericárdio e cérebro. Aparentemente, a via de acesso para o pulmão direito mais frequente é a partir da necrose hepática que, por contiguidade, ultrapassa o diafragma e alcança o pulmão; já a via hematogênica parece ser a que melhor explica o caminho que a *E. histolytica* utiliza para alcançar os demais órgãos citados. A região perineal pode ser acometida com lesões gravíssimas (úlceras fagedênicas – isto é, comem os tecidos), porém, são raras; ocorrem pelo contato de trofozoítos presentes em fezes diarreicas e lesão prévia (assaduras) na região. O flanco direito também pode ser atingido a partir da necrose hepática (contiguidade) ou após biopsia hepática, e contaminação local pelos trofozoítos presentes na necrose puncionada.

▪ Manifestações clínicas

As formas clínicas da amebíase são assintomática e sintomática, as quais podem ser: intestinais; extraintestinais (hepáticas: aguda não supurativa; e necrose coliquativa: pulmonares, cerebrais e cutâneas).

As manifestações clínicas da amebíase são muito variadas. Além disso, apesar de a infecção amebiana ter alta prevalência e incidência, a doença já tem uma taxa menor, mesmo sendo a segunda parasitose causadora de óbitos no mundo. Atualmente, muitos pesquisadores questionam essa alta prevalência assintomática alegando que, nesse caso, o portador apresenta a *E. dispar* não patogênica em vez da *E. histolytica*. O portador da *E.dispar* em geral só sabe que a possui ao encontrar seus cistos em exames de fezes de rotina. Essa forma assintomática é mais frequente na região Centro-Sul do país.

Com relação às formas sintomáticas, as manifestações mais frequentes são:

- **colite não disentérica**: o paciente apresenta fezes pastosas, às vezes contendo muco e sangue e manifestando dor (cólica intestinal), especialmente no nível do ceco ou reto sigmoide. Na porção das fezes com muco e sangue podem ser encontrados trofozoítos que contêm hemácias em seu citoplasma. Com frequência ocorrem intervalos da sintomatologia, quando o paciente defeca normalmente, sem dor, e apresenta apenas cistos da *E. histolytica*;
- **colite disentérica**: nessa manifestação, o paciente apresenta dor abdominal abruptamente, febre e evacuações líquidas várias vezes ao dia. Esse quadro diarreico inicialmente contém fezes líquidas, mas, em poucos dias, apresenta apenas muco e sangue. O tenesmo (esforço para defecar, sem fezes) é frequente e muito doloroso. Se não for tratado rapidamente, o paciente entra em desidratação intensa, ampliam-se as lesões intestinais e o óbito pode ocorrer entre sete e dez dias. No México, a cada 1.000 pacientes com ameba, dez apresentam colite disentérica, e apenas um a necrose hepática. Em geral, o quadro em crianças é mais grave, sendo que, no México e na Venezuela, de 2 a 15% das crianças infectadas requerem hospitalização. Em pacientes com colite disentérica, trofozoítos com

hemácias no citoplasma são encontrados nas dejeções com certa facilidade. Nos pacientes que se recuperam espontaneamente ou por ação medicamentosa, há melhoria dos sintomas ao fim de quatro ou cinco dias, quando a doença toma aspecto subagudo, com recidivas, ou se cronifica, transformando o paciente em um portador assintomático. À palpação, os pacientes com amebíase intestinal se queixam de dor na região cecal e no sigmoide. É frequente também se queixarem de insônia, fraqueza, indisposição para estudo e trabalho e nervosismo.

- **amebíase extraintestinal**: no Brasil, a amebíase extraintestinal é comum na região norte, porém, é muito rara no restante do país. Também ocorre em outros países como México, África do Sul, Tailândia e Egito. A forma extraintestinal mais comum é a necrose coliquativa hepática. Pode ser vista em todas as faixas etárias, mas a incidência maior é em adultos entre 20 e 60 anos. É mais comum em homens do que em mulheres. Os pacientes acometidos com a necrose hepática apresentam dor no quadrante superior direito do abdômen (área hepática) febre entre 38 e 40°C) e hepatomegalia. Anorexia, perda de peso e fraqueza geral acompanham o quadro. Outras localizações extraintestinais são as pleuropulmonares e as pericárdicas, quase sempre decorrentes da ruptura das necroses hepáticas, com disseminação dos trofozoítos de *E. histolytica* por contiguidade ou por via hematogênica. Nesses casos, o paciente se queixa de febre, dor toráxica no lado afetado (usualmente o lado direito), tosse e expectoração de substância mucossanguinolenta, na qual podem ser encontrados trofozoítos do parasito. A anorexia, a perda de peso e a fraqueza geral completam o quadro clínico, cujo prognóstico é sombrio. Infecções do SNC com sintomas de distúrbios neurais típicos e lesões cutâneas também já foram relatados, porém, são patologias raras. Nos órgãos afetados há sempre a presença de trofozoítos ativos da *E. histolytica*.

▬ Diagnóstico

A amebíase se enquadra nas doenças cujas manifestações clínicas são tão polimorfas e comuns que não são suficientemente claras, isto é, não são patognomônicas para se chegar a um diagnóstico conclusivo. Os sintomas são comuns a várias anomalias abdominais, especialmente às infecções entéricas por bactérias (salmoneloses), por *Schistosoma mansoni*, pela tuberculose intestinal etc. Em vista disso, alguns exames complementares são importantes e esclarecedores: exame de fezes, cultura de fezes, retossigmoidoscopia e testes sorológicos.

- laboratorial: ao conjunto de exames que podem ser feitos no laboratório dá-se o nome de exame laboratorial, o qual tem como objetivo demonstrar o parasito, seja diretamente, em sua forma cística ou trofozoítica, ou indiretamente, na resposta imunológica.

Pacientes e portadores de amebíase não eliminam as formas diagnosticáveis permanentemente. Caso tenham feito uso de purgativos, ingerido antibióticos, antimaláricos ou algum amebicida, o encontro de trofozoítos ou cistos se torna ainda mais difícil. Isso exige repetir os exames, colher fezes em dias sucessivos em um recipiente com conservador para, então, examiná-las por algum dos métodos indicados. De qualquer maneira, quanto mais precoce for o exame (especialmente de fezes diarreicas, pois os trofozoítos degeneram em cerca de 30 minutos), mais seguro será o resultado, e mais rapidamente o tratamento do paciente será iniciado. O material obtido pela retossigmoidoscopia se enquadra perfeitamente nessas recomendações, exigindo exame imediato (caso isso não seja possível, o material obtido deve ser preservado com o fixador "acetato de sódio-ácido cético-formaldeído" (SAF) e, posteriormente, corado pela hematoxilina férrica). Os exames de fezes que podem ser feitos são:

- exame direto: só é recomendado para pacientes em fase diarreica ou com o produto da retossigmoidoscopia, quando há interesse ou necessidade de se observar os trofozoítos vivos e ativos;
- exames de enriquecimento: são recomendados para pacientes em fase não diarreica, nos quais a presença de cistos é mais frequente. Os principais exames de enriquecimento utilizados são: mertiolate, iodo e formol (MIF) e formol-éter ou Faust. O método de Hoffman, Pons, Janner e Lutz também pode ser usado com eficiência (ver descrição dos métodos na parte técnica deste livro). Como a eliminação de cistos é irregular ou intermitente, recomenda-se recolher uma parte das fezes em dias alternados, durante uma semana, e colocar cada parte em um frasco contendo formol 10% ou SAF. É importante ter o cuidado de homogeinizar as fezes cuidadosamente. Ao terminar a coleta semanal, deve-se fazer o exame por algum dos métodos citados, e ter o cuidado de, ao examinar o material na lâmina, colocar uma gota de lugol para corar e visualizar bem a morfologia dos cistos. O exame acurado dos cistos em microscópio, juntamente com a micrometria, permite separar a *E. histolytica* da *E. hartmanni* (esta tem cistos menores, de 10 μm);
- imunológico: são métodos sensíveis e cada vez mais utilizados, pois permitem o diagnóstico seguro da patologia e até a identificação específica do agente etiológico, no caso a *E. histolytica*. Na amebíase, esses métodos estão se tornando cada vez mais importantes, pois, nos casos invasivos (intestino, fígado, pulmões), a resposta imunológica específica é elevada. As técnicas mais empregadas são: ELISA, hemaglutinação indireta, imunofluorescência indireta, contraimuneletroforese e imunodifusão dupla em gel de Ágar. A ELISA (Enzyme Linked Immuno Sorbent Assay) é o mais específico e de execução mais fácil. Apresenta elevados títulos em pacientes portadores de amebíase extraintestinal e ligeiramente mais baixos na amebíase intestinal, mas sempre de forma mais sensível que os demais métodos. Deve-se esclarecer que os exames imunológicos podem ser feitos com o soro sanguíneo ou com as fezes do paciente. Atualmente o único método disponível para laboratórios de análises Clínicas para o diagnóstico imunológico da *E. histolytica* é a detecção de coproantígenos pela técnica de ELISA;
- cultura: a *E. histolytica* pode ser cultivada em meios diversos, desde meios polixênicos ou xênicos (quando no meio existem bactérias desconhecidas), até monoxênicos (quando no meio existe uma espécie de bactéria apenas) e axênicos (quando o meio está livre de bactérias). Os meios mais usados são: Pavlova (é um meio polixênico, muito utilizado para se cultivar a *E. histolytica* oriunda de pacientes diarreicos), trypticase-yeast extract-iron serum (TYI-S), meio de Balamuth e o meio de Lock-Egg-Serum (LES).

A amostra a ser inoculada consiste em fezes, muco ou na combinação de ambos, sempre frescos, semeados no máximo 24 horas depois de colhidas. Os tubos de cultura com rosca devem ser mantidos em temperatura de 35°C. A cultura de amebas requer cuidados especiais de assepsia, manuseio e manutenção, como usualmente é feito nos laboratórios especiais.

▬ Epidemiologia

Pelo exposto, pode-se imaginar as dificuldades enfrentadas pelos especialistas para conhecer a epidemiologia da amebíase, pois lidavam com espécies diferentes, com comportamentos diferentes. Atualmente, quando se sabe que a espécie patogênica responsável pela amebíase intestinal e pela extraintestinal é a *E. histolytica*, o estudo de sua epidemiologia é mais claro. As diferenças da patogenicidade ficam por conta da variação das cepas, mais ou menos patogênica, dependendo da região ou do país. Assim, podemos apresentar os aspectos já bem estabelecidos da epidemiologia dessa ameba:

- estima-se que haja perto 500 milhões de pessoas infectadas pela *E. histolytica* no mundo, porém, "apenas" 10% apresentam sintomatologia;
- as regiões em que há o maior número de pacientes sintomáticos são: sul da América do Norte (México); América Central e Caribe (exceto Cuba, onde os serviços de higiene e profilaxia são bem feitos); norte da América do Sul (Colômbia, Peru, Equador, Amazonas, Pará, Rondônia, Roraima, Amapá); África do Sul; Egito; Marrocos; Iraque; Índia; Bangladesh; Tailândia; Vietnã etc. No Brasil, é encontrada em todos os Estados, com prevalência que varia de 3 a 11%. Na Bahia, Paraíba, Minas Gerais e Rio Grande do Sul e nos Estados da Região Amazônica, a prevalência chega a 19%;
- a maior prevalência da amebíase nas regiões tropicais e subtropicais não se deve ao clima, mas, sim, às baixas condições sociais e sanitárias prevalentes. Em países de clima frio, com baixas condições sanitárias, a prevalência da amebíase também é elevada;
- a amebíase pode acometer pessoas de qualquer idade, porém, a maior prevalência está entre os adultos de 20 a 60 anos;
- a alimentação rica em carboidratos e pobre em proteínas parece favorável à maior prevalência;
- fonte de contaminação: esse é um aspecto fundamental e comum a todas as regiões onde ocorre a amebíase, pois a principal fonte de contaminação é o portador assintomático. Os pacientes em fases variáveis da doença podem eliminar cistos que contaminam água e alimentos, mas o portador assintomático se sobrepõe a todos por eliminar grande quantidade de cistos e continuar trabalhando e dispersando o parasito; (alguns animais – ratos, cães, macacos, coelhos, gatos e porcos – já foram encontrados eliminando cistos iguais aos da *E. histolytica*, mas a amebíase não é considerada zoonose);
- os cistos permanecem viáveis (infectantes) durante aproximadamente 20 dias, desde que abrigados da luz solar e em ambiente muito úmido;
- aparentemente certos tipos de bactérias componentes da microbiota intestinal favorecem a patogenicidade da amebíase.

Resumo da epidemiologia

- Distribuição geográfica: mundial.
- Fonte de infecção: portadores assintomáticos.
- Forma de transmissão: cistos.
- Veículo de transmissão: água, alimentos e mãos contaminadas com cistos.
- Via de penetração: boca.

▬ Profilaxia

A profilaxia da amebíase não é tarefa fácil nem de resultados imediatos, pois requer, fundamentalmente, ações comunitárias e governamentais, conforme explicado no capítulo 1 deste livro. Mas é exequível e precisa ser ampliada sua efetivação.

A Organização Mundial de Saúde tem o seguinte axioma: "onde houver pequenos recursos financeiros para serem aplicados em saúde pública, todo ele deve ser dirigido para o saneamento básico". Ou seja, os dois fatores mais importantes para uma boa saúde da comunidade são: água de boa qualidade nas casas e tratamento do esgoto. Acho que essa colocação está suficientemente clara e nem precisaria escrever mais nada a seguir.

Mas vou escrever, pois penso ser importante divulgar uma metodologia eficiente e barata para tratamento de esgoto doméstico oriundo de pequenas comunidades ou de casas isoladas. Essa metodologia tem três grandes méritos: proteger o meio ambiente da poluição; evitar a disseminação de diversas parasitoses intestinais (protozoários e helmintos); baixo custo, podendo ser construída pelos próprios moradores.

Essa metodologia se chama Sistema Zona de Raízes. É aplicável para tratamento de esgoto domiciliar ou industrial, como filtro de efluentes de esgoto tratado por meio de reatores anaeróbicos (ver profilaxia de ascaridiose, no capítulo 40), e até para purificação de água potável (nesse caso, o sistema filtra a água oriunda de córrego previamente escolhido para abastecer a comunidade, e não o esgoto das casas). Para construir esse Sistema Zona de Raízes podem ser usadas duas técnicas:

1) Recolhimento direto do esgoto na "rampa de filtração":

- recolher o esgoto das casas e dirigi-lo por declive natural, em cano de PVC de 100 mm, para um terreno previamente preparado;
- no terreno e antes dele, construir uma caixa de passagem de alvenaria (60\90\50 cm, aproximadamente), colocando uma tela ou grade de ferro na saída da caixa com malha suficiente para separar plásticos e outros detritos, os quais devem ser recolhidos duas a três vezes por semana;
- preparar o terreno;

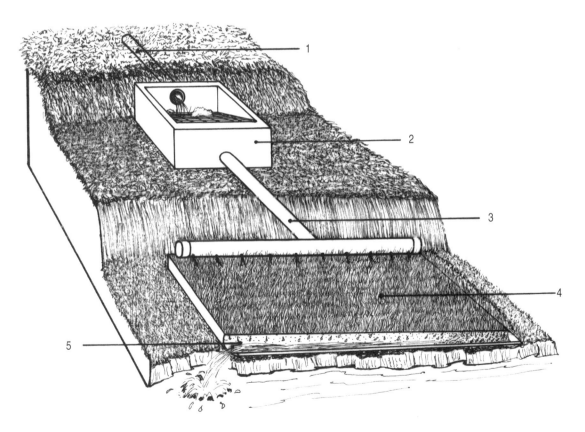

FIGURA 13.5 Esgoto doméstico para pequenas comunidades pelo "Sistema de Zona de Raízes": (1) tubo de PVC de 100 mm, vindo das residências; (2) caixa de alvenaria (30 × 60 × 40 cm) contendo uma grade para reter plásticos; (3) tubo de PVC de 100 mm, terminando em outro transversal, perfurado; (4) área com capim *Brachiaria*; (5) canaleta que recebe a água filtrada pelas raízes do capim.

- dimensionar a área (rampa de filtração) conforme o número de habitantes (ou volume em metros cúbicos de esgoto). Em geral, calcula-se cinco habitantes por metro quadrado da rampa (por exemplo: 500 habitantes demandam uma área de 100 metros quadrados);
- dependendo da textura do solo (permeabilidade) e topografia da região, preparar o terreno para receber o esgoto: se for em solo poroso e sem saída para algum curso de água, colocar a uma profundidade de 40 a 90 cm uma camada de brita, cobrindo-a, posteriormente, com a terra retirada; para solos firmes, com saída para algum curso de água, aplainar a superfície do terreno, mantendo uma inclinação de 3 a 5%, dirigida para o lado oposto à chegada do esgoto;
- recolher o esgoto da caixa de passagem em um cano de PVC de 100 mm, que termine em outro semelhante, perfurado de um lado ao longo de sua dimensão e que seja da mesma largura do terreno preparado; esses dois canos apresentam uma forma de T; o esgoto escoará pelos furos para a área aplainada;
- na extremidade oposta à chegada do esgoto pelo cano em T (parte mais baixa da rampa), construir uma canaleta de cimento para recolher o "efluente filtrado" pelo capim ou junco e canalizá-lo até um córrego ou açude próximo. Pode ser usado para irrigação de árvores frutíferas, pastagens etc.;
- plantar algum vegetal de crescimento rápido que produza muitas raízes e seja específico para terrenos encharcados sobre a rampa de filtração; os melhores são o capim *Brachiaria humidicola* ou o junco – taboa (*Thypha* sp.).

2) Recolhimento na rampa precedido de "reator anaeróbico":

- por essa técnica, substitui-se a caixa de limpeza por um reator anaeróbico onde o esgoto sofre um processo de biodigestão, gerando a produção de gás metano e pouca quantidade de resíduos (lodo). Nesse caso, a rampa receberá um efluente bastante limpo. Instalado o sistema, ele pode funcionar por 50 anos com manutenção simples e barata. Não exala mau cheiro, não serve como criadouro para insetos nocivos e filtra quase 100% de ovos de helmintos e cistos de protozoários (Prosab, 2001). Esse sistema é implantado em vários países e, no Brasil, é utilizado por empresas públicas e particulares, especialmente no Sul (Rhizotec Tecnologia Ambiental Ltda., Forianópolis, SC).

Paralelamente a todo serviço de água e esgoto, a educação sanitária, ambiental e cívica é fundamental, com a participação ativa e efetiva da comunidade, especialmente escolares e mulheres. Vacinas contra a *E. histolytica* têm sido desenvolvidas e testadas, porém, até o momento, nenhuma delas apresentou resultados eficientes, apesar da indicação de que seja um caminho importante e promissor.

Em ambiente domiciliar, é possível e recomendável proceder a lavação de frutas e verduras a serem ingeridas cruas; as verduras devem ser mergulhadas por 15 minutos em uma solução de três gotas de iodo por litro de água ou em solução de vinagre para tempero (após tratar com o iodo diluído, recomenda-se enxaguar as verduras em água limpa e corrente).

O exame de fezes periódico de manipuladores de alimentos e tratamento dos positivos é outra medida profilática recomendável e eficiente.

▪ Tratamento

A terapêutica da amebíase precisa ser instituída com bastante rapidez e de forma correta, pois, nos casos agudos, as lesões intestinais ou hepáticas tendem a se ampliar. Além da terapêutica específica, o paciente necessita ingerir muito líquido e receber uma dieta rica em proteínas e vitaminas, porém, pobre em fibras e carboidratos.

Os principais medicamentos usados na terapêutica da amebíase são divididos em três grupos de ação: amebicidas, que atuam na luz intestinal; os que atuam nos tecidos; e os que atingem as amebas em ambas as localizações. Em decorrência disso, é fundamental verificar o tipo de doença e o local de ação da droga.

- amebicidas da luz intestinal: esses fármacos atuam diretamente sobre os trofozoítos: derivados da quinoleína (diiodo-hidroxiquinoleína, iodocloro-hidroxiquinoleína e cloro-hidroxiquinoleína); antibióticos (paromicina e eritromicina); dicloracetamidas (furoato de diloxiamida – não disponível no Brasil); etofamida e teclosan;
- amebicidas teciduais: compostos de cloridrato de emetina, cloridrato de diidroemetina e cloroquina. Porém, essas drogas não estão sendo utilizadas atualmente;
- amebicidas que atuam em ambas as localizações: tetraciclinas e seus derivados, clorotetraciclina e oxitetraciclina; eritromicina e espiramicina.

Os derivados imidazólicos (metronidazol, ornidazol, nitroimidazol, senidazol e tinidazol) são os amebicidas mais eficientes e mais empregados; o medicamento mais recentemente introduzido na terapêutica contra a amebíase (e outras parasitoses) é o nitazoxinida, com resultados experimentais muito bons em humanos poliparasitados.

O metronidazol é a droga mais utilizada mundialmente e possui apresentação em comprimidos ou solução. O tratamento é bem tolerado, mas podem ocorrer efeitos colaterais, tais como: náuseas, vômitos, desconforto epigástrico, gosto metálico e secura na boca, ataxia, neuropatia periférica, sonolência, confusão, cefaleia, sensação de ardor na uretra, urina escura, urticária, glossite, discarasia sanguínea. Possui contraindicação para gestantes e alcoólatras devido aos efeitos psicóticos em associação com o álcool. O tinidazol, que pode ser usado como substituto do metronidazol, possui posologia e efeitos colaterais semelhantes.

A emetina pode ser usada em âmbito hospitalar, na dosagem de 1 mg/kg/dia IM (máx. 60 mg) durante cinco dias. Para crianças, deve-se fracionar a dose. A toxicidade da droga pode levar a ocorrência de arritmias cardíacas, dor precordial, fraqueza muscular, diarreia, vômito e hipotensão.

Os medicamentos de ação exclusiva na luz intestinal são o teclozan ou a paromicina. Embora seja bem tolerado, o teclozan pode promover efeitos colaterais, tais como: náuseas, vômitos, flatulência e meteorismo. A paromicina é utilizada na dosagem de 500 g, duas vezes ao dia, durante dez dias, com uso restrito para os casos assintomáticos.

Os esquemas terapêuticos podem ser divididos em três grupos:

- amebíase intestinal assintomática: utilizam-se medicamentos de ação exclusivamente luminal, ou seja, teclozan 100 mg em adultos ou 5 ml para crianças, três vezes ao dia durante três dias.
- amebíase intestinal sintomática: a primeira opção é o metronidazol ou tinidazol na dosagem de 250 a 400 mg, três vezes ao dia por três a cinco dias. Pode ser associado ao teclozan. Como segunda opção, pode-se utilizar o secnidazol 2 g em dose única.
- amebíase extraintestinal: por envolver maiores complicações e dificuldade de ação do medicamento no local da infecção, recomenda-se utilizar o metronidazol ou o tinidazol na mesma dosagem anterior por sete a dez dias. Como segunda opção, devido à sua alta toxicidade, utiliza-se emetina 1 mg/kg/dia, por via intramuscular, de cinco a dez dias.

AULA PRÁTICA

Para aulas práticas sobre amebas, em geral é muito interessante realizar exames de fezes em sala de aula, empregando os métodos indicados. Entretanto é muito importante observar as Normas do Conselho Nacional de Ética. Outra possibilidade é visitar algum laboratório de análises clínicas, público ou particular, com os alunos, os quais verão a identificação dos frascos, a rotina dos exames, o processamento do material, a conservação e os métodos utilizados.

Apesar de nem sempre dar positivo, é muito interessante fazer exames de água proveniente de margens de poças ou de açudes para encontrar trofozoítos de *Amoeba proteus*, observando-se os pseudópodos e o aspecto geral de uma ameba viva. Para isso, pode-se usar também o meio de ágar soja (ver capítulo 60) para isolamento de outras formas de amebas de vida livre, respeitando-se as normas de biossegurança, pois podem ser obtidas amostras de amebas potencialmente patogênicas para humanos.

Nos exames de fezes realizados em sala, é importante, mostrar os cistos e as diferenças entre as espécies segundo a forma, a dimensão e o número de núcleos; nas preparações coradas, confeccionadas no próprio setor de parasitologia ou adquiridas de algum laboratório especializado (da UFMG, por exemplo), mostrar os detalhes de citoplasma, núcleo e aspecto da cromatina na periferia do núcleo, além da localização e tamanho do cariossoma.

capítulo 14

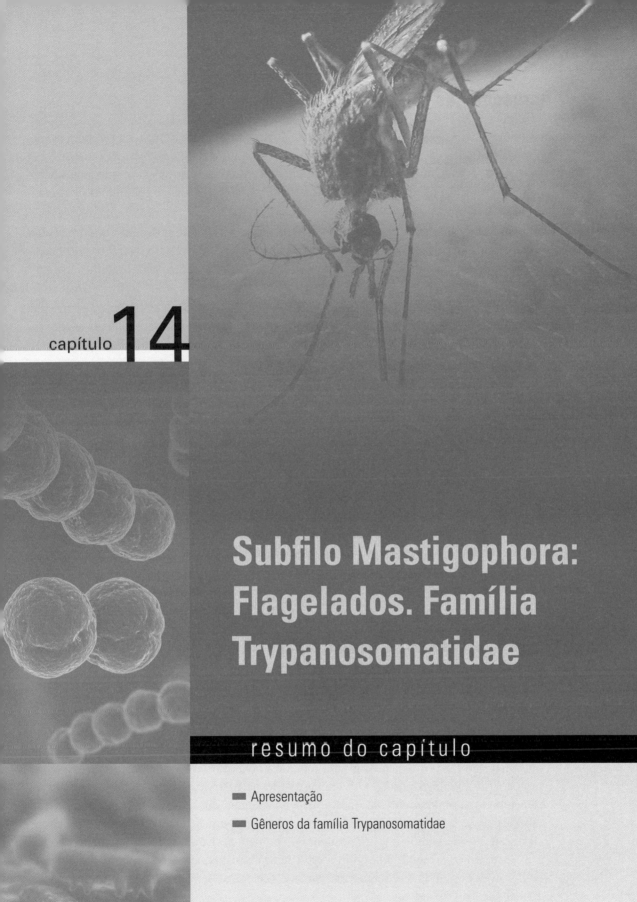

Subfilo Mastigophora: Flagelados. Família Trypanosomatidae

resumo do capítulo

- Apresentação
- Gêneros da família Trypanosomatidae

- Apresentação

Na parasitologia médica, esse grupo de protozoários tem grande importância, não só pelo número de pessoas atingidas no mundo todo, mas também pela gravidade das doenças causadas. Por outro lado, deve ser motivo de orgulho para nós a extraordinária contribuição de cientistas brasileiros no descobrimento de diversos aspectos dessas patologias, beneficiando milhões de pacientes, não só aqui, como em outros países.

No subfilo Mastigophora estão reunidos todos os protozoários que possuem um ou mais flagelos, que podem ser permanentes ou existir em apenas uma fase de sua vida. O flagelo exerce duas funções básicas: locomoção e auxiliar da nutrição. A palavra *mastigophora* significa "possuir ou trazer flagelo".

Além do flagelo, outra característica importante dos Mastigophora é a estrutura da membrana celular. Enquanto nos Sarcodina (amebas) a membrana é simples e fina (plasmalema), nos flagelados a membrana celular é recoberta por uma película, como um envelope, formada por uma ou mais membranas reforçadas internamente por microtúbulos.

Esses microtúbulos se dispõem de forma regular, lado a lado, helicoidalmente, o que reduz a flexibilidade e dá ao protozoário forma definida de acordo com a espécie ou fase biológica da mesma.

Seguramente, os primeiros protozoários descritos em humanos foram flagelados: a *Giardia lamblia*, descrita em 1859, por Lambl, mas descoberta em 1681 por Leeuwenhoek (holandês, fabricante de microscópios), em suas próprias fezes e, depois a *Trichomonas vaginalis*, em 1837, quando Donné recolheu um protozoário se movimentando ativamente de um corrimento vaginal de uma menina. O interessante é que foi há cerca de 100 anos apenas (entre 1890 e 1910) que quase todos os agentes etiológicos foram descritos como em uma corrente: a descoberta de um cientista influenciava e auxiliava o outro, realizando-se descobertas em série. Se o leitor prestar atenção nas datas das descrições dos parasitos, notará esse fato. E 100 anos é muito pouco tempo entre descobrir as espécies e conhecer os detalhes que conhecemos hoje.

No subfilo Mastigophora encontram-se duas classes: Phytomastigophorea e Zoomastigophorea. Como o próprio nome indica, a primeira classe representa os protozoários que possuem cloroplastos, portanto, são autotróficos; tem vida livre e nenhuma importância médica. Na classe Zoomastigophorea, encontram-se os flagelados de interesse médico. Não possuem cloroplastos, são heterotróficos, flagelados e com reprodução assexuada (a reprodução sexuada, que raramente aparece aqui, não ocorre em espécies parasitárias). Esse subfilo está dividido em oito ordens, das quais quatro nos interessa: Kinetoplastida, Diplomonadida, Trichomonadida e Retortamonadida.

- ordem Kinetoplastida: reúne os flagelados com um ou mais flagelos que emergem de uma bolsa flagelar. Essa ordem possui uma única mitocôndria longa que percorre o corpo do protozoário, diferenciando-se e se condensando na base dos flagelos como cinetoplasto, característica dominante dessa ordem. São conhecidas duas subordens: Bodonina (com espécies de vida livre) e Trypanosomatina, com uma única família – Trypanosomatidae (com espécies de grande importância para os humanos). Essa família apresenta um só flagelo, com ou sem membrana ondulante, cinetoplasto pequeno, compacto e usualmente bem visível. Possui dois gêneros, com várias espécies que serão estudadas posteriormente: *Trypanosoma* e *Leishmania*;
- ordem Diplomonadida: nessa ordem encontram-se flagelados com dois corpos parabasais (formando um complexo junto ao núcleo) e simetria bilateral; possui de um a quatro flagelos e cistos. Na subordem Diplomonadina, encontramos a família Hexamitidae, com a espécie *Giardia lamblia*;

- ordem Trichomonadida: tipicamente com quatro a seis flagelos, um deles forma uma nítida membrana ondulante; presença de pelta, axóstilo e corpo parabasal. Na família Trichomonadidae, há a *Trichomonas vaginalis*. Outro flagelado difere de algumas das características acima e é aqui incluído (antigamente, era colocado entre as amebas): família Dientamoebidae, gênero Dientamoeba: não apresenta flagelos;
- ordem Retortamonadida: protozoários com dois ou quatro flagelos, sendo um deles voltado para trás; sem mitocôndria ou aparelho de Golgi. Todos vivem no intestino de vários animais, inclusive em humanos, com patogenia discutível. Na família Retortamonadidae estão duas espécies: *Chilomastix mesnili* e *Retortamonas intestinalis;* na família Tetramidade encontramos a espécie Enteromonas hominis. As três espécies têm algum interesse médico.

Família Trypanosomatidae

Formas da família Trypanosomatidae: a família Trypanosomatidae apresenta diversas formas durante seu desenvolvimento biológico, cada uma com um aspecto, dimensão, função e nome diferentes. Interessante assinalar que, dependendo do gênero, pode-se ver duas ou mais formas, pois esse pleomorfismo é evidente na passagem entre hospedeiros vertebrados e invertebrados (ver Figura 14.1).

Essas formas são designadas por palavras de origem latina, razão pela qual devem ser grafadas com acento no í (proparoxítonas):

- amastígota: forma arredondada ou oval, com flagelo curto, não exteriorizado (a=ausente, mastígota= flagelo);
- promastígota: forma alongada, com cinetoplasto colocado anteriormente (pro=antes) ao núcleo; o flagelo emerge na porção anterior do protozoário (na verdade, o flagelo "puxa" o organismo durante sua movimentação);
- paramastígota: forma intermediária entre as formas pro e opistomastígota, com o cinetoplasto colocado junto ao núcleo e pequeno flagelo livre;
- opistomastígota: forma alongada, com cinetoplasto posterior ao núcleo; o flagelo passa internamente pelo núcleo e se exterioriza na porção anterior do protozoário;
- esferomastígota: forma arredondada, com flagelo livre, aparentemente como uma transição entre as formas amastígota e as com flagelo livre;
- coanomastígota: forma de pera ou lâmpada, na qual o cinetoplasto está anterior ao núcleo, com o flagelo livre emergindo de um reservatório em forma de colarinho;
- epimastígota: forma alongada com cinetoplasto junto (epi=sobre) o núcleo; apresenta pequena membrana ondulante antes da exteriorização do flagelo na extremidade anterior do protozoário;
- tripomastígota: forma também alongada, com cinetoplasto posterior ao núcleo; membrana ondulante nítida e longa com o flagelo se exteriorizando na porção anterior do parasito.

▬ Gêneros da família Trypanosomatidae

Essa importante família possui nove gêneros, todos parasitos obrigatórios, e atinge outros protozoários, helmintos, vegetais, artrópodes, répteis, anfíbios, aves e mamíferos. Esses gêneros são:

- *Leptomonas*: esses flagelados são parasitos monogenéticos (ou monoxênicos), mais frequentemente encontrados no tubo digestivo ou nas glândulas salivares e na hemocele de insetos

96 PARASITOLOGIA DINÂMICA

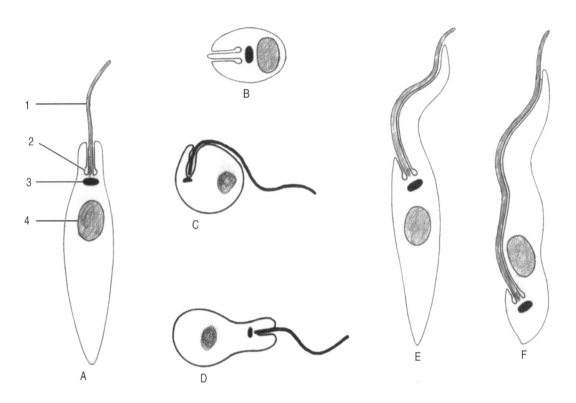

14.1 FIGURA Formas básicas de Trypanossomatidae: (A) Promastígota: (1) flagelo; (2) reservatório; (3) cinetoplasto; (4) núcleo; (B) Amastígota; (C) Esferomastígota; (D) Coanomastígota; (E) Epimastígota; (F) Tripomastígota.

e nematódeos. São conhecidas cerca de 60 espécies; possuem forma promastígota e amastígota;

- *Crithidia:* monogenéticos, são usualmente parasitos de insetos, tendo como característica a forma coanomastígota; são conhecidas cerca de 15 espécies;
- *Herpetomonas:* também são parasitos de insetos, com mais de 30 espécies descritas. Ocorrem duas formas típicas: opistomastígota e paramastígota;
- *Blastocrithidia:* como esse gênero ocorre em dípteros e hemípteros e possui as formas promastígota e epimastígota, quando esta é encontrada em triatomíneos pode gerar confusão com a forma epimastígota, do *Trypanosoma cruzi*. Mais de 30 espécies já foram descritas, sendo que a transmissão se dá diretamente entre os hospedeiros a partir de fezes contaminadas;
- *Rhynchoidomonas:* pouco conhecido, com cinco espécies descritas; são parasitos de díptera, na qual apresenta a forma tripomastígota nos túbulos de Malpighi;
- *Endotrypanum:* parasitos digenéticos de bicho-preguiça, têm como vetor insetos do gênero *Lutzomyia*. Apresenta as formas epimastígota e tripomastígota como parasito intraeritrocitário do mamífero; amastígota e promastígota, no inseto vetor; e promastígota, nos meios de cultura. São conhecidas duas espécies: *E. schaudinni* e *E. monterogei*;
- *Phytomonas*: parasitos de plantas, transmitidos de planta para planta por hemípteros fitófagos. Existem dez espécies descritas, sendo que algumas que atacam café e palmeiras são patogênicas para esses cultivares. A forma conhecida é a promastígota;
- *Trypanosoma:* existem mais de 150 espécies conhecidas parasitando todas as classes de vertebrados. As espécies são heteroxenas: as que vivem em vertebrados terrestres têm um in-

seto hematófago como vetor, e as que vivem em vertebrados aquáticos têm as sanguessugas (hirudináceos) como vetor. Esse gênero apresenta duas divisões: Stercorária e Salivária. Nos Stercorária, há os tripanossomas, com desenvolvimento na porção posterior do intestino do vetor (triatomíneo), enquanto nos Salivária, o desenvolvimento e transmissão do flagelado ocorrem na porção anterior do tubo digestivo do vetor (triatomíneo, díptero ou sanguessugas). Nesse gênero ocorrem as formas amastígotas, esferomastígotas, epimastígotas e tripomastígotas;

- *Leishmania:* existem cerca de 25 espécies de *Leishmania* parasitando mamíferos e répteis, das quais cinco foram descritas como parasitos de mamíferos no Velho Mundo; dez, parasitando mamíferos nas Américas; e dez como parasitos de répteis em diferentes países. No Velho Mundo, os vetores são insetos hematófagos do gênero *Phlebotomus*, e *Lutzomyia é o gênero* dos vetores das espécies das Américas (ambos da família Psychodidae). As formas encontradas nesse gênero são amastígota (nos mamíferos) e promastígota (nos vetores). A palavra *trypanosoma*, que deu origem ao nome da família, significa "corpo em forma de verruma" (ou corpo tortuoso).

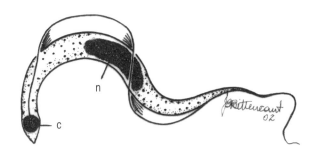

Forma tripomastígota sanguínea: notar o cinetoplasto (c) subterminal e saliente, núcleo (n) alongado e membrana ondulante e membrana ondulante bem visível.

FIGURA 14.2

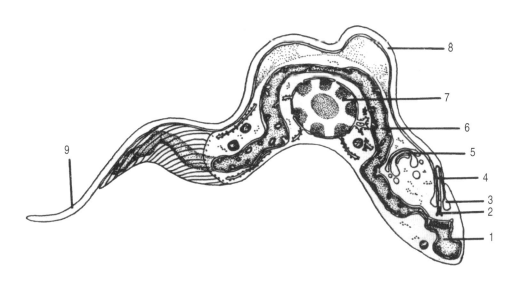

Esquema de microscopia eletrônica do *Trypanosoma cruzi*: (1) cinetoplasro; (2) corpúsculo basal; (3) reservatório; (4) flagelo (rizonema); (5) aparelho de Golgi; (6) mitocôndrias; (7) núcleo; (8) membrana ondulante; (9) flagelo livre.

FIGURA 14.3

AULA PRÁTICA

Aulas práticas muito interessantes e fáceis de serem executadas podem ser providenciadas, ilustrando muito bem os movimentos de um flagelado e diversas formas encontradas na família Trypanosomatidae. Essa prática consiste em:

- apanhar em algum jardim galhos de plantas que contenham látex (uma planta muito boa é a Alamanda (*Allamanda* sp.), trepadeira de flores amarelas); recolher esse látex sobre uma lâmina contendo uma gota de salina e observar ao microscópio (40x) o movimento de flagelados presentes (Gênero *Phytomonas*);

- apanhar moscas da família Muscidae e Calliphoridae (verdes), retirar o intestino e colocar em uma lâmina contendo salina; depois, levar ao microscópio e observar sob aumento 40x (Gênero *Leptomonas*);

- com os materiais acima – de plantas ou de insetos –, fazer esfregaços em lâminas de vidro, fixar pelo álcool metílico, corar pelo Giemsa ou pelo corante panótico rápido (ver parte técnica neste livro) e observar sob aumento de 100x (imersão). Nessa segunda etapa poderão ser identificadas as formas típicas de cada gênero.

capítulo 15

Gênero Leishmania

resumo do capítulo

- Apresentação
- Morfologia
- Ciclo biológico
- Classificação

▬ Apresentação

A leishmaniose visceral, calazar ou febre dum-dum e o botão do oriente eram doenças conhecidas na Índia e no Oriente há muito tempo, mas não se sabia quais eram seus respectivos agentes etiológicos. Em 1885, Cunningham, na Índia, viu certos protozoários em pacientes com calazar, sem descrevê-los; em 1898, Borovsky, na Rússia, encontra e descreve, sem nomeá-los, parasitos diminutos em lesões do botão do oriente; em 1903, Leishman e Donovan, também na Índia, descreveram o protozoário causador do calazar, e Laveran e Mesnil deram a ele o nome de *Piroplasma donovani*. Mas, logo em seguida, Ronald Ross (outro médico inglês que trabalhava na Índia durante a dominação inglesa) verificou que não se tratava de um esporozoário e criou o gênero *Leishmania*, chamando a espécie de *L. donovani* (Segundo Pessoa, 1982).

O gênero *Leishmania*, portanto, pertence à ordem Kinetoplastida e à família Trypanosomatidae. Possui várias espécies de grande interesse para a parasitologia médica e outras que não atingem humanos, todas com morfologia e biologia muito semelhantes, o que gerou, durante algum tempo, certa confusão na identificação específica. Conforme demonstrado adiante, o reconhecimento das espécies e a correspondência delas com as formas clínicas já estão mais claros e seguros.

Até o início do século 20, não se conheciam casos de leishmaniose no Brasil, apesar de, no Peru e no Equador, a leishmaniose tegumentar ser retratada por cerâmicas incas e assinalada pelos conquistadores espanhóis. Em 1909, independentemente, Lindenberg e Carini & Paranhos descreveram os primeiros casos de leishmaniose tegumentar no Brasil, com demonstração do parasito. Gaspar Vianna, jovem e genial cientista brasileiro, descreveu, em 1911, a *Leishmania braziliensis* e, em 1912, descobriu a cura das leishmanioses pelo tártaro emético (antimonial), o que beneficiou milhares de pessoas no mundo todo (os antimoniais continuam sendo, até hoje, o medicamento de escolha no tratamento das leishmanioses).

Quanto à transmissão das leishmanioses pelos flebotomíneos, a história é muito interessante. Sergent, em 1921, conseguiu transmitir o botão do oriente inoculando triturados de *Phlebotomus papatasii* em soldados; Cerqueira, em 1920, e Aragão, em 1922, conseguiram infectar um cão a partir de flebótomos (*Lutzomyia intermedia*) que haviam sugado de um paciente com leishmaniose tegumentar no Rio de Janeiro. Atualmente, é conhecido um grande número de espécies de *Lutzomyia* responsáveis pela transmissão das leishmanioses nas Américas.

Todas as espécies de *Leishmania* são heteroxênicas (necessitam de dois hospedeiros durante seu desenvolvimento biológico); com a forma amastígota presente nos macrófagos de mamíferos, e a forma promastígota no tubo digestivo de insetos hematófagos, pertencentes à família Psychodidae (gênero *Lutzomyia*). Os mamíferos usualmente atingidos são: roedores, canídeos, procionídeos (mão pelada), tamanduás, marsupiais, ungulados (jumentos, cavalos) e primatas (inclusive humanos). As leishmanioses são, portanto, zoonoses típicas. Aves e répteis não são atingidos por espécies desse gênero (as espécies que atingem répteis passaram a pertencer ao gênero *Sauroleishmania* (Lainson e Shaw, 1987).

▬ Morfologia

Até alguns anos atrás, os especialistas só dispunham do microscópio óptico e de algumas observações clínicas e epidemiológicas para caracterizar as formas e as espécies de leishmânia. Nessa época, apenas três espécies eram conhecidas – *L donovani*, agente da leishmaniose visceral ou calazar; *L. tropica*, agente da leishmaniose cutânea ou botão do oriente; e *L. braziliensis*, agente da leismaniose tegumentar americana ou úlcera de Bauru. Além disso, afirmava-se que essas espécies só eram separáveis clinicamente, pois, morfologicamente eram indistinguíveis. A semelhança é grande, mas, ao se observar melhor, podem ser vistas diferenças na morfologia que, juntamente com aspectos biológicos, epidemiológicos, clínicos, imunológicos e bioquímicos, permitem a identificação das numerosas espécies.

Em resumo, existem três formas básicas no ciclo das leishmânias: amastígota, paramastígota e promastígota metacíclica ou infectante:

- a forma amastígota fixada em lâmina pelo álcool metílico e corada por derivados do Romanowsky (método de Giemsa ou de Leishman) aparece ao microscópio como uma forma esférica ou oval, geralmente em grupos, dentro de macrófagos ou livres pelo rompimento do macrófago durante a execução do esfregaço na lâmina. Mede de 1,5-3,0 a 3,0-6,5 μm de diâmetro, dependendo da espécie. A membrana citoplasmática é bem visível, corada em azul escuro; o citoplasma cora-se em azul claro, ficando visível, em seu interior, um núcleo grande e arredondado, corado em vermelho-púrpura e ocupando, às vezes, 1/3 do corpo do parasito (vacúolos no interior do citoplasma são pouco visíveis). O cinetoplasto tem a forma de um grão ou bastonete, corado em vermelho-púrpura, usualmente bem visível. Não há flagelo livre e sua porção intracitoplasmática nem sempre é visível ao microscópio comum (aumento 100x); quando é visível, aparece apenas um rudimento, presente na bolsa flagelar.

- Ao microscópio eletrônico, a membrana citoplasmática se apresenta formada por microtúbulos em quantidade variável, mostra uma invaginação na região anterior do corpo do parasito e forma a bolsa flagelar, onde se localiza o flagelo. Aí não existem microtúbulos subpeliculares, realizando atividades excretoras e de pinocitose. O núcleo possui formas variadas, em geral esférico, ora denso, ora frouxo, mostrando um cariossomo excêntrico ou central e a cromatina bastante variável. O flagelo possui microestrutura formada por nove pares de microtúbulos concêntricos envolvendo um par central e tudo dentro de uma matriz citoplasmática. O cinetoplasto se mostra como uma estrutura mitocondrial ligada à única mitocôndria existente no protozoário; em seu interior, existem estruturas filamentosas circulares formadas por ácido desoxirribonucléico, denominado K-DNA. O blefaroplasto, ou corpúsculo basal, aparece como continuação do flagelo. O aparelho de Golgi, o retículo endoplasmático, os vacúolos e as inclusões são também encontrados no citoplasma desse protozoário;

- a forma promastígota, oriunda de meio de cultura ou de insetos, quando fixada em lâmina corada, apresenta-se alongada, com flagelo livre longo, sem membrana ondulante, emergindo do corpo do protozoário na sua parte anterior (em formas vivas, pode-se ver o flagelo vibrando e "puxando" o corpo do parasito). O núcleo é arredondado ou oval e está situado na porção mediana ou anterior do parasito. O cinetoplasto, em forma de grão ou

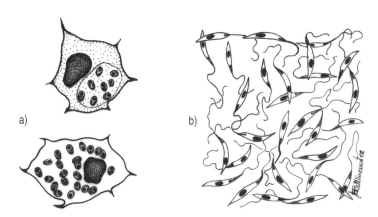

Formas de *Leishmania* sp.: (a) formas amastígotas dentro de macrófagos, notando-se que no macrófago de cima, as amastígotas estão dentro do vacúolo parasitóforo (= vacúolo digestivo); (b) formas promastígotas em cultura de tecido.

FIGURA 15.1

bastão, localiza-se entre o núcleo e a extremidade anterior do flagelado. As dimensões dessa forma são muito variáveis: de 10,0 a 40,0 μm de comprimento e de 1,5 a 3,0 μm no diâmetro menor;

- a forma paramastígota é encontrada aderida ao epitélio do trato digestivo do inseto vetor; apresenta-se com aspecto oval ou arredondado; o flagelo é curto, exteriorizando-se na porção anterior do corpo do parasito; o núcleo se encontra na posição mais ou menos central e o cinetoplasto permanece junto do núcleo. Essa forma tem as seguintes medidas: de 5,0 a 10,0 μm em sua porção mais longa e de 4,0 a 6,0 μm em sua porção mais curta.

Ciclo biológico

Como nesse gênero encontramos espécies heteroxênicas e zoonóticas, descreveremos um ciclo biológico padrão que, basicamente, serve para todas elas.

Os mamíferos são infectados quando picados por um inseto fêmea do gênero *Lutzomyia* que contém formas promastígotas em seu aparelho bucal (probóscida). É importante dizer que todo inseto hematófago, antes de sugar o sangue, inocula saliva na pele do mamífero enquanto introduz sua probóscida. Essa saliva tem grande importância biológica e parasitológica: biológica, porque tem componentes neuropeptídeos (anestésicos, vasodilatadores e imunossupressores) que facilitam a introdução do aparelho bucal, estimulam o afluxo sanguíneo, facilitando a hematofagia, e inibem a resposta imunológica do hospedeiro, favorecendo o estabelecimento da leishmânia; parasitológico, porque é junto à saliva que estão presentes as formas infectantes do parasito (a saliva é também responsável pelo prurido que ocorre logo após a hematofagia).

Assim, ao entrar em contato com a pele do hospedeiro mamífero, a forma promastígota se adere a um macrófago e é fagocitada por ele. O macrófago aumenta sua atividade respiratória, liberando radicais óxidos, hidroxilas, hidróxidos e superóxidos altamente lesivos para membranas celulares; porém, o parasito consegue escapar dessa agressão por meio das moléculas de glicoproteínas e glicofosforoglicano, que recobrem sua membrana citoplasmática (essas substâncias são importantes também durante o processo de endocitose realizado pelo macrófago).

Após a interiorização, o macrófago promove a fusão dos lisossomos com o fagossomo e o parasito e se adapta ao novo ambiente, transformando-se em amastígota. Essa forma é capaz de se desenvolver e multiplicar no meio ácido existente dentro do vacúolo digestivo, que não consegue destruir o parasito.

A forma amastígota passa a se multiplicar intensamente por divisão binária simples, iniciando o processo pela duplicação do cinetoplasto. Enquanto um mantém o flagelo antigo, o outro promove a reprodução da nova estrutura flagelar. O núcleo se divide em seguida e o corpo do parasito se fende no sentido antero-posterior, formando duas formas amastígotas iguais. O processo se repete sucessivamente até que o macrófago se rompa, liberando as amastígotas que serão fagocitadas por outros macrófagos.

A *Lutzomyia* fêmea se infecta ao exercer sua hematofagia em um mamífero contaminado com alguma espécie de *Leishmania*. Ao ingerir o sangue, junto com ele estarão algumas formas amastígotas presentes no sangue ou na linfa intersticial. No tubo digestivo do inseto são descritas duas formas do flagelado: paromastígotas e promastígotas. Essas formas podem permanecer aderidas à parede do tubo digestivo (por hemidesmossomos) ou estar livres na luz do mesmo, quando passam a se multiplicar por divisão binária. Dependendo da espécie de *Leishmania*, todo o processo ocorre na porção média e anterior do tubo digestivo do inseto, ou se passa envolvendo o triângulo posterior do intestino do inseto. Aqui, também, a reprodução do parasito se dá por divisão binária simples, e as formas infectantes produzidas, promatígotas metacíclicas, dirigem-se para o aparelho bucal (proventrículo e faringe) do inseto para continuar sua vida.

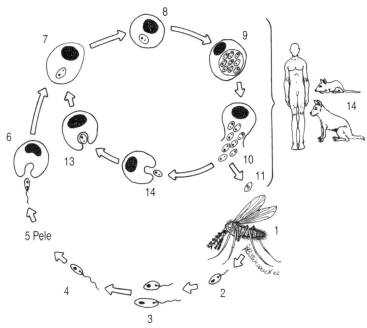

15.2 FIGURA

Ciclo biológico de *Leishmania* sp.: (1) *Lutzomyia* sp.: sugando algum mamífero (14) infectado e ingerindo amastígotas (11); (2) essas se transformam em paramastígotas (forma menor) e promastígotas (maior), que passam a se multiplicar por divisão binária (3) na porção média ou anterior do intestino do inseto; (4) formas infectantes – promastígotas metacíclicas – dirigem-se para o aparelho bucal do inseto, sendo inoculadas na pele junto com a saliva durante a hematofagia; (6) forma promastígota adere a um macrófago, sendo fagocitada por ele; (7) e (8) a promastígota transforma-se em amastígota reproduz-se intensamente dentro do vacúolo parasitório; (10) há rompimento do macrófago e as mastígotas aproximam-se de outro macrófago (12), sendo fagocitadas por ele (13), repetindo-se o processo. Dependendo da espécie de leishmânia, as amastígotas permanecerão no local da picada formando úlceras ou alcançarão as vísceras (baço, fígado e medula óssea), onde também se reproduzirão dentro dos macrófagos.

Classificação

Podemos dizer que as leishmanioses são zoonoses típicas, mas que acometem primariamente os animais e, secundariamente, os humanos. Conforme veremos na epidemiologia dessas doenças, isso tem, e teve, um papel muito importante na identificação das diversas espécies que ocorrem nesse gênero, bem como na possível profilaxia. Conforme já dissemos, as espécies conhecidas eram: *L. donovani* (Laveran e Mesnil, 1903), agente da leishmaniose visceral ou calazar, *L. tropica*, Wright, 1903, agente da leishmaniose cutânea ou botão do oriente; e *L. braziliensis*, Vianna, 1911, agente da leishmaniose cutaneomucosa, espúndia ou úlcera de Bauru.

Com o passar dos anos e a intensificação dos estudos, diversas espécies foram descritas, algumas corretamente, outras não. Além disso, a doença humana pode ter manifestações variáveis em diferentes regiões e países, gerando confusão e dificultando o entendimento da clínica e da epidemiologia. Atualmente, as diversas manifestações clínicas das leishmanioses que ocorrem em humanos foram assim agrupadas:

- leishmaniose visceral ou calazar: forma da doença na qual as leishmânias têm acentuado tropismo pelo sistema fagocítico mononuclear (SFM) do baço, do fígado, da medula óssea e dos tecidos linfoides;
- leishmaniose cutaneomucosa ou úlcera de Bauru: formas da doença nas quais os parasitos têm predileção por áreas descobertas da pele; frequentes complicações nas mucosas da boca, nariz e faringe;

- leishmaniose cutânea difusa: formas disseminadas da doença em pacientes com resposta imunitária deficiente, ou mesmo em pacientes que tiveram calazar, trataram-se e, algum tempo depois, manifestaram essa forma difusa;
- leishmaniose cutânea: os pacientes apresentam lesões exclusivamente cutâneas, limitadas, ulceradas ou não.

Portanto, há manifestações causadas por espécies com tropismo visceral e espécies dermatotrópicas. A classificação das espécies de leishmânia e a comprovação de sua participação em lesões humanas estavam totalmente conflitantes no início da década de 1970. Dessa forma, procurando organizar o raciocínio e aproximando-se dos semelhantes, Lainson & Shaw, que trabalhavam no Instituto Evandro Chagas, em Belém do Pará, propuseram, em 1973, o agrupamento das espécies causadoras da leishmaniose tegumentar americana em dois "complexos": mexicana e braziliensis. À época, foi um grande avanço, e facilitou o entendimento e a descrição das doenças e seus respectivos agentes etiológicos. Ainda hoje é bastante empregada, quando se diz que determinada forma de leishmaniose tegumentar é causada por espécie de determinado "complexo". As espécies componentes desses complexos são:

- complexo mexicana:
    - *Leishmania mexicana mexicana* (Biagi, 1953);
    - *L. mexicana pifanoi* (Medina e Romero, 1959);
    - *L. mexicana amazonensis* (Lainson e Shaw, 1972);
    - *L. enrietti* (Muniz e Medina, 1948 – espécie exclusiva de cobaias).
- complexo braziliensis:
    - *Leishmania braziliensis braziliensis* (Vianna, 1911);
    - *L. braziliensis guyanensis* (Floch, 1954);
    - *L. braziliensis panamensis* (Lainson e Shaw, 1972);
    - *L. peruviana* (Vélez, 1913);
    - *L. hertigi* (Herrer, 1971 – espécie exclusiva de ouriços).

Dando continuidade aos estudos das leishmanioses americanas, Lainson e Shaw, em 1987, propuseram uma classificação das espécies de *Leishmania* conhecidas baseando-se nos seguintes caracteres:

- biológicos:
    - morfologia das formas biológicas por meio das microscopias óptica e eletrônica;
    - desenvolvimento nos transmissores, nos mamíferos e em meio de cultura;
- imunológicos:
    - reconhecimento por anticorpos monoclonais e policlonais por meio da imunofluorescência indireta;
    - teste de Noguchi Adler;
    - serotipagem de fator de excreção;
    - teste de imunidade cruzada em vertebrados;
- bioquímicos:
    - estudo do RNA (ribossômico) por meio da análise de sequência;
    - estudo do DNA por meio da análise da sequência, da densidade de flutuação, dos fragmentos de clivagem por endonuclease de restrição e da hibridização *in situ*;
    - caracterização das isoenzimas;

- estudo da composição da membrana através de lecitinas e análise de ácidos graxos;
- radiorrespirometria;
- distribuição geográfica;
- aspectos clínicos da doença humana.

A partir desses estudos e de acordo com os caracteres acima, as espécies do gênero *Leishmania* foram agrupadas em dois subgêneros: *Leishmania* e *Viannia*, assim caracterizados:

- subgênero *Leishmania* (Saf'Janova, 1982): parasitos de humanos e de outros mamíferos com desenvolvimento nos insetos vetores, limitado ao estômago nas regiões anterior e posterior. Espécie tipo: *Leishmania (Leishmania) donovani* (Laveran e Mesnil, 1903), Ross, 1903. Parasitos encontrados no Velho e Novo Mundos;
- subgênero *Viannia* (Lainson e Shaw, 1987): parasitos de humanos e outros mamíferos, apresentando nos vetores as formas paramastígotas e promastígotas. As paramastígotas encontram-se aderidas pelo flagelo (por meio de hemidesmossos) às paredes do intestino (piloro e íleo) e as promastígotas são formas livres que migram do intestino para as regiões posterior e anterior do estômago. Espécie tipo: *Leishmania (Viannia) braziliensis* (Vianna, 1911). Parasitos encontrados na América Tropical e Subtropical.

TABELA 15.1 Principais espécies causadoras da leishmaniose tegumentar americana

Subgênero Viannia, Lainson & Shaw, 1972	Lesão humana	Distribuição geográfica
L. (V.) braziliensis (Vianna, 1911)	Cutâneas e mucosas	América Central e do Sul
L. (V.) peruviana (Vélez 1913)	Principalmente cutâneas	Vales Andinos
L. (V.) guyanensis (Floch, 1954)	Principalmente cutâneas	Guianas e proximidades
L. (V.) panamensis (Lai., Shaw 1972)	Principalmente cutâneas	América Central e costa pacífica
L. (V.) lainsoni (Silveira, 1987)	Cutâneas	Norte do Estado – Pará
L. (V.) naifi (Lainson et al. 1990)	Cutâneas	Região Amazônica
L. (V.) shawi (Shaw et al 1991)	Cutâneas	Região Amazônica
L. (V.) colombiensis (Kreutzer, 1991)	*	Colômbia
L. (V.) equadoriensis (Grimaldi, 1992)	*	Equador
Subgênero Leishmania (Safjanova, 1982)		
L. (L.) mexicana (Biagi, 1972)	Cutâneas e difusa	México e América Central
L. (L.) amazonensis (Lai., Shaw, 1972)	Cutâneas e difusa	Nordeste e Sudeste do Brasil
L. (L.) venezuelensis (Bonf. Gar., 1980)	Cutâneas	Venezuela
L. (L.) pifanoi (Medina e Rom. 1948)	Cutâneas e difusa	Venezuela
L. (L.) enrietti (Muniz e Medina 1948)	Só em cobaios	Brasil
L. (L.) hertigi (Herrer, 1971)	Só em ouriços	Panamá
L. (L.) deanei (Lainson e Shaw, 1977)	Só em ouriços	Brasil
L. (L.) aristidesi (Lai. e Shaw, 1979)	Ouriços e marsupiais	Brasil
L. (L.) garnhami (Scorza, 1979)	Marsupiais	Venezuela
L. (L.) forattinii (Yoshida, 1993)	Marsupiais	Brasil

* Não encontrada em casos humanos.

capítulo 16

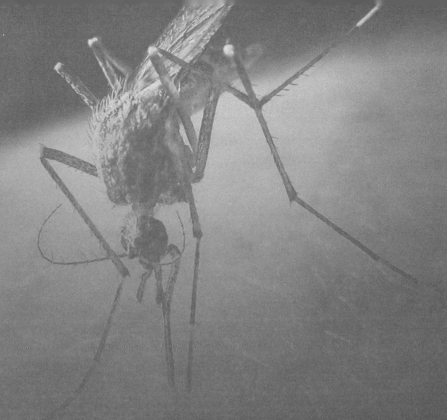

Leishmaniose Tegumentar Americana

resumo do capítulo

- Apresentação
- Biologia
- Ciclo biológico
- Interação parasito-célula hospedeira
- Patogenia
- Manifestações clínicas
- Leishmaniose cutânea
- Leishmaniose cutaneomucosa
- Leishmaniose cutânea difusa
- Diagnóstico
- Epidemiologia
- Profilaxia
- Tratamento

▬ Apresentação

A leishmaniose tegumentar americana é uma doença que ocorre primariamente em alguns animais e, secundariamente, em humanos. Atinge pele e mucosas com três manifestações clínicas: cutânea, cutaneomucosa e difusa (ou disseminada). É provocada pelas seguintes espécies de *Leishmania* no Brasil: *L.(Viannia) braziliensis, L. (V.) guyanensis, L. (V.) lainsoni, L. (V.) shawi, L. (V.) naiffi* e *L. (Leishmania) amazonensis*. (A *L.(L.)mexicana*, ocorre no México e na América Central e as *L.(L.) venezuelensis* e *L.(L.) pifanoi* ocorrem na Venezuela).

Portanto, a leishmaniose tegumentar americana é uma doença polimórfica que atinge pele e mucosas com uma variação espectral grande. Esse conceito de doença espectral é uma hipótese formulada com o intuito de associar o nível da resposta imunológica desencadeada pelo parasito no hospedeiro e o aspecto clínico da parasitose. Haveria um pólo anérgico (deficiência específica na resposta imune celular a antígenos da leishmânia) representado pela leishmaniose cutânea difusa, causada, no Brasil, pela *L.(L.) amazonensis*, e um pólo hiperérgico, representado pela leishmaniose cutaneomucosa, causada, no Brasil, pela *L.(V.) braziliensis* e *L. (V.) guyanensis*.

A leishmaniose tegumentar, seja no Novo ou no Velho Mundo, é uma doença típica de países ou regiões pobres, pois, dos 88 países onde existem ocorrências, 76 são subdesenvolvidos. Até recentemente, a doença era quase exclusivamente silvestre ou rural, mas, em vista da globalização da economia, da concentração da riqueza em poucos países ou regiões, do êxodo rural nos países pobres, da deficiência de emprego e do aumento da pobreza e da fome no mundo, atualmente essa doença está se urbanizando, com frequentes surtos na periferia das cidades de pequeno, médio ou grande portes. A falência do capitalismo para distribuir riquezas é tão séria (o capitalismo funciona bem para gerar riquezas, não para distribuí-las) que existem, hoje, 800 milhões de famintos no mundo, apesar da produção de alimentos ser suficiente para toda a humanidade.

Outro aspecto geral sobre essa doença, que deve ser comentado, diz respeito à sua notificação obrigatória: ela só é feita em 32 dos 88 países onde ocorre, fato que inviabiliza as estatísticas e ações efetivas para a profilaxia e tratamento.

▬ Biologia

Conforme demonstrado no capítulo anterior, as leishmanioses são doenças zoonóticas e heteroxênicas que realizam seu ciclo biológico em dois hospedeiros: mamíferos e invertebrados. Com relação à leishmaniose tegumentar americana, os hospedeiros vertebrados incluem grande variedade de espécies de mamíferos: roedores (pacas, ouriços, cutias e diversos ratos); edentados (tatus, tamanduás e preguiças); marsupiais (gambás e marmosas); carnívoros (cães, gatos e quatis); equinos (jumentos e cavalos); e primatas (macacos-da-noite, micos e humanos).

Já os hospedeiros intermediários são os pequenos insetos da ordem Díptera, família Psychodidae e gênero *Lutzomyia* (como será explicado no capítulo sobre esses transmissores do gênero *Phlebotomus* e da família Psychodidae, são transmissores das leishmanioses no Velho Mundo). As espécies de *Lutzomyia* responsabilizadas pela transmissão de leishmania são: *L.intermedia, L. pessoai, L.wellcomei, L. whitmani, L.umbratilis, L.anduzei* e *L. ubiquitalis*.

O ciclo biológico e a morfologia das espécies de leishmânia causadoras da leismaniose tegumentar americana já foram descritos no capítulo anterior; porém, é importante repetirmos o ciclo com suas peculiaridades.

LEISHMANIOSE TEGUMENTAR AMERICANA

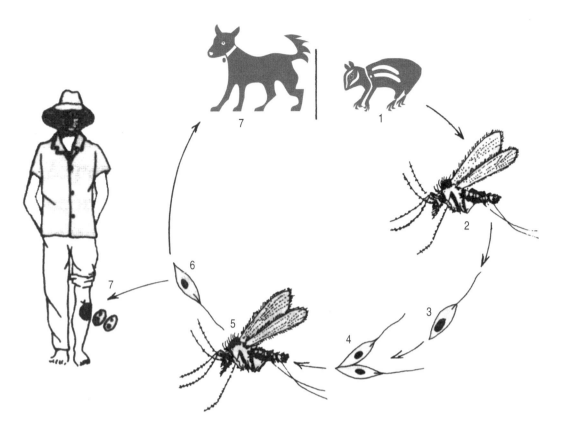

Ciclo biológico das espécies responsáveis pela leishmaniose tegumentar: (1) reservatório silvestre; (2) *Lutzomyia* ingere amastígotas; (3) essas formas passam a promastígotas e paramastígotas, no intestino do inseto; (2) iniciam a multiplicação por divisão binária; (5) *Lutzomyia*, ao picar humanos ou outros mamíferos suscetíveis, inocula formas promastígotas metacíclicas (6), que são fagocitadas por macrófagos cutâneos e transformam-se em amastígotas (7), reproduzindo-se intensamente por divisão binária, dentro dos macrófagos, originando úlceras no local ou podendo dar metástases na região da orofaringe.

FIGURA 16.1

▪ Ciclo biológico

Ao exercer a hematofagia sobre um mamífero, a fêmea de *Lutzomyia* ingere junto com o sangue formas amastígotas dentro de macrófagos, que se rompem no trajeto até o estômago do inseto. As amastígotas livres sofrem uma divisão binária e se transformam rapidamente em promastígotas; ainda no sangue ingerido e envolvidas por uma membrana peritrófica secretada pelas células do estômago do inseto, passam a se multiplicar em sucessivas divisões binárias. Após três ou quatro dias, o sangue já está digerido e, junto a ele, está a membrana peritrófica liberando as promastígotas. Essas formas podem seguir dois caminhos, dependendo da espécie de leishmânia presente. As pertencentes ao subgênero *Viannia* se dirigem para o intestino, onde se colonizam nas regiões do piloro e íleo (seção peripilária) transformando-se em paramastígotas; estas permanecem aderidas pelo flagelo ao epitélio intestinal por meio de hemidesmossomos, onde também se dividem e se transformam em promastígotas novamente. Essas formas são denominadas metacíclicas e se dirigem à faringe do inseto para serem inoculadas em outro hospedeiro. As formas promastígotas pertencentes ao subgênero *Leishmania* se multiplicam no próprio estômago, livres ou aderidas à sua parede (seção suprapilária). Dirigem-se, então, para a região do esôfago e faringe, onde se transformam em paromastígotas. Essas formas passam a se multiplicar e se transformam em promastígotas metacíclicas, capazes de infectar novo mamífero.

O ciclo completo no inseto leva aproximadamente de seis a nove dias: três a quatro na primeira fase (digestão sanguínea até a liberação das promastígotas) e mais três a cinco dias na segunda fase (produção das promastígotas metacíclicas). Alguns autores afirmam que, para esse ciclo se processar no inseto, é fundamental que a fêmea tenha se alimentado também de substâncias açucaradas, possibilitando a multiplicação intensa da leishmânia que bloqueia total ou parcialmente as porções anteriores de seu tubo digestivo. Esse fato, impedindo ou dificultando a alimentação, torna a fêmea faminta, que passa a procurar diversos hospedeiros na tentativa de sugar sangue, momento no qual inocula as formas promastígotas infectantes.

No mamífero, a contaminação ocorre pela picada de uma fêmea de *Lutzomyia* que inocula junto da saliva (funções anestésica, vasodilatadora e imunossupressora) as formas promastígotas metacíclicas em sua pele. Cerca de quatro a oito horas depois do repasto infectante, essas formas são interiorizadas pelos macrófagos teciduais; esses macrófagos envolvem as promastígotas com pseudópodos, interiorizando-as para o vacúolo digestivo, onde se transformam em amastígotas 24 horas após a fagocitose. Nesse novo ambiente, as amastígotas estão adaptadas para resistir à ação destruidora do lisossoma, além de serem capazes de se multiplicar intensamente, ocupando todo o citoplasma da célula defensiva.

Nessa fase, o parasito rompe a membrana do macrófago e se dissemina, entrando em contato com novas células do Sistema Monocítico Fagocitário local, sendo fagocitado e repetindo-se o processo.

Existem diversos fatores que determinam a evolução da doença, sendo três os mais importantes: espécie da *Leishmania*; características genéticas humanas; e resposta imune do hospedeiro. Esses fatores serão mostrados nos itens seguintes.

Interação parasito-célula hospedeira

Imagine a fantástica adaptação desenvolvida pela leishmânia para viver e se reproduzir dentro de macrófagos. É como se um ladrão conseguisse morar em um cofre de banco, tendo entrada e saída livres.

Os principais aspectos da interação parasito-hospedeiro são:

- mecanismos de escape: o primeiro contato do parasito com a célula hospedeira realmente ocorre logo após a inoculação das formas promastígotas na pele. Nesse momento, surgem fenômenos imunoinflamatórios. Graças à adaptação do parasito, consegue escapar do sistema de defesa do hospedeiro. Através de anticorpos IgG e de fibronectinas, ocorre o fenômeno de adesão das promastígotas metacíclicas aos macrófagos, que possuem receptores para a porção Fc das IgG presentes no local. O complemento é ativado pelos fatores C3 (C3b, C3bi e C3dg), os quais possuem receptores correspondentes nos macrófagos, favorecendo a fagocitose por eles. Algumas promastígotas podem ser destruídas (lisadas) pelo complexo lítico do complemento (C5-9), porém, outras promastígotas conseguem escapar graças aos lipofosfossacarídeos nelas existentes, que impedem a inserção do complexo lítico (C5-9). Já no interior do macrófago, ou seja, dentro do fagossoma, as amastígotas conseguem sobreviver devido à ação de um lipofosfoglicano (LPG) que possui ação inibidora de enzimas proteolíticas e da Kinase C, enzima responsável pelo desencadeamento da explosão respiratória dos macrófagos;
- aspectos da resposta imune: a presença das amastígotas nos hospedeiros induz respostas imunitárias celulares (hipersensibilidade de tipo IV ou tardia) e humorais (anticorpos). Entretanto, o grau dessa respostas e sua capacidade defensiva são muito variáveis. Pode-se dizer que os conhecimentos a esse respeito estão avançadíssimos, mas não estão completos.

Mostraremos as interpretações mais seguras e aceitas até o momento. Os macrófagos apresentam os antígenos aos linfócitos T CD4+, que têm importante papel nos mecanismos imunológicos através de duas subpopulações Th1 Th2. A subpopulação Th1 (células efetoras T helper CD4+) é produtora de citocinas específicas – Interferon gama (IFN-y), interleucina 2 (IL-2), fator estimulador de colônias de granulócitos e macrófagos (GM-CSF) e fator de necrose tumoral (TNF) –, também conhecidas como citocinas pré-inflamatórias, e ainda auxiliam na produção de IgG2a. Por outro lado, a subpopulação Th-2 secreta citocinas específicas do tipo IL-4, IL-5, IL-6, IL-10, e TGF-B inibe a ativação de macrófagos e se envolve na ativação de linfócitos B para produção de IgG1 e IgE.

De toda maneira, essa complexidade da interação parasito-célula produz uma variação no padrão da resposta imune e, juntamente com variáveis ligadas às espécies do parasito e do hospedeiro, há diferentes manifestações clínicas na leishmaniose tegumentar americana.

Na leishmaniose cutânea localizada predomina a resposta por linfócitos CD4+, com produção de citocinas dos "tipos 1 e 2"(IFN-y, IL-2, e IL-4); histologicamente, encontramos um processo granulomatoso tipo tuberculoide com proliferação linfocitária e plasmocitária e ausência ou escassez de amastígotas nas lesões. No processo de cura ocorre um aumento da resposta de células CD8+ com um padrão de citocinas "tipo 1"(IFN-y e ausência de IL-4). Nas formas mais graves, com lesões de mucosas (forma cutaneomucosa), há aumento da resposta imune celular com elevada produção de IL-4 e IFN-y, havendo pobreza de parasitos nas lesões, o que indica a presença de um processo imunopatológico autogênico.

A resposta imune-humoral está normalmente presente nas diversas formas da leismaniose tegumentar americana, sendo que, na forma difusa, os níveis de anticorpos são elevados (IgG1 e IgG4); já nas formas cutânea e cutaneomucosa, esses níveis são baixos, sendo mais nítidas as classes IgG1 e IgG3. Após a cura clínica, os títulos decrescem até desaparecerem, em alguns meses.

- características genéticas: existem doenças parasitárias e não parasitárias nas quais o fator genético do hospedeiro determina a resistência ou a suscetibilidade ao agente etiológico. No caso das leishmanioses, experimentos em camundongos e constatações em humanos têm mostrado que há participação genética do hospedeiro na evolução da doença, especialmente na forma cutaneomucosa. A participação genética pode acontecer de três maneiras: permitindo a cura mais facilmente; mantendo a cronicidade; ou permitindo a difusão das lesões. Por exemplo, camundongos da linhagem Balb-C são altamente suscetíveis, com lesões amplas, sem reação de hipersensibilidade tardia e baixos títulos de anticorpos aglutinantes. Já em camundongos AKR, as lesões crescem e se ulceram rapidamente; porém, em 20 semanas, regridem e apresentam reação de hipersensibilidade tardia. O interessante é que camundongos híbridos dessas duas linhagens são resistentes à infecção.

Em humanos, na Bolívia, constatou-se que em populações indígenas autóctones e negras, ambas com integridade genética e racial mantidas, o comportamento da doença foi diferente. Entre os negros, houve desenvolvimento rápido de lesões cutaneomucosas faciais graves e forte reação de hipersensibilidade tardia (intradermorreação de Montenegro positiva); a população indígena apresentou lesões com desenvolvimento lento, úlceras não destrutivas e baixos índices de hipersensibilidade tardia (reação de Montenegro negativa ou pouco nítida).

▬ Patogenia

O mecanismo de desenvolvimento da doença é sempre representado por um quadro imunoinflamatório, com comprometimento de células do Sistema Monocítico Fagocitário que forma um nódulo na porta de entrada do parasito (picada do *Lutzomyia*). Esse nódulo pode regredir e curar em poucos dias, permanecer estacionário por semanas ou evoluir mais rapidamente para úlceras e metástases. Essas variações dependem de fatores imunológicos, genéticos e da espécie de *Leishmania* envolvida.

Esse nódulo dérmico é denominado histiocitoma e tem as seguintes características:

- hiperplasia histiocitária local: presença de grande número de macrófagos (histiócitos), com multiplicação intensa de amastígotas;
- edema com infiltrado celular: há aumento do volume local pela hiperplasia histiocitária e pelo edema com infiltrado celular (pequenos e grandes linfócitos e plasmócitos) resultando em uma inflamação tipo tuberculoide;
- hipertrofia e hiperplasia do epitélio: o tecido epitelial que recobre a área afetada apresenta-se com hipertrofia do extrato córneo e inflamação das papilas dérmicas;
- necrose: esse nódulo inicial pode se necrosar na parte central em decorrência da morte e desintegração da epiderme e da membrana basal nessa parte, formando uma crosta (casca); daí o nome de lesão úlcero-crostosa; essa crosta se solta e forma uma úlcera com bordas salientes e fundo recoberto por exsudato seroso ou seropurulento. Essa úlcera, inicialmente, apresenta poucos milímetros de diâmetro e pode se ampliar, tornando-se uma úlcera leishmaniótica típica. O aspecto de bordas salientes e centro rebaixado é patognomônico de leishmaniose tegumentar americana. Nessa fase ainda há riqueza de amastígotas, que tendem a se reduzir no período de cronificação da lesão. Durante a fase inicial pode haver aumento de volume de algum linfonodo satélite;
- lesão não-ulcerosa: além dessa evolução clássica descrita, alguns pacientes apresentam um desenvolvimento diferente do nódulo inicialmente formado. Nesses casos, há predominância de processos hiperplásicos no nódulo, com a epiderme muito espessada, acentuada acantose e inflamação das papilas dérmicas, dando à lesão um aspecto verrucoso, papilomatoso ou framboesoide. Durante a evolução dessas manifestações cutâneas ou após a completa evolução delas, o parasito pode se disseminar via linfática ou hematogênica, dando metástases cutâneas ou cutaneomucosa. Essa disseminação será comentada no item seguinte, ao descrevermos as espécies responsáveis pelas deferentes manifestações da leishmaniose tegumentar americana.

▬ Manifestações clínicas

O período de incubação é bastante variável, desde algumas semanas até meses ou anos. Muitas vezes, a dificuldade em se determinar o período de incubação se deve ao fato de o paciente residir em área de risco e não saber quando houve a picada infectante. Por outro lado, para os pacientes que entraram e permaneceram por tempo determinado em áreas infectadas, já é possível acompanhar com precisão a evolução da doença. Pode-se dizer que o período de incubação mais frequente varia de dois a três meses. Muitas vezes, a lesão está instalada há mais de um mês e o paciente imagina ser uma ferida comum, tratando-a como tal, em casa. Ao perceber que a mesma, em vez de regredir, aumenta, procura algum serviço médico para se fazer o diagnóstico e o tratamento. Em seguida, as formas da doença e suas características.

▬ Leishmaniose cutânea

Essa forma da leishmaniose tegumentar americana é caracterizada pela presença de úlceras cutâneas, únicas ou múltiplas, em geral com úlceras típicas e, menos frequentemente, com formas verrucosas ou framboesoides.

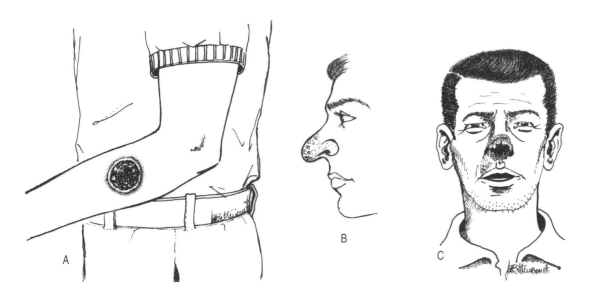

FIGURA 16.2 Leishmaniose tegumentar americana, tendo como agente etiológico a *Leshmania braziliensis*: (A) braço com lesão única, típica (leishmaniose tegumentar), como aspecto de "cratera de lua", mostrando as bordas salientes (ricas em amastigotas) e a parte central crostosa, deprimida; (B) início da leishmaniose cutaneomucosa, dando ao paciente um aspecto de "nariz de tapir ou de anta"; (C) paciente com a forma cutaneomucosa avançada, mostrando destruição do septo nasal.

As leishmânias envolvidas na leishmaniose cutânea pertencem às espécies do "complexo mexicana" e do "complexo braziliensis", presentes na América Central e do Sul. As espécies que ocorrem em humanos no Brasil são:

- *Leishmania (Viannia) braziliensis*: por volta de 1909/1910, quando aconteceram grandes derrubadas de florestas em São Paulo para o plantio do café (nessa época, o desmatamento era inconsciente; hoje, desmata-se com a consciência da importância ecológica das florestas), na região de Bauru, surgiu um surto de uma "ferida brava" desconhecida. Vários pesquisadores brasileiros passaram a estudar essa "úlcera de Bauru", até que uma leishmânia foi identificada como responsável, tendo sido descrita por Gaspar Vianna, em 1911. Essa espécie provoca lesões únicas, às vezes, de grandes dimensões, ou várias pequenas, com aspecto de "cratera de lua". O desenvolvimento costuma ser crônico, com grande capacidade destrutiva dos tecidos atingidos. Há possibilidade de comprometer mucosas ou até de haver cura espontânea, de acordo com variáveis geográficas e do hospedeiro humano. Em Minas Gerais, 84% dos pacientes com esse parasito apresentam uma única lesão, sendo que as áreas do corpo mais afetadas são: membros inferiores (59,7%); braços (15,9%); tronco (5,9%); cabeça (11,2%); e face (7,3%). Essa espécie também é responsável pela forma cutaneomucosa (espúndia).
    - A *L. (V.) braziliensis* ocorre em todo o território nacional, especialmente nos Estados do Pará, Ceará, Amapá, Paraíba, Bahia, Espírito Santo, Rio de Janeiro, São Paulo, Paraná, Minas Gerais, Goiás e Mato Grosso. É provável que a ampla distribuição geográfica e a adaptação a diferentes reservatórios, juntamente com variáveis do hospedeiro humano, expliquem as diferentes manifestações clínicas da doença. De toda forma, está sempre associada à destruição de florestas primárias e à invasão dos vetores aos ambientes peridomiciliares rurais e até periurbanos.
    - Os vetores da *L. (V.) braziliensis* variam conforme a região do país. As espécies silvestres mais importantes são a *Lutzomyia whitmani*, *L migonei* e *L. pessoai*; já a *L. intermedia* se

adaptou ao ambiente modificado pelo homem, tornando-se uma espécie transmissora importante, especialmente no Rio de Janeiro; nas áreas modificadas em São Paulo, Minas Gerais e Espírito Santo, os principais transmissores são o *L. fisheri*, o *L. migonei* e o *L. whitmani*. No Pará, na Serra dos Carajás, a espécie transmissora é a *L. wellcomei*. Em geral, nas áreas silvestres, a hematofagia ocorre durante o dia, quando os humanos penetram a mata e perturbam o ambiente com sua movimentação, ou até durante algum repouso (caso as pessoas durmam na mata, a transmissão pode ocorrer após o escurecer, horário habitual desses insetos se alimentarem); já em ambientes peridomésticos a transmissão costuma ocorrer à noite, quando os flebótomos estão mais ativos e podem invadir domicílios (mais informações sobre flebótomos no capítulo *Lutzomyia* deste livro).

- Quanto aos reservatórios da *L.(V.) braziliensis*, existem muitos estudos, mas poucas comprovações. Em ambientes silvestres, pacas, cotias e várias espécies de pequenos roedores (ratos) já foram vistos com amastígotas em lesões na pele (focinho, cauda etc.), sem, contudo, ter sido possível identificar com certeza a espécie da leishmânia presente. Com relação aos possíveis reservatórios domésticos, sabe-se que parasitas têm sido encontrados em cães, cavalos e muares, com úlceras semelhantes às dos humanos, e até os equinos se curam com a terapêutica antimonial. Quanto aos humanos doentes ou curados, pouco se sabe sobre sua capacidade de funcionar como fonte de infecção. Resumindo: várias espécies de animais silvestres e domésticos já foram encontradas parasitados, sem, contudo, ter sido possível garantir qual ou quais seriam os reservatórios;

- *Leishmania (Viannia) guyanensis*: a leihsmaniose causada por essa espécie é conhecida como "pian bois" (lesão framboesoide do bosque), na qual se encontra uma única úlcera, usualmente com aspecto de "cratera de lua" ou framboesoide, sem acometimento de mucosas. Alguns pacientes podem apresentar numerosas úlceras nos membros inferiores e superiores, ou até nódulos subcutâneos ao longo de vasos linfáticos. As lesões são menores do que as causadas por *L. (V.) braziliensis* e tendem a se curar espontaneamente. É encontrada na Guiana, na Guiana Francesa, no Suriname, no Amapá, em Roraima e nas regiões do norte do Pará e do Amazonas. Em Manaus, há alguns poucos anos, ocorreu um surto dessa forma cutânea quando foram construídos bairros populares junto à floresta recém derrubada. Havia acúmulo de lixo nas proximidades, o que atraía gambás com índice de positividade de 61% para essa leishmânia, além de transmissores vindos da floresta: *L. umbratilis* e *L. anduzei*.

A doença está sempre relacionada a ambientes florestais primitivos, tendo a preguiça de dois dedos (*Choloepus didactylus*) e o tamanduá mirim (*Tamandua tetradactyla*) como principais reservatórios; gambás (*Didelphis marsupialis*) e ratos (*Proechimys guyanensis*) já foram encontrados com essa espécie de leishmânia.

- A *Lutzomyia umbratilis* é a principal espécie transmissora dessa doença em toda a região; a *L. anduzei* já foi encontrada parasitada no Pará e Amazonas, mas parece ser um transmissor secundário. Esses insetos são de hábitos arborícolas (assim como os reservatórios), e as fêmeas descem para ovipor junto ao solo nas primeiras horas do dia, quando picam pessoas que estejam presentes; posteriormente, retornam para a copa das árvores, onde passam a noite com os animais. Um técnico passou uma noite no topo de uma árvore capturando flebótomos e apresentou, depois, cerca de 100 lesões;

- *Leihsmania (Leishmania) amazonensis*: essa espécie se desenvolve bem em humanos, mas é pouco frequente, porque a espécie vetora tem hábitos noturnos e não é antropofílica. A lesão costuma ser única, ulcerada e muito rica em amastígotas em sua borda. Uma característica interessante dessa espécie é que suas formas amastígotas e promastígotas são maiores que as das demais espécies do "complexo braziliensis". Conforme veremos adiante, essa espécie também é uma das responsáveis pela leishmaniose difusa. Essa leishmânia tem ampla distribuição geográfica: toda a bacia amazônica, incluindo Peru, Colômbia e Venezuela, além do Maranhão, Ceará, Bahia, Minas Gerais e Espírito Santo. Os reservatórios silvestres são pequenos roedores dos gêneros *Proechimys, Oryzomys* e *Nectomys*; algumas marmosas (marsupiais), cutias e raposas são reservatórios secundários. O vetor conhecido é o *Lutzomyia flaviscutellata*, espécie que raramente pica humanos;

- *Leishmania lainsoni*: essa espécie foi descrita recentemente, e é ainda pouco conhecida em relação à distribuição geográfica, reservatórios e transmissores. Até o momento, foi encontrada em pacas (*Cuniculus paca*) e o transmissor visto foi o *Lutzomyia ubiquitalis*. Essa leishmânia foi isolada em oito casos humanos, em Tucurui, no Estado do Pará. Nesses pacientes, a úlcera era única e não havia comprometimento nasofaríngeo;

- *Leishmania shawi*: espécie descrita recentemente (1991), isolada em macacos, preguiças e quatis; no homem, foi encontrada em casos de forma cutânea no Acre e no Pará. O inseto vetor é a *L.whitman*;

- *Leshmania naiffi*: espécie descrita em 1990, foi isolada em tatus (*Dasypus novencinctus*) no Estado do Pará; casos humanos foram encontrados no Estado do Amazonas. Os transmissores são o *L. ayrozai* e o *L paraensis*.

Leishmaniose cutaneomucosa

Essa forma clínica da leishmaniose tegumentar americana é denominada por espúndia ou nariz de tapir (anta), e se caracteriza por lesões primárias em forma de úlceras e lesões secundárias, tardias, destrutivas de mucosas e cartilagens faciais. As lesões secundárias, metastáticas, aparecem principalmente no nariz, faringe, boca e laringe, muitas vezes com úlceras mutilantes terríveis. A principal espécie responsável por essa manifestação é a *Leishmania (V.) braziliensis*; a *L. (V.) guyanensis* também pode ser diagnosticada em alguns pacientes dessa forma cutaneomucosa.

Essa doença é de curso muito lento, crônico, e existe um intervalo de meses ou anos entre a lesão primária e a secundária. Essa lesão secundária pode ser uma extensão da úlcera primária por contiguidade ou por via hematogênica. O desenvolvimento das lesões secundárias pode ocorrer durante a evolução e permanência da úlcera primária (que pode estar em qualquer parte do corpo do paciente) ou após regressão e cicatrização da mesma.

A lesão primária tem início e evolução semelhante à descrita na forma cutânea, com o nódulo inicial no local da picada do *Lutzomyia* e evolução para úlcera. O paciente pode apresentar o seguinte número de úlceras primárias: uma ulceração (50%); duas ulcerações (22%); e três ou mais ulcerações (28%). As lesões secundárias ocorrem em 15 a 20% dos casos, aparecendo em tempos variados: cinco anos depois do início da doença (70%); menos de cinco anos (30%); e alguns pacientes podem apresentar essas metátases dois a três meses após a picada infectante.

Os primeiros sintomas apresentados pelos pacientes se assemelham aos processos irritativos da mucosa nasal: coriza, alergia, traumatismo leve etc. Em seguida, acentua-se o edema, a obstrução nasal, o eritema e o infiltrado inflamatório no septo nasal, com corrimento. O nariz aumenta em volume e, assim, ocorre a destruição do septo nasal. A ponta do nariz se dirige para baixo, dando ao paciente o quadro típico de "nariz de anta" ou de "tapir"– fácies leishmaniótico. Essa lesão inicial se expande com o passar dos meses, destrói todo o nariz e atinge a região orofaríngea e laríngea. O aspecto da mutilação do paciente é terrível, acrescida do mau cheiro presente. Se, desde o início, o paciente já apresenta dificuldade respiratória, esta se agrava, e começa a dificuldade para se alimentar. O paciente emagrece e se enfraquece e sofre complicações respiratórias por infecções secundárias, o que o leva à morte.

Sobre os transmissores e os reservatórios, já foram feitos comentários no item anterior, ao falarmos sobre a *L. (V.) braziliensis* e a forma cutânea.

▪ Leishmaniose cutânea difusa

Durante muitos anos, essa forma da leishmaniose tegumentar americana desafiou os pesquisadores que tentavam reconhecer seu agente etiológico e sua patogenia. Era uma doença completamente enigmática, muitos a confundiam com lepra ou pênfigo. Vários pacientes foram colocados em isolamentos próprios para essas enfermidades, especialmente na Amazônia, onde foram diagnosticados os primeiros casos. Essa leishmaniose difusa ainda possui diversos aspectos obscuros, mas, como veremos em seguida, muito já foi esclarecido.

A primeira espécie de leishmânia incriminada foi a *Leishmania pifanoi* e, depois, a *L. amazonensis*. Atualmente, já se sabe que essas espécies pertencem ao "complexo mexicana": *L.(L.) pifanoi*, que ocorre na Venezuela; e *L.(L.) amazonensis*, que ocorre no Brasil. Essas espécies, associadas à resposta imunitária do paciente, são determinantes para a forma difusa ou disseminada.

A doença começa com a picada do flebótomo e o desenvolvimento de uma lesão única no local. Cerca de 40% dos pacientes com essa lesão inicial apresentam, posteriormente, metástases múltiplas e não ulceradas por todo o corpo. Essas metástases ocorrem via linfática ou hematogênica. As lesões são repletas de macrófagos, abarrotados de amastígotas; porém, a reação inflamatória que aparece em outras lesões leishmanióticas é ausente ou reduzida. Nos linfonodos infartados, há grande quantidade de amastígotas também. A evolução do quadro é lenta, pode levar anos. As lesões formam nódulos e pápulas isoladas ou coalescentes em todo o corpo do paciente; o rosto pode apresentar um aspecto de lepra lepromatosa.

L.(L.) amazonensis tem ampla distribuição geográfica. Ocorre na bacia amazônica, Maranhão, Ceará, Bahia, Minas Gerais e Espírito Santo. Os reservatórios são pequenos roedores silvestres: *Proechimys*, *Oryzomys* e *Nectomys*; raramente são encontrados alguns marsupiais (marmosas) parasitados com essa espécie de leishmânia.

O transmissor conhecido é *Lutzomyia flaviscutellata*, inseto de hábitos pouco antropofílicos, o que explica a pequena frequência dessa doença.

▪ Diagnóstico

O diagnóstico da leismaniose tegumentar americana pode ser feito de dois modos distintos: clínico e laboratorial. Este, por sua vez, pode conter: pesquisa do parasito nas lesões, pesquisa do DNA do parasito, métodos imunológicos (avaliação da resposta celular ou humoral), cultura, inoculação em hamster etc.

- **clínico:** nesse caso, mais uma vez, a experiência ajuda muito. Quem já viu uma úlcera leishmaniótica, ou mesmo suas variações, não se esquecerá jamais. É verdade que outras manifestações ulcerativas ou framboesoides cutâneas podem confundir (tuberculose cutânea, hanseníase, micoses etc.), por isso são necessários cuidados na observação. Além do aspecto clínico do paciente e da lesão, a anamnese é fundamental. O paciente deve ser indagado sobre sua origem, trabalho, contato com ambientes florestais, tempo da ou das lesões;
- **laboratorial**: pesquisa do parasito. A obtenção da amostra do tecido requer cuidados especiais. A primeira medida é a assepsia da área ou lesão escolhida (úlceras recentes são mais ricas em parasitos), com álcool 70% ou Povidine; em seguida, procede-se a anestesia local com Lidocaína 2%. A biopsia deve ser feita com bisturi, na borda saliente da úlcera, retirando-se

um fragmento de 2 a 3 mm de diâmetro e comprimento; caso sejam feitos cortes histológicos, inoculação em animais ou em meios de cultura com o material obtido além da lâmina, o fragmento deve ser maior. Após a assepsia, pode ser feita uma pequena escarificação na borda da úlcera, e a lâmina de vidro pode ser aplicada (pressionada) algumas vezes na lesão, fazendo-se o esfregaço sem a biopsia. Com o material obtido podem ser realizados:

- esfregaço em lâminas, fixados pelo álcool metílico e corados por derivados do Romanowsky: Giemsa ou Leishman (ver parte técnica no final deste livro). O exame executado por microscopista experiente revela mais de 80% de positividade nos casos de úlceras recentes;
- cortes histopatológicos examinados por patologista experiente revelam amastígotas e infiltrados inflamatórios, que podem auxiliar no diagnóstico;
- cultura de parte da biopsia funciona bem em meios de cultura especiais, tais como o LIT (liver infusion tryptose), NNN (ágar-sangue) + LIT, suplementados por antibióticos (NNN são as iniciais de Neal, Novy e Nicolle). Segundo Marzochi, o material para cultura pode ser obtido diretamente das úlceras, puncionando-as com o Vacutainer (tubo selado a vácuo) contendo meio de cultura. Os tubos semeados são mantidos a 26 graus centígrados, com repiques a cada dez dias;
- inoculação em animais, especialmente o hamster; o material obtido é triturado, adicionado de salina e antibiótico e inoculado via intradérmica no focinho ou patas;
- reação em cadeia da polimerase (PCR): a PCR (Polymerase Chain Reaction) foi descrita na década de 1980, sendo largamente empregada no diagnóstico de doenças virais, bacterianas e parasitárias. Com relação às leishmanioses, até recentemente só se fazia o diagnóstico genérico, isto é, até *Leishmania* sp.; atualmente, com o aperfeiçoamento da técnica, já é possível indicar a espécie da leishmânia causadora da lesão. A PCR é feita com o material da biopsia da borda das úlceras ou em impregnações dessa biopsia em papel de filtro ou de nitrocelulose. Pesquisa-se o DNA da leishmânia com sensibilidade de 90,9%. Ainda é um método caro e não utilizado rotineiramente, mas sua sensibilidade e segurança indicam seu uso mais frequente;
- métodos imunológicos: dos métodos imunológicos existentes, o mais largamente usado é a intradermorreação de Montenegro; os testes de imunofluorescência indireta e o teste de ELISA, por apresentarem reações cruzadas com outros tripanossomatídeos, não são empregados, especialmente em regiões com calazar e doença de Chagas;
- intradermo reação de Montenegro ou teste de Montenegro: esse método tem como finalidade avaliar a resposta celular do paciente, isto é, avaliar a reação de hipersensibilidade tardia do paciente. Pode ser usado para diagnóstico individual, coletivo ou epidemiológico e para a monitorização de programas de vacinação contra a leishmaniose tegumentar americana. O antígeno padronizado com formas mortas de promastigotas (40 microgramas de nitrogênio proteico por ml) é mais eficiente, chegando a apresentar cerca de 100% de sensibilidade.

O teste é realizado da seguinte maneira: inocular 0,1 ml do antígeno, intradermicamente, na face interna do antebraço; 48 a 72 horas depois, faz-se a leitura, circundando o nódulo formado com uma caneta esferográfica, medindo-o; embora não existam medidas limites para se determinar a positividade ou negatividade do teste, diâmetros iguais ou acima de 5 mm são considerados positivos. Existem algumas variáveis importantes para avaliação do resultado:

- na forma cutânea, o nódulo costuma ser maior em úlceras antigas;
- na forma mucocutânea, a reação pode ser muito intensa, produzindo flictenas (elevações circunscritas da pele, contendo serosidade) e necrose no centro da reação;
- na forma difusa, a resposta é negativa devido ao estado alérgico do paciente;

- em pacientes tratados, o teste é positivo durante vários anos.

Em levantamentos epidemiológicos de cães, o teste de Montenegro tem sido usado com sucesso por alguns pesquisadores, inoculando-se 0,1 ml do antígeno contendo 2,0 mg de proteína/ml e leitura semelhante à realizada em humanos.

▪ Epidemiologia

A epidemiologia da leishmaniose tegumentar americana já foi praticamente toda apresentada ao serem feitas as descrições das espécies causadoras de suas diversas formas clínicas. Mas é importante acrescentar outros fatores epidemiológicos complementares.

A leishmaniose tegumentar americana é encontrada desde o sul dos Estados Unidos até o norte da Argentina, e não ocorre no Chile e no Uruguai. No Brasil, todos os Estados apresentam casos, exceto o Rio Grande do Sul. Nos últimos anos, a doença tem ocorrido em uma média de 30 mil casos novos por ano, com a seguinte distribuição: Nordeste, com 39%, principalmente no Maranhão, Ceará e Bahia; Norte, com 35%, especialmente no Amazonas, Rondônia e Pará; Centro-Oeste, com 16% concentrados no Mato Grosso; Sudeste, com 8%, especialmente rm Minas Gerais; Sul, com 2% concentrados no Paraná.

No mamífero, reservatório natural da leishmânia, o parasito raramente produz a doença; a infecção normalmente é benigna e inaparente, indicando uma antiga e eficiente adaptação das espécies envolvidas. Por outro lado, em hospedeiros novos ou acidentais – animais domésticos e humanos – a infecção produz lesões típicas e graves.

Outro aspecto importante é a estreita relação que normalmente existe entre a espécie de *Lutzomyia* e a espécie de mamífero. Esse tipo de comportamento restringe a disseminação do parasi-

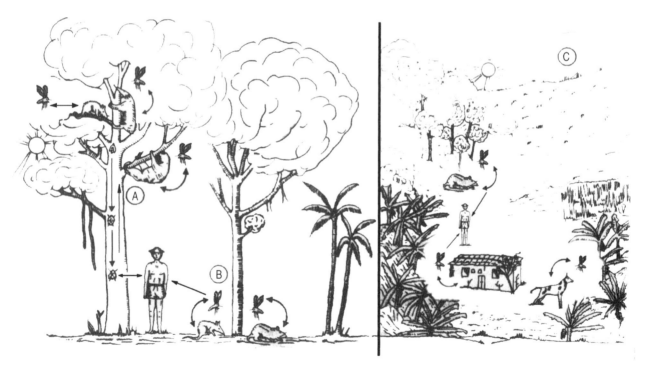

FIGURA 16.3 Ciclo epidemiológico da leishmaniose tegumentar americana: (A) ciclo epidemiológico da *L. guyianensis*, que é mantida na copa das árvores entre preguiças, tamanduás e marsupiais e o *L. umbratilis*, que pode descer ao solo e picar os humanos aí presentes; (B) ciclo da L. amazonensis, que é mantida entre roedores e o *L. flaviscutellata*; (C) ciclo da *L. braziliensis*, que é matida entre roedores, cães, humanos e várias espécies de flebótomos, principalmente o L. intermedia. (Segundo Genaro, 2000)

to entre outros mamíferos, bem como sua distribuição geográfica; as espécies de *Lutzomyia* ecléticas é que são responsáveis pela disseminação, pois podem picar diferentes mamíferos em diferentes ambientes. Dessa forma, pode-se ter ciclos epidemiológicos que se desenvolvem quase exclusivamente na copa das árvores, e outros, na base de árvores de grande porte; outros, ainda, em ambientes alterados ou periurbanos. Pode também ocorrer a superposição de ciclos epidemiológicos, e o resultado é um mamífero ser parasitado por duas espécies de *Leishmania*.

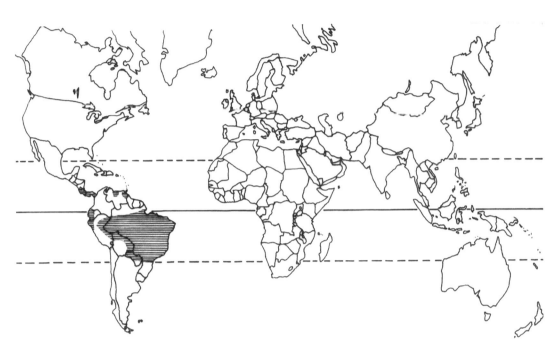

Mapa de distribuição geográfica da leishmaniose tegumentar cutaneomucosa (espúndia, úlcera de Bauru ou nariz de tapir). (Fonte: OMS)

FIGURA 16.4

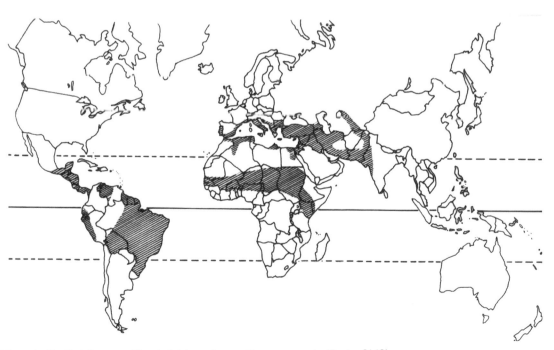

Mapa da distribuição geográfica da leishmaniose cutânea no mundo. (Fonte: OMS)

FIGURA 16.5

Com relação às áreas desmatadas, é importante enfatizar que, se no início do desmatamento elas apresentam grande número de casos humanos (verdadeiros surtos ou epidemias). Com o passar dos anos esse número de casos tende a diminuir, ficando mais restrito a áreas de florestas residuais onde trabalhadores rurais e familiares vão apanhar lenha e frutos ou caçar. Porém, em algumas regiões de encosta da região Sudeste, com plantações densas de banana e café, o microambiente criado favoreceu o estabelecimento de certos flebótomos – L.intermedia e L. whitmani – e o aparecimento de novos surtos de leishmaniose tegumentar.

Também em áreas periurbanas ou bairros próximos ou dentro de vegetações nativas ou cultivadas, ocorreram surtos dessa leishmaniose devido ao estabelecimento daqueles dois flebotomíneos, conforme ocorrido no Rio de Janeiro, em 1989, e em Belo Horizonte, em 1993. Nessa situação, o cão é considerado o principal reservatório.

Resumo da epidemiologia

- Distribuição geográfica: Américas.
- Fontes de infecção: roedores silvestres (pacas, cotias e ratos), edentados (tatus, preguiças e tamanduás arborícolas), marsupiais (gambás e marmosas), carnívoros (cães, gatos e quatis), humanos e equinos.
- Forma de transmissão: promastígotas.
- Veículo de transmissão: picada de flebotomíneos – *Lutzomyia intermedia, L. pessoai, L. wellcomei, L. umbratilis*.
- Via de penetração: inoculação de promastígotas na pele pelo flebotomíneo.

– Profilaxia

Está aí um problema ainda insolúvel, um desafio para o raciocínio humano: a profilaxia da leishmaniose tegumentar americana. Apesar de se conhecer razoavelmente bem os fatores epidemiológicos envolvidos, qualquer ação humana tem sido inócua por ser uma doença com grande ligação ao ambiente silvestre. Como medida paliativa, recomenda-se a construção de habitações e acampamentos a uma distância superior a 500 m da floresta, pois os flebotomíneos geralmente voam menos do que isso; outra medida é dormir com mosquiteiros de malhas finas. Pessoas que necessitam entrar na mata – operários, engenheiros, geólogos e militares – devem usar repelentes. Em áreas periurbanas, recomenda-se o uso de inseticidas nas casas e suas periferias (galinheiro, pombal, chiqueiro, canil etc.) mensalmente, pois o produto não só elimina os flebotomíneos presentes, como também os repele. A plantação de citronela (*Cymbopogum nardus*, um capim semelhante ao capim cideira) exala um odor (agradável) e tem efeito repelente para flebótomos.

Mas a inteligência humana está conseguindo desenvolver uma vacina – Leishvacin®, objeto de estudo desde a década de 1970 pela equipe chefiada pelo prof. Wilson Mayrink, da UFMG. Ela apresenta bons índices de proteção e tem sido aperfeiçoada continuamente. Em 2002, o Ministério da Saúde liberou seu uso como imunoterápico, mas, em breve, deverá ser liberada para a prevenção (profilaxia), especialmente para aquelas pessoas que necessitam viver em florestas, ou que nelas vão trabalhar.

▪ Tratamento

É muito importante ressaltar o feito de cientistas e outros heróis brasileiros, para mostrar nossa capacidade criativa e minimizar a permanente onda de negativismo ou derrotismo reinante na imprensa e em outros ambientes interessados em prejudicar nossa pátria. Enquanto cientistas ingleses, franceses e alemães buscavam a cura para a leishmaniose no início do século passado, foi Gaspar Vianna, um médico com aproximadamente 20 anos, que a descobriu, em 1912. Esse benemérito da humanidade, pouco depois, quando buscava a cura para a tuberculose, infectou-se durante uma necropsia e faleceu alguns meses depois.

Assim, além dos antimoniais descobertos naquela data, atualmente podem ser usadas as diamidinas aromáticas, a anfotericina B e a imunoterapia com a Leishvacin®, também desenvolvida por uma equipe brasileira. Entretanto, a droga de primeira escolha é o antimonial pentavalente (N-metil-glucamina). A OMS recomenda que a dose do antimonial seja calculada em mg/SbV/kg/dia (SbV = antimônio pentavalente).

As recomendações do Ministério da Saúde/Fundação Nacional da Saúde para o uso do antimoniato de N-metil-glucamina são as seguintes:

- nas formas cutâneas localizadas ou disseminadas, a dose varia entre 10 e 20 mg/SbV/kg/dia. Sugere-se 15 mg/SbV/kg/dia tanto para adultos quanto para crianças, durante 20 dias seguidos, aplicados via intramuscular ou endovenosa. A dose diária não deve exceder 15 ml (três ampolas). Se não houver cicatrização completa três meses (12 semanas) após o término do tratamento, o esquema deve ser repetido, prolongando-se, desta vez, a duração da série para 30 dias. Se o insucesso terapêutico persistir, uma das drogas de segunda escolha deve ser utilizada. Na forma difusa, a dose é de 20 mg/SbV/kg/dia durante 20 dias seguidos. Inicialmente, pode-se observar relativa resposta terapêutica; porém, são frequentes as múltiplas recidivas;
- em todas as formas de acometimento mucoso, a dose recomendada é de 20 mg/SbV/kg/dia, durante 30 dias consecutivos, preferencialmente em ambiente hospitalar. Se não houver cicatrização completa três meses (12 semanas) após o término do tratamento, o esquema deverá ser repetido apenas mais uma vez. Pacientes resistentes devem utilizar uma das drogas de segunda escolha. Os principais efeitos colaterais são: artralgias, mialgias, inapetência, náuseas, vômitos, epigastralgias, dor abdominal, dor no local da aplicação, febre, arritmias cardíacas graves, hepatotoxicidade, nefrotoxicidade e morte súbita. São contraindicadas para: pessoas com insuficiência renal, transplantados renais, gestantes, portadores de arritmias cardíacas, malária e tuberculose.

Em casos de refratários ao tratamento anterior, deve-se utilizar a Anfotericina B na dosagem inicial com 0,5 mg/kg/dia subindo até 1,0 mg/kg/dia, intravenoso, (máximo 50 mg por dia) ou em dias alternados. Os efeitos colaterais são: febre, cefaleia, náuseas, vômitos, tremores, calafrios, flebite, cianose, hipotensão, hipopotassemia, hipomagnesemia, problemas renais e distúrbios do comportamento. Contraindicado para gestantes, pessoas em fase de lactação e com insuficiência renal. No caso de gestante, a recomendação é aguardar o término da gestação e então proceder-se ao tratamento convencional.

Outra possibilidade de tratamento é o uso de isotionato de pentamidina na posologia de 4 mg/kg/dia, intramuscular (máximo de 240 mg/dia), a cada três dias, no total de três aplicações. Os efeitos colaterais são: dor no local da aplicação, lipodistrofia local, abscesso estéril, náuseas, vômitos, hipoglicemia imediata ou transitória, diabetes, hipotensão, lipotimia, síncope e nefrotoxicidade.

A imunoterapia com a Leishvacin® associada ao glucantime tem dado resultados excelentes. Com um esquema terapêutico muito menor, a porcentagem de cura é de 100%, com efeitos colaterais muito reduzidos.

AULA PRÁTICA

As aulas práticas de leishmaniose devem ter como objetivo principal mostrar para o aluno as formas amastígotas e as formas promastígotas. As primeiras são obtidas em lesões cutâneas e, as segundas, em meios de cultura. Como as amastígotas não são infectantes (a infecção por amastígotas pode ocorrer se houver contato direto de úlcera aberta com algum corte na mão da pessoa), o aluno não corre o risco de se infectar em algum acidente de laboratório. Seria muito interessante se houvesse algum animal (camundongo, hamster, cão etc.) com lesão para que o aluno colhesse o fragmento (biopsia), fizesse o esfregaço e, depois, o corasse pelo Giemsa ou pelo corante panótico rápido (ver parte técnica ao final deste livro). Caso isso não seja possível, o exame de lâminas já preparadas é de grande valia. Quanto ao vetor, pode-se fazer a demonstração de espécimes de flebotomíneos montados em alfinete para que os alunos tenham ideia do seu tamanho e, se houver exemplares machos e fêmeas, pode ser observado o dimorfismo sexual.

É uma boa técnica de aprendizagem solicitar aos alunos que façam relatórios individuais de aulas práticas com desenhos das formas vistas ao microscópio valendo nota. O relatório ajuda o aluno a reter informações, entender melhor o assunto e o estimula a buscar mais conhecimentos sobre as dúvidas que podem surgir.

capítulo 17

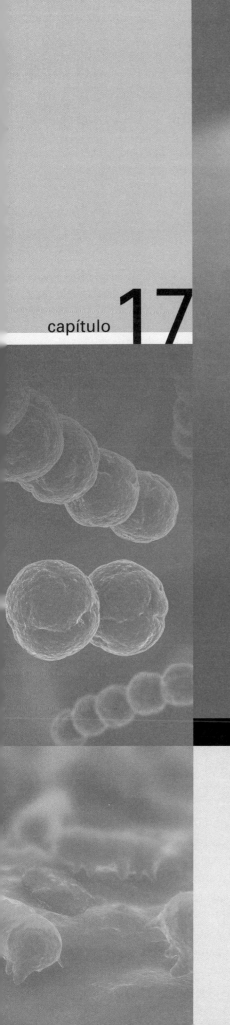

Leishmaniose Tegumentar no Velho Mundo

resumo do capítulo

- Apresentação
- Morfologia
- As doenças

Apresentação

O botão do oriente, botão de Aleppo (Síria), botão de Biskra (Argélia), botão de Delhi (Índia), entre outras, são denominações comuns a duas manifestações clínicas da leishmaniose tegumentar do Velho Mundo: a "leishmaniose cutânea zoonótica rural" ou "forma úmida" e a "leishmaniose cutânea antroponótica urbana" ou "forma seca". Existe ainda uma terceira manifestação, a forma difusa, conforme mostraremos a seguir. Essas doenças são conhecidas pela população há milhares de anos, fato que deu origem aos inúmeros nomes populares. Apenas em 1897 Borovski descobriu que o agente etiológico dessas doenças era um protozoário, mais especificamente, uma leishmânia.

As espécies de *Leishmania* e as respectivas doenças causadas são:

- *L. (L.) tropica*: leishmaniose cutânea antroponótica ou seca, urbana;
- *L. (L.) major*: leishmaniose cutânea zoonótica ou úmida, rural;
- *L.(L.) aethiopica*: leishmaniose cutânea seca ou leishmaniose difusa, silvestre.

Morfologia

Tanto nos tecidos dos mamíferos como nos *Phlebotomus* transmissores, as formas encontradas são as mesmas, iguais às da *L. braziliensis*: amastígotas e promastígotas.

As doenças

- leishmaniose cutânea antroponótica ou seca: essa forma tem como agente etiológico a *L. (L.) tropica* e a ela foram dados os nomes populares de botão do Oriente, botão de Biskra etc. Essa doença é encontrada na bacia do Mediterrâneo (sul da Europa e norte da África), Turquia, Oriente Próximo, Ásia Central, Afeganistão, Irã, Paquistão, Índia etc.

  Ocorre especialmente nas zonas urbanas e os humanos são os reservatórios, sendo, portanto, uma antroponose; no Iraque e na Índia a doença ocorre também em cães, mas não se sabe ao certo o papel desses animais como reservatórios. Os transmissores são as fêmeas de *Phlebotomus sergentei, P. papatasi, P. chabaudi* e *P. perfiliewi*.

  A lesão tem um período de incubação muito variável, de dois a oito meses; é de evolução lenta e, usualmente, indolor. a cicatrização leva um ano ou mais para acontecer; a cicatriz que permanece é indelével. Após a cura, o paciente normalmente adquire resistência contra reinfecções, mas alguns podem apresentar uma leishmaniose recidivante. Neste caso, após a cura, pequenas úlceras (pobres em parasitos) se desenvolvem, porém, com desenvolvimento lento e abrangente. O diagnóstico e o tratamento são os mesmos utilizados para as leishmanioses tegumentares do Novo Mundo;

- leishmaniose cutânea zoonótica ou úmida: essa forma tem como agente etiológico a *L.(L.) major* e, conforme o próprio nome indica, ocorre entre animais (roedores) e humanos; é uma zoonose rural. Tem ampla distribuição geográfica e ocorre nas áreas áridas e semiáridas das regiões Oriental, Etiópica e Paleártica. Os reservatórios são roedores silvestres e rurais (ratos e gerbilíneos); os transmissores são as fêmeas de: *Phlebotomus papatasi, P. duboscqi* e *P. selehi*, que normalmente se infectam dentro da toca dos roedores. Depois, voam até as habitações de camponeses ou operários (cerca de 1.500 m), contaminando-os. Nas estepes russas, a epidemiologia dessa leishmaniose foi largamente estudada, especialmente nas áreas de interesse agrícola ou de exploração de petróleo, visando ao seu controle prévio antes de as pessoas irem trabalhar. O resultado foi muito interessante e mostrou a importância da epidemiologia para se executar uma profilaxia eficiente.

O período de incubação dessa doença é de aproximadamente um a quatro meses. As lesões só se desenvolvem no local da picada (principalmente nos membros inferiores), podendo haver apenas uma ou dezenas delas. Em geral, são indolores. Do nódulo inicial formado uma ulceração se desenvolve, que pode ser mais superficial ou profunda, ambas recobertas por uma crosta. Ambas as formas tendem a ser curadas, mas a úlcera rasa tem uma cicatrização mais rápida (poucos meses). Após a cura, uma forte imunidade se desenvolve, razão pela qual não se deve instituir a terapêutica precocemente. O diagnóstico é semelhante ao realizado na *L. braziliensis*, inclusive pela semelhança das formas nos mamíferos e nos insetos;

- leishmaniose cutânea zoonótica seca ou difusa: essa forma, também denominada leishmaniose cutânea etiópica, tem como agente etiológico a *L.(L.) aethiopica*. Ocorre em regiões rurais e silvestres da Etiópia e do Quênia. Nos membros superiores de humanos, produz lesões cutâneas semelhantes as da forma seca, bem como lesões difusas e, mais raramente, lesões oronasais. As lesões são de evolução lenta, podendo ou não formar úlceras de dois a três anos após a picada infectante. A forma difusa ocorre principalmente no rosto e nos braços, dando ao paciente um aspecto de hanseníase. A doença não tende à cura espontânea e, após a cura medicamentosa, pode haver recidivas. O reservatório natural dessa espécie é um pequeno mamífero (*Hirax*) e os transmissores são o *Phlebotomus longipes* e o *P. pedifer*.

capítulo 18

Leishmaniose Visceral Americana

resumo do capítulo

- Apresentação
- Morfologia
- Ciclo biológico
- Imunidade
- Patogenia
- Manifestações clínicas
- Diagnóstico
- Epidemiologia
- Profilaxia
- Tratamento
- Calazar canino

▪ Apresentação

Em 1967, aproximadamente um ano depois de começar a trabalhar na Faculdade de Medicina da UFMG, viajei para a zona rural de Caratinga e Itanhomi, Minas Gerais, onde havia um surto de leishmaniose visceral e o desenvolvimento de um intenso e extenso programa de controle dessa endemia, chefiada pelo dr. Paulo Magalhães. Nessa época, a doença apresentava uma prevalência muito alta na zona rural, com grande número de óbitos na população. "Na cidade de Itanhomi, de uma família de oito pessoas, seis membros tiveram suas vidas ceifadas pelo calazar". O trabalho de profilaxia foi tão bem feito que, alguns anos depois, não havia calazar humano ou canino na região. Porém, passados cerca de 40 anos, o quadro, infelizmente, se reverteu. As condições sociais se deterioraram, a degradação ambiental se acentuou e o êxodo rural adensou a população urbana. A leishmaniose visceral se urbanizou e se disseminou, ao mesmo tempo em que a apatia e a irresponsabilidade coletivas permitiram a repetição de mortes humanas e de cães (eu mesmo tive de sacrificar, nos três últimos anos, cinco cães de estimação, doentes de calazar). E ainda tem quem acredite em falácias de reacionários e entreguistas, grandes mantenedores das pragas sociais. Ou conscientizamos e instruímos nosso povo, ou teremos essas endemias para sempre!

A leishmaniose visceral é doença de conhecimento popular muito antiga, especialmente na Índia, onde recebeu os nomes de kala-azar (febre negra ou doença mortífera) e febre Dum-Dum. Em 1822, foi descrita clinicamente, mas os parasitos causadores só foram vistos pela primeira vez em 1885, por Cunningham, que não os descreveu; em 1903, Donovan encontrou parasitos no baço de uma criança; nesse mesmo ano, Laveram e Mesnil denominaram esse parasito de *Piroplasma donovani*, nome corrigido em seguida por Ross, para *Leishmania donovani*. Apesar da suspeita de que flebotomíneos seriam os transmissores, já que essa doença só ocorria onde estavam esses insetos, apenas em 1931 é que se conseguiu transmitir a *L. donovani* para hamsters com a picada do *Phlebotomus argentipes*.

Na América do Sul, o primeiro caso de calazar foi diagnosticado em 1913 por Migone, no Paraguai, em paciente oriundo do Mato Grosso; em 1934, ao examinar milhares de lâminas de fígado de pacientes mortos por febre amarela, Pena encontrou 47 positivas para leishmânia; entre 1936 e 1939, Evandro Chagas estudou cuidadosamente essa patologia, concluindo que: a mesma ocorria em cães e em humanos; o inseto transmissor era o *Lutzomyia longipalpis*; e o agente etiológico era a *Leishmania chagasi* (Cunha e Chagas, 1937).

Ainda não existe uma comprovação definitiva da origem da leismaniose visceral americana, mas supõe-se que a leishmânia que ocorre nas Américas tenha sido trazida em cães doentes da Península Ibérica por dois motivos: alguns experimentos mostraram que a *L. infantum*, do Mediterrâneo, se desenvolve bem no *L. longipalpis*; a tipagem bioquímica de cepas da *L. chagasi* se mostraram semelhantes à de *L. infantum*.

A leishmaniose visceral ocorre na América Latina e no Velho Mundo com espécies causadoras distintas, mas todas pertencem ao "complexo donovani":

- *Leishmania (Leishmania) donovani*, presente na África Oriental, Índia e China;
- *Leishmania (Leishmania) infantum*, presente no Mediterrâneo, África Central e Ocidental, Oriente Médio e China;
- *Leishmania (Leishmania) chagasi*, presente na América Latina.

Quando descrita, essa espécie recebeu esse nome em homenagem ao dr. Carlos Chagas, por se pensar que se tratava de uma espécie diferente das que ocorriam no Velho Mundo. Entretanto, sob o ponto de vista imunológico e genético, se assemelha muito à *L. infantum* e, sob o ponto de vista epidemiológico, à *L. donovani*, que ocorre na China. Assim, ela já tinha sido largamente denominada por essas duas designações. Entretanto, por certas particularidades biológicas, tem sido dada a preferência ao nome pelo qual foi designada por Chagas e Cunha, em 1937.

Em seguida, descreveremos o calazar americano, e, no final do capítulo, faremos algumas considerações sobre as espécies que ocorrem no Velho Mundo.

▬ Morfologia

L.(L.) chagasi, como as demais espécies do gênero, apresenta as formas amastígotas nos mamíferos e as formas promastígotas e paramastígotas nos insetos vetores, muito semelhantes entre si. As amastígotas medem cerca de 3,7 por 2,1 µm, as promastígotas, 18,7 por 1,6 µm, e as paramastígotas, 4,7 por 4,3 µm.

Hábitat

As formas amastígotas ocorrem nas células do sistema mononuclear fagocitário (SMF), em especial os macrófagos, e variam sua localização conforme o hospedeiro. Em humanos, são vistas nos órgãos linfoides do fígado, baço, medula óssea e linfonodos; em menor número, também são encontradas nos rins, placas de Peyer e no intestino; raramente podem ser detectadas no sangue, dentro dos leucócitos; na pele humana, são pouco frequentes; entretanto, nos canídeos reservatórios (cães e raposas), são numerosas na pele, além dos órgãos linfoides viscerais.

▬ Ciclo biológico

O ciclo biológico da *L.(L.) chagasi* é bastante interessante e muito semelhante ao de outras espécies do gênero, conforme descrito no capítulo 15, motivo pelo qual será apresentado de forma simplificada em seguida.

Os transmissores são as fêmeas do *Lutzomyia longipalpis*, as quais têm mais facilidade de se infectar nos reservtórios, já que estes possuem maior riqueza das formas amastígotas na pele. Essas formas são ingeridas junto com o sangue sugado e chegam ao intestino do inseto dentro de macrófagos e leucócitos; em um espaço de 15 horas as formas amastígotas rompem as células e se transformam em promastígotas, encontradas livres no trato digestivo médio e na parte anterior do inseto. Passam, então, a se multiplicar intensamente por divisão binária, transformando-se em paramastígotas, agora aderidas por hemidesmossomos ao epitélio do esôfago e à faringe do inseto, ocorre nova transformação para promastígotas metacíclicas, livres, que se dirigem para a parte anterior do aparelho bucal do inseto, sendo inoculadas junto com a saliva, no início e durante a hematofagia, no novo hospedeiro.

No local da picada, as formas promastígotas metacíclicas inoculadas são fagocitadas pelo macrófagos teciduais e granulócitos neutrófilos. Nos macrófagos, as promastígotas se transformam em amastígotas, que iniciam um processo de reprodução por divisão binária e formam um verdadeiro ninho de amastígotas; ele, então, rompe-se e as amastígotas são fagocitadas por novos macrófagos. Desse ponto inicial, onde se pode até formar um pequeno nódulo ou tumoração (leishmanioma, decorrente de um processo imunoinflamatório), as amastígotas se dirigem para os órgãos linfoides viscerais já citados.

Existem outros mecanismos de transmissão sem nenhuma importância epidemiológica, mas que podem acontecer: transfusão sanguínea, uso de seringas para uso de drogas e transmissão congênita (sete casos conhecidos).

130 PARASITOLOGIA DINÂMICA

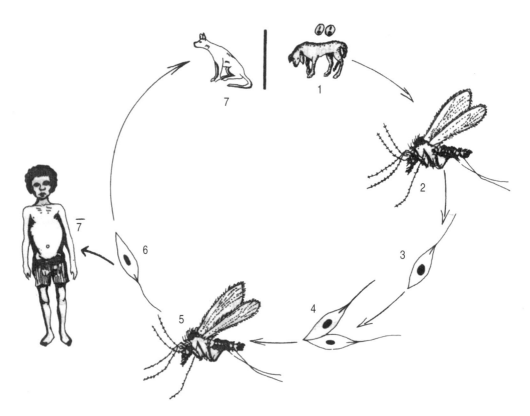

FIGURA 18.1 Ciclo biológico da *Leishmania chagasi*. (1) cão doente com amastígotas na pele; (2) *Lutzomyia longipalpis* pica o reservatório doméstico ou silvestre, ingerindo formas amatígotas presentes no macrófagos cutâneos; (3) transformam-se em promastígotas e paramastígotas no intestino do inseto; (4) indicam a multiplicação por divisão binária; (5) formas promastígotas metacíclicas se dirigem para a probóscida do inseto; (6) são inoculadas durante a hematofagia, sendo fagocitadas por macrófagos, transformam-se em amastígotas, iniciando a reprodução no local e depois alcançando os macrófagos do fígado, baço e medula óssea, no hospedeiro humano ou animal (7).

A presença de amastígotas nos hospedeiros estimula o sistema imune do paciente. Esse processo é bastante interessante e complexo, e irá determinar o desenvolvimento da patogenia ou abortar a infecção inicial. O processo imunológico observado será resumido em seguida.

▬ Imunidade

Muitas infecções no calazar não evoluem para a visceralização das amastígotas e a cura acontece pouco tempo depois da picada do flebótomo, ou, quando muito, desenvolve-se a doença de forma benigna. Mesmo em pacientes com sintomatologia, a gravidade da patologia e dos sintomas tem como um dos reguladores o sistema imune do paciente. A resposta imune é de dois tipos: humoral e celular. Logo após a picada infectante, juntamente com o processo inflamatório inespecífico, o sistema do complemento, os neutrófilos e eosinófilos presentes e os anticorpos (encontram-se altos níveis de IgG) atuam contra as formas promastígotas infectantes. Durante o estabelecimento e desenvolvimento da doença, a imunidade celular tem um papel preponderante. Iinclusive, é possível observar que indivíduos assintomáticos ou curados respondem ao teste de Montenegro; já os doentes apresentam o teste negativo (isto é, estão com a imunidade celular baixa). Deve-se salientar que pacientes curados não se reinfectam.

Os macrófagos são muito estimulados durante o desenvolvimento da leishmaniose visceral, apresentando antígenos da leishmânia aos linfócitos T CD4+, os quais se dividem em duas subpopulações: TH1 e TH2. As células TH2 estão vinculadas à produção de IL-3,4,5,6,10 e são responsáveis pela produção de imunoglobulinas: IgG, IgM; a citotoxidade (proteção) se processa por meio das células TH1; sabe-se que com a diminuição da produção de interleucina 1 (IL1) há a redução ou supressão da resposta imune celular e consequente progressão da doença. Assim, a maior resposta de TH1 ou de TH2 determina proteção ou desenvolvimento da doença. Durante o desenvolvimento do calazar, há uma elevada produção de diversas imunoglobulinas, especialmente a IgG, o que leva o paciente a hipergamaglobulinemia; essa elevação da resposta humoral não corresponde a nenhuma regressão da doença.

Existe uma forte relação entre a capacidade de produção de Interferon-y e interleucina-2 e a redução da parasitose e o desenvolvimento de formas assintomáticas do calazar. Se acontecer o contrário, há a progressão da doença, quando o paciente não produz essas citocinas.

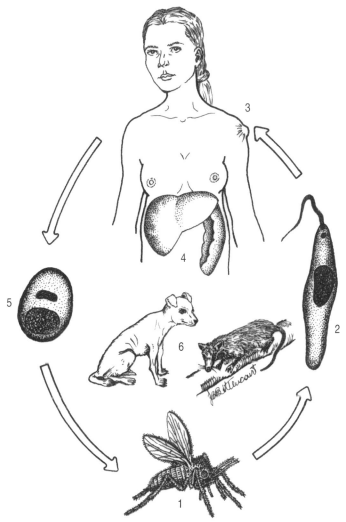

Ciclo biológico da leishmanionse visceral ou calazar (*Leishmania chagasi*): (1) *Lutzomyia longipalpis* infectado; (2) formas promastígotas metacíclicas infectantes presentes na probóscida do "flebótomo"; (3) durante a hematofagia o inseto inocula as promastígotas na pele, onde são endocitadas pelos macrófagos locais, (4) transformam-se em amastigotas, que iniciam a reprodução intensa por divisão binária, formando um pequeno nódulo; (4) via hematogênica, as amastigotas alcançam o baço, o fígado e a medula óssea, onde se reproduzem intensamente dentro dos macrófagos desses órgãos, iniciando a doença; os flebótomos se infectam ao ingerir as amastigotas (5) presentes na pele de reservatórios (6) domésticos (cães) ou silvestres (raposa, gambá). (Adaptado de Markell, Voge & John, *Medical Parasitology*, Saunders Co, 1992, com permissão de *Elsevier Science*)

FIGURA 18.2

▬ Patogenia

A partir do ponto inicial da infecção na pele, as amastígotas, talvez mais adaptadas a temperaturas mais elevadas, dirigem-se para as células do sistema mononuclear fagocitário visceral por meio dos monócitos circulantes (via hematogênica), Assim, os órgãos mais atingidos são o fígado, o baço, a medula óssea e os linfonodos. Em decorrência da hiperplasia e hipertrofia das células do sistema mononuclear fagocitário desses órgãos, a leishmânia encontra um verdadeiro meio de cultura para se multiplicar. Juntamente com a esplenomegalia e a hepatomegalia instaladas, ocorrem alterações nesses órgãos e na medula óssea que caracterizam a doença. No baço, sua cápsula se torna mais espessa e há a compressão dos folículos linfoides e embaraço circulatório nos capilares, o que provoca grande congestão esplênica. O fígado mostra-se friável, com enorme hipertrofia das células de Kupffer, comprimindo os espaço porta e estando sempre repletos de formas amastígotas.

Nesses dois órgãos, em pacientes crônicos, há fibrose que, no caso do fígado, acarreta a hipertensão portal e ascite. Na medula óssea, o tecido hematopoético é substituído em maior ou menor intensidade pelos macrófagos parasitados, levando ao bloqueio de maturação da série granulocítica e à inibição de plaquetogênese. Nos demais órgãos, tais como linfonodos, intestino, pulmões e rins, pode haver a presença de grande quantidade de macrófagos parasitados, com hiperplasia histiocitária, embaraços circulatórios e pequenas ulcerações. A nefropatia pode estar condicionada a fenômenos de autoagressão e autoimunidade, havendo uma glomerulite com depósitos de IgG, IgM, fibrinogênio e complemento (C3).

Há plaquetopenia e leucopenia, com redução de polimorfonucleares, e aumento de monucleares; o número de glóbulos brancos se apresenta abaixo de 4.000. No soro, observamos aumento das globulinas e redução das albuminas, invertendo a relação usual dessas proteínas.

▬ Manifestações clínicas

O período de incubação do calazar é muito variável, alternando de duas semanas a vários meses, mas o prudente é pensar em torno de dois a sete meses. Essa variação aparentemente se deve aos seguintes fatores: virulência da cepa do parasito, característica genética do paciente, estado nutricional e imonogênico e dose do inóculo infectante. Como a maioria das infecções ocorre ao final do período chuvoso, quando a densidade do *L. longipalpis* é maior, os pacientes se queixariam dos primeiros sintomas cerca de dois ou mais meses depois.

Os primeiros sintomas são vagos e gerais, tais como: febre, mal estar, apatia, anorexia, ligeira esplenomegalia e eosinofilia. Se na anamnese for feita uma associação entre a origem do paciente, a presença de algum leishmanioma e esses sintomas, já pode haver um raciocínio na direção dessa doença. Com o evoluir da doença, esses sintomas se agravam, especialmente a febre e a esplenomegalia, que podem vir acompanhadas da hepatomegalia; nota-se aumento da anorexia e apatia, chegando a apresentar sinais de astenia. Esta se agrava, e há o aparecimento de ascite. A anemia está presente e o paciente apresenta hemorragias diversas (gengivais, intestinais), especialmente epistaxes; surgem as complicações pulmonares (tosse seca e bronquite). A perda de albumina pela urina (albuminúria) ocorre em 50% dos casos, e a hematúria também é encontrada.

O paciente pode permanecer nesse quadro durante algum tempo ou falecer em estado de caquexia por envolvimento de outras doenças, mesmo porque seu estado imunológico está totalmente alterado e ineficiente. A mortalidade é acima de 90% entre pacientes não tratados. O diagnóstico precoce é fundamental para se instituir a terapêutica adequada e para haver tempo de se evitar o agravamento progressivo do doente.

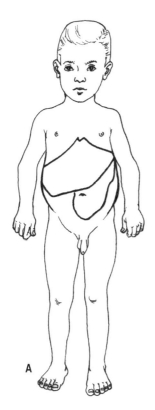
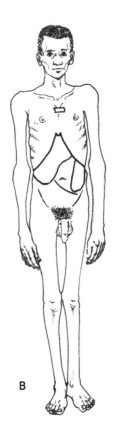

Leishmaniose visceral ou calazar: (A) criança doente com poucos meses de infecção, mostrando hepatoesplenomegalia e aumento do volume abdominal; (B) adulto em fase adiantada da doença, com hepatoesplenomegalia e caquexia; notar no esterno o local da punção medular. (Desenho baseado em fotos do Prof. Jayme Neves)

FIGURA 18.3

▪ Diagnóstico

É possível realizar o diagnóstico clínico desde que a anamnese e os exames de palpação e de percussão tenham sido claros, mas a demonstração do parasito é conclusiva.

- exames parasitológicos: a punção da medula óssea é o recurso mais utilizado para se obter amostras dos pacientes e demonstração das formas amastígotas. Com o material obtido, normalmente são realizados os seguintes exames: esfregaço em lâmina, fixado pelo álcool metílico e corado pelo Giemsa; semeadura em meios de cultura NNN; ou inoculados em hamster. Mais recentemente tem sido usada a PCR (reação em cadeia da polimerase) pesquisando-se o DNA da *Leishmania*, com resultados satisfatórios. A punção é um ato delicado e requer um profissional experiente; a punção da medula óssea esternal, ao nível do segundo espaço intercostal, é a mais segura; a punção hepática é contraindicada pelos riscos e pela pobreza de parasitos; e a esplênica, apesar de possuir muitos parasitos, pode levar a hemorragias ou rupturas fatais do órgão.

  Apesar de não ser comum na rotina, é possível obter leishmânias do sangue; como é muito difícil encontrar esses parasitos, é necessário proceder à centrifugação de amostras de sangue em tubo capilar e examinar o creme leucocitário. Com esse creme leucocitário, podem ser feitos esfregaços em lâminas, fixados e corados pelo Giemsa, ou semeados em meio NNN;

- métodos imunológicos: são muito práticos e sensíveis e largamente usados para diagnóstico individual ou epidemiológico. Um método que foi usado durante muitos anos, mas, atualmente, está abandonado, é a reação de fixação de complemento. Os métodos empregados atualmente são:

- reação de imunofluorescência indireta, também conhecida apenas pela sigla RIFI: tem como antígenos as formas promastígotas oriundas de cultura e fixadas em lâminas; apesar de ser altamente sensível, tem o grave problema de cruzar com o soro proveniente de pacientes parasitados por outros tripanossomatídeos (doença de Chagas, leishmaniose tegumentar);
- ELISA ou ensaio imunoenzimático: método muito prático e seguro; é feito por meio da colheita de sangue em papel de filtro, que depois é eluído em laboratório. Tem sensibilidade de 98%, porém, também cruza com outros tripanossomatídeos. Aperfeiçoamentos na técnica têm trazido melhorias, especialmente por meio do uso de antígenos purificados e recombinantes, além de outras modificações denominadas Dot-ELISA, FAST ELISA e ELISA-FML;
- TraLd ou teste rápido anticorpo anti *Leishmania donovani*: esse é um método interessante por ser sensível e de rápida execução (cinco a dez minutos), tanto em laboratório como no campo. É uma imunocromatografia em pequena tira de papel, na qual está fixado um antígeno recombinante (rK39) que, ao entrar em contato com o sangue, reconhece anticorpos específicos anti *Leismania donovani*. Está em fase de experimentação, mas tudo indica que será colocado em prática;
- teste de aglutinação direta ou DAT (direct agglutination test): por ser barato, sensível e não requerer equipamentos especiais, é um método recente e que também deverá ser amplamente usado. O antígeno é preparado com flagelados de cultura ou extrato de glicoproteínas de promastígotas que, ao entrarem em contato com os anticorpos séricos do paciente, se aglutinarão;
- intradermorreação de Montenegro: não é um método usado no diagnóstico do calazar, pois, como mencionado, ela se apresenta negativa no caso de doença ativa. Entretanto, pode ser empregada nas seguintes situações: avaliação do prognóstico; em inquéritos epidemiológicos; e como controle de cura, pois se torna positiva de seis a doze meses após o tratamento;
- métodos auxiliares: dentre os métodos inespecíficos auxiliares destaca-se a eletroforese de proteínas plasmáticas, que detecta a inversão na relação albumina/globulina, isto é, o aumento das globulinas e a redução das albuminas; esse método é útil não só como auxiliar para o diagnóstico, mas para avaliação da eficiência terapêutica.

- Epidemiologia

A epidemiologia da leishmaniose visceral tem sido largamente estudada no mundo todo, apresentando-se de forma muito mais simples do que a epidemiologia das leishmanioses tegumentares. Basicamente existem quatro tipos epidemiológicos de calazar:

- **calazar americano**: ocorre desde o sul do México até o norte da Argentina, com exceção do Chile, sendo que o Brasil apresenta cerca de 90% das infecções. Nesse tipo há a *Leishmania chagasi* como agente etiológico, que atinge crianças e adultos jovens; os reservatórios silvestres são as raposas (*Dusicyon vetulus* e *Cerdocyon thous*); os reservatórios urbanos são os cães e, secundariamente, os próprios humanos. Tem sido discutida também a possibilidade dos gambás (*Didelphis marsupialis* e *D. albiventris*) exercerem a função de reservatórios urbanos, porém, ainda sem comprovação. Por outro lado, tanto no ambiente silvestre como no urbano, o transmissor é o *Lutzomyia longipalpis*;
- **calazar mediterrâneo**: presente nos países da bacia do Mediterrâneo e no Oriente Próximo, tem a *Leishmania infantum* como agente etiológico. Atinge preferentemente crianças de menos de cinco anos de idade; o cão é o reservatório e o *Phlebotomus perniciosus* é o principal transmissor;
- **calazar indiano**: presente na Índia e em parte da China, tem a *L. donovani* como agente causal e humanos adultos como reservatórios; na Índia, é frequente o paciente apresentar a

leishmaniose dérmica pós-calazar; o transmissor é o *Phlebotomus argentipes*. No Sudão, Etiópia e Quênia existe uma variante do tipo indiano. Nesse caso, os pacientes também são adultos e apresentam leishmaniose dérmica pós-calazar, porém, não respondem ao tratamento antimonial;

- **calazar da Ásia Central**: presente nas áreas silvestres de alguns países dessa região, tem a *L. donovani* como agente etiológico e o lobo e o chacal como reservatórios silvestres; em alguns locais, o cão também se apresenta infectado; os transmissores são espécies silvestres de *Phlebotomus*.

A leishmaniose visceral americana tem algumas particularidades que necessitam ser melhor apresentadas. Em primeiro lugar, é preciso esclarecer que o calazar americano ocorre em países da América Central e do Sul; no Brasil, apresenta dois ciclos epidemiológicos bem distintos e, até certo ponto, independentes: um ciclo silvestre e um ciclo doméstico, ou peridoméstico. No ciclo silvestre, a leishmânia circula entre os reservatórios silvestres (raposas) e o *L. longipalpis* (em algumas regiões da Colômbia, o transmissor é o *L. evansi)*; na Amazônia, a raposa encontrada é o *Cerdocyon thous* (cujos exemplares capturados até hoje não apresentavam sintomatologia) e, no restante do país, a *Dusucyon vetulus* (frequentemente apresentando sintomas cutâneos e gerais graves). No ciclo doméstico e peridoméstico, isto é, na zona rural, periurbana e urbana, a leishmânia circula entre cães, humanos e o *L. longipalpis*. O papel do gambá é controverso, mas em vista da presença contínua desse animal sinantrópico em áreas de leishmaniose e por já ter sido

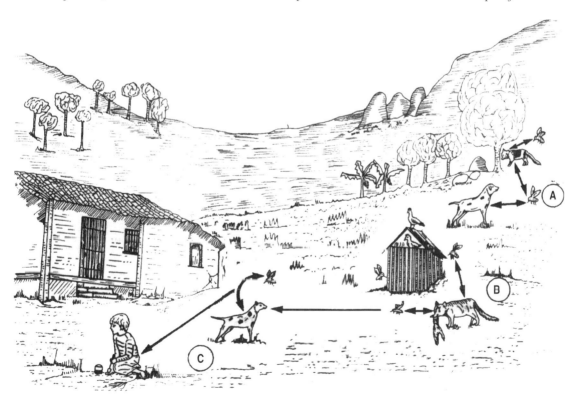

FIGURA 18.4 Ciclo epidemiológico da leishmaniose visceral: (A) Ciclo silvestre: a transmissão ocorre entre a *L. longipalpis* e a raposa (*Dusicyon vetulus*, no sudeste brasileiro e *Cerdocyon thous*, na Amazônia parece que os gambás também funcionam como reservatórios urbanos e silvestres): cães e humanos podem adquirir a infecção penetrando nesse ecótopo. (B) Ciclo peridoméstico: raposas e gambás infectados invadem vilas à procura de alimentos, entrando em galinheiros que com frequência apresentam colônias de *L. longipalpis*, infectando esses insetos, que depois podem infectar cães e humanos (as aves são refratárias às leishmânias, mas são muito procuradas pelos flebótomos). (C) Ciclo doméstico: cão infectado passa a ser a principal fonte de infecção para as *L. longipalpis* que vivem junto de galinheiros e que também podem infectar humanos e outros cães. (Adaptado de Genaro, O., 2000)

encontrado naturalmente parasitado, merece ser mais bem estudado, pois talvez tenha papel relevante na epidemiologia dessa parasitose.

A raposa tem uma grande importância na manutenção e disseminação do parasito, pois, por ter hábitos erráticos, anda longas distâncias à procura de alimento, inclusive "visitando" galinheiros e o peridomicílio. Sabe-se que o esterco presente em galinheiros e chiqueiros é um ótimo ambiente para a reprodução de flebótomos, que facilmente se contaminam nas raposas e, depois, contaminam cães e humanos próximos. Além disso, no seu ambiente silvestre, as raposas fazem tocas que servem de abrigo para flebótomos, os quais podem picar cães e humanos em suas incursões pelos matos, infectando-os; estes, ao retornarem para suas casas, adoecem e podem infectar flebótomos presentes.

Nos cães e raposas o parasitismo cutâneo é muito grande, o que facilita a contaminação dos flebotomíneos; já os humanos têm poucas formas amastígotas na pele, não sendo, portanto, uma boa fonte de infecção. Recentemente levantou-se uma polêmica a respeito da real importância dos cães como reservatórios. Alguns diziam que esses são mais vítimas do que verdadeiras fontes de infecção. Essas pessoas pensam assim porque é muito frequente, em zonas endêmicas, o índice de positividade dos cães chegar a 40%, e o índice de infecção em humanos ser muito baixa. É aparentemente válida essa interpretação, mas, ao se observar os hábitos de cães de zonas endêmicas, que dormem ao relento ou junto de aves (refratárias à leishmânia, mas que atraem fortemente os flebotomíneos), percebe-se que se tornam muito mais expostos do que os humanos. Além disso, tenho observado que os flebotomíneos preferem sugar aves, depois cães e, por último, os humanos (baixa antropofilia). Do meu ponto de vista, os cães são realmente as primeiras e grandes vítimas, mas, pela quantidade de amastígotas na pele, pela facilidade de infectar flebotomíneos em experimentos controlados e pela proximidade com os humanos, são reservatórios muito importantes.

O *L.longipalpis* apresenta uma população muito variável ao longo do ano e pelo lugar. Prefere ambientes sombreados com muitas árvores, como vales ou encostas de morros que tenham vegetação ou pequenas grutas ou buracos, onde haja umidade elevada; nesses ambientes ou microclimas existem abrigos nos quais aves ou outros animais constroem seus ninhos, e os flebótomos encontram alimento fácil e proteção. Tem como criadouro acúmulo de matéria orgânica em decomposição com muita umidade, como esterco, húmus etc. São mais numerosos durante ou após as chuvas, isto é, nos meses quentes e úmidos. Em Belo Horizonte, entretanto, onde a umidade nos quintais das casas é permanente, o flebotomíneo pode ser encontrado ao longo do ano todo. No ambiente domiciliar e peridomiciliar, os galinheiros e pombais são o grande foco desses insetos, seguidos dos chiqueiros; aliás, em casas nas quais ocorreu a doença humana ou canina, sempre há galinheiro no quintal ou nas proximidades.

A taxa de infecção nos flebotomíneos também é bastante variável, mas, geralmente, é baixa, de 0,5 a 7,4%. O Ministério da Saúde recomenda que os Estados e municípios realizem a vigilância entomológica com a finalidade de otimizar os recursos e a efetividade das ações de controle dos flebotomíneos. A vigilância entomológica é realizada por meio da instalação de armadilhas atrativas (luminosas), e tem como objetivo avaliar a dispersão e a abundância de *L. longipalpis* e *L. cruzi*. Quando ocorre um caso de calazar humano, é necessário realizar a investigação entomológica para se verificar a presença de *L. longipalpis* e *L. cruzi* e confirmar a área como de transmissão autótocne. Em áreas em que a transmissão já ocorre (é endêmica), é necessário monitorar a população dos flebotomíneos semanalmente para se verificar a distribuição sazonal e estabelecer o período de maior risco de transmissão de calazar, para que se possa adotar medidas profiláticas. Quanto ao *L. cruzi*, é importante informar que apenas no Mato Grosso do Sul essa espécie foi incriminada como vetora; porém, por precaução, o Ministério da Saúde sempre orienta que, ao se fazer a vigilância entomológica para o calazar, as duas espécies – *L. longipalpis* e *L. cruzi* – devem ser anotadas.

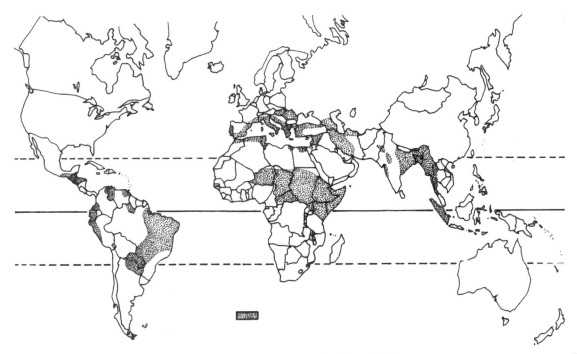

Mapa de distribuição geográfica da leishmaniose visceral no mundo. (Fonte OMS)

FIGURA 18.5

Resumo da epidemiologia do calazar humano

- Distribuição geográfica: mundial, sendo *L. chagasi* exclusiva das Américas.
- Fonte de infecção: silvestre – raposas; doméstica – cães.
- Forma de transmissão: promastígotas.
- Veículo de transmissão: picada do flebotomíneo *Lutzomyia longipalpis*.
- Via de penetração: inoculação de promastígotas na pele.

▪ Profilaxia

A profilaxia da leishmaniose visceral, assim como a de qualquer outra praga (fome, analfabetismo, violência urbana e impunidade) que assola diversos países tem de passar pela reorganização da sociedade, pela educação cívica e pela conscientização da população. Essa dominação e desorientação da população pelos donos do poder e da imprensa escrita, falada e televisada é, no fundo, a grande responsável pelo quadro de insegurança social, política e sanitária em que vivemos.

As medidas tecnicamente recomendadas abaixo só serão eficientes e duradouras se forem atendidos dois pré-requisitos básicos: que haja continuidade das ações e intensa participação da comunidade. Além disso, não se pode repetir a irresponsável interrupção das campanhas, que não conscientiza as pessoas e promove a desilusão da população. Aliás, as campanhas mal conduzidas mantêm o ciclo vicioso: épocas com muita leishmaniose e gastos vultosos de recursos, seguidos pelo abandono da campanha e retorno da doença!

A profilaxia da leishmaniose é apoiada em três pilares:

- diagnóstico precoce e tratamento dos doentes;
- eliminação dos cães parasitados;
- combate ao vetor peridomiciliado.

O primeiro tripé já foi comentado em itens anteriores, mas gostaria de comentar os dois outros itens: a) eliminação de cães e b) combate aos vetores.

- Eliminação de cães: quem os tem em casa normalmente gosta ou necessita deles, mas o resultado do tratamento do cão é motivo de grande controvérsia. A legislação de 1963 determinava o sacrifício de todo cão com sorologia positiva (com ou sem manifestações clínicas), porém como muitos proprietários não permitiam esse sacrifício, diversos veterinários passaram a tratar os cães doentes, usando medicamentos indicados para os humanos, alcançando a cura clínica do animal. Essa "cura clínica" passou a ser motivo de controvérsia, pois apesar de o cão ter a "aparência" de sadio, não havia a "cura parasitológica", fazendo com que o cão pudesse continuar a exercer o papel de reservatório da *Leishmania*.

Em vista disso, em 11/7/2008, foi promulgada a Portaria Interministerial nº 1.426, a qual diz o seguinte:

- Considerando o Informe Final da Consulta de Especialistas da OMS publicado em novembro de 2005;
- Considerando o Relatório Final do Fórum de Leishmaniose Visceral Canina ocorrido em agosto de 2007;
- Considerando que não há, até o momento, nenhum fármaco ou esquema terapêutico que garanta a eficácia do tratamento canino, bem como a redução do risco de transmissão;
- Considerando a existência de risco de cães em tratamento manterem-se como reservatório e fonte de infecção para o vetor, resolvem:

Art. 1 – Proibir em todo o território nacional o tratamento da leishmaniose visceral em cães infectados ou doentes.

A vacinação de cães contra a leishmaniose já é uma realidade que tem sido largamente empregada, mas apresenta um grande fator limitante: o preço. São vacinas caras, e apenas quem pode pagar cerca de R$ 100 a dose (na primeira vacinação, são necessárias três doses com intervalos de vinte dias) faz uso das mesmas. Para o grande público, ou para os serviços de controle de zoonoses, o uso dessas vacinas ainda é muito difícil. Mas, de qualquer maneira, é importante salientar que essas vacinas têm eficiência de quase 80% de proteção e são produtos de pesquisas genuinamente brasileiras, desenvolvidas na UFRJ e na UFMG.

O combate aos vetores deve ser feito com inseticidas residuais, preferentemente os piretroides, que, além de eliminarem os flebotomíneos, são também repelentes eficientes. Essa pulverização deve ser feita no domicílio e no peridomicílio a cada três meses (período residual do produto); como tem efeito repelente, é uma ótima medida para proteger canis e residências. Mas, quem fará essa pulverização? Penso que o serviço público tenha a capacidade de pulverizar em algumas situações de emergência, mas, como atividade de rotina, o morador deve ser o responsável por essa pulverização; um cidadão treinado e orientado em postos de saúde, ou por meio de programas educativos na televisão, será capaz de fazer pulverizações corretamente. Um cidadão consciente e ativo é muito útil, pois perceberá que ele será o maior beneficiário de seu próprio trabalho.

Quanto aos gambás peridomiciliares, apesar de não haver comprovação total de sua importância como reservatório de leishmânias (sabe-se que são reservatórios de outras parasitoses), também sou favorável à sua captura em armadilhas próprias (gamboeiras) e seu sacrifício. É importante enfatizar que o sacrifício de qualquer animal deve ser feito com toda a segurança e ausência de dor, usando-se, para tal, anestésicos em dosagem letal a ser aplicado por pessoas treinadas. Apesar de todo o respeito pela vida desses animais, até o momento é a única medida existente para se preservar a vida de outros – é importante esclarecer que cães sadios são as maiores vítimas dos doentes!

▪ Tratamento

O sucesso do tratamento da leishmaniose visceral humana é diretamente proporcional à precocidade com que é instituído. A alta mortalidade ocorre em pacientes com diagnóstico incorreto, demorado ou em imunodeprimidos, especialmente pessoas com Aids. Pacientes diagnosticados precocemente podem receber o tratamento ambulatorialmente; já os casos mais graves requerem hospitalização. As drogas de escolha são antimoniais pentavalentes: antimoniato de N-metil glucamina e estibogluconato de sódio. Essas drogas são tóxicas, nem sempre totalmente efetivas e o esquema terapêutico é prolongado. A dose é de 20 mg/sb+5/kg/dia, intravenoso ou intramuscular, de 20 a 40 dias, com a utilização de, no máximo, três ampolas por dia. O principal efeito colateral do glucantime é sua ação sobre os aparelhos cardiovascular e renal, sendo que sua utilização é desaconselhável durante os dois primeiros trimestres da gravidez. Pode-se, também, aplicar as injeções diariamente, durante dez dias, com um descanso de 10 dias e, depois, repetindo-se nova série de dez injeções diárias até a cura do paciente. O critério de cura é baseado na redução da curva térmica, redução da hepatoesplenomegalia, correção do quadro hematológico e proteico e melhora do estado geral. Usualmente, após uma semana de tratamento, o paciente já acusa esses sinais animadores.

Outros medicamentos que podem ser empregados são: anfotericina B, pentamidina, alupurinol e a associação de antimoniais pentavalentes com o Interferon gama recombinante humano (Rhifn-y) ou com citocinas recombinantes humanas (HGM-CSF); são medicações de alto custo, porém, eficientes e de ação mais rápida. Em pacientes debilitados que precisam de internação hospitalar, alguns médicos têm usado a anfotericina B como primeira escolha, acompanhando de perto os possíveis efeitos colaterais e a resposta do paciente.

O tratamento do calazar em gestantes é delicado, pois como antimoniol pentavalente é contraindicado na gravidez, utiliza-se aqui a anfotericina B lipossomal, durante apenas sete dias.

No calazar indiano (Índia e Sudão) é frequente o aparecimento da leishmaniose dérmica póscalazar, uma manifestação gravíssima que acomete a pele de pacientes algum tempo depois do tratamento. Cerca de 10 a 20% de pacientes recuperados (que tenham recebido medicação ou não) apresentam lesões secundárias, meses ou anos depois. São lesões tipo máculas e pápulas, presentes no rosto ou em outras partes do corpo, riquíssimas em formas amastígotas; porém, o baço, o fígado e a medula óssea não estão parasitados. A razão dessa proliferação tardia da *L. donovani* ainda carece de explicação.

O tratamento da leishmaniose canina com os medicamentos conhecidos ainda não é eficiente, sendo até contraindicado. Uma nova abordagem medicamentosa com o glucantime está sendo testada em alguns centros de pesquisa, porém, com resultados ainda contraditórios nos ensaios experimentais.

▪ Calazar Canino

Também nos cães, a leishmaniose visceral é uma doença grave, nos quais os amastígotas se alojam dentro de macrófagos do baço, fígado, medula óssea e pele. Ou seja, nos canídeos, além de ocorrerem alterações em órgãos viscerais, os amastígotos estão presentes na pele, especialmente no focinho e nas orelhas onde provocam a formação de feridas.

Usualmente o período de incubação nos cães varia entre três e seis meses. Aproximadamente 52% dos cães assintomáticos podem evoluir para a cura espontânea, mas 12% permanecem por longo tempo parasitados e assintomáticos, e 36% apresentam sintomas mais tarde, podendo morrer dentro de um ano. As manifestações clínicas mais comuns nos cães são: emagrecimento; hepatoesplenomegalia; perda de pelo generalizado ou mais concentrado em alguns pontos; ulcerações crostosas; crescimento de unhas; anemia; febre; anorexia; e caquexia, todos itens que antecedem o óbito. O diagnóstico parasitológico do calazar canino é feito pelo exame de retalho cutâneo (pele da orelha) ou punção de medula óssea; o diagnóstico imunológico é feito pela técnica da imunofluorescência indireta, colhendo-se o sangue de pequena incisão na ponta da orelha em papel filtro, o qual é devidamente identificado e remetido para o laboratório de referência. O TraLd também tem se mostrado um método eficiente para o diagnóstico da leishmaniose canina.

Devido à estima que alguns proprietários sentem pelo cão, tentam tratá-lo, prolongando a vida do animal, que passa a se apresentar saudável e alegre. A estima e o carinho pelo animal é um fato aceitável, mas, como o cão pode continuar sendo fonte de infecção, mesmo após a melhora clínica, sob o ponto de vista de saúde pública e legal esse tratamento com cura aparente é ainda totalmente contraindicado. Em situações especiais, nas quais o proprietário e o veterinário fazem um controle permanente das condições sanitárias de criação, em minha opinião é aceitável tratar o animal.

Em relação aos cães de rua, estes devem ser sistematicamente apreendidos e examinados: os positivos devem ser sacrificados imediatamente, e os sadios, oferecidos para a população durante um mês; terminado esse prazo, precisam ser sacrificados. Nesse aspecto, é de fundamental importância que a Secretaria Municipal de Saúde se organize para atender a demanda e que a população participe, indicando e facilitando a captura dos cães.

Na verdade, para essas doenças que causam comoção pública ou necessitam da participação da comunidade, muitas vezes é necessário fazer uma intensa campanha de esclarecimento e de conscientização, e o poder público deve instituir leis punitivas severas que obriguem o proprietário a sacrificar seu cão doente ou que multem aqueles que, burlando a lei, levam seu cão para outras localidades, disseminando a doença. São medidas drásticas e antipáticas, mas, se não forem tomadas, não se chegará a lugar algum.

capítulo 19

Doença de Chagas

resumo do capítulo

- Apresentação
- Morfologia
- Ciclo biológico
- Transmissão
- Patogenia
- Fase aguda
- Fase crônica assintomática ou indeterminada
- Fase crônica sintomática ou determinada
- Forma cardíaca ou cardiopatia chagásica crônica
- Forma digestiva crônica
- Outras formas da doença de Chagas
- Diagnóstico
- Epidemiologia
- Profilaxia
- Terapêutica

- Apresentação

A doença de Chagas ou tripanossomíase americana tem como agente etiológico o *Trypanosoma (Schizotrypanum) cruzi* (Chagas, 1909). A história da descoberta dessa doença é muito interessante, provando que não existe acaso – tudo é decorrência de uma ação ou omissão. Se o Dr.Carlos Ribeiro Justiniano das Chagas não possuísse curiosidade científica e nem se dedicasse ao trabalho e ao estudo, seguramente teria sido apenas um excelente clínico em Oliveira, Minas Gerais, onde nasceu. Já estudante, destacou-se no estudo dos protozoários, especialmente da malária, assunto sobre o qual defendeu uma importante tese que o motivou a trabalhar na campanha de combate a essa doença endêmica na Baixada Santista, São Paulo.

Em 1907, foi convidado pelo dr. Oswaldo Cruz, para combater a malária na região de Corinto, Minas Gerais, onde grassava a malária, impedindo a construção da estrada de ferro Central do Brasil. Tendo um vagão de trem como moradia e laboratório, ficou sabendo da existência de um inseto que chupava o sangue das pessoas à noite, popularmente conhecido por "chupão". Nessa época, examinando alguns micos (*Callithrix* sp.), encontrou em seu sangue um protozoário, ao qual deu o nome de *Trypanosoma minasense*. Examinando alguns chupões (barbeiros), verificou em seu tubo digestivo outro protozoário semelhante, mas diferente do primeiro; enviou parte desse material para o Rio de Janeiro e continuou suas pesquisas, desta vez em Lassance, Minas Gerais. Em abril de 1909, encontrou no sangue de um gato e de uma menina febril, de dois anos (Berenice) um tripanosoma semelhante ao que havia visto no chupão (denominado, à época, *Conorhinus megistus* e, hoje, *Panstrongylus megistus*). Deu a ele o nome de *Trypanosoma cruzi* em homenagem ao outro grande cientista brasileiro. Em seguida, realizou um dos grandes feitos da medicina mundial, estudando todo o ciclo biológico do parasito recém descoberto, sua patogenia, sintomatologia, epidemiologia e a importância da melhoria das condições sociais da população para se alcançar a profilaxia.

Defendi minha tese de doutorado em doença de Chagas, estudando, em uma cidade do interior de Minas Gerais, o comportamento e a capacidade de dispersão do *Panstrongylus megistus*; para isso, precisei muito da participação da população local, que desconhecia o problema; em uma das reuniões com os moradores, ouvi de um senhor idoso (sr. Tomé da Viúva) uma frase que me marcou muito: "Dotô, nóis tá treinado pra otras coisa; sobre isso, num sabemos nada". Realmente, para que a população brasileira está treinada? Qual é a contribuição do "besteirol" divulgado pela mídia para o crescimento de nosso povo?

- Morfologia

O *T. cruzi* possui várias formas durante o seu ciclo biológico, que se passa nos triatomíneos (ou barbeiros) e em mamíferos diversos. Assim, nos insetos, encontramos as seguintes formas: esferomastígotas, epimastígotas e tripomastígotas metacíclicas; nos mamíferos (e em meios de cultura de células), as formas vistas são: amastígotas e tripomastígotas sanguíneos.

Como todo Trypanosomatidae, o *T. cruzi* tem como característica fundamental a presença de um cinetoplasto, que é a concentração em alta densidade do DNA citoplasmático (K-DNA). Essa "organela" está presente em todas as formas do *T. cruzi*, variando, entretanto, sua posição em relação ao núcleo. É próximo dela e do aparelho de Golgi que se origina o único flagelo, em uma estrutura denominada bolsa flagelar. O núcleo é geralmente central.

As formas amastígotas são sempre intracelulares, ao passo que as demais são livres no sangue ou no tubo digestivo do barbeiro. Na Figura 19.1 estão demonstradas essas formas. Os tripanoso-

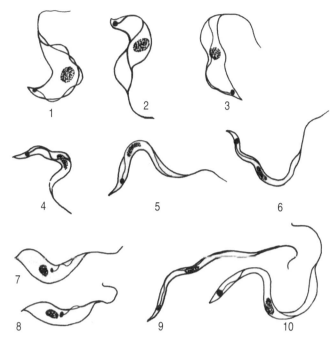

Formas fundamentais do *Trypanosoma cruzi*. (1), (2) e (3) formas tripomastígotas largas, encontradas no sangue circulante; (4), (5) e (6) formas tripomastígotas delgadas, encontradas no sangue circulante; (7) e (8) formas epimastígotas, encontradas em dejetos de triatomíneos e meios de cultura; (9) e (10) formas tripmastígotas metacíclicas, encontradas em dejetos de triatomíneos e meios de cultura.

FIGURA 19.1

mas sanguíneos apresentam duas formas bem distintas – largas e finas – e diversas intermediárias. A forma fina mede cerca de 20 μm de comprimento por 2 μm de largura, tendo o aspecto de S; o núcleo se apresenta na porção média do corpo do protozoário, enquanto o cinetoplasto, redondo e saliente, fica próximo à extremidade posterior; a membrana ondulante é estreita e não muito nítida; essa forma tem uma movimentação rápida e retilínea. A forma larga mede aproximadamente 12 μm de comprimento por 4 μm de largura, tendo o aspecto de C; o núcleo é alongado e compacto; o cinetoplasto é subterminal e nítido; a membrana ondulante é larga e visível; essa forma tem uma movimentação lenta, como se estivesse vibrando no mesmo lugar.

Algumas cepas têm a predominância de uma ou outra forma, cuja função ainda não é bem esclarecida, mas sabe-se que:

- as formas delgadas parecem ser capazes de penetrar em células, e as largas, não; cepas com predominância de formas finas são mais patogênicas;
- as formas largas parecem mais apropriadas para se desenvolver nos barbeiros, e as finas, não; cepas com predominância de formas largas são menos patogênicas.

O tripomastígota metacíclico mede cerca de 17 μm de comprimento por, no máximo, 2 μm de largura; o núcleo é arredondado e central; o cinetoplasto é grande redondo e subterminal (afastado da extremidade posterior); a membrana ondulante é estreita, com pequeno flagelo livre; essa forma se movimenta ativamente.

▬ Ciclo biológico

O ciclo biológico do *T. cruzi* tem sido largamente estudado, e pode-se dizer que o conhecemos em detalhes. Assim que um humano é picado por um triatomíneo, as formas tripomastígotas metacíclicas presentes em seus dejetos (fezes e urina) entram em contato com a pele ou a mucosa (principalmente a conjuntiva, pois as pálpebras são altamente irrigadas e fáceis para o inseto exercer a hematofagia). O tripanossoma metacíclico só é capaz de penetrar a pele se estiver arranhada por coçagem ou perfurada pelo aparelho bucal do barbeiro, mas é capaz de penetrar a mucosa íntegra. Nesse ponto, há uma fagocitose induzida, na qual os parasitos se aderem aos macrófagos ou a outras células, penetram e são fagocitados por elas, permanecendo dentro de vacúolos digestivos. Se a forma parasitária fagocitada for uma epimastígota, esta não será capaz de escapar da ação lítica do fagossoma e morrerá; se for um tripomastígota metacíclico, este resistirá à ação lítica e, imediatamente, iniciará o processo de transformação em amastígota. Perde o flagelo, arredonda-se e reduz o tamanho para 4 μm no maior diâmetro. Nessa forma, é possível encontrar um citóstoma e citofaringe (visíveis apenas ao microscópio eletrônico), a bolsa flagelar, com diminuta porção de flagelo intracitoplasmático, o cinetoplasto e o núcleo (estes bem visíveis ao microscópio comum).

Aproximadamente 36 horas após a penetração, essa amastígota inicia o processo de reprodução por divisão binária, que passa a se repetir a cada 12 horas. Quando célula hospedeira está repleta de formas amastígotas (ninho de amastígotas), estas se transformam em tripomastígotas (segundo alguns especialistas, passam rapidamente pela forma epimastígota). Ao fim de cinco dias após a formação da primeira amastígota, as formas tripomastígotas completam o ciclo intracelular e rompem o macrófago, libertando as formas tripomastígotas sanguíneas. Estas penetram, pelo mesmo mecanismo, em diversas outras células (musculares, nervosas etc.), reiniciando o ciclo celular ou tecidual. É interessante salientar que esses ciclos teciduais secundários são mais lentos do que o ocorrido após a penetração do tripanossoma metacíclico.

No interior de um triatomíneo que sugou um mamífero chagásico, as formas sanguíneas chegam ao estômago do inseto (intestino médio) e se transformam em esferomastígotas. Estas são arredondadas, com um pequeno flagelo livre que circunda o corpo do protozoário, movimentando-se pouco; essas formas aparentemente ficam parcialmente aderidas à parede do estômago do inseto e produzem epimastígotas, que passam a se multiplicar intensamente por divisão binária, não só ali, mas no intestino posterior, onde se transformam em tripomastígotas

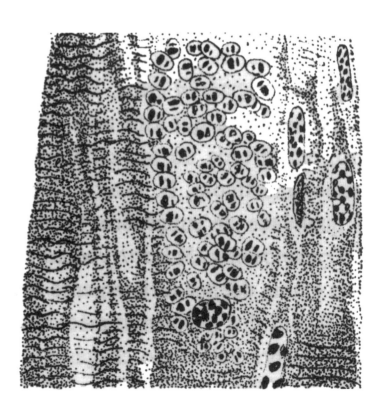

FIGURA 19.2 Ninho de amastígota de *T. cruzi* em tecido muscular cardíaco.

DOENÇA DE CHAGAS 145

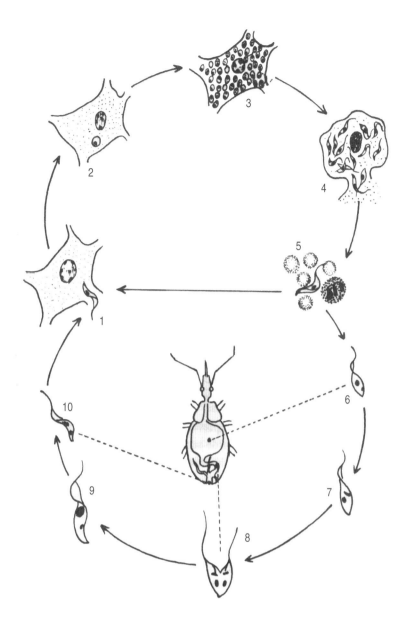

Ciclo biológico do *Trypanosoma cruzi*: (1) penetração de tripomastígotas metacíclicos (ou tripomastígota sanguíneo) em uma célula; (2) transformação em amastígota; (3) multiplicação intensa dessa forma por divisão binária; (4) rompimento da célula parasitada, liberando tripomastígotas, que caem na corrente sanguínea; (5) formas sanguíneas do *T. cruzi*, que podem invadir novas células (1); (6) ingestão de formas sanguíneas por trianomíneos; (7) transformação de tripomastígotas sanguíneos em epimastígotas (no intestino posterior do inseto); (8) reprodução por divisão binária; (9) forma epimastígota transforma-se em tripomastígota metacíclica no reto do barbeiro; (10) formas metacíclicas nos dejetos (fezes e urina) do inseto, capazes de infectar novo hospedeiro. (Adaptado de Cançado, R. Doença de Chagas, 1968)

FIGURA 19.3

metacíclicos. Essas esferomastígotas e epimastígotas permanecem, durante a vida toda do inseto, produzindo formas infectantes do protozoário (ou seja, desde que um barbeiro se infecta nos primeiros dias de vida, permanece a vida toda – cerca de um ano – eliminando formas metacíclicas em seus dejetos).

146 PARASITOLOGIA DINÂMICA

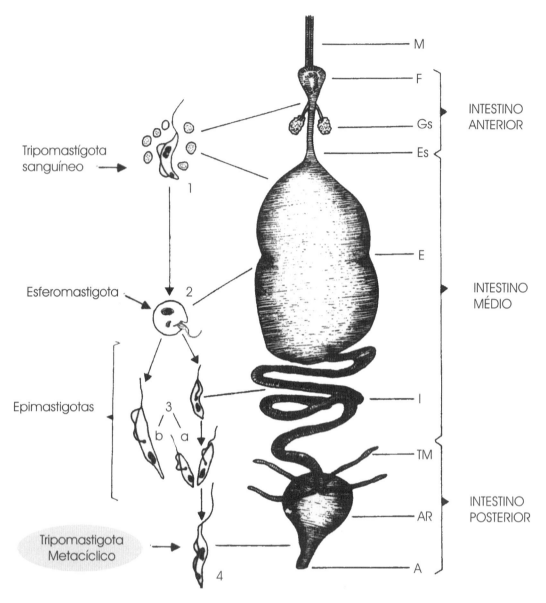

19.4 FIGURA Esquema do ciclo biológico do *T. cruzi* no tubo digestivo do triatomíneo.

▪ Transmissão

A trasnsmissão do *Trypanosoma cruzi* pode ser feita dos seguintes modos:

- transmissão vetorial: essa forma de transmissão é a de maior importância epidemiológica. Conforme já citado, o tripanossoma metacíclico presente nos dejetos do triatomíneo (fezes ou urina) é capaz de penetrar nas mucosas íntegras, porém, na pele, apenas quando houver alguma solução de continuidade na mesma. É importante acrescentar que alguns barbeiros são mais eficientes na transmissão do que outros, em decorrência de sua maior antropofilia, capacidade de domiciliação e tempo entre a hematofagia e a eliminação das formas infectantes em seus dejetos. Dessa forma, o *Triatoma infestans* e o *Rhodnius prolixus* são os barbeiros que reúnem essa três características; o *T. brasiliensis* não tem grande capacidade de domiciliação, e o *Panstrongylus megistus* demora um pouco para eliminar os dejetos (mais detalhes sobre esses vetores no capítulo sobre os Triatomíneos);

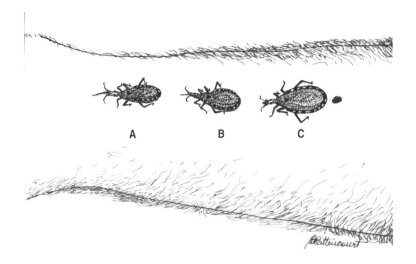

Hematofagia e defecção de barbeiros: (A) barbeiro em jejum; (B) barbeiro com a probóscida distendida, iniciando a hematofagia; (C) barbeiro já engurgitado, tendo eliminado uma gota de fezes.

FIGURA 19.5

- transfusão sanguínea: nos últimos anos, o controle da doença de Chagas endêmica rural no Brasil tem se consolidado, reduzindo a transmissão vetorial. Entretanto, em decorrência do êxodo rural, a transmissão pela transfusão sanguínea urbana tem crescido em importância. O risco do receptor aumenta se residir em zona urbana próxima de região endêmica e se lhe são prescritas muitas transfusões (necessárias ou desnecessárias); especialmente se a triagem dos doadores não for feita por exames sorológicos adequados;

- segundo o Ministério da Saúde, em 1980, a prevalência de doadores positivos varia bastante em diferentes regiões do Brasil: Norte – 0,6%; Centro-Oeste – 2,6%; Sul – 1,5%; Nordeste – 0,9%; e Sudeste – 1,7%. Em certas regiões de Goiás, esse índice chega a 5,0%. Esses dados mostram a importância da seleção de doadores de sangue por métodos de diagnóstico sensíveis e executados por laboratórios experientes. Em decorrência da eficiente campanha de combate à doença de Chagas e do controle de doadores, a transmissão do *T. cruzi* através da transfusão sanguínea tem sido rara a partir de 2005;

- transmissão congênita: a transmissão congênita não é muito frequente e se dá, normalmente, após o terceiro mês de gestação (embora possa acontecer em qualquer fase da gravidez); macroscopicamente, a placenta apresenta-se edemaciada, pálida, com os cotilédones volumosos e mais claros; microscopicamente, observa-se o quadro de placentite, com ninhos de amastigota, às vezes, disseminados. Podem ocorrer abortos e partos prematuros (com peso entre 1.500 a 2.000 g) com sintomatologia, ou nascimentos a termo, sem sintomas, mas portando o *T. cruzi*, que produzirá sintomatologia tardiamente. A transmissão congênita é rara no Brasil, mas tem sido assinalada na Bolívia e Chile, necessitando, entretanto, de melhor avaliação epidemiológica e dados estatísticos;

- transmissões ocasionais: a literatura cita diversas formas de transmissão que podem ocorrer ocasionalmente, sem nenhuma importância epidemiológica, mas que serão citadas apenas com finalidade educativa. São elas: acidentes de laboratório (uso descuidado de seringa contendo sangue chagásico, manipulação de barbeiros positivos ou de meios de cultura); transplante de órgão de doador chagásico; e ingestão de triatomíneo positivo junto de algum alimento líquido ou sólido, por meio de leite materno. Em fevereiro de 2005 aconteceu um acidente na região litorânea do nordeste de Santa Catarina, no qual 24 pessoas se infectaram ingerindo caldo de cana contaminado; três pacientes faleceram

20 dias depois; os demais doentes foram tratados com benzonidazol e estão em observação. Nesse acidente, um barbeiro silvestre contaminado (*Triatoma tibiamaculata*), por descuido, foi esmagado com a cana. As pessoas que beberam garapa logo depois se infectaram, com penetração das formas metacíclicas pela mucosa bucal ou esofageana. Esse acidente foi de significado local, mas a imprensa, desejosa de manter a população assustada, fez um alarde repleto de improcedências, levando as autoridades sanitárias despreparadas a proibir o consumo de caldo de cana em todo o Estado de Santa Catarina. Por outro lado, é importante observar como a investigação epidemiológica permitiu identificar o agente etiológico responsável pelo problema no curto espaço de um mês. As pessoas doentes foram internadas em cidades diferentes, com diagnóstico inicial de leptospirose/hantavirose, mas as variáveis epidemiológicas não indicavam tais doenças. Ao se verificar em laboratório a presença do *T. cruzi* no sangue de um paciente, as investigações tomaram novo rumo. Assim, foi possível identificar todas as pessoas que ingeriram o caldo de cana contaminado e o quiosque às margens da BR 101. Esse é um bom exemplo da importância da epidemiologia para se estudar a dinâmica de uma doença e sua correta profilaxia. Também no Pará ocorreu acidente semelhante quando pessoas ingeriram suco de açaí preparado no fundo de um quintal, tendo sido esmagado um barbeiro junto ao açaí.

▬ Patogenia

Pode-se dizer que a distribuição do *T. cruzi* coincide com a presença de triatomíneos desde o sul dos Estados Unidos até o sul da Argentina, não ocorrendo fora do continente americano. Mas é importante dizer que, ao longo de toda essa extensão, a manifestação da doença de Chagas humana é muito variável, pois ela existe onde há triatomíneos colonizados e domiciliados. Além disso, em sua área de ocorrência, a doença de Chagas humana apresenta variação não só quanto à prevalência, mas também quanto à patologia e à sintomatologia. Dessa forma, faremos a descrição da doença de Chagas existente em nosso meio, fazendo algumas comparações com outras regiões.

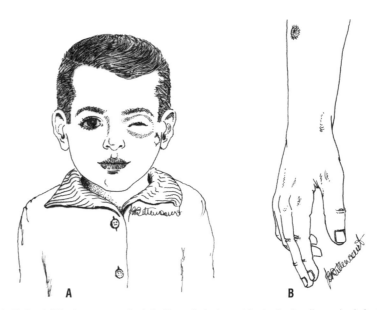

FIGURA 19.6 Porta de entrada do *T. Cruzi*: (A) criança com sinal de Romaña (edema bipalpebral unilateral e infartamento ganglionar satélite); (B) chagoma de inoculação no braço.

DOENÇA DE CHAGAS 149

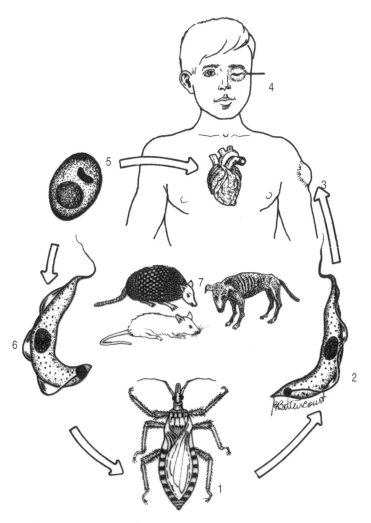

Ciclo da doença de Chagas: (1) barbeiro infectado (2) tripomastígota metacíclico nos dejetos do triatomíneo; (3) chagoma de penetração, na pele; (4) sinal de Romaña na conjuntiva; (5) formas amastígotas presentes nos macrófagos locais (pele ou conjuntiva) e no coração; (6) formas tripomastígotas sanguíneas, muito numerosas na fase aguda da doença e escassas na fase crônica, infectam novos barbeiros; (7) reservatórios mais comuns do *T. cruzi* entre nós (tatu, gambá e cão). (Adaptado de Markell, Voge & John, *Medical Parasitology*, Saunders Co., 1992, com autorização de *Elsevier Science*)

FIGURA 19.7

A doença de Chagas costuma passar pelas seguintes fases: aguda, crônica assintomática (ou indeterminada) e crônica sintomática (cardíaca e/ou digestiva). Essas formas clínicas têm a seguinte frequência no Brasil:

- fase aguda: assintomática (90 a 98%); sintomática (2 a 10%);
- fase crônica: forma indeterminada (50 a 69%); forma cardíaca (13%); forma digestiva (10%); formas mistas (8%).

▬ Fase aguda

O período de incubação da doença de Chagas varia de sete a dez dias, quando aparecem os primeiros sintomas associados a uma parasitemia elevada. A fase aguda é difícil de ser detectada, pois, com frequência, nas regiões endêmicas em que ocorre, os pacientes consideram que os sintomas de febre prolongada, mal estar, anorexia, fraqueza e alguma manifestação cutânea (chagoma de inoculação) ou ocular (sinal de Romaña) estejam associados à doença comum, e não procuram o médico. Quando o caso piora, às vezes, muitos meses ou anos depois, o paciente já está na fase crônica da doença. Além disso, nos últimos anos, em decorrência da persistente campanha de controle da doença de Chagas, os casos agudos são raros, isto é, a transmissão vetorial é pouco frequente. As outras formas de transmissão citadas podem produzir casos agudos em ambientes de mais fácil diagnóstico, mas também são eventos raros.

Na fase aguda, as primeiras manifestações se referem à porta de entrada do *T. cruzi*. Quando ocorre via conjuntiva, aparece o conhecido "sinal de Romaña", caracterizado por: edema bipalpebral, unilateral, congestão conjuntival e infartamento dos linfonodos pré-auriculares e submandibulares. Quando a penetração do tripanosoma metacíclico se dá na pele (usualmente no rosto), aparece o "chagoma de inoculação", caracterizado pelo desenvolvimento de um processo inflamatório no ponto da penetração do tripanosoma, com aumento de volume da derme e hipoderme (lembrando um furúnculo não supurado), seguido de uma regressão lenta e descamação no ápice da tumoração; paralelamente ao início da infecção, desenvolve-se uma reação dos linfonodos satélites.

Alterações gerais também aparecem nessa fase aguda: hepatomegalia, esplenomegalia, poliadenia, e parasitemia em elevação constante; raramente, desenvolvem-se alterações cardíacas ou neurológicas (meningoencefalite), mais frequentes em crianças ou pacientes imunossuprimidos. Alguns dias após a infecção, o paciente apresenta o desaparecimento das manifestações de porta de entrada e gerais, inclusive a redução da parasitemia, com normalização do eletrocardiograma e outros exames, exceto dos exames sorológicos e dos indicados para evidenciar baixa parasitemia. O paciente entra, então, na fase crônica assintomática.

▬ Fase crônica assintomática ou indeterminada

Na fase aguda, o paciente pode falecer por alterações cardíacas ou neurológicas, mas a maioria evolui para a "aparente cura" da doença. Assim, nessa fase indeterminada, assintomática ou latente, o paciente chagásico pode viver normalmente de 20 a 30 anos, mas com três cuidados básicos: não ser doador de sangue nem de órgãos; saber que sua enfermidade pode evoluir para patologias cardíacas ou digestivas, necessitando acompanhamento anual; não sofrer restrições quanto a empregos comuns nem ser motivo para aposentadorias precoces (não marginalização do chagásico).

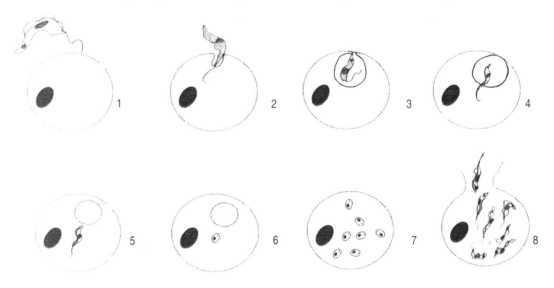

FIGURA 19.8 Esquema de interiorização do *Trypanosoma cruzi* em um macrófago: (1) aproximação e adesão do *T. cruzi* ao macrófago; (2) início da interiorização, com ativação dos componentes celulares participantes da endocitose e formação do vacúolo fagocitário; (6) transformação de tripomastígota em amastigota no citoplasma do macrófago; (7) reprodução da amastigota por divisão binária simples; (6) transformação das mastígotas em tripomastígotas, que romperão o macrófago e cairão na corrente sanguínea.

O que é um paciente chagásico crônico indeterminado? É aquele que apresenta as seguintes características: é positivo para exames sorológicos e/ou parasitológicos específicos; e não apresenta sintomas ou sinais da doença, ou seja, os exames clínicos, eletrocardiograma e exames radiológicos cardíacos e digestivos se apresentam normais. Entretanto, apesar dessa aparente normalidade, o paciente pode apresentar miocardite discreta, com intensa denervação do sistema nervoso autônomo e intensa atividade imunológica, com presença de anticorpos líticos. Esses achados anatomopatológicos explicam as raras mortes súbitas de pacientes nessa fase indeterminada.

Dessa fase indeterminada, o paciente chagásico pode evoluir para a fase sintomática da doença, demonstrada em seguida.

Fase crônica sintomática ou determinada

Pode-se afirmar que a quase totalidade dos pacientes chagásicos crônicos, sob o ponto de vista parasitológico, são muito raros; isso significa que a parasitemia é muito baixa e os ninhos de amastígotas também são escassos e raros. Em contrapartida, as alterações anatomopatológicas e as manifestações clínicas são graves e intensas. Essas alterações e manifestações estão relacionadas principalmente ao aparelho cardiocirculatório e ao digestivo.

Forma cardíaca ou cardiopatia chagásica crônica

Essa forma da doença de Chagas é a forma grave, que acomete mais homens do que mulheres especialmente após os 30 ou 40 anos de idade – relativamente ainda jovens e capazes de trabalhar, cuidar de sua família e viver bem. É uma grande tristeza deparar com pacientes assim, muitas vezes impedidos de trabalhar ou que morrem subitamente por colapso cardíaco; hoje, felizmente, esses casos estão cada vez mais raros. E o que caracteriza essa forma?

É a insuficiência cardíaca congestiva, um fenômeno progressivo causado por uma miocardite crônica, difusa, progressiva e fibrosante. Há a substituição do tecido muscular cardíaco por uma fibrose que, juntamente com a presença do exsudato inflamatório, interrompe e afasta as miofibrilas; além da destruição do SNA simpático e parassimpático, ocorre a lesão vorticilar (ou aneurisma de ponta), que altera o ritmo cardíaco. Dessa forma, a insuficiência congestiva cardíaca é provo-

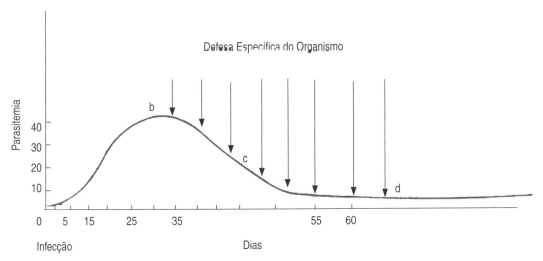

Curva caracterizando as variações da parasitemia na doença de Chagas: dia zero (a) início da infecção (b) fase aguda, com parasitemia muito elevada, (c) início de queda da parasitemia; (d) fase crônica, com parasitemia muito baixa; setas verticais indicam nível da resposta imunológica, presente durante toda a fase crônica da doença.

FIGURA 19.9

cada pela redução da massa muscular e pelas arritmias. A insuficiência cardíaca crônica tem como consequência o retardamento da circulação sanguínea, responsável pela hipóxia de vários órgãos, dispneia, congestão visceral e edema dos membros inferiores. Nessa fase, normalmente, observa-se uma cardiomegalia acentuada.

Alguns autores supõem que essa cardiomegalia crônica seja consequência da denervação parassimpática que acontece ainda na fase aguda da doença, sendo, portanto, de etiologia neurogênica. Segundo a maioria, teria como causa a miocardite difusa, progressiva e fibrosante, desenvolvida durante a doença crônica.

Outra manifestação frequente no paciente crônico são os fenômenos tromboembólicos, não só no próprio coração, como também nos membros inferiores que, desprendidos, formam êmbolos responsáveis por infartos do coração, pulmões, rins, cérebro etc., levando o paciente à morte súbita.

As lesões anatomopatológicas citadas são formadas por mecanismos ainda não totalmente elucidados, mas com fortes componentes imunológicos. As lesões do sistema nervoso autônomo (nódulo sinusal, nódulo atrioventricular e feixe de Hiss) alteram a formação e a condução dos estímulos cardíacos: arritmias e extrassístoles. O bloqueio parcial ou total do ramo direito do feixe de Hiss é uma alteração patognomônica da doença de Chagas e, quando ocorre o bloqueio total, o paciente tem morte súbita.

Forma digestiva crônica

Essa manifestação digestiva (megas) pode acometer o esôfago e o cólon, mas tem prevalência diferente conforme a região do país ou da América. Assim, a esofagopatia é mais encontrada em Minas Gerais, Goiás e Bahia; já a colopatia é muito frequente entre os brasileiros, além da Argentina, Bolívia e Chile.

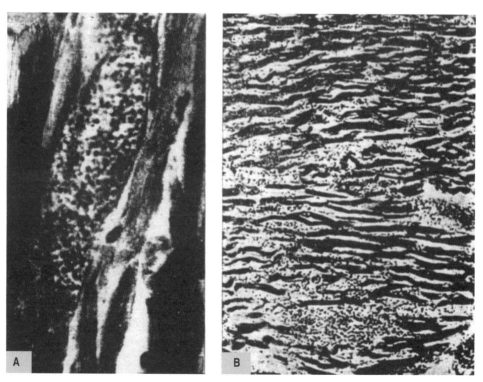

FIGURA 19.10 Miocardite chagásica: (A) fase aguda: fibra muscular cardíaca intensamente parasitada, mostrando um "ninho de amastígota", sem reação inflamatória em torno; (B) fase crônica: abundante infiltrado de células inflamatórias afastando as miofibrilas cardíacas (causa da cardiomegalia e insuficiência do órgão), porém, com ausência de parasitos. (segundo Dias et al., 1945)

Essas alterações digestivas aparecem de formas variadas e progressivas, geralmente iniciando com a formação de granulomas, arterites necrosantes e destruição dos plexos nervosos de Meissner e Auerbach, com destruição dos neurônios ganglionares formadores do peristaltismo (incoordenação motora das contrações peristálticas). Assim, há, inicialmente, uma pequena alteração da progressão do bolo alimentar ou fecal, que cada vez se torna mais lento; em seguida, aparece hipertrofia muscular, com dilatação e atonia, levando ao quadro de "megaesôfago" ou "megacólon".

O megaesôfago (mal do engasgo) é mais frequente entre homens de 20 a 40 anos de idade e mais raro entre as mulheres; pode ocorrer também em crianças e idosos. Em Minas Gerais, Bahia e Goiás, a esofagopatia ocorre em 7 a 10% dos chagásicos crônicos, quase sempre acompanhada de cardiopatia.

O megacólon (mal da obstipação) é mais frequente em pacientes idosos, do sexo masculino, podendo estar associado ao megaesôfago. Como o intestino grosso está muito aumentado em volume, o paciente fica mais de uma semana sem evacuar, mesmo tendo fezes pastosas.

▬ Outras formas da doença de Chagas

Conforme mencionado no item sobre mecanismos de transmissão, podem ocorrer manifestações um pouco diferentes. Assim, temos:

- doença de Chagas congênita: nos natimortos, observa-se maceração e hidropsia (acúmulo de líquido) no feto, hidrotórax, hidroperitônio, hepatoesplenomegalia e infartamento ganglionar generalizado. O parasito é normalmente encontrado em diversos órgãos, inclusive no sistema nervoso central. As *causas mortis* são as lesões advindas da miocardite, meningoencefalite ou, até mesmo, de infecções intercorrentes.

    Nos prematuros, há sinais de febre, hepatoesplenomegalia, alterações cardíacas e parasitemia elevada; a doença pode evoluir para a morte rápida da criança, com lesões cardíacas e neurais, ou pode evoluir para o quadro de doença de Chagas crônica.

    Nos nascidos a termo, a criança pode se apresentar sadia, mas, pouco tempo depois mostrar sintomatologia de fase aguda e morte, ou evoluir para o quadro de doença de Chagas crônica;

- doença de Chagas em imunossuprimidos: várias doenças ou medicamentos imunossupressores têm mostrado que são capazes de agravar ainda mais a situação do paciente chagásico. A defesa anti *T. cruzi* depende principalmente dos linfócitos T, os quais se encontram deprimidos nas situações acima. Se algum desses fatores intervier em um chagásico crônico, com sintomatologia discreta, há uma reagudização da doença, dessa vez, com acometimento mais acentuado do sistema nervoso central. As lesões neuroniais, nesse caso, se caracterizam por produzir uma encefalite multifocal e necrosante, às vezes apresentando aspecto tumoral com múltiplas lesões necrótico-hemorrágicas. O paciente apresenta parasitemia elevada e os macrófagos, células gliais e neurônios estão repletos de formas amastígotas. Nessa forma, a doença é considerada "oportunista", com elevada taxa de mortalidade;

- doença de Chagas transfusional: o paciente que recebe transfusão de sangue o faz por estar com problemas de saúde graves, ou seja, está debilitado por doença ou algum acidente. Se, nessas condições de fragilidade, o paciente receber sangue chagásico, pode desenvolver a doença de forma mais grave. Nesses pacientes o período de incubação varia entre 20 e 40 dias, com sintomas semelhantes aos da transmissão vetorial, exceto os sinais de porta de entrada, que aqui não existem. Os sintomas mais frequentes são: linfadenopatia, esplenomegalia e febre; palidez, fraqueza, hepatomegalia e distúrbios cardíacos também podem ser

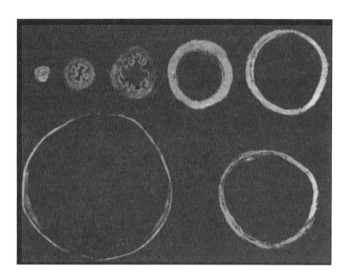

19.11 FIGURA Aspectos do esôfago na doença de Chagas, em cortes transversais: normal – acima à esquerda; os demais cortes mostram diferentes graus de megaesôfago. (Segundo Köberle, F. 1970)

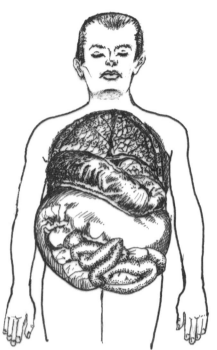

19.12 FIGURA Necropsia de um paciente com megacólon em decorrência doença de Chagas crônica.

encontrados; alterações gastrointestinais são pouco comuns. Muitas vezes, esses sintomas são confundidos com alguma infecção hospitalar, sem se considerar a doença de Chagas; o paciente passa a ser submetido à antiobiocoterapia, que, por ser ineficiente diante do *T. cruzi*, dá tempo ao parasito para avançar sua patologia, levando o paciente ao óbito.

Quando a transfusão ocorre em um paciente imunossuprimido, este desenvolve lesões cardíacas, hepatoesplenomegalia e, principalmente, alterações do SNC. Apresenta sonolência, fadiga, tremores musculares e até ataques epileptiformes, devido à meningoencefalite instalada;

- doença de Chagas do sistema nervoso: as alterações do sistema nervoso são bem conhecidas ao nível das lesões do sistema nervoso autônomo cardíaco e digestivo. Entretanto, as alterações do SNC são objetos de controvérsia, pois se sabe que estão presentes naqueles pacientes com manifestações neurológicas, tais como: alterações psicológicas e comportamentais, perda de memória etc. São encontrados congestão e edema, formação de nódulos (granulomas) disseminados pelo cérebro e presença de amastígotas em células nervosas, levando a uma meningoencefalite. No vago e no hipoglosso foram encontradas lesões responsáveis pela redução do número de neurônios, o que indica participação na fisiopatologia dos "megas".

Diagnóstico

O diagnóstico da doença de Chagas pode ser feito por meio de exames clínicos e/ou laboratoriais. Ambos requerem perícia, atenção e, muitas vezes, a repetição do exame para confirmar suspeitas ou sanar dúvidas.

- clínico: ao se deparar com algum paciente com suspeita de doença de Chagas (ou de qualquer outra doença), a conduta mais correta é iniciar o exame a partir de detalhada anamnese. Perguntas como a origem do paciente, se conhece ou ouviu falar do barbeiro, se pernoitou em casa de zona endêmica, se apresentou alguma alteração na pele ou na conjuntiva, se recebeu

DOENÇA DE CHAGAS 155

alguma transfusão sanguínea, entre outras, são fundamentais. Quanto ao exame físico, devem ser observadas as possíveis alterações térmicas com poliadenite, alguma sintomatologia cardíaca, digestiva, hepatoesplênica etc. A partir dessas informações, é possível fazer o diagnóstico diferencial e, até, solicitar exames complementares, tais como eletrocardiograma e raio-X de esôfago e cólon. É importante também ter uma orientação quanto aos exames laboratoriais que devem ser pedidos, pois diferem quanto à fase aguda ou crônica da doença;

- laboratorial: é necessário lembrar que durante a evolução da doença, na fase aguda, os pacientes apresentam parasitemia muito elevada e baixa resposta imunitária; já na fase crônica, os pacientes se encontram com parasitemia muito baixa e elevação considerável de anticorpos da classe IgG (praticamente não se detectando o IgM). Portanto, é preciso realizar exames parasitológicos e sorológicos compatíveis com a fase clínica na qual o paciente se encontra:

- exames parasitológicos – fase aguda: nessa fase, os exames que podem ser feitos são:
  - exame de sangue a fresco: colher uma gota de sangue do paciente, especialmente se estiver febril; coloque-a entre lâmina e lamínula, levando-a ao microscópio com aumento 10x e 40x; apesar de ser difícil detectar parasitos assim, é possível encontrá-los, especialmente nas primeiras seis a oito semanas de infecção; por ser de fácil execução, ainda é utilizado em pacientes humanos, sendo muito empregado em animais de laboratório (camundongos, cobaios etc.);
  - esfregaço delgado: colha a gota como acima, estire-a sobre uma lâmina, fazendo-se um esfregaço; em seguida, seque ao ar, fixado pelo álcool metílico e corado pelo Giemsa, ou pelo corante panótico rápido (ver parte técnica no final deste livro); coloque a lâmina no microscópio e examine sob aumento 100x; esse método, assim como o anterior, é pouco sensível, mas permite visualizar o tripanossoma com perfeição, sendo muito utilizado em animais de laboratório;
  - gota espessa: coloque sobre uma lâmina uma gota de sangue de paciente febril, espalhando-a em uma área de 1 cm^2 quadrado; desfibrine-a (ver metodologia na parte técnica deste livro), core pelo Giemsa e examine ao microscópio com aumento 40x e 100x; a sensibilidade desse método é maior do que o anterior, porque se examina a mesma quantidade de sangue em uma área muito mais reduzida;

- exames parasitológicos – fase crônica: nessa fase são utilizados alguns métodos de enriquecimento ou concentração que permitem encontrar o parasito com mais facilidade:
  - cultura de sangue ou material de biopsia (linfonodos, músculos), em meios apropriados, tais como LIT, NNN e meio difásico de ágar-sangue. A cultura do sangue é muito utilizada e muito sensível; entretanto, a biopsia é um procedimento de exceção;
  - inoculação do sangue ou do creme leucocitário, intraperitonealmente, em camundongos jovens. O creme leucocitário é obtido da seguinte maneira: colher o sangue do paciente em frasco contendo anticoagulante e centrifugá-lo; a camada de leucócitos que permanecer entre o plasma e as hemácias pode conter maior número de parasitos;
  - método de Strout: consiste em coletar 5 ml de sangue do paciente e deixá-lo coagular; em seguida, recolha o soro, no qual há concentração de parasitos, e centrifugue-o por 3 minutos. Examine ou inocule o sedimento em meio de cultura ou em camundongos;
  - concentração em tubo capilar: essa técnica é simples e tem sido utilizada por alguns laboratórios. Consiste em recolher o sangue em tubo capilar, centrifugando-o a baixa rotação; os parasitos são encontrados na interface de hemácias e soro, onde o tubo é cuidadosamente partido, e essa parte é examinada ao microscópio;
  - xenodiagnóstico: a palavra xenodiagnóstico significa diagnóstico indireto, pois, para ser feito, usa-se o recurso de passar o parasito pelo triatomíneo outra vez. Consiste em colocar 40 ninfas de *Triatoma infestans* ou outra espécie de triatomíneo comum da região, criadas

em laboratório e rigorosamente livres do protozoário (alimentadas sobre aves – como elas são refratárias ao *T. cruzi*, o paciente não corre o risco de se contaminar), para sugar o antebraço ou a face interna da coxa do paciente; essas 40 ninfas são divididas em quatro caixas (dez ninfas em cada uma). Essas ninfas serão examinadas 10, 15, 30 e 60 dias depois do repasto no paciente. Os primeiros exames são realizados por compressão abdominal do inseto, colhendo a gota do dejeto sobre uma lâmina contendo ou não uma gota de salina, e examinando-se ao microscópio com aumento 10x e 40x. O último exame, após 60 dias, é feito depois da retirada do reto do inseto, que assegura maior sensibilidade ao exame. Uma alternativa desse método, empregada em pessoas alérgicas à saliva do barbeiro ou por outro motivo, é o xenodiagnóstico artificial, que consiste em colher o sangue do paciente em frasco com anticoagulante (heparina), colocar uma película (fragmento de luva cirúrgica ou de camisinha de Vênus) sobre a boca do frasco e afixar ali as caixas com os barbeiros; o número de insetos e a forma de examiná-los é igual. O xenodiagnóstico alcança 30 a 70% de sensibilidade;

- hemocultura: é executado colhendo-se 30 ml de sangue do paciente em frasco heparinizado; imediatamente depois disso, procede-se a centrifugação por 30 minutos a 3.000 rpm, desprezando-se o plasma; faz-se nova lavagem em PBS ou LIT, com centrifugação. Em seguida, coloca-se o sedimento celular em seis tubos de rosca, contendo 5 ml de LIT; os tubos são mantidos em estufa a 28 graus centígrados, homogeinizados três vezes por semana e examinados quinzenalmente durante três meses. O líquido cefalorraquidiano também pode ser cultivado de forma semelhante. A hemocultura alcança até 94% de sensibilidade quando repetida até três vezes no mesmo paciente;

- exames sorológicos: evidenciam a presença de anticorpos específicos no sangue do paciente. É importante salientar que os resultados são expressos em títulos, ou seja, na quantidade ou nível da resposta imunológica; não há correspondência entre o nível do título e a intensidade da infecção ou a gravidade da doença. Outras orientações importantes são:
    - colher o sangue por punção venosa ou em papel de filtro; deixar o sangue colhido em repouso para dessorar, o qual será recolhido em seguida. Caso não seja processado imediatamente, o soro deve ser conservado em temperaturas de –20 graus centígrados; o sangue colhido em papel de filtro deve ser seco em temperatura ambiente por 24 horas e, depois, conservado em geladeira por até 30 dias, prazo máximo para o processamento do exame;
    - a OMS recomenda a realização de duas técnicas sorológicas por paciente (com a mesma amostra sanguínea) para eliminar dúvidas, pois devem ser coincidentes na positividade ou na negatividade; resultados incongruentes ou opostos devem ser descartados, e os exames devem ser repetidos com nova amostra sanguínea;
    - exames sorológicos para a doença de Chagas podem dar reação cruzada com leishmanioses, rangeliose (*Trypanosoma rangeli*, encontrado na Venezuela e na Colômbia), toxoplasmose, esquistossomose e hanseníase, gerando resultados falso-positivos; nesses casos, exames parasitológicos, clínicos, eletrocardiográficos e radiológicos elucidam o problema; além disso, o paciente pode estar padecendo de mais de uma patologia.

Diversas reações sorológicas podem ser usadas tanto na fase aguda como na fase crônica e, algumas, só são empregadas na fase crônica da doença; uma reação muito usada até alguns anos atrás era a reação de fixação de complemento ou reação de Guerreiro e Machado, mas estão em desuso atualmente. Assim, as principais reações que podem ser realizadas são:

- reação de hemaglutinação indireta (RHI): apresenta alta sensibilidade, sendo indicada para o diagnóstico da doença nas fases aguda e crônica e para a triagem de doadores de sangue. A técnica consiste em sensibilizar hemácias de carneiro com antígenos de *T. cruzi*, obtidos em meios de cultura; essas hemácias são distribuídas em placa de 96 cavidades com o fundo em "U", sobre as quais se adiciona o soro do paciente em diferentes diluições; os anticorpos presentes no soro promoverão a aglutinação das hemácias sensibilizadas, permitindo uma leitura rápida e direta, sem nenhum equipamento auxiliar. Os resultados podem ser os seguintes: 1:32 e acima: positivo; até 1:16: duvidoso; até 1:4: negativo;

- reação de imunofluorescência indireta (RIFI): também apresenta alta sensibilidade e é indicada para o diagnóstico da doença nas fases aguda, crônica, congênita e para a triagem de doadores de sangue; é a reação mais utilizada atualmente. O antígeno pode ser feito com amastígotas, epimastígotas ou tripomastígotas, mas, em decorrência da maior facilidade de obtenção das formas epimastígotas em cultura, a padronização da técnica foi feita com essas formas; no soro do paciente são detectados anticorpos das classes IgG ou IgM. As formas epimastígotas colhidas na fase exponencial de crescimento da cultura são colhidas em paraformaldeído a 2%, distribuídas sobre orifícios de lâminas específicas para imunofluorescência, secas em temperatura ambiente e incubadas a 37 graus centígrados durante uma hora, juntamente com o soro do paciente, em diferentes diluições; após três lavagens em PBS, durante cinco minutos, as lâminas são incubadas com um conjugado fluoresceinado anti-IgG ou anti-IgM humano por 60 minutos; lava-se outra vez em PBS para remoção do conjugado não ligado, montando-se a lâmina em glicerina alcalina e levando-a ao microscópio de fluorescência para observação; para cada lâmina, recomenda-se fazer um controle positivo e negativo da reação. Como detecta classes específicas de anticorpos, é uma reação ótima para o diagnóstico da fase aguda, especialmente após a segunda semana da infecção e para a doença congênita, pois encontramos o IgM, que não é capaz de atravessar a placenta. Os resultados podem ser os seguintes: acima de 1:80: positivo; de 1:20 até 1:40: duvidoso; até 1:10: negativo;

- ensaio imunoenzimático (ELISA): é muito sensível e largamente utilizada atualmente, com as mesmas indicações da reação anterior: diagnóstico da fase aguda ou crônica, transmissão congênita e triagem de doadores. O princípio da reação é o mesmo da RIFI; porém, o conjugado é marcado com uma enzima; outra diferença é que o exame é realizado em placas de poliestireno, cujas cavidades são sensibilizadas com antígenos oriundos de formas epimastígotas, de proteínas recombinantes ou de peptídeos sintéticos (com esses últimos, a reação é mais sensível e mais específica do que com o antígeno homólogo). A leitura da densidade ótica de cada cavidade é feita automaticamente em espectrofotômetro. Os resultados dessa reação são os seguintes: acima de 1,2: positivo; de 0,9 a 1,1: duvidoso; abaixo de 0,8: negativo;

- reação em cadeia de polimerase (PCR): é uma reação altamente sensível e específica, porém, ainda é necessário solucionar problemas relativos à padronização, ao custo elevado e à contaminação por DNA durante o processamento. Essa reação consiste na geração exponencial de cópias de fragmentos de kDNA ou de RNA do *T. cruzi* por meio de uma síntese enzimática *in vitro*. A leitura da reação é feita pela eletroforese em gel de poliacrilamida, corada com nitrato de prata ou em gel de agarose, corado pelo brometo de etídio e visualizado sob luz ultravioleta. Solucionadas aquelas limitações, a PCR seguramente deve ser uma reação de grande aplicação.

Epidemiologia

A epidemiologia básica da doença de Chagas foi grandemente estudada e elucidada pelo próprio dr. Carlos Chagas, que a identificou como uma doença de origem silvestre ligada às péssimas condições sociais dos moradores da zona rural. Hoje, já é consenso que a doença de Chagas é mais um problema social do que médico – tanto no que se refere às condições naturais de infecção como à conduta com o paciente crônico.

Como já mencionado, o *T. cruzi* ocorre desde o sul dos Estados Unidos até o sul da Argentina e Chile, em ambientes silvestres, rurais e urbanos. Estudos bioquímicos e moleculares de grande número de amostras do parasito, além da análise do perfil eletroforético de isoenzimas, permitiram caracterizar três grupos de zimodemas e verificar a diversidade genética desse parasito, agrupados em duas grandes linhagens filogenéticas: *T. cruzi* I, constituída por amostras do ciclo silvestre, as quais correspondem aos zimodemas I e III; *T. cruzi* II, constituída por amostras predominantemente do ciclo domiciliar, correspondente ao zimodema II. Essas amostras parecem ter um comportamento estável, levando os especialistas a buscar uma correlação entre tais achados e o comportamento biológico e patogênico do parasito: virulência, morbidade, tropismo por diferentes tecidos, suscetibilidade às drogas etc.

Mas como ocorreu a domiciliação do *T. cruzi*? Alguns estudos antigos e recentes mostram que o processo se deu da seguinte forma:

- onde há ambiente pouco modificado pelos humanos, os barbeiros não se domiciliam, conforme ocorre nas malocas indígenas;

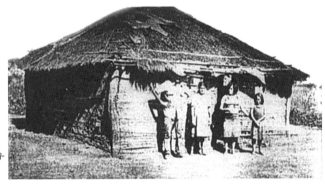

FIGURA 19.13 Casa de pau-a-pique e barro, típica, infestada por *Triatoma infestans* e a família de moradores.

- em locais onde o ambiente foi modificado pelos humanos, mas as casas construídas são limpas e de boa qualidade, os barbeiros também não se domiciliam, como acontece no sul dos Estados Unidos e em algumas áreas da América Latina;
- em locais onde houve alteração ambiental – derrubada da vegetação, caça aos animais e construção de casebres de "pau-a-pique", "barro de sopapo" ou de pedras –, o barbeiro saiu de seus abrigos naturais (ninhos ou tocas de animais) e procurou novo abrigo e nova fonte de alimentação nesses ambientes humanos, repletos de frestas, escuros e sujos. Ao se adaptar a esse novo ambiente, o vetor levou consigo o agente da doença de Chagas.

Assim, conforme demonstrado no capítulo 1, o europeu chegou à América Latina para expoliar. Deixou um "processo civilizatório" cujas marcas e características perduram até hoje, razão pela qual os barbeiros se instalaram nos domicílios. A doença de Chagas está aí para ninguém dizer que ainda é possível continuar com esse modelo. Para comprovar o que aconteceu em nosso meio ambiente "civilizado" antigamente, é só verificar o que ocorre na Amazônia hoje.

Dentro dessa cadeia bem conhecida, quais foram as principais espécies de triatomíneos que se domiciliaram? As mais importantes (ver o Mapa 19.2 e o capítulo sobre Triatomíneos neste livro) são: *Triatoma infestans, Rhodnius prolixus, Panstrongylus megistus, T. pseudomaculata, T. sordida*, e *T. brasiliensis*.

E quais são os reservatórios mais importantes? Conforme já mencionado, as aves e os répteis são refratários ao *T. cruzi*, isto é, não se infectam com esse protozoário e, por isso, não funcionam como reservatórios. Restam os mamíferos. Em princípio, todos (Marsupialia, Edentata, Chiroptera, Rodentia, Logomorpha, Artiodactila, Carnivora e Primates) podem se infectar com o *T. cruzi*, mas realmente têm importância os mamíferos sinantrópicos (que vivem em ambientes rurais, silvestres e urbanos). Assim, os mamíferos mais importantes são: gambás ou mucuras (*Didelphis albiventris, D. marsupialis*); tatus (*Dasypus novencinctus*); ratos, camundongos e cobaias (*Cavea aperea*) que, no Peru e na Bolívia são criados dentro das casas; além de cães, gatos e a nossa própria espécie.

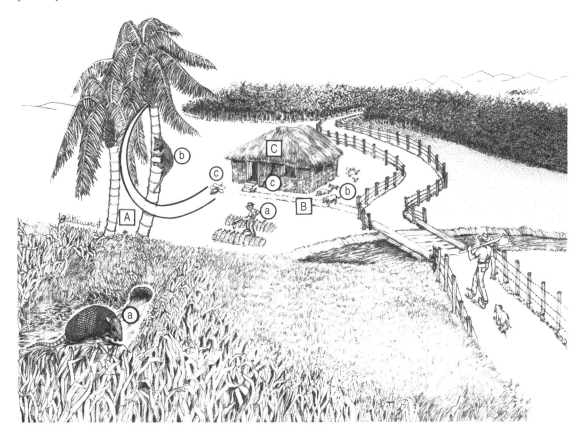

FIGURA 19.14 Ciclo epidemiológico do *Trypanosoma cruzi*. (A) Ciclo silvestre: (a) tatu e sua toca, onde vive o *Panstrongylus geniculatus*; (b) gambá o seu hábitat preferido; (c) *Panstrongylus megistus* saindo de ninho de gambá e dispersando-se; (B) Ciclo doméstico: (a) humano; (b) cão, (c) cafua com frestas nas paredes onde barbeiros se colonizam; (C) Ciclo paradoméstico: telhado da cafua, onde ratos e morcegos convivem com triatomíneos diferentes dos das paredes.

Quanto ao gambá, é importante comentar que, além de ser o principal reservatório do *T. cruzi*, pois apresenta elevados índices de positividade natural e é um animal sinantrópico típico, possui uma característica especial: desenvolve em seu sangue e tecidos o ciclo normal de hospedeiro mamífero, e nas glândulas para-anais, desenvolve um ciclo semelhante ao dos insetos, com formas epimastígotas e tripomastígotas metacíclicas!

Analisando o que foi citado, concluímos que podem existir ter três tipos de ciclos epidemiológicos:

- ciclo silvestre: o *T. cruzi* circula entre o mamífero silvestre, que faz ninhos, e o barbeiro, que aí se abriga e se alimenta. Os exemplos mais típicos dessa associação são: o tatu com o *Panstrongylus geniculatus*; e o gambá com o *P. megistus*. Nessa associação, diz-se que a doença de Chagas é uma enzootia silvestre;

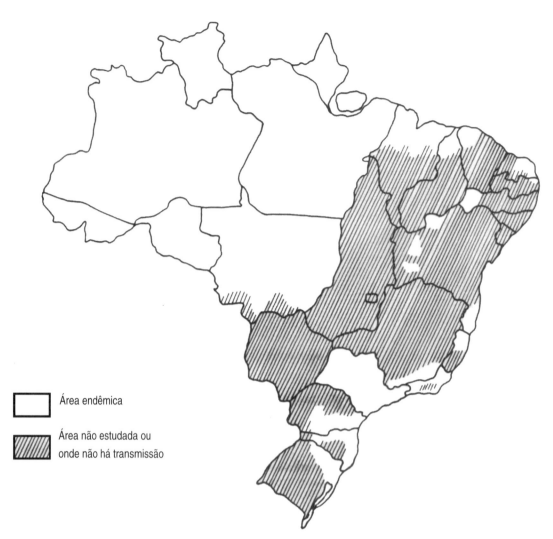

FIGURA 19.15 Mapa de distribuição geográfica da doença de Chagas no Brasil. (Fonte: Silveira, Feitosa & Borges, 1984) Atualmente (2008) essa distribuição se restringe a pequenas áreas, conforme mostrado na Figura 49.5.

- ciclo paradoméstico: o *T. cruzi* circula entre animais e triatomíneos que vivem junto ou dentro das habitações, mas não em contato direto com os humanos (frestas ao lado das camas, por exemplo). Os exemplos típicos desse ciclo são: ratos e morcegos que vivem em forros de casas e o *T. rubrofasciata*; gambá que faz ninho no peridomicílio e o *P. megistus* ou o *T. sordida*; na Costa Rica, a associação do *T. dimidiata* com vários roedores e gambás. Nessa associação, diz-se que a doença de Chagas é uma enzootia de animais paradomésticos;

- ciclo doméstico: o *T. cruzi* circula entre animais domésticos, os humanos e a espécie de barbeiro domiciliada na região. Essas fontes alimentares são tão abundantes, e os abrigos, tão seguros e amplos (se comparados com ninhos de animais), que podem ser coletados milhares de barbeiros em uma casa com índice de positividade que chega ao limite dos 65% (em ninhos de animais, o índice de positividade dos barbeiros está em torno de 10%). As espécies de barbeiros mais domiciliadas são: o *T. infestans* (Brasil, Argentina, Chile, Bolívia, Peru); o *R. prolixus* (Venezuela, Colômbia, Costa Rica, Equador e Guiana Francesa); o *P. megistus* possui populações domiciliadas (especialmente em Minas Gerais e parte da Bahia); peridomésticas (Nordeste do Brasil); e silvestres (sul do país, Argentina, Paraguai e Bolívia).

Dessa forma, vê-se que a doença de Chagas humana é altamente dependente das condições de moradia e da preservação ambiental do entorno e da região que a cerca. É uma típica endemia rural que, em decorrência do êxodo rural desordenado e da transmissão transfusional, passou a ser uma endemia urbana. No conjunto temos, atualmente, cerca de 5 milhões de chagásicos no Brasil.

Resumo da epidemiologia

- Distribuição geográfica: latinoamericana.
- Fonte de infecção: humanos e mamíferos infectados.
- Forma de transmissão: tripomastígota metacíclico presente nos dejetos de barbeiros (Triatomíneos), ou formas sanguíneas.
- Veículo de transmissão: dejetos de barbeiros ou transfusão de sangue contaminado
- Via de penetração: penetração ativa do tripomastígota metacíclico na pele lesada ou na mucosa sadia.

▪ Profilaxia

Apesar da insensatez da classe dominante latinoamericana em geral (ver capítulo 1), é possível dizer que avançamos muito no controle da doença de Chagas humana. Não treinamos nosso povo para a melhoria efetiva de sua saúde e qualidade de vida, como disse meu amigo, sr. Tomé da Viúva. Mas a transmissão vetorial e a transmissão sanguínea estão sendo controladas. Atualmente (2005), encontrar um chagásico em fase aguda é muito difícil. Isso se deve à perseverança de milhares de guardas sanitários anônimos, educadores, administradores da ex-SUCAM, SUCEN/SP, Fundação Nacional de Saúde, pesquisadores, entre outros que, nos últimos 50 anos, têm dado o melhor de seus esforços para chegar onde estamos. Falta caminhar muito, mas é caminhando que se enxerga mais longe.

Tecnicamente, o controle da doença de Chagas é feito em duas linhas: no combate ao vetor e na melhoria da triagem do doador de sangue. Quanto à luta antivetorial, esta é desenvolvida pela busca de alcançar três objetivos: combate químico ao barbeiro domiciliado, melhoria da habitação e educação sanitária. Sobre a triagem do doador, no item Diagnóstico já foram comentados a importância e os métodos utilizados.

- combate ao vetor: o combate químico ao barbeiro teve início na década de 1950, quando foi verificada a eficácia do BHC e do Dieldrin (inseticidas clorados) contra os barbeiros, pois eram baratos e de longo poder residual (três a seis meses); poucos anos depois, surgiram os fosforados (Malathion) e os carbamatos (Baygon), também eficientes, porém, mais caros e com período residual curto (dez a 30 dias). Depois de muitos anos de uso (até 1980), esses produtos foram abandonados por diversas razões, especialmente por intoxicações humanas e ambientais muito sérias. Atualmente, os inseticidas em uso são os piretroides (deltametrina, lâmbda-cialotrina, ciflutrina e cipermetrina), que possuem poder residual longo – de seis meses a um ano –, são pouco tóxicos para os humanos, animais domésticos (exceto peixes e anfíbios) e para o meio ambiente como um todo. Deve ser aplicado por pessoal treinado, dentro de domicílios e anexos (canil, galinheiro, chiqueiro, paiol etc.), com o cuidado de não contaminar qualquer tipo de coleção hídrica (córregos e açudes, por exemplo). Esses inseticidas são eficientes contra os adultos e as formas jovens (ninfas) dos barbeiros, mas não atuam contra os ovos.

162 PARASITOLOGIA DINÂMICA

A Fundação Nacional de Saúde, que era a instituição responsável pelo controle da doença de Chagas até a descentralização dessa tarefa, tinha a seguinte metodologia de trabalho:

- fase preparatória: liberação de recursos financeiros, seleção e treinamento de pessoal, cadastramento de regiões e casas, educação sanitária da comunidade;
- fase de ataque: aplicação do produto intradomiciliarmente e nos anexos, em todas as casas de uma região endêmica, até conseguir a extinção da espécie de barbeiro domiciliado na região (o borrifamento de piretroide é geralmente feito com intervalo de um ano, e o de BHC, com intervalo de seis meses);
- fase de vigilância: ausência de triatomíneos nos domicílios, que passam a ser vigiados pelos próprios moradores, os quais acionam o serviço de combate sempre que surgir algum barbeiro novamente.

Essa metodologia tem surtido excelentes resultados em todas as regiões nas quais houve a continuidade do programa e a participação da comunidade. Com relação ao *T. infestans*, vários países (Brasil, Argentina, Uruguai, Paraguai, Chile, Bolívia e Peru) fizeram um acordo e iniciaram, em 1991, uma campanha conjunta de combate a essa espécie. O resultado, dez anos depois, é excelente. Pode-se dizer que grandes áreas estão livres desse barbeiro (ver Mapa do *T. infestans* no capítulo sobre Triatomíneos). Em geral, os fracassos (amplos ou localizados) se devem aos seguintes fatores: descontinuidade do programa, presença de moradores que vivem em total falta de higiene intra e peridomiciliar (o que dificulta o combate e favorece o esconderijo para novos bar-

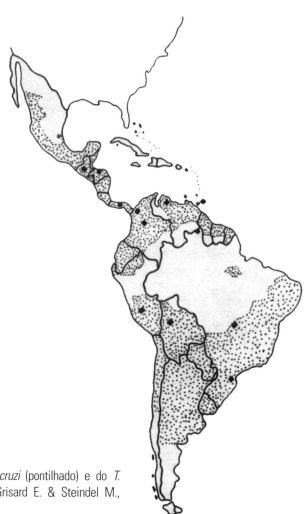

FIGURA 19.16 Mapa da distribuição geográfica do *Trypanosoma cruzi* (pontilhado) e do *T. rangeli* (quadrados) na América Latina. (segundo Grisard E. & Steindel M., 2000)

beiros), domiciliação de alguma espécie de triatomíneo silvestre, que vive nas cercanias e aproveita "o vazio ecológico" deixado pela extinção da espécie de barbeiro antes existente.

- melhoria da habitação: medida eficiente e duradoura, pois, no momento em que as moradias humanas forem reformadas ou construídas adequadamente, significará que as condições sociais do cidadão estão melhorando. Isso tem de ser feito pela conscientização popular que, exigindo melhor qualidade de vida, estará atenta também à qualidade do administrador e das lideranças escolhidas pelo voto. Paralelamente à melhoria das habitações, são fundamentais os programas de educação sanitária e ambiental. Esse conjunto não combaterá apenas a praga dessa doença, mas outras pragas: analfabetismo, desnutrição, verminoses e irresponsabilidade de políticos e empresários, pois povo consciente é povo exigente;
- educação sanitária: acho que me adiantei, tal minha indignação com o desnível social existente na América Latina descrita no item anterior. De toda forma, pergunto: alguém conhece alguma maneira diferente para se corrigir nossa rota?;
- vacina: apesar da busca insistente de uma vacina pelos pesquisadores, até o momento nada se conseguiu de efetivo.

▪ Terapêutica

A terapêutica da doença de Chagas continua desafiando a medicina. Até hoje, as drogas com alguma ação contra o parasito são pouco eficientes e altamente tóxicas. Além disso, é importante dizer que essas drogas foram sintetizadas há mais de 40 anos e nada de novo apareceu até então.

No momento, contamos com três drogas: benzonidazol, do grupo dos nitroimidazóis (Rochagan), o nifurtimox, do grupo dos nitrofuranos (Lampit), e o alopurinol. O segundo não está sendo comercializado no Brasil, e o terceiro pode, eletivamente, arrefecer a reativação parasitária em iminodeprimidos. O benzonidazol e o nifurtimox devem ser prescritos para tratar pacientes que se encontram na fase aguda da doença, qualquer que tenha sido a forma de transmissão. Curas parasitológicas têm ocorrido em diversos pacientes, especialmente naqueles infectados com cepas sensíveis ao medicamento.

Outra aplicação incontestável acontece nos acidentes de laboratório, especialmente quando os medicamentos são usados logo após o acidente infectante. Em crianças com até 12 anos, que já estejam na fase crônica da doença, também tem ocorrido a cura por meio do benzonidazol. Essa droga é empregada na dose de 5 a 7 mg/kg/dia, dividida em duas vezes ao dia durante 60 dias. Os principais efeitos colaterais são: polineuropatia periférica, eritema polimorfo, granulocitopenia, náuseas, dor anginoide e ageusia. É contraindicado para pessoas com insuficiência hepática, renal, problemas hematológicos, afecções neurológicas e para gestantes.

Na verdade, essas drogas possuem uma ação mais eficiente contra as formas sanguíneas, atuando muito pouco contra as formas teciduais. Na fase aguda – transmissão vetorial, transfusão sanguínea, transmissão congênita etc. – a terapêutica é recomendada, pois, se não for alcançada a cura parasitológica total, pelo menos tenta-se a redução das lesões cardíacas ou digestivas tardias; na fase crônica, esses medicamentos são ineficientes.

O chagásico crônico é um paciente especial que requer tratamento sintomático, tanto clínico como cirúrgico, com o objetivo de mantê-lo equilibrado física e emocionalmente. Na maioria dos casos, pode e deve ser tratado ambulatorialmente em postos de saúde municipais ou ligados ao SUS (Sistema Único de Saúde), que devem orientá-lo ou adequá-lo à sua capacidade de trabalho e participação na sociedade como elemento útil e necessário.

Intervenções de maior porte, como colocação de aparelhos de marcapasso ou cirurgias corretivas do aparelho digestivo, requerem internações e envolvimento de médicos especializados.

As diretrizes assistenciais para o paciente chagásico recomendam que a pessoa deve ter acompanhamento periódico, sendo diário e/ou semanal na fase aguda, semestral nas formas cardíacas ou digestivas discretas, e anual nas formas crônicas assintomáticas ou indeterminadas. Aliás, em doenças crônicas e incapacitantes, o protocolo deve ser baseado em evidências médicas que orientarão a conduta clínica e os riscos ocupacionais do paciente.

O critério de cura é muito vago, pois os resultados terapêuticos são acanhados para se falar no assunto. De qualquer forma, o paciente chagásico deve ser acompanhado por exames clínicos e laboratoriais que permitam avaliar a evolução (ou regressão) da doença. Os métodos laboratoriais mais usados são: xenodiagnóstico, hemocultura, reação de imunofluorescência indireta e hemaglutinação. Será considerado curado aquele paciente que, na fase aguda, se submeteu à terapêutica e, algum tempo depois do tratamento, apresentou exames parasitológicos e sorológicos negativos.

AULA PRÁTICA

A aula prática sobre *T. cruzi* pode ser feita em laboratório de graduação, sem nenhum risco para os estudantes, desde que se trabalhe com protozoários vivos semelhantes ao agente da doença de Chagas; por outro lado, as formas fixas em lâminas podem, e devem, ser mostradas em detalhes. Além de flagelados encontrados em vegetais e insetos vistos na aula sobre leishmânia, aqui seria interessante mostrar o *Trypanosoma lewisi*, espécie só encontrada em ratazanas. O procedimento é o seguinte: capturar esses animais em ambiente peridomiciliar ou silvestre, com o cuidado de recolher as pulgas após a captura; para isso, o roedor é anestesiado com éter e colocado sobre um pano ou papel branco, para que se recolham, com pincel e pente fino, as pulgas existentes; as pulgas pertencentes à espécie *Xenopsylla cheopis* são as transmissoras desse tripanosoma; elas devem ser transferidas para vidros fechados e levadas ao laboratório. As paredes do intestino serão examinadas para se verificar a presença do parasito.

Em seguida, a ratazana deve ser anestesiada novamente, fazendo-se um pequeno corte na ponta da cauda para recolher gotas de sangue; com essas gotas, podem ser realizados alguns procedimentos: colocar uma gota sobre uma lâmina, cobrir com a lamínula e observar a possível presença do tripanosoma se movimentando ativamente; com outra gota, podem ser feitos esfregaços delgados, fixados e corados pelo Giemsa ou pelo corante panótico rápido (ver parte técnica no final deste livro); será possível observar a morfologia do protozoário. Cerca de 30% das ratazanas macho jovens costumam estar parasitadas, razão pela qual, com frequência, se faz necessário examinar vários animais.

Quanto ao material específico, fixado e corado, é importante mostrar lâminas de esfregaços sanguíneos (formas delgadas e largas do *T. cruzi*), esfregaços de meio de cultura (formas epimastígota e tripomastígota metacíclicas) e corte histológico de coração (ninhos de amastígota). Esse material normalmente é feito após infecções experimentais em camundongos, relativamente fáceis de serem adquiridos em laboratórios ou centros de pesquisa que trabalham com a doença de Chagas.

A prática sobre vetores será comentada no capítulo 49, sobre Triatomíneos. Entretanto, é importante mostrar aos alunos a morfologia do aparelho bucal desses insetos para se distinguirem os hábitos alimentares da ordem Hemiptera, assim como a posição das antenas, para se diferenciarem os três gêneros: *Panstrongylus*, *Triatoma* e *Rhodnius*.

capítulo 20

Rangeliose e Doença do Sono

resumo do capítulo

- Apresentação
- Rangeliose
- Doença do sono

Apresentação

Os parasitos responsáveis pela rangeliose e doença do sono são:

- *Trypanosoma (Herpetosoma) rangeli* Tejera, 1920, agente da rangeliose, que ocorre nas Américas Central e do Sul;
- *Trypanosoma brucei gambiense* Dutton, 1902;
- *T. brucei rhodesiense* Stephens & Fantham, 1910, agentes da doença do sono, que ocorre na África, ao sul do deserto do Saara.

Trataremos dessas doenças separadamente, começando pela rangeliose, encontrada em nosso meio.

Rangeliose

Trypanosoma rangeli é um parasito que ocorre no sangue de diversos mamíferos silvestres e domésticos, inclusive humanos, e tem como hospedeiros intermediários triatomíneos dos gêneros *Rhodnius* e *Triatoma*, que o transmitem pela picada e não pelos dejetos. Não é considerado patogênico para os hospedeiros mamíferos, mas sim para os triatomíneos, não sendo muito adequada a denominação de "rangeliose" apenas pela presença do protozoário no organismo humano.

É encontrado em sete países: Guatemala, El Salvador, Honduras, Panamá, Colômbia, Venezuela, Peru, Bolívia e Brasil; em nosso país, já foi assinalado nos seguintes Estados: Amazonas, Pará, Alagoas, Bahia, Minas Gerais e Santa Catarina. Caso se faça um levantamento detalhado, é provável que seja encontrado em outros Estados, pois, como a distribuição geográfica das duas espécies se superpõe, é provável que muitas vezes tenha sido confundido com o *T. cruzi*. Além disso, é importante dizer que o *T. rangeli* estimula uma resposta imunoeficiente, capaz de eliminar ou controlar o parasito, e que reage com os antígenos do *T. cruzi*, confundindo, sorologicamente, o diagnóstico das duas parasitoses (ver Figura 19.16).

Os animais que são encontrados naturalmente infectados são: cão, gato, primatas, gambás, quati, tamanduá; ratos e camundongos infectam-se bem em laboratório. O *R. prolixus* é a principal espécie transmissora, seguida do *R. pallecens* e *R. equadoriensis*. Infectam-se experimentalmente o *R. neglectus*, *T. infestans*, *T. dimidiata*, *T. patagônica* e *T. proctrata*.

O *T. rangeli* apresenta uma biologia semelhante à de outras espécies do subgênero herpetosoma, ao qual pertence. O ciclo biológico processa-se deste modo: um triatomíneo suga um mamífero infectado e ingere, junto com o sangue, as formas tripomastígotas; estas, ao chegarem ao intestino médio do inseto, transformam-se em epimastígotas, que alcançam a hemocele do inseto; ali, podem se multiplicar por divisão binária, ou invadir os hemócitos e também se multiplicar por divisão binária; desses pontos, dirigem-se para as glândulas salivares, onde se transformam em metatripanossomas; daí são inoculados em novos hospedeiros durante a hematofagia. No mamífero, a única forma vista é a sanguínea, não ocorrendo formas intracelulares.

As formas sanguíneas são encontradas em número razoável até a primeira semana, quando esse número passa a regredir; a partir da segunda semana de infecção, o parasito usualmente só é detectável pelo xenodiagnóstico ou hemocultura, que podem manter-se positivos por até três anos. Não se conhece o processo de reprodução desse tripanossoma nos mamíferos.

As formas desse protozoário são as seguintes: tripomastigota sanguíneo, medindo cerca de 30 μm de comprimento por 2,5 de largura (é frequente o encontro de formas mais largas); cinetoplasto pequeno, puntiforme, localizado bem antes da extremidade posterior; núcleo oval e central; membrana ondulante nítida, com flagelo livre longo; as formas metacíclicas são mais curtas e com flagelo menor. Epimastígotas longas, medindo cerca de 25 µm e curtas, medindo 10 µm.

Até o momento não há relato de nenhuma lesão ou sintomatologia nos mamíferos parasitados; os triatomíneos parasitados têm a vida reduzida.

▬ Doença do sono

A doença do sono é um dos grandes problemas de saúde pública em 36 países localizados ao sul do deserto do Saara (países da África Central e Oriental), onde mais de 60 milhões de pessoas vivem expostas, ocorrendo mais de cem mil mortes anuais. A famosa mosca tsé-tsé, presente nessa região, transmite o protozoário entre humanos, diversos animais domésticos e selvagens, dificultando ao extremo o controle dessa zoonose.

O *Trypanosoma brucei*, agente de diversas doenças entre humanos e animais, está atualmente dividido em cinco espécies distintas, pertencentes ao grupo ou à subespécie brucei:

- *T. brucei gambiense*, agente da doença do sono crônica;
- *T. brucei rhodesiense*, agente da doença do sono aguda;
- *T. brucei brucei*, agente da "nagana", entre os animais domésticos;
- *T. brucei equiperdum*, agente da "durina" de equídeos, transmitida pelo coito.

O ciclo biológico das espécies que ocorrem em humanos passa-se em moscas do gênero *Glossina* (tse-tsé); estas, infectam-se ao se alimentarem sobre mamíferos (inclusive humanos) com parasitos no sangue. As formas tripomastígotas ingeridas dirigem-se ao estômago do inseto (intestino médio), onde migram para a parede do mesmo e iniciam intensa multiplicação por divisão binária; desse ponto, migram para o proventrículo da mosca, tornando-se mais delgados e continuando a migração até as glândulas salivares, onde continuam a multiplicar-se, tomando a forma de epimastígotas grossos; cerca de trinta dias após o repasto infectante, a tsé-tsé apresenta tripomastígotas metacíclicos (infectantes) em suas glândulas salivares. Após a picada, as formas infectantes permanecem no local, formando um nódulo inflamatório, neste, encontram-se as formas metacíclicas, que em seguida transformam-se em formas tripomastígotas finos, que, por sua vez, dirigem-se para o sangue; alguns dias depois, aparecem no sangue as formas largas do parasito. A multiplicação do parasito nos mamíferos dá-se por divisão binária das formas tripomastígotas presentes no sangue, no líquor ou no sistema nervoso central.

A evolução da doença depende da espécie do parasito, bem como de sua resposta imunológica. Em geral, quando a pessoa é infectada pelo *T. b. rhodesiense*, o período de incubação é mais curto (agudo), variando alguns dias; e o período é crônico ou lento, isto é, perdurando meses ou anos, no caso de infecção pelo *T. b. gambiense*. Após a fase inicial do nódulo cutâneo (cancro de inoculação), instala-se uma parasitemia elevada, com invasão de vasos e linfonodos, que tornam-se enfartados, com ocorrência de picos de febre elevada; em infecções pelo *T. b. gambiense*, há redução paulatina da parasitemia e dos picos febris; porém, na infecção pelo *T. b. rhodesiense*, a parasitemia persiste elevada por mais tempo, com febre, dores musculares, mal-estar e dor de cabeça persistentes. O paciente entra, depois, na segunda fase da doença, na qual os parasitos apresentam-se escassos no líquido cefalorraquidiano; porém, desenvolvem-se lesões graves no sistema nervoso central, provocadas pela presença dos tripanosomas. O quadro é de uma encefalite por inflamação autoimune, desmielinizante.

O diagnóstico parasitológico é feito por meio de exames de sangue, direto, em gota delgada ou gota espessa; do líquor, após centrifugação; punção de linfonodos e preparo de lâminas. Recomenda-se também a inoculação de sangue ou líquor em camundongos, ou ratos de laboratório.

168 PARASITOLOGIA DINÂMICA

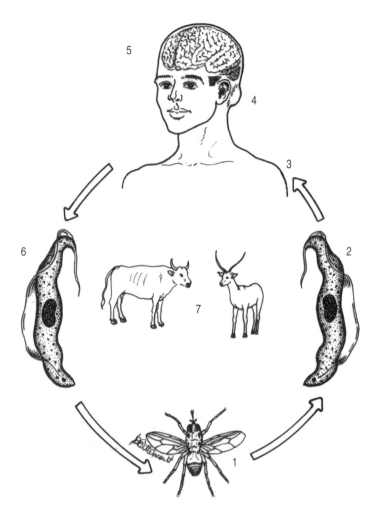

FIGURA 20.1 Ciclo biológico do *Trypanosoma brucei gambiense* e do *T. b. rhodesiense*, agentes da doença do sono: (1) Glossina infectada em reservatórios domésticos ou silvestres; (2) formas tripomastígotas metacíclicas presentes na probóscida da mosca tsé-tsé; (3) mosca inocula formas infectantes durante a hematofagia; (4) formação de linfadenopatia cervical posterior (fase aguda); (5) invasão do sistema nervoso central pelas formas sanguíneas; (6) mosca infecta-se ingerindo formas sanguíneas presentes nos reservatórios (7) domésticos — bovinos — ou silvestres — antílopes. (Adaptado de Markell, Voge & John, *Medical Parasitology*, Saunders Co., 1992 com permissão de Elsevier Science)

Os métodos sorológicos são: aglutinação em cartão, hemaglutinação em tubo capilar, imunofluorescência indireta e ELISA.

A terapêutica é difícil e prolongada, requerendo hospitalização, mas obtém-se cura; os medicamentos indicados são pentamidina, suramina e melarsoprol.

As moscas tsé-tsé pertencem à família *Glossinidae*, com mais de trinta espécies conhecidas. Tanto macho como fêmea são hamatófagos e picam durante o dia; podem viver de três a seis meses em condições naturais, mantendo-se infectadas por toda a vida. As glossinas não colocam ovos, mas sim pré-pupas, que se enterram em locais sombreados ou úmidos; no período de um a dois meses depois nascem as moscas que iniciam a hematofagia. A *Glossina palpalis*, *G. fuscipes* e *G. tachinoides*, são transmissoras do *T. b. gambiense*; a *G. morsitans* e a *G. pallidipes*, são transmissoras do *T. b. rhodesiense*.

Os reservatórios da forma crônica (*gambiense*) são humanos, porcos, cães e bovinos; os da forma aguda (*rhodesiense*) são humanos e principalmente antílopes (essa forma é tipicamente silvestre, atacando humanos quando estes vivem ou frequentam hábitats desses animais).

capítulo 21

Tricomoníase

resumo do capítulo

- Apresentação
- Morfologia
- Transmissão
- Ciclo biológico
- Patogenia
- Manifestações clínicas
- Diagnóstico
- Epidemiologia
- Profilaxia
- Tratamento

- Apresentação

A ordem Trichomonadida possui várias espécies; pode-se dizer que a maioria é comensal de insetos (cupins), aves e mamíferos, sendo das poucas patogênicas tanto para humanos quanto para animais. Na família *Trichomonadidae*, encontramos:

- *Tritrichomonas foetus* (Riedmuller, 1928), que provoca abortos em vacas e infecção prepucial em touros;
- *T. gallinae* (Rivolta,1878), que provoca infecções na "boca" de pombos jovens;
- *T. gallinarum* (Martin e Robertson, 1911), que atinge fígado e intestino de perus, frangos e galinha d'Angola.

E as espécies que ocorrem em humanos:

- *Trichomonas.vaginalis* (Donné, 1836);
- *T. tenax* (Muller, 1773);
- *Pentatrichomonas hominis* (Davaine 1860);
- *Trichomitus fecalis* (Cleveland, 1928).

Dessas espécies, apenas a primeira é patogênica para homens e mulheres; as demais espécies não são consideradas patogênicas, razão pela qual, quando se diz "tricomoníase", está-se fazendo referência ao parasitismo por *T. vaginalis*. A esse respeito, consulte-se a Parte Técnica, no final deste livro.

Uma característica dessa família é a existência de apenas uma forma em seu ciclo biológico, o trofozoíto, não possuindo a forma cística. Esse trofozoíto tem um aspecto piriforme, porém não é rígido; isto é, quando vivo nos hospedeiros ou em meios de cultura, apresenta-se ora mais alongado, ora mais arredondado, chegando a formar pseudópodos capazes de capturar alimentos, sendo, portanto, muito plásticos.

As denominações dos gêneros são feitas de acordo com o número de flagelos livres. Assim temos: Tritrichomonas, com três flagelos, Trichomonas, com quatro flagelos e Pentatrichomonas, com cinco flagelos.[1]

Na família Dientamoebidae, encontramos *Dientamoeba fragilis* (Jeeps & Dobell, 1918), que ocorre em intestino grosso humano; até recentemente era classificada como pertencente ao subfilo Sarcodina (amebas). Ao final deste capítulo há breve apresentação dessas espécies não patogênicas.

Trichomonas vaginalis tem por hábitat o sistema geniturinário humano. Foi visto pela primeira vez por Donné, que observou "formas cobertas de cabelo". Daí o nome *trichomonas*, que significa corpo coberto com cabelo, mas, em verdade os 'cabelos' vistos são os flagelos. São oriundas de secreções vaginais e penianas. Esse protozoário é encontrado principalmente na mucosa vaginal até a exocérvice e uretra; no homem, é visto na uretra peniana, na vesícula seminal e na próstata.

- Morfologia

Em preparações coradas, *T. vaginalis* apresenta-se piriforme ou oval, medindo de 6 a 15 μm de comprimento, por 3 a 12 de largura. Apresenta quatro flagelos anteriores livres e um quinto flagelo, recorrente, que forma uma membrana ondulante bem nítida e ativa. Internamente, encontramos a costa (que é uma estrutura filiforme, situada próximo à membrana ondulante), o corpo

---

[1] Trichomonas significa "o que possui cabelo".

parabasal, o aparelho de Golgi e o núcleo, grande, central e ovóide. O axóstilo, rígido e hialino, formado pela justaposição de microtúbulos, atravessa todo o corpo do protozoário e exterioriza-se na parte posterior, sendo considerado uma organela de sustentação; na base do axóstilo existe uma estrutura em forma de crescente, denominada pelta. Os flagelos, a membrana ondulante e a costa, originam-se do complexo granular basal, ou complexo citossomal (blefaroplasto), situado na extremidade anterior do parasito. Parece não possuir citóstoma; assim, a ingestão de partículas alimentares dá-se por fagocitose e pinocitose, na extremidade posterior, onde se formam finos pseudópodos.

▪ Transmissão

A transmissão se dá principalmente por relação sexual, sendo portanto, doença venérea típica. Outros mecanismos de transmissão conhecidos são: fômites, como espéculos vaginais não esterilizados, tampas de privadas, água usada em bacia para higiene feminina em prostíbulos etc. Sabe-se que os trofozoítos são capazes de sobreviver por uma a duas horas nesses ambientes úmidos e não expostos ao sol, e em roupas íntimas ou toalhas em casos de promiscuidade etc.; mães contaminadas podem infectar as filhas durante o parto. Deve-se adiantar que nessa situação, e em casos de sexo oral, o parasito não é capaz de permanecer na cavidade bucal.

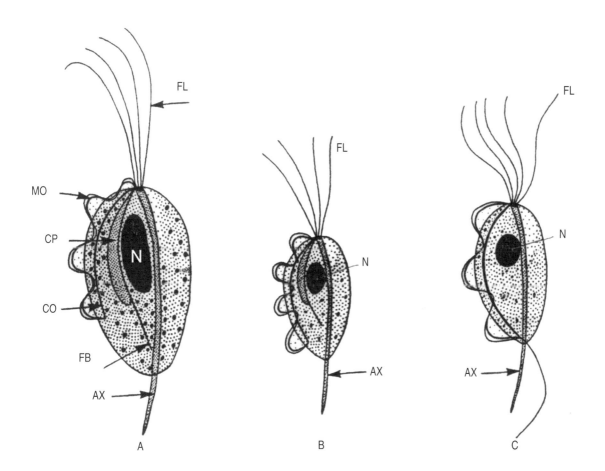

Morfologia de tricomonadídeos humanos: (A) *Trichomonas vaginalis*; (B) *Trichomonas tenax*; (C) *Pentatrichomonas hominis*; (FL) flagelos livres; (MO) membrana ondulante; (CP) corpúsculo parabasal; (CO) costa; (FB) filamento parabasal; (AX) axóstilo; (N) núcleo.

FIGURA 21.1

▬ Ciclo biológico

O ciclo biológico é do tipo monoxênico, exigindo apenas um hospedeiro. Os trofozoítos, ao alcançarem novo hospedeiro que ofereça condições favoráveis, entra em reprodução, colonizando-se. A reprodução da *T. vaginalis*, como nos demais tricomonadídeos, é por divisão binária longitudinal, ocorrendo com frequência múltiplas divisões nucleares antes da divisão citoplasmática. Os novos trofozoítos formam colônias preferentemente em ambientes com pH menos ácido (4,5 a 6,0), não formando cistos.

Esse parasito é anaeróbio facultativo, crescendo bem na ausência de oxigênio. Tem como fonte de energia a galactose, maltose e glicose; amido e glicogênio, quando adicionados ao meio de cultura, estimulam o crescimento; são capazes de promover a síntese de alguns aminoácidos.

▬ Patogenia

A presença de *T. vaginalis*, nos homens, normalmente não causa nenhuma lesão ou sintomatologia aparente; quando muito uretrite, com corrimento reduzido. Em mulheres, pode provocar patologia grave ou, no mínimo, muito desagradável.

De toda forma, a instalação de *T. vaginalis* nas mulheres não é fácil, pois elas possuem boa barreira natural contra essas infecções. Para que ocorra a infecção, a maioria dos estudiosos do assunto afirma que seriam necessárias algumas alterações dessa defesa natural. Durante a infância, a mulher apresenta a mucosa vaginal fina, com o epitélio pobre em glicogênio, sendo a secreção escassa e com pH quase neutro; após a puberdade, esse epitélio torna-se mais espesso, as células contém grande quantidade de glicogênio e a flora é rica em *Bacillus* de *Doderlëin*, tornando o pH da secreção vaginal ácido -3,8 a 4,5. Esse ambiente normal não é favorável à instalação de agentes etiológicos; mas em casos de modificação dessas condições durante o período menstrual, ou outra alteração hormonal, pode ocorrer o adelgaçamento epitelial, a redução do glicogênio nas células do epitélio vaginal e do *Bacillus* de *Doderlëin*, com a consequente redução da acidez local, que passa a ter um pH de 6 a 6,5. Parece que esses fatores, juntamente com a capacidade de defesa imunológica local e sistêmica, definiriam o grau de intensidade da infecção e respectiva sintomatologia. Até o momento, as imunoglobulinas encontradas em mulheres parasitadas (não foram encontradas em homens) são: IgG, IgA e IgM.

▬ Manifestações clínicas

Observou-se que algumas mulheres possuem o parasito, porém não manifestam nenhuma sintomatologia ou a apresentam de forma muito discreta.

As manifestações aparecem usualmente dentro de um período de incubação que varia de três e vinte dias. Os sintomas mais característicos da tricomoníase feminina, e bem visíveis ao exame ginecológico, são a leucorreia e a colpite em foco. A leucorreia é um corrimento fluido (que, em casos raros, pode não estar presente), abundante, amarelo-esverdeado, bolhoso e com odor fétido; a colpite em foco (pontilhado hiperêmico) mostra uma vaginite com pontos mais avermelhados, salientes e o ápice esbranquiçado. A exocérvice em geral é atingida pelo parasito (cervicites). Quando há associação com *Neisseria gonorrheae*, *Chlamydia trachomatis* ou herpes, a secreção pode apresentar-se mucopurulenta. É frequente a paciente queixar-se de prurido vulvovaginal intenso, especialmente à noite. A tricomoníase humana não interfere na gestação e nem provoca abortos, mas, como na fase aguda impede o intercurso sexual e na fase crônica pode reduzir a libido e a vitalidade dos espermatozóides, reduz a chance de concepção durante esses períodos.

No homem, a tricomoníase usualmente é assintomática, ou se manifesta como uretrite, com corrimento discreto, claro, viscoso, às vezes purulento; durante a micção matutina, o paciente pode queixar-se de ardor ou leve prurido. Essas manifestações, entretanto, não impedem a ereção peniana para o intercurso sexual.

Tanto em mulheres como em homens há numerosos relatos de cura espontânea; mas via de regra os pacientes requerem terapêutica adequada.

Diagnóstico

O diagnóstico da tricomoníase humana pode apresentar dificuldades, tanto sob o ponto de vista clínico, como laboratorial.

Clínico

Os sintomas da tricomoníase humana, tanto masculina como feminina, são indicativos da doença, mesmo após uma anamnese minuciosa. Mas como podem se confundir com outras doenças venéreas (candidíase, blenorragia, infecções bacterianas diversas etc.) os exames clínicos não costumam ser conclusivos para diagnóstico.

Parasitológico

Os métodos parasitológicos constam de exame a fresco, exames de esfregaços corados, e/ou cultura do corrimento vaginal, ou uretral peniano.

Colheita do material

Para que haja segurança nos exames é fundamental que o paciente não esteja fazendo uso de nenhum medicamento tricomonicida, quer seja via oral ou local, há mais de 15 dias. No homem, a coleta do corrimento é feita no laboratório, bem cedo, antes da primeira micção matutina, com alça de platina ou *swab* de algodão hidrófobo ou de poliéster. Recomenda-se também fazer o exame do sedimento urinário (colhida em laboratório) após centrifugação, o exame de sêmen, obtido após masturbação em laboratório. Na mulher, o material é colhido 24 horas depois da higiene vaginal, especialmente nos primeiros dias após a menstruação, quando a população de tricomonas costuma ser maior. Colhe-se com alça de platina ou *swab* de algodão hidrófobo ou de poliéster.

Exame a fresco

Coloca-se, em uma lâmina, uma gota do material colhido, adiciona-se uma gota de salina isotônica (0,15 M), glicosada a 0,2%, morna (37 graus), homogeneíza-se e examina-se ao microscópio com aumento 10 e 40 X; ainda que pouco usado, pode-se colocar corantes (saframina, verde malaquita ou azul-de-metileno) na salina, pois, apesar de as tricômonas não tomarem esses corantes, as células de descamação coram-se, facilitando a observação dos parasitos móveis. O exame deve ser feito logo após a colheita do material, pois, se demorar, os parasitos morrerão, tornando difícil a visualização.

Esfregaço corado

Com o material obtido, faz-se esfregaços do mesmo sobre lâmina, fixando-o pelo álcool metílico e corando-o com Giemsa, Leishman ou Gram. As lâminas assim preparadas podem permanecer nítidas por longo tempo (meses). O exame é feito com aumento 40 e 100 X (imersão em óleo). A esse respeito, consulte-se a Parte Técnica, no final deste livro.

Cultura

A cultura de tricomonas tem como principais objetivos diagnóstico, isolamento de amostras e acompanhamento terapêutico. O material é adicionado aos meios de cultura juntamente com antibióticos (penicilina, estreptomicina). Os meios de cultura indicados são: Johnson & Trussell, Kupferberg, Johnson & Sprince, Diamond etc. O meio é colocado em tubos, mantidos a 37 graus centígrados; a possível positividade será detectada a partir do quarto dia de incubação.

Exames imunológicos

Os testes imunológicos são de boa especificidade e sensibilidade; porém, ainda não são usados na rotina. Têm sido mais solicitados como exames complementares, quando os resultados dos exames clínicos e laboratoriais não são conclusivos e há forte suspeita da doença. Em pacientes assintomáticos, também se recomendam esses exames, principalmente para casais onde apenas um é sintomático. Os principais métodos empregados são:

- reação de aglutinação direta;
- reação de hemaglutinação indireta;
- reação de imunofluorescência direta e ELISA;
- reação de imunofluorescência indireta e direta e ELISA.

▬ Epidemiologia

Estima-se que haja cerca de 200 milhões de mulheres infectadas no mundo, sendo a tricomoníase uma das doenças sexualmente transmitidas de maior importância. Com a grande liberdade e precocidade sexual dos últimos anos, essa incidência tende a aumentar, especialmente porque, sendo o homem assintomático, torna-se um grande reservatório e disseminador do parasito. No Brasil, em amostragem não selecionada, mais de 30% de mulheres estavam positivas para esse protozoário, porcentagem que aumenta para 70% em mulheres com algum tipo de corrimento vaginal.

Além da transmissão sexual, as outras formas de contaminação citadas anteriormente podem ocorrer, mas sem nenhuma importância epidemiológica.

Resumo da epidemiologia

- Distribuição geográfica: mundial.
- Fonte de infecção: humanos.
- Forma de transmissão: trofozoítos.
- Veículo de transmissão: contato sexual, fômites.
- Va de penetração: órgãos genitais.

▬ Profilaxia

A profilaxia da tricomoníase humana reside nos mesmos princípios básicos empregados para toda e qualquer doença sexualmente transmissível: educação sanitária em larga escala, uso de preservativo masculino quando se tem parceiros sexuais desconhecidos, diagnóstico precoce e tratamento dos doentes. Aliás, quando se fala em doenças sexualmente transmissíveis é impressionante o preconceito que existe em torno do tema. Mais uma vez, as igrejas que deveriam ter um papel esclarecedor e libertador dos seres humanos; quando se fala em sexo, fecham-se e promovem uma estultice coletiva, impedindo o esclarecimento correto de seus seguidores. Assim, apesar de haver divulgação do uso de 'camisinha' para se evitar DST ou gravidez precoce, os preconceitos impedem o devido esclarecimento das pessoas, apesar do nível hormonal induzir constantemente ao prazeroso ato reprodutivo.

No caso particular da tricomoníase, o homem deve ser objeto de trabalho persistente, especialmente com casais estáveis cuja esposa apresenta-se doente. Como sempre, é preciso saber viver, para viver muito... e saudável!

▬ Tratamento

A terapêutica da tricomonose urogenital humana não é difícil, pois existem diversas drogas eficientes. Normalmente as mulheres devem receber uma medicação oral e vaginal; no caso de gravidez, a terapêutica deve ser administrada com total cuidado, pois algumas drogas são teratogênicas. O homem deve ser submetido apenas à medicação oral. Os fármacos mais utilizados são os nitroimidazóis: metronidazol, ornidazol, tinidazol, nimorazol, carnidazol e secnidazol. O metronidazol é indicado na dosagem de 750 mg/dia para adultos e 20 a 30 mg/kg/dia para crianças por 7 a 10 dias. O secnidazol é utilizado na dosagem de 2 g, via oral, em dose única. Os efeitos colaterais do secnidazol são epigastralgia e náuseas. É contraindicado no primeiro trimestre da gravidez, em casos de discrasias sanguíneas e de alcoolismo. Para alívio dos sintomas, pode-se associar o tratamento tópico com metronidazol gel a 0,75%, 1 aplicador vaginal (5 g), uma vez ao dia, por 7 dias. Em casos de gestantes, devem-se utilizar medicamentos tópicos, como cremes ou óvulos, já que o metronidazol atravessa a barreira placentária. Tem sido registrada resistência de algumas cepas do *T. vaginalis* ao metronidazol, carecendo, na situação, usar outra droga.

Recentemente foi desenvolvida uma vacina, usada com fins terapêuticos – vacinoterapia – e não profiláticos. Essa vacina (Solco-Trichovac) é preparada com cepas selecionadas de *Lactobacillus acidophilus*, com resultados muito bons após a terceira aplicação.

capítulo 22

Outros Trichomonadida Humanos

resumo do capítulo

- *Trichomonas tenax* (Muller, 1773)
- *Pentatrichomonas hominis* (Davaine, 1860)
- *Dientamoeba fragilis* (Jeeps & Dobell, 1918)
- *Chilomastix mesnili* (Wenyon, 1910)
- *Retortamonas intestinalis* (Wenyon e O'Connor, 1917)

Como foi indicado no início deste capítulo, faz-se aqui breve apresentação desses flagelados que ocorrem em humanos e são considerados comensais ou de patogenia discutível.

▬ *Trichomonas tenax* (Muller,1773)

Esse flagelado é visto na cavidade bucal de humanos e primatas, especialmente quando a higiene é muito precária. Portanto, mesmo sendo apatogênico, é encontrado no tártaro e em cáries dentárias e processos inflamatórios gengivais, não como agente etiológico dessas alterações, mas sim como um comensal que se beneficia da presença de bactérias e do ambiente anaeróbico local. Entretanto, pode ser visto em pessoas com a cavidade bucal e a arcada dentária normais.

Apresenta apenas a forma trofozoítica, medindo de 5 a 12 μm de comprimento. Possui quatro flagelos livres e um recorrente, formando a membrana ondulante.

A transmissão dá-se principalmente por beijos sensuais, mas pode ocorrer por perdigotos, uso de escovas de dentes ou de talheres, indiscriminadamente.

Não se costuma proceder ao tratamento desse protozoário, mas sim executar uma boa higiene bucal diária, com adoção de hábitos higiênicos que evitem promiscuidade, além da visita frequente ao dentista.

▬ *Pentatrichomonas hominis* (Davaine,1860)

É um flagelado encontrado no intestino grosso humano e de outros primatas, podendo ser transmitido experimentalmente para o rato, hamster, cão, gato e cobaio.

Apresenta apenas a forma trofozoítica, que tem aspecto piriforme e mede de 8 a 20 μm de comprimento por 3 a 14 μm de largura; o núcleo é oval, localizado no terço anterior do protozoário; possui cinco flagelos livres e o sexto formando a membrana ondulante, além das demais estruturas já citadas.

A transmissão ocorre pela ingestão de trofozoítos junto com alimentos ou água contaminada. O processo de reprodução é por divisão binária longitudinal. Esse protozoário é encontrado no mundo todo, com maior prevalência nos países ou regiões subdesenvolvidas.

Apesar de não serem patogênicos, os trofozoítos são encontrados com mais frequência em pessoas com diarreia. Exames de fezes a fresco permitem visualizá-lo com seus movimentos característicos.

▬ *Dientamoeba fragilis* (Jeeps & Dobell, 1918)

Esse protozoário era até recentemente classificado no subfilo Sarcodina, isto é, entre as amebas; entretanto, apesar de não apresentar flagelos segundo observações ao microscópio eletrônico, mostrou mais afinidades com os flagelados, passando a ser classificado entre os Trichomonadida. Possui apenas trofozoítos, que vivem nas criptas da mucosa do intestino grosso humano e de primatas, sem invadir os tecidos. Movimenta-se por pseudópodos.

Os trofozoítos são arredondados, medindo de 6 a 18 μm de diâmetro; têm como característica a presença de dois núcleos em 80% das formas; não possuem cromatina periférica, mas sim agrupada em quatro a seis grânulos afastados da membrana nuclear (isto é, mais ao centro do núcleo). Os pseudópodos são hialinos, largos, semelhante a folhas e movimentam-se rapidamente em fezes frescas; em fezes frias, tornam-se imóveis e arredondados

O mecanismo de transmissão não é conhecido, suspeitando-se que pode ser veiculado dentro de ovos de alguns helmintos, especialmente do *Enterobius vermicularis*, havendo mesmo uma associação entre a presença desse protozoário e a desse helminto.

A grande maioria dos autores afirma que esse protozoário é comensal, mas alguns supõem que seria capaz de causar diarreia branda.

■ *Chilomastix mesnili* (Wenyon, 1910)

Na ordem Retortamonadida existem dois flagelados que ocorrem no intestino grosso humano: *Chilomastix mesnili* e *Retortamonas intestinalis*, ambos comensais, mas cujos cistos podem ser vistos em exames de fezes.

C. mesnili, apresenta a forma de pêra, medindo de 10 a 20 μm de comprimento; é um dos maiores flagelados que ocorrem em humanos. O núcleo está na parte mais dilatada do protozoário, onde também se encontram os quatro cinetoplastos, dos quais se originam quatro flagelos: três livres e um formando uma membrana ondulante. O trofozoíto possui um citóstoma grande e típico, recurvado, também denominado depressão oral, rodeado de fibrilas. O cisto é piriforme, medindo de 7 a 10 μm de comprimento, com apenas um núcleo; pode-se visualizar a estrutura do citóstoma; tem como característica uma protuberância na extremidade anterior (piriforme).

Esse protozoário é encontrado no mundo todo, tendo como hábitat o intestino grosso humano, particularmente na região cecal; já foi encontrado em macacos e porco. A transmissão ocorre por meio de cistos em alimentos e água contaminados. A reprodução se dá por divisão binária dentro do organismo. Sua patogenia é discutida: alguns autores responsabilizam-no como agente de diarreia; outros, julgam-no comensal. O diagnóstico é feito por exame de fezes comum e encontro de cistos (em fezes formadas) e trofozoítos (em fezes diarreicas).

■ *Retortamonas intestinalis* (Wenyon e O'Connor, 1917)

Apresenta trofozoítos e cistos, pequenos. Vive no intestino grosso de humanos e de outros animais. O trofozoíto é alongado ou oval, medindo de 5 a 9 μm de comprimento, por 3 a 4 de largura; apresenta uma porção anterior mais alargada, onde se vê um citóstoma longo; nessa porção anterior encontra-se o núcleo esférico (com cariossoma central e cromatina periférica delicada), os dois flagelos livres e o citóstoma, rodeado de fibrilas. Os cistos são piriformes, medindo de 4 a 6 μm de comprimento e contém um núcleo; são vistos em fezes formadas. É considerado um protozoário comensal, encontrado em diversas partes do mundo, porém raramente visto ou assinalado nos exames de fezes.

■ AULA PRÁTICA

Uma aula prática muito interessante pode ser montada com facilidade para mostrar aos alunos formas vivas de flagelados dessa ordem Trichomonadida. Trata-se simplesmente de pegar fezes frescas de ratos ou de camundongos comuns de laboratório, normalmente parasitados pelo *Trichomonas muris* (Grassi, 1879) e dar os seguintes passos:

- dissolver parte das fezes em salina (soro fisiológico), homogeneizar bem, colocar uma gota sobre uma lâmina, cobrir com lamínula e levar ao microscópio com aumento 10 ou 40X; observar as formas mais alongadas, movimentando-se e deslocando-se ativamente;
- dissolver a outra parte das fezes em água comum (água destilada), homogeneizar bem, colocar uma gota sobre uma lâmina, cobrir com lamínula e levar ao microscópio com aumento 10 e 40 X; observar as formas mais arredondadas, quase sem deslocamentos.

Com as fezes podem ser confeccionados esfregaços em lâminas, fixados pelo álcool metílico e corados pelo Giemsa. A esse respeito, consulte-se a Parte Técnica, no final deste livro. Nos trofozoítos corados, será possível observar a forma do parasito, bem como flagelos, núcleo, membrana ondulante e axóstilo.

capítulo 23

Giardíase

resumo do capítulo

- Apresentação
- Morfologia
- Ciclo biológico
- Transmissão
- Patogenia
- Manifestações clínicas
- Diagnóstico
- Epidemiologia
- Profilaxia
- Tratamento

- Apresentação

Giardia lamblia (Stiles, 1915), agente da giardiose humana, já teve vários nomes e alguns deles são erroneamente usados até hoje. Como já dito em capítulo anterior, quem primeiro viu esse protozoário foi o holandês Leeuwenhoek, fabricante de microscópios, que, em 1681, resolveu examinar suas próprias fezes e encontrou uns "animálculos móveis", sem saber do que se tratava. Em 1859, Lambl identificou-o e descreveu-o, denominando de *Cercomonas intestinalis*; em 1882, Kunstler criou o gênero *Giardia* (no caso parasito de girinos) e Blanchard, em 1888; criou o gênero *Lamblia*, que não foi aceito, passando esse protozoário a ser denominado de *Giardia intestinalis*. Acontece que esses protozoários ora eram descritos de exemplares oriundos de roedores, ora de anfíbios e ora de cães, gerando confusão quanto à origem e diferenças de detalhes morfológicos. Assim, exemplares de origem humana foram novamente estudados e descritos por Stiles, em 1915, aos quais deu o nome de *Giardia lamblia*, que é a denominação correta para esse flagelado que ocorre no intestino delgado humano.

A doença causada por *Giardia lamblia* é denominada giardiose ou giardíase (ver nota ao final do Capítulo 11).

- Morfologia

Esse protozoário tem como característica fundamental possuir um trofozoíto, com simetria bilateral e um cisto, também muito típico e fácil de ser reconhecido em exames de fezes. O trofozoíto normalmente é visto aderido à mucosa do duodeno; às vezes, do jejuno e até nos ductos e vesícula biliar; os cistos são encontrados nas fezes.

O trofozoíto é piriforme, bastante flexível, medindo 20 µm de comprimento por 10 de largura; é achatado dorsoventralmente, tendo sua superfície dorsal convexa e lisa e superfície ventral é côncava; na parte mais larga da parte ventral encontra-se o disco suctorial ou adesivo, que ocupa dois terços dessa área; abaixo dele, internamente, notam-se duas formações superpostas, com aspecto de vírgula, denominadas corpos medianos (aparelho de Golgi); internamente ao disco suctorial está presente um par de núcleos, sendo que no interior de cada um encontra-se um cariossoma central; não há cromatina periférica. Na parte superior do protozoário encontram-se oito blefaroplastos, dos quais emergem dois axóstilos e oito flagelos: um par anterior, um par ventral, um par posterior e um par caudal.

Como o disco suctorial exerce importante papel na patogenia, deve ser descrito detalhadamente. Tem o formato de uma "tigela" oval, formado por microtúbulos e microfilamentos, dispostos lado a lado ou em espiral; em torno do disco há uma borda lateral (ventrolateral) ou lábio citoplasmático; na superfície desse disco observou-se também a presença de uma proteína contrátil. Com essa estrutura complexa, esse disco se adere à mucosa por ação mecânica (microtúbulos e borda ventrolateral) e por ação das proteínas contráteis.

Abaixo da membrana citoplasmática, tanto na superfície dorsal como na ventral, existem numerosos vacúolos, envolvidos na pinocitose de alimentos, também importantes na patogenia desse protozoário.

O cisto é oval ou elipsóide, medindo cerca de 12 µm de comprimento por 8, de largura. Apresenta quatro núcleos (cistos maduros), além de axóstilos e corpos parabasais.

- Ciclo biológico

G. lamblia é anaeróbico e vive melhor em pH que varie de 6,00 a 7,00. Nesse ambiente, o trofozoíto multiplica-se assexuadamente por divisão binária longitudinal, aos milhares; durante a fase aguda da doença, isto é, fase diarreica, os trofozoítos podem ser encontrados nas fezes em grande quantidade, movimentando-se ativamente quando examinados logo após a emissão. Nessa fase é menos frequente o encontro de cistos. Por outro lado, durante a fase crônica da doença, quando se observa a emissão de fezes formadas, podem ser encontrados milhares de cistos tetranucleados.

O ciclo biológico é do tipo monoxênico (isto é, com um só hospedeiro), havendo contaminação humana pela ingestão de cistos maduros, junto com água ou alimentos contaminados. Esses cistos chegam ao estômago onde o meio ácido inicia o processo de desencistamento, que é completado no duodeno. A pequena giárdia se organiza, dando quatro pequenos trofozoítos que iniciam a colonização por meio da divisão binária. Primeiro há a divisão nuclear, seguida da divisão das organelas e do citoplasma. Em poucos dias existem milhares de trofozoítos "atapetando" a mucosa do duodeno. Continuando sua vida, grande número de trofozoítos (milhares deles) desprende-se diariamente da mucosa duodenal e segue a trajetória do bolo alimentar; chegam ao jejuno e, principalmente, no ceco, onde tem início o processo de encistamento, que consiste no seguinte: o trofozoíto se arredonda e os núcleos se dividem; perde os flagelos, desidrata-se e secreta em torno de si uma membrana cística resistente, semelhante a quitina, dando ao parasito a forma oval típica. Esse processo de encistamento não é contínuo: alguns pacientes apresentam eliminação elevada de cistos durante um período mais longo; outros, apresentam eliminação permanentemente baixa; a maioria apresenta eliminação intermitente; isto é, períodos com grande número de cistos nas fezes, seguido de outros períodos negativos ou com poucos cistos nas fezes. Esse aspecto é importante, pois, o caso de paciente sintomático, com exame de fezes negativo, indica a necessidade de repetição desse exame dias depois.

O cisto, na água ou em ambiente úmido e isento de luz solar, pode permanecer viável por até dois meses.

Em laboratório é possível promover o desencistamento, passando-se os cistos em meio ácido (pH 2,2 semelhante à acidez estomacal), em temperatura de 37 graus centígrados; passando, em seguida para meios com pH 6,8 (semelhante ao pH do intestino delgado), na mesma temperatura, onde podem ser cultivados.

▬ Transmissão

A transmissão da *G. lamblia* dá-se por ingestão de cistos, os quais podem ser encontrados em alimentos variados: água, verduras e em mãos sujas. Os cistos também são disseminados pela poeira, moscas, baratas. Portanto, a transmissão desse protozoário é tipicamente fecal-oral.

▬ Patogenia

Conforme apontado no item anterior, a contaminação se dá pela ingestão de cistos junto com alimentos ou água contaminados. Via de regra, a partir de 100 cistos é possível a giárdia se instalar e se colonizar em uma pessoa. O período de incubação varia de dez a quinze dias e o período patente (encontro de cistos nas fezes) varia de dez a trinta dias após a infecção. A giárdia por muito tempo foi considerada apatogênica, mas hoje é largamente aceita sua responsabilidade por alterações intestinais e orgânicas, apesar de haver pessoas totalmente assintomáticas.

A giardíase é mais comum em crianças e pessoas com algum grau de imunodeficiência. Aliás, apesar de bem estudada em animais de laboratório e em humanos, a imunologia da giardíase ainda apresenta aspectos enigmáticos. Sabe-se que a giardíase é uma doença autolimitada, evoluindo para a cura ou para a cronicidade assintomática, o que indica um forte componente imunológico protetor. Outros aspectos conhecidos são: no soro de pacientes estão presentes anticorpos específicos antigiárdia: IgG, IgM, e IgA; mães infectadas apresentam elevados títulos de IgA em seu leite e seus filhos têm baixa prevalência de giardíase; indivíduos com hipogamaglobulinemia são mais suscetíveis à doença; adultos de área endêmica são mais resistentes à infecção do que adultos de área livre do parasito; com relação à imunidade celular, sabe-se que linfócitos, monócitos, macrófagos e granulócitos estão presentes na mucosa infectada e são capazes de interagir e eliminar trofozoítos aí existentes.

De toda forma, sabe-se que após a instalação e colonização da giárdia no duodeno, a doença pode evoluir de formas diferentes, dependendo da cepa do parasito (algumas são reconhecidamente mais patogênicas), da quantidade de cistos ingeridos, da idade e do nível da resposta imu-

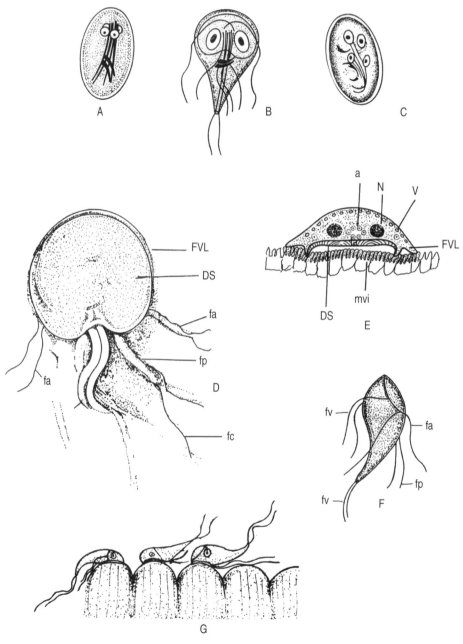

FIGURA 23.1 Morfologia da *Giardia lamblia*: (A) e (C) cistos; demais letras representam trofozoítos; (D) e (E) trofozoítos, mostrando: (FVL) franja ventrolateral; (DS) disco suctorial (ou ventosa); (fa) par de flagelos anteriores; (fp) flagelos posteriores; (fv) flagelos ventrais; (fc) flagelos caudais; (E) e (G) trofozoítos aderidos à mucosa duodenal; (N) núcleo; (V) vacúolos; (a) axonema; (mvi) microvilosidades intestinais. (Adaptado de Sogayar MI & Guimarães S, 2000)

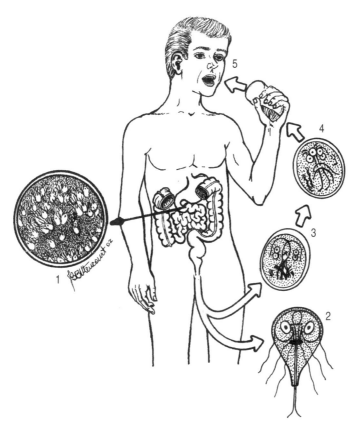

Ciclo biológico da *Giardia lamblia*: (1) colônias de G. *lamblia aderidas* à mucosa duodenal; (2) eliminação de trofozoítos em fezes diarreicas, que perecem ao chegar no exterior; (3) eliminação de cistos em fezes sólidas; (4) e (5) ingestão de cistos junto com alimentos ou água contaminada, que ao chegarem ao duodeno formam colônias.

FIGURA 23.2

ne do paciente. Assim, se as condições estiverem favoráveis para o parasito, ele se multiplicará aos milhares e forrará a mucosa duodenal, apesar de sua ínfima dimensão.

▬ Manifestações clínicas

Como consequência, há acentuada irritação dessa área, gerando edema e dor, irritabilidade, insônia e sintomas de má absorção: emagrecimento e avitaminose de vitaminas lipossolúveis (A, D, E, K). Há uma aceleração do trânsito intestinal e aparecimento de típica esteatorreia (diarreia gordurosa, com fezes pastosas ou diluídas, amareloesverdeadas). Aliás, pode identificar, como patognomônico de giardíase infantil, irritação, anorexia, emagrecimento e esteatorreia. Essa fase aguda pode durar de quinze a sessenta dias; o paciente não tratado pode evoluir para a cura poucas semanas depois ou evoluir para fase crônica, com duração de meses ou até anos, eliminando cistos intermitentemente, porém sem sintomas.

▬ Diagnóstico

Para pediatras experientes, o diagnóstico clínico da giardíase em pacientes com sintomatologia típica é feito com segurança, podendo-se instituir a terapêutica específica. Já em pacientes adultos, ou crianças com manifestações variadas, recomenda-se proceder a exames laboratoriais, que são os seguintes:

Parasitológico

Os exames parasitológicos consistem em identificar alguma forma da giárdia presente no paciente. Em pacientes na fase aguda, diarréicos, recomenda-se colher fezes em laboratório e examiná-las imediatamente, pois os trofozoítos perecem em 15 a 20 minutos; pode-se também colher as fezes em casa, colocando-as em conservador (MIF ou SAF), levando-as depois ao laboratório. No exame a fresco observam-se trofozoítos vivos; nas fezes conservadas, os trofozoítos estão mortos, exigindo o preparo de esfregaços em lâminas e posterior coloração por hematoxilina férrica.

Em pacientes na fase crônica, o objetivo é encontrar cistos nas fezes. Caso o primeiro exame dê negativo, em vista do período negativo de eliminação de cistos, recomenda-se fazer três exames com intervalo de sete dias, ou colher as fezes em dias alternados, durante uma semana, colocando-as em frasco com conservante (MIF ou SAF). De toda forma, as fezes formadas devem ser examinadas por métodos específicos para cistos, tais como *Faust* ou centrífugo sedimentação. Os cistos, ao serem colocados na lâmina, devem ser corados por lugol antes de serem examinados em microscópio sob aumento 10 e 40 X.

O exame do fluido duodenal é outra possibilidade; apesar de pouco empregada na rotina de exames, tem bom índice de positividade e eficiência na comprovação de giárdia em pacientes com exames de fezes sempre negativos. A obtenção do fluido pode ser feito por endoscopia e colheita do material, ou *Entero-Test*, que consiste em uma cápsula gelatinosa, contendo um fio de náilon, cuja ponta livre é mantida segura, fora da boca; o paciente, em jejum, ingere com água a cápsula, que deve permanecer por quatro horas dentro do duodeno; findo esse tempo, a cápsula é retirada com auxílio do fio de náilon e o muco aderido é examinado imediatamente ao microscópio; ou, preparam-se esfregaços para serem corados pela hematoxilina férrica.

Imunológico

A partir do momento em que se conseguiu fazer culturas axênicas de giárdia, tornou-se possível obter antígenos puros para a realização de técnicas imunológicas com vistas ao diagnóstico dessa parasitose. Os métodos mais empregados são a imunofluorescência indireta e o ELISA; entretanto, em vista da permanência de anticorpos por longos períodos no soro sanguíneo, especialmente do IgC, costuma apresentar resultados falso-positivos, sendo pouco eficientes para o diagnóstico individual, mas muito úteis para o diagnóstico epidemiológico, pois não distingue pacientes antigos de recentes.

A reação de ELISA tem sido empregada em coproantígenos (antígenos presentes nas fezes), com elevada sensibilidade e especificidade.

– Epidemiologia

A giardíase é encontrada no mundo todo, com incidência maior em crianças de um a doze anos. Apesar da fonte de infecção importante ser o portador assintomático, isto é, aquele paciente que passou para a fase crônica assintomática e continua eliminando cistos em suas fezes (especialmente se não possui bons hábitos higiênicos e é preparador de alimentos crus, tais como saladas, maioneses etc.); outros pacientes também são responsáveis pela contaminação de domicílios, creches, orfanatos, enfermarias etc. Além disso, em regiões inabitadas como campos, parques e florestas, há relatos de pessoas que se infectaram ao acampar, caçar ou pescar, fazendo uso de água de córregos ou açudes; nesses casos, seguramente a fonte de infecção foi algum animal silvestre (roedores, canídeos, bovinos); daí afirmar-se que a giardíase deve ser considerada zoonose. Outros dois aspectos importantes na disseminação de cistos são: a poeira e moscas. Residências, ou qualquer tipo de ambiente humano próximo de locais sem esgoto ou fossas, pode ser contaminado por cistos disseminados por ventos (poeira) e por moscas, que podem veicular cistos a longas distâncias (mais 5 km).

A transmissão direta entre paciente e pessoas sadias também tem sido assinalado em diversos trabalhos, tanto no nível domiciliar (babás) como entre homossexuais (pela relação oral/anal).

Resumo da epidemiologia

- Distribuição geográfica: mundial.
- Fonte de infecção: humanos.
- Forma de transmissão: cistos.
- Veículo de transmissão: água, mãos sujas.
- Via de penetração: boca.

▬ Profilaxia

A profilaxia da giardíase baseia-se em três pontos principais: higiene individual, tratamento dos doentes e portadores assintomáticos e ampliação dos serviços de água e esgoto domiciliar. Como é considerada uma doença de transmissão hídrica, os serviços de engenharia sanitária e os de educação sanitária são fundamentais. Aliás, esses fatores são tratados ao longo deste livro, mostrando a importância de medidas profiláticas de grande número de parasitoses, e de diversas outras doenças decorrentes de baixas condições sanitárias e sociais da população. Infelizmente percebe-se que acomodação e desinformação dominam uma sociedade manipulada pelo poder, em que a reorganização social insuficiente, o desenvolvimento sofrível da cidadania e o baixo nível de reivindicações entravam o processo de resgate de pessoas-objeto, em seres humanos. Apesar disso, é possível identificar uma promissora melhora de hábitos cotidianos e das condições de vida daí decorrentes.

▬ Tratamento

A giardíase não é de tratamento difícil, pois hoje existem vários medicamentos eficientes, com poucos efeitos colaterais; entretanto, alguns são de uso difícil pelo sabor muito desagradável para crianças, especialmente nas formulações líquidas.

Os principais medicamentos indicados são: metronidazol e o tinidazol, todos dois com eficácia estimada acima de 90%. Outros imidazois podem ser usados, como o ornidazol e o secnidazol. Estudos apontam a eficácia do albendazol (também eficiente anti-helmíntico) empregado por cinco dias como terapêutica alternativa. A paromicina pode ser utilizada em gestantes devido à sua baixa absorção sistêmica, embora suas eficácia seja bastante reduzida em relação às demais drogas. Os principais esquemas terapêuticos empregados são:

Tinidazol: criança, 50 mg/kg/dia, um dia de tratamento; adulto, 2 mg/dia, um dia de tratamento. Os efeitos colaterais são náuseas, vômitos, gosto metálico, gosto amargo, cólicas abdominais, leucopenia, tonturas, vertigens, ataxia, incoordenação motora, rubor cutâneo. As contraindicações são: gestantes, nutrizes, discrasia sanguínea, portadores de afecções neurológicas.

Metronidazol: criança, 20 a 30 mg/kg/dia, de sete a dez dias de tratamento; adulto, 250 mg/ duas vezes ao dia, de sete a dez dias de tratamento. Os efeitos colaterais são: náuseas, vômitos, desconforto epigástrico, gosto metálico e secura na boca, ataxia, neuropatia periférica, sonolência, confusão, cefaleia, sensação de ardor na uretra, urina escura, urticária, glossite, discrasia sanguínea. Contraindicações referem-se a gestantes, nutrizes e alcoólatras.

Orinidazol: criança, 40 mg/kg/dia, um dia de tratamento; adulto, 2 mg/dia, um dia de tratamento. Efeitos colaterais: vertigens, distúrbios gastrintestinais e reações cutâneas. Contraindicações: gravidez, idade inferior a um ano, distúrbios neurológicos.

No caso de o paciente apresentar intolerância ao medicamento ou a giárdia mostrar resistência, recomenda-se substitui-lo por outro tão logo esses fatos sejam percebidos.

capítulo 24

Malária

resumo do capítulo

- Apresentação
- Morfologia
- Ciclo biológico
- Transmissão
- Patogenia
- Complicações da malária
- Imunidade
- Diagnóstico
- Epidemiologia
- Profilaxia
- Tratamento

- Apresentação

A malária é doença de conhecimento médico (Hipocrates, 460-370 a C) e popular desde épocas remotas, ocorrendo em grandes áreas da Europa, Ásia, África, Oceania e Américas. Alguns autores afirmam que, na verdade, a malária humana é tão antiga quanto nossa espécie. Os sintomas fundamentais e largamente conhecidos – terçã benigna e terçã maligna – também foram descritos há muitos anos atrás. O termo malária é de origem italiana, pois os médicos locais afirmavam que a malária era adquirida ao se respirar o ar pestilento dos pântanos (mal ária, ou mal ar). Outras denominações dessa doença são: paludismo, impaludismo, febre palustre, maleita, sezão, tremedeira.

Os parasitos responsáveis por essa doença humana pertencem ao filo Apicomplexa, subordem *Haemosporina* e família *Plasmodiidae*, com quatro espécies:

- *Plasmodium vivax* (Grassi e Feletti, 1890), agente da terçã benigna;
- *P. falciparum* (Welch, 1897), agente da terçã maligna;
- *P. malariae* (Laveran, 1881), agente da quartã benigna;
- *P. ovale* (Stephens, 1922), também responsável por uma terçã benigna (essa última espécie não ocorre no Brasil, apenas na África Central).

As demais espécies têm distribuição mundial, conforme mostrado no mapa 24.1. É importante dizer que, na família *Plasmodiidae*, existem cerca de 150 espécies de plasmódios, que causam malária em aves, roedores e macacos, ocorrendo em diversas partes do mundo, inclusive nas Américas.

A palavra *plasmodium* tem etimologia complexa, significando "forma oriunda da fusão de outras células".

Pelo grande número de doentes e mortes que causava e ainda causa, atingindo milhões de pessoas (no final do século XX, a OMS estimou a ocorrência de cerca de 270 milhões de pessoas infectadas no mundo todo, com mais de dois milhões de óbitos, principalmente em crianças), a malária é considerada uma das mais graves parasitoses humanas. A história do descobrimento das espécies, da transmissão e do ciclo biológico é fascinante e merece ser contada.

No final do século XIX, quando Inglaterra, França, Alemanha e Itália dominavam diversos paises africanos, asiáticos e americanos, os médicos europeus depararam-se com grande quantidade de doenças diferentes e desconhecidas, que muitas vezes impediam ou limitavam a dominação econômica, política e militar pretendidas. Sobressaíram os famosos médicos tropicalistas, empenhados em descobrir os agentes dessas doenças, além da forma de transmissão, tratamento e controle. Em 1880, Charles Alphonse Laveran descobriu, no sangue de um paciente malarígeno, uns organismos movimentando-se ativamente; em 1884, Gerhart comprovou que o agente da malária era um hemoparasito, ao reproduzir a doença por meio de transfusão sanguínea, entre uma pessoa doente e uma sadia. Em 1885, Golgi observou o ciclo assexuado (denominado de ciclo de Golgi) desse hemoparasito, sem contudo identificar a espécie. Em 1885, Marchiafava e Celli, criaram o gênero *Plasmodium*, para designar os agentes da doença e em 1891, Romanowsky, inventou um método de coloração e descreveu a morfologia desses parasitos sanguíneos. Quanto à transmissão, continuava a incógnita. Se nessa época os cientistas tivessem dado atenção ao conhecimento das pessoas residentes em zonas malarígenas, a transmissão poderia ter sido descoberta antes, pois negros da África Oriental e os abissínios já sabiam que, quando desciam das montanhas acompanhando o gado e eram picados por mosquitos, adoeciam de uma "febre mosquito" também denominada de Mbou e Bimbi. Apenas em 1884, Laveran supôs que os parasitos por ele descobertos poderiam ser transmitidos por mosquitos; em 1894, Manson, que havia descoberto a transmissão das filarioses pelos mosquitos, sugeriu que os mesmos poderiam transmitir malária; em 1897, Ross, trabalhando na Índia, encontrou cistos no estômago de um mosquito que havia se alimentado sobre um paciente; no ano seguinte, o mesmo Ronald Ross e ainda na Índia, conseguiu transmitir malária de aves por meio da picada de mosquitos do gênero *Culex*. Esses achados estimularam a continuação das pesquisas de Grassi, Bastianelli e Bignami, que vinham trabalhando na transmissão da malária na Itália, até que entre 1898 e 1899 descobriram o ciclo completo das espécies de plasmódio em fêmeas de anofelinos; Manson comprovou essa descoberta ao levar de Roma para Londres alguns *Anopheles* infectados com *P. vivax*, que, ao picarem seu próprio filho e um técnico, que nunca haviam saído de Londres, apresentaram-se com malária. Em 1937, James e Tate, trabalhando com o *P.gallinaceum*, demonstraram que os esporozoítos inoculados pelo mosquito não penetravam diretamente nas hemácias, como era aceito na época, havendo nesse parasito um ciclo pré-eritrocítico; pesquisando nessa linha, Short e Garnham, em 1948, descobriram que nos plasmódios humanos também havia um ciclo pré-eritrocítico, que se passa no fígado, isto é, os esporozoítos inoculados pelo anófeles, dirigem-se aos hepatócitos, onde ocorre o início da reprodução (ciclo esquizogônico pré-eritrocítico).

Já no início do século XX desenvolveram-se diversas campanhas de profilaxia da malária, com base principalmente no combate ao vetor, como inseticidas arseniacais (verde Paris) e tratamento dos doentes com quinino. Eram produtos pouco eficientes, caros e tóxicos, especialmente o larvicida verde Paris. Por volta de 1955, com a altíssima eficiência dos inseticidas clorados DDT, e dos antimaláricos sintéticos cloroquina e primaquina, a OMS propôs a erradicação da malária no mundo! Diversos países adotaram as medidas preconizadas, tratamento em massa da população com cloroquina e combate às larvas e aos adultos de anófeles, pulverizando criadouros e domicílios com o DDT. Por volta de 1960, várias regiões se viram livres da malária; mas, em outras, as medidas mostraram-se inócuas ou inaplicáveis, além do aparecimento de cepas de plasmódio resistentes ao medicamento e de cepas do anofelino, também resistentes ao DDT; acrescente-se a isso a descoberta de que esse inseticida clorado era tóxico para humanos e animais, prejudicando seriamente o meio ambiente. Assim, a OMS reviu todas suas metas e metodologias, propondo para o final do século XX e início do século XXI, atividades de controle integradas, tratamento do doente com novos medicamentos, combate ao vetor com novos inseticidas pouco tóxicos e ampliação dos serviços gerais de saúde, respeitando as especificidades locais ou regionais. Essas medidas têm apresentado alguns resultados animadores em regiões localizadas, reduzindo o quadro dramático de algum tempo atrás; porém, a malária continua carecendo de pesquisas básicas que possibilitem seu controle efetivo nos diversos países ainda penalizados com sua presença.

▬ Morfologia

A morfologia dos plasmódios é muito diversificada conforme a fase do ciclo biológico do parasito, assim como há diferença entre as espécies. O ciclo biológico se passa em dois hospedeiros, sendo heteroxeno: o ciclo sexuado se passa no mosquito, daí ser considerado o hospedeiro definitivo e o ciclo assexuado se passa em humanos, daí serem considerados os hospedeiros intermediários.

As formas encontradas nesse parasito são:

- esporozoíto: forma infectante, presente nas glândulas salivares do mosquito, que as inocula nos humanos; tem aspecto alongado, mede 11 µm de comprimento por 1 de largura; tem núcleo central e extremidades afiladas, apresentando na extremidade anterior o complexo apical ou aparelho de penetração (Figura 24.1);
- esquizonte pré-eritrocítico: forma presente no hepatócito após a ocorrência da reprodução assexuada tissular (esquizogonia tissular); mede de 30 a 70 µm de diâmetro e possui acima de 10.000 merozoítos;

192 PARASITOLOGIA DINÂMICA

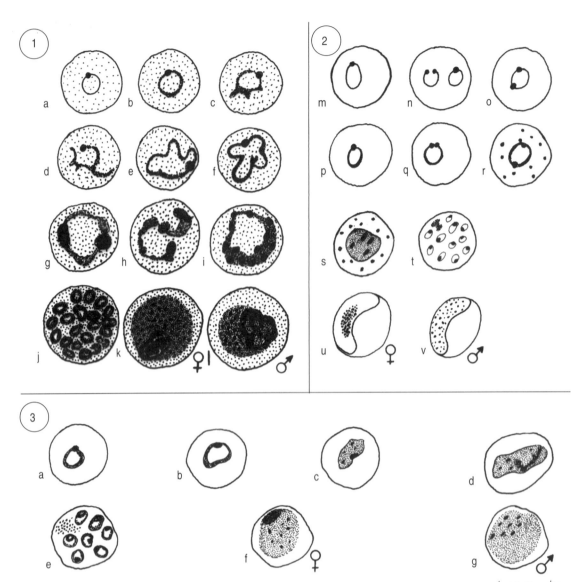

FIGURA 24.1 Formas sanguíneas de *Plasmodium*. 1: *P. vivax*. (a) e (b) trofozoítos jovens; (c), (d), (e), (f) trofozoítos maduros; (g), (h), (i) esquizontes; (j) rosácea; (k) macrogametócito (núcleo compacto e marginal); (l) microgametócito (núcleo central e cromatina frouxa); 2: *P. falciparum*. (m), (n), (o) trofozoítos jovens; (p), (q), (r) trofozoítos em crescimento, que se desenvolvem nos capilares viscerais; (s) esquizonte; (t) rosácea; (u) macrogametócito; (v) microgametócito; 3: *P. malariae*. (a), (b) trofozoítos jovens; (c), (d) trofozoítos maduros ou "em faixa"; (e) rosácea; (f) macrogametócito; (g) microgametócito.

- trofozoíto jovem: forma presente em hemácias, com aspecto de anel; o aro é formado pelo citoplasma e a pedra, representada pelo núcleo do parasito (cromatina); em *P. falciparum* mede de um sexto a um terço do tamanho da hemácia.
- trofozoíto maduro ou amebóide: forma presente em hemácias, nas quais o citoplasma apresenta-se irregular e vacuolizado, e o núcleo ainda está indiviso; em *P. malariae*, mede cerca de 40 μm.
- esquizonte: forma presente em hemácias, nas quais o citoplasma é irregular e vacuolizado, mas o núcleo já se apresenta dividido em alguns fragmentos;
- rosácea ou merócito: forma presente em hemácia; cada fragmento do núcleo, acompanhado de pequena porção de citoplasma, individualiza-se, formando tantos merozoítos quantas forem as divisões nucleares, ao conjunto dos quais dá-se o nome de merócito ou rosácea;

- merozoíto: forma ovalada, com núcleo, pequena porção de citoplasma; apresenta em determinado ponto uma estrutura denominada "conóide de penetração"; mede de um a cinco μm de comprimento por 2 de largura. Pode ter duas origens: esquizogonia tissular ou esquizogonia sanguínea; assim, no início de sua formação, está dentro do hepatócito (compondo o esquizonte pré-eritrocítico) ou dentro da hemácia (compondo o merócito). Portanto, qualquer que seja sua origem, os merozoítos são células preparadas para penetrar em hemácias;
- macrogametócito: célula sexuada feminina, encontrada em hemácias; apresenta-se arredondada ou alongada, conforme a espécie; em *P. falciparum* mede de 12 e 14 μm, com formato de feijão;
- microgametócito: célula sexuada masculina, encontrada em hemácias; apresenta-se arredondada ou alongada, conforme a espécie; em *P. falciparum*, mede de 9 a 11 μm, com formato de feijão;
- ovo ou zigoto: forma esférica, presente na luz do estômago do mosquito e formada pela fecundação do macrogameta pelo microgameta, o qual é alongado e mede cerca de 15 μm;
- oocineto: forma alongada, móvel, presente entre a luz e a parede do estômago do mosquito; mede de 10 a 20 μm de comprimento;
- oocisto: é o ovo ou zigoto encostado na parede do estômago do mosquito e que dará origem aos esporozoítos; é esférico, medindo de 40 a 80 μm de diâmetro.

TABELA 24.1 Diferenças morfológicas entre as espécies de plasmódios humanos que ocorrem no Brasil

Detalhe/Espécie	P. vivax	P. falciparum	P. malariae
Formas encontradas no sangue periférico	Trofozoítos, esquizontes, gametócitos	Trofozoítos e gametócitos	Trofozoítos, esquizontes e gametócitos
Aspecto da hemácia	Maior; com granulações de Schüffner; mais pálidas	Às vezes, menor; granulações de Maurer (poucas)	Normal
Aspecto trofozoíto jovem	Citoplasma espesso; grão de cromatina mais interno	Citoplasma delicado; grão de cromatina saliente (anel de bacharel) ou duplo	Assumem o aspecto de faixas
Trofozoíto maduro	Citoplasma amebóide e cromatina como no item anterior	Citoplasma espesso; ovais ou redondos; raros no sangue periférico	A faixa citoplasmática atinge todo o diâmetro da hemácia
Esquizonte	Citoplasma irregular vacuolizado; cromatina fragmentada; pigmentos escuros em finos grãos disseminados	Citoplasma pouco deformado; cromatina separada em grânulos grossos; raro sangue periférico	Citoplasma arredondado, com pigmento na periferia; cromatina fragmentada
Macrogametócito	Redondos, citoplasma azul, cromatina periférica; ocupam hemácia dilatada	Em forma de banana; citoplasma azul, cromatina central	Redondo, citoplasma azul, cromatina periférica. Pouco numerosos
Microgametócito	Redondos, citoplasma azul-claro, cromatina central pálida; ocupam hemácia dilatada	Em forma de banana, citoplasma azul-claro, cromatina central difusa	Redondo, citoplasma azul-claro, cromatina central pálida. Pouco numerosos

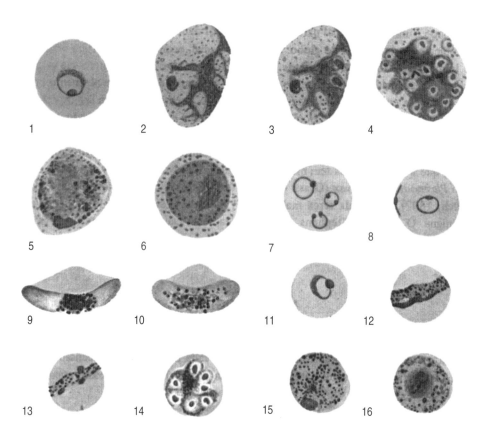

FIGURA 24.2 Formas sanguíneas de plasmódios humanos que podem aparecer no sangue circulante, típicas para o diagnóstico específico: *P. vivax*: (1) trofozoíto jovem; (2) trofozoíto amebóide ou maduro; (3) esquizonte (com três núcleos); (4) rosácea; (5) macrogametócito; (6) microgametócito. *P. falciparum*: (7) e (8) trofozoítos jovens; (9) macrogametócito; (10) microgametócito. *P. malariae*: (11) trofozoíto jovem; (12) e (13) trofozoíto maduro ou "em faixa"; (14) rosácea; (15) macrogametócito; (16) microgametócito.

▬ Ciclo biológico

À primeira vista, o ciclo dos plasmódios parece complicado, mas prestando-se atenção às modificações das formas acima, vê-se que há uma sequência das formas e das fases evolutivas. Assim, vamos descrevem-se e conceituam-se essas fases:

- fase pré ou exo-eritrocítica: processa-se nos hepatócitos, antes de se desenvolver nos eritrócitos; é também conhecida como fase tissular primária ou criptozóica (pois passa-se escondida, no fígado);
- fase eritrocítica: a fase do ciclo que processa nos eritrócitos;
- reprodução assexuada ou esquizogonia: ocorre a divisão do núcleo e do citoplasma do parasito, produzindo merozoítos;
- reprodução sexuada ou esporogonia: ocorre no mosquito, com a fecundação do macrogameta pelo microgameta, produzindo esporozoítos.

Para facilitar, acompanhe-se a história de um paciente que acaba de se infectar, ao ser picado por uma fêmea de *Anopheles*, que lhe inoculou alguns esporozoítos (de 10 a 20) durante a hematofagia. Essas formas permanecem pouco tempo na corrente sanguínea, desaparecendo em 30 a 60 minutos após a picada, pois dirigem-se aos hepatócitos, onde penetram para dar início ao ciclo pré-eritrocítico ou tissular primário. Dentro dos hepatócitos, os esporozoítos, diferenciam-se em trofozoítos pré-eritrocíticos, os quais, por esquizogonia, geram os esquizontes, produzindo milhares de merozoítos (10.000 para o *P. vivax* e 40.000 para o *P. falciparum*). Esse ciclo tissular demora cerca de uma semana em *P. falciparum* e *P. vivax* e duas semanas para o *P. malariae*. Findo esse tempo, os merozoítos rompem os hepatócitos e penetram nas hemácias, dando início ao ciclo eritrocítico ou sanguíneo. Acontece que em *P. vivax* e *P. ovale*, os esporozoítos inoculados pelo mosquito possuem constituições genéticas distintas: enquanto uma população desenvolve-se naqueles períodos, a outra desenvolve-se lentamente, permanecendo dormente no hepatócito; por isso, denomina-se "hipnozoíto". Esses hipnozoítos permanecem por cerca de seis meses nesse estado, quando se tornam ativos e completa-se o ciclo pré-eritrocítico, sendo responsáveis pelas "recaídas tardias" da doença.

Os merozoítos oriundos do ciclo normal ou do ciclo lento, ao caírem na corrente sanguínea, podem ser fagocitados por monócitos, plasmócitos e polimorfonucleares, sendo destruídos; porém, muitos penetram nos eritrócitos com auxílio do conóide de penetração e receptores específicos, iniciando o ciclo eritrocítico, que, em linhas gerais, é semelhante ao ocorrido nos hepatócitos. Dentro da hemácia, o merozoito transforma-se em trofozoíto jovem, depois em trofozoíto maduro, depois em esquizonte, depois em merócito ou rosácea, seguido do rompimento da hemácia e liberação dos merozoítos que invadirão novas hemácias. A quantidade de merozoítos presentes nas hemácias varia conforme a espécie: *P. vivax* produz de 12 a 14; *P. falciparum*, de 8 a 36 e *P. malariae*, de 6 a 12.

Esse ciclo eritrocítico ou esquizogônico sanguíneo processa-se a intervalos regulares para cada espécie: 48 horas para a terçã benigna, 36 a 48 horas para a terçã maligna e 72 horas para a quartã, repetindo-se por longos meses.

Durante a fase eritrocítica, alguns merozoítos penetram em hemácias jovens (ainda na medula óssea ou em capilares viscerais) e diferenciam-se para se transformarem em gametócitos, os quais dão origem ao ciclo sexuado ou esporogonia, que se completa no mosquito.

Esses gametócitos passam para o sangue circulante do mosquito já maduros, em geral cerca de seis a oito dias após o primeiro acesso febril; aí permanecem viáveis por cerca de trinta dias, sendo mais numerosos na fase inicial da doença. Os pacientes apresentam gametócitos no sangue circulante, denominados "gametóforos"; os mais eficientes são os que apresentam cerca de 300 gametócitos por mm^3 de sangue.

Durante a hematofagia, a fêmea do anófeles ingere todas as formas do parasito presentes no sangue do mosquito, mas apenas os gametócitos continuam vivos, completando o ciclo; os demais degeneram e morrem. No intestino médio (estômago) do inseto, os gametócitos saem das hemácias (essas células entram em processo de digestão, facilitando a liberação dos parasitos). Diversos fatores são responsáveis pelo estímulo à gametogênese, isto é, transformação de gametócitos em gametas. Esses fatores são: temperatura entre 20° e 30° centígrados, redução da pressão de CO_2 e consequente aumento do pH. Em seguida à ingestão sanguínea, os macrogametócitos tornar-se-ão maduros, transformando-se cada um deles em um gameta feminino (macrogameta); o microgametócito, por um interessante processo de exflagelação começa a vibrar e, repentinamente, libera oito microgametas; essas formas movimentam-se ativamente e em 20 a 30 minutos alcança e fecunda um macrogameta, formando o ovo ou zigoto, na luz do estômago; cerca de 20 horas após a fecundação, esse ovo começa a migrar; daí o nome oocineto (=ovo móvel) para a parede do estômago do inseto, onde se encista, daí o nome oocisto (=ovo encistado). Inicia-se então a esporogonia (durante a qual ocorre a meiose), havendo a produção de milhares de esporozoítos; após nove a quatorze dias da fecundação, o oocisto se rompe, liberando os esporozoítos, que se espalham através da hemolinfa por todo o corpo do inseto, mas aos poucos vão se dirigindo para as glândulas salivares; daí, juntamente à saliva, serão inoculados em novo hospedeiro durante o repasto sanguíneo, especialmente no início deste, quando o volume de saliva injetada é maior. Da corrente sanguínea dirigem-se para os hepatócitos, para iniciarem o ciclo assexuado, desenvolvendo a esquizogonia pré-eritrocítica.

196 PARASITOLOGIA DINÂMICA

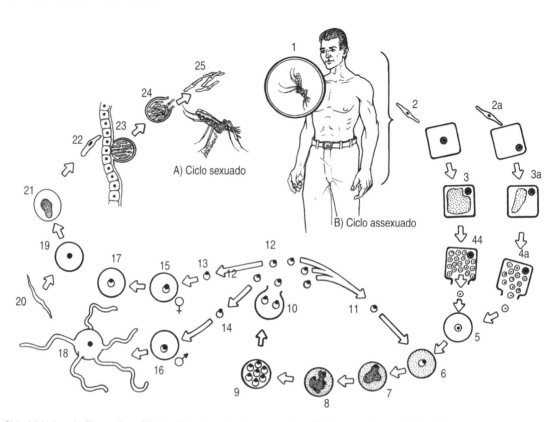

FIGURA 24.3 Ciclo biológico do Plasmodium: (1) Anopheles inoculando esporozoítos (2) durante a hematofagia; (2) esporozoítos da corrente sanguínea dirigindo-se para os hepatócitos; (2a) esporozoítos que darão origem aos hipnozoítos; (3) penetração de esporozoítos nos hepatócitos e início do ciclo assexuado ou esquizogônico pré-eritrocítico; (3a) início do ciclo assexuado ou esquizogônico lento, dando origem aos hipnozoítos; (4) ruptura do hepatócito após final do ciclo exoeritrocitário e liberação de milhares de merozoítos que invadirão as hemácias; (4a) meses mais tarde, ruptura de hepatócitos após o final do ciclo exoeritrocitário lento, liberando hipnozoítos que penetrarão em hemácias; (5) hemácias onde terá início o ciclo assexuado ou esquizogônico sanguíneo; (6) trofozoíto jovem na hemácia; (7) trofozoíto maduro; (8) esquizonte; (9) rosácea; (10) ruptura da rosácea, com liberação de merozoítos; (11) merozoíto penetrando em nova hemácia, reiniciando o ciclo assexuado ou esquizogônico sangüíneo; (12) merozoítos diferenciados, dirigindo-se para hemácias, dando início ao ciclo sexuado ou esporogônico (que se completará no mosquito); (13) merozoíto diferenciado, que irá formar o macrogametócito; (14) merozoíto diferenciado que irá formar o microgametócito; (15) macrogametócito já formado e na corrente sanguínea; (16) microgametócito na corrente sangüíneas (ingestão das formas sangüíneas pelo Anopheles); (17) o macrogametócito amadurece e dá origem ao macrogameta (feminino); (18) por exflagelação, o microgametócito produz vários microgametas; (19) um macrogameta é fecundado por um microgameta (20); (21) formação do ovo ou zigoto; (22) oocineto dirigindo-se para a parede do estômago do mosquito; (23) formação do oocisto; (24) produção de esporozoítos no interior do oocisto, com rompimento desse; (25) liberação de esporozoítos, que se dirigirão para a probóscida do Anopheles.

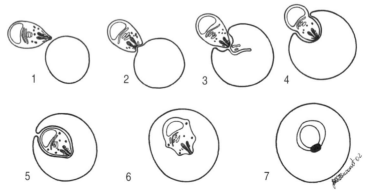

FIGURA 24.4 Sequência da aproximação e penetração de um merozoíto em uma hemácia, transformando-se em trofozoíto jovem (ciclo assexuado esquizogônico ou eritrocítico), onde receptores específicos permitem e favorecem essa interação parasito/hemácia.

▬ Transmissão

O mecanismo de transmissão que tem importância epidemiológica dá-se por meio da picada de mosquitos fêmeas do gênero *Anopheles,* os quais se infectam na única fonte de infecção conhecida: pacientes humanos que apresentam gametas no sangue circulante (por isso denominados de "gametóforos"). No Brasil, as principais espécies vetoras são o *A. darlingi, A .aquasalis, A. cruzi* e *A. bellator,* que serão estudados detalhadamente no capítulo sobre *Culicidae.* Outros mecanismos de transmissão podem ocorrer, mas sem importância epidemiológica: congênita, transfusão sanguínea, compartilhamento de seringas entre drogados, acidentes de laboratório.

▬ Patogenia

O período de incubação da doença (da inoculação dos esporozoítos até o aparecimento dos primeiros sintomas) varia de acordo com a espécie de plasmódio: 7 a 10 dias para *P. falciparum,* 10 a 15 para *P. vivax* e 30 dias para *P. malariae;* já o período pré-patente (inoculação dos esporozoítos até o aparecimento das primeiras formas sanguíneas) dá-se o seguinte: *P. falciparum,* mínimo de 5 dias, média de 8 a 12 dias; *P. vivax,* mínimo de 8 dias, média de 13 a 17 dias; *P. malariae,* mínimo de 14 dias, média de 28 a 37 dias.

A malária é uma doença sistêmica, onde vários órgãos podem ser atingidos, isolada ou conjuntamente, ocorrendo desde casos benignos e crônicos até formas agudas e fatais. A evolução da doença depende de diversos fatores: espécie e cepa do plasmódio, constituição genética e imunológica do paciente. Em geral, as formas fatais ocorrem em pacientes adultos ou jovens, não residentes em áreas malarígenas, portanto sem nenhuma defesa específica pré-existente, e que adquiriram o *P. falciparum* (terçã maligna). A patogenia da doença reside em dois pontos fundamentais: anóxia decorrente da anemia (destruição de hemácias) e processos imunológicos.

As esquizogonias sanguíneas provocam a destruição de grande número de hemácias e a liberação do pigmento malárico, denominado "hemozoína". Esse é um produto final da digestão da hemoglobina pelo parasito, sendo um íon férrico e contendo porfirina conjugada com a proteína oriunda da degradação parcial da globina. A hemoglobina, juntamente com outros nutrientes do hospedeiro, é ingerida pelos plasmódios, formando vacúolos digestivos, nos quais os nutrientes são digeridos; a glicose é a principal fonte de energia utilizada pelos plasmódios, a hemoglobina é metabolizada dentro de um vacúolo digestivo; o resíduo dessa digestão é o pigmento malárico.

Outro pigmento que aparece em doentes de malária (e em várias doenças que destroem a hemácia) é a "hemossiderina". Esse pigmento é resultante da degradação, pelas células fagocitárias, da hemoglobina liberada pela ruptura dos eritrócitos. Tem cor amarelo-escuro e apresenta-se sob a forma de pequenos grânulos, vistos em macrófagos e hepatócitos. Já a hemozoína é escura, sendo vista depositada em células do baço, do fígado, nas paredes de capilares do cérebro, da medula óssea etc. A hemoglobina das hemácias destruídas, e que não foi utilizada pelo parasito, é transformada em bilirrubina e excretada pelo fígado, sendo o ferro reabsorvido e reutilizado pelo organismo do paciente.

Febre, anemia e acesso malárico são os três sintomas patognomônicos da malária.

A febre tem como causa os pigmentos maláricos (substâncias pirogênicas) e a liberação de pirogênio endógeno pelos monócitos e macrófagos, ativados pelo parasito.

A anemia tem como causa vários fatores:

- destruição de hemácias durante as esquizogonias sanguíneas;
- destruição de hemácias parasitadas pelo baço;

- destruição de hemácias sem parasitos, mas sensibilizadas por antígenos parasitários, fazendo com que o baço não as reconheçam como normais e as destrua;
- hemólise de hemácias normais, por autoanticorpos, com afinidades tanto para o parasito como para a hemácia;
- disfunção da medula óssea estimulada por ação de citocinas, provocando uma diseritropoiese.

Pacientes portadores do *P. falciparum* apresentam uma anemia mais precoce e mais intensa, em decorrência de esquizogonias mais frequentes, de o parasito atingir maior número de hemácias e da destruição de hemácias por fatores imunológicos ser mais intensa.

O acesso malárico parece decorrer de um desequilíbrio bioquímico no momento da esquizogonia sanguínea (ruptura das rosáceas). Nesse momento, nota-se a elevação súbita da taxa de potássio (K) e redução do sódio (Na) sanguíneos; as taxas de cloretos se alteram, o fósforo (P) fica reduzido, aumenta o consumo de glicose, havendo produção de ácido lático que induz ao consumo de bicarbonato com a consequente redução do CO^2. O consumo de glicose no fígado e em outros tecidos é tão elevado que pacientes de *falciparum* podem apresentar um quadro de hipoglicemia, especialmente as mulheres grávidas ou em amamentação e pacientes com formas graves da parasitose.

Além do oxigênio, aminoácidos e peptídeos retirados da hemácia, o parasito é capaz de consumir vários nutrientes que retira do plasma: ácido p-aminobenzóico, metionina, riboflavina, fosfatos, hidratos de carbono (glicose), vitamina C etc.

No início da doença, o paciente queixa-se de sintomas gerais, tais como: mal-estar, dor de cabeça, indisposição indefinida e ligeira hipertermia. Em seguida, a febre acentua-se e alguns dias depois o paciente apresenta o típico acesso malárico, representado por calafrio, calor e suor. Ocorre com a intermitência característica de cada espécie de *Plasmodium*, em dia e hora previstos pelo próprio paciente. Na fase de calafrio, o paciente tem forte sensação de frio, procurando cobrir-se com cobertores e agasalhos, apresentando tremores incontroláveis do corpo e até batendo os dentes; apesar desse frio, a temperatura do paciente está em elevação. Essa fase de calafrio demora de 20 a 60 minutos; durante esse tempo, o pulso está mais rápido e fino, observando-se palidez e extrema fraqueza. Em seguida, o paciente passa para a segunda fase, onde se nota intensa sensação de calor, com o rosto avermelhado, temperatura entre 39 e 41 graus centígrados, dor de cabeça forte, pulso cheio; o paciente procura retirar todos os cobertores e agasalhos, tão necessários minutos antes. Permanece nesse quadro por duas a três horas, quando se inicia a fase de sudorese intensa (chegando a molhar a roupa), acompanhada de sensação de alívio. Alguns pacientes, nos primeiros acessos, apresentam-se fadigados no final, necessitando de repouso e de ingestão de muita água; outros, especialmente em zonas endêmicas, terminado o acesso, mostram-se como que curados, aptos a desenvolver suas atividades.

Cada espécie apresenta a periodicidade própria para repetição do paroxismo, sendo que o *P. vivax* é de 48 horas, o *P. falciparum*, 36 a 48 horas e o *P. malariae*, 72 horas. Essa cronologia (terçã ou quartã) pode, entretanto, alterar-se em vista do número de gerações envolvidas. Assim, quando em um doente só ocorre uma geração do parasito, ele terá o acesso sempre a intervalos regulares; mas se além dessa geração, digamos A, ele possuir outras, digamos B e C, o paciente terá acesso diariamente, sendo um intervalo de 48 horas para cada geração. Essas gerações (A, B, C) podem surgir pelo desdobramento da primoinfecção ou por reinfecções que seguem uma sincronicidade própria. Nesses casos de febre cotidiana, o quadro do paciente é muito grave e, usualmente, é devida ao *P. falciparum*.

Nos pacientes de *P. vivax*, essa fase aguda dura cerca de um mês, quando então os acessos tornam-se menos intensos, com parasitemia reduzida e razoável bem-estar, caracterizando a fase crônica, que pode durar até três anos. Entretanto, duas situações podem ocorrer nesse paciente, que saiu da fase aguda: a) ocorrer uma "recrudescência", isto é, terminam os sintomas, mas um ou dois meses depois os acessos reaparecem em decorrência da reativação do ciclo eritrocitário, que estava inaparente ou subpatente; b) ocorrer uma "recaída", isto é, terminam os sintomas e muitos meses (às vezes dois anos) depois, os hipnozoítos reativam-se e promovem novos acessos maláricos.

Em *P. falciparum* só ocorre recrudescência devido à reativação de ciclos eritrocíticos que tenham se tornado subpatentes após a melhora da fase aguda, não havendo recaídas tardias; em *P. malariae*, podem ocorrer recaídas tardias, meses ou anos (30 até 40 anos) depois da cura clínica da fase aguda, sempre decorrentes da reativação do ciclo eritrocitário que permaneceu em níveis subpatentes durante todo esse tempo.

Pensa-se que essas recaídas e recrudescências sejam uma forma de escape do parasito à defesa imunológica do paciente, por ser menos atingido e capaz de reativar o ciclo (isto é, manter o protozoário vivo e ativo por mais tempo).

■ Complicações da malária

O quadro clínico descrito anteriormente representa a forma usual da malária, especialmente em zonas endêmicas onde ainda não se conseguiu sucesso nos trabalhos de profilaxia. Nessa regiões, encontram-se com frequência os casos crônicos prolongados da doença, inclusive com o desenvolvimento da Síndrome de Esplenomegalia Tropical; essa síndrome é mais frequente em adultos jovens, que por razões diversas expõem-se continuamente às picadas infectantes do anófeles. Nesses pacientes, a esplenomegalia e a hepatomegalia são acentuadas, provocando grande aumento do volume abdominal; é elevado também o grau de anemia, de leucopenia e de plaquetopenia; a parasitemia encontra-se em níveis baixíssimos, porém a IgM total e a IgG antiplasmódio estão elevados (imunidade concomitante). Esses títulos elevados facilitam o diagnóstico.

Na malária causada por *P. falciparum* é que ocorrem os casos mais graves, muitos deles requerendo internações e com evolução, às vezes, fatal. Nessa malária complicada, o paciente inicialmente queixa-se de hipoglicemia, convulsões, náuseas, vômitos repetidos, febre muito alta, icterícia e distúrbios passageiros da consciência. Esses sintomas graves e gerais significam a manifestação dos seguintes tipos de malária:

- malária cerebral: manifestação gravíssima, que dificilmente ocorre em moradores de zona endêmica; estima-se que ocorra em 2% dos pacientes não imunes, infectados por *P. falciparum*; além dos sintomas acima citados, o paciente apresenta perda da consciência por períodos prolongados, sonolência, convulsões frequentes, com evolução final para o quadro de coma;

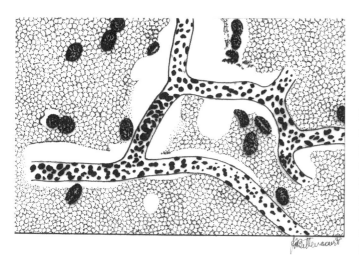

FIGURA 24.5 Pigmento malárico do *P. falciparum* nos capilares do cérebro; a aderência de células parasitadas, o depósito de complexo antígeno/anticorpo, a marginação e agregação de hemácias parasitadas nas paredes dos capilares, provocarão anoxia e lesões locais, com morte dos tecidos circunjacentes, que serão responsáveis pelas mortes na malária causada por essa espécie.

- anemia grave: o paciente apresenta anemia normocítica, com hematócrito abaixo de 15% e parasitemia acima de 10.000 parasitos por mm³ de sangue;
- insuficiência renal: há acentuada redução do volume urinário, chegando a menos de 400 ml ao dia (em adultos), com a consequente elevação da creatinina e ureia plasmáticas;
- edema pulmonar agudo: também denominado "síndrome de angústia respiratória do adulto", caracterizada por aumento da ventilação e hipertermia, seguida de intensa transudação alveolar, baixa oxigenação sanguínea e cianose; é mais frequente em gestantes;
- hemoglobinúria: em decorrência da hemólise intravascular aguda e maciça, o paciente apresenta hiper hemoglobinemia e hemoglobinúria intensa; é frequente estar associada a icterícia acentuada.

Como se discorre adiante, a patogenia da malária está intimamente relacionada a fatores genéticos do paciente e do parasito, bem como à intensidade da resposta imunológica do paciente. Apesar desses fatores serem profundamente estudados, faltam informações que permitam interpretação segura dessa complexíssima interação plasmódio/paciente. Além do que já foi dito, as alterações conhecidas em alguns órgãos afetados pela malária são:

- sistema fagocítico mononuclear: uma característica da malária crônica é a hiperplasia e hiperatividade dos macrófagos e das demais células componentes do sistema, que se apresentam abarrotadas de parasitos, pigmentos maláricos, restos de hemácias e até hemácias fagocitadas íntegras;
- baço: já na fase aguda, apresenta-se com aumento de volume e congesto, mostrando intensa atividade fagocitária, com capilares e seios venosos repletos de parasitos. Na fase crônica a esplenomegalia é acentuada, com hiperplasia e hipertrofia de macrófagos e células histiocitárias que se apresentam repletas de parasitos e de pigmentos, dando ao órgão uma cor cinza-amarronzado;
- fígado: na fase aguda, mostra-se congesto, com ligeiro aumento de volume, não detectável à palpação; na fase crônica a hepatomegalia é acentuada, com hiperplasia e hipertrofia das células fagocitárias, todas elas repletas de parasitos e hemácias; as células de Kupffer apresentam-se repletas de pigmentos;
- medula óssea: há hiperplasia do sistema fagocítico mononuclear, com grande atividade fagocitária, presença grande número de hemácias parasitadas e, em decorrência da anemia, há grande produção de reticulócitos;
- cérebro: as alterações no cérebro podem aparecer já na fase aguda, representando 80% dos óbitos devidos à malária; a circulação cerebral é aumentada (pela hipertermia, anemia e hipóxia) e há hipertensão cerebral, responsável pela congestão, edema, cefaléia e outros sintomas; lesões no endotélio de capilares, decorrentes da anemia, de depósitos de imunocomplexos e de hemácias parasitadas ou não (marginação eritrocítica), pode levar ao quadro de anóxia localizada, necrose e morte. O óbito pode ser decorrente da hipertensão cerebral;
- nefropatias: as alterações renais podem surgir na fase aguda ou na fase crônica da doença, mas apresentam lesões diferentes. Na fase aguda, as glomerulonefrites e a síndrome nefrótica em *P. falciparum* são decorrentes de depósitos de antígenos maláricos e de imunoglobulinas, principalmente de IgM, que produzem hiperplasia e hipertrofia de células do endotélio nas áreas mesangiais dos glomérulos renais. Na malária pelo *P. malariae*, as alterações aparecem na fase crônica da doença, sendo nefropatias progressivas, com albuminúria elevada e edema. São encontrados depósitos granulosos de IgG e IgM, complemento e antígenos maláricos, com espessamento e hipertrofia das células do mesângio, caracterizando uma glomerulonefrite.

MALÁRIA 201

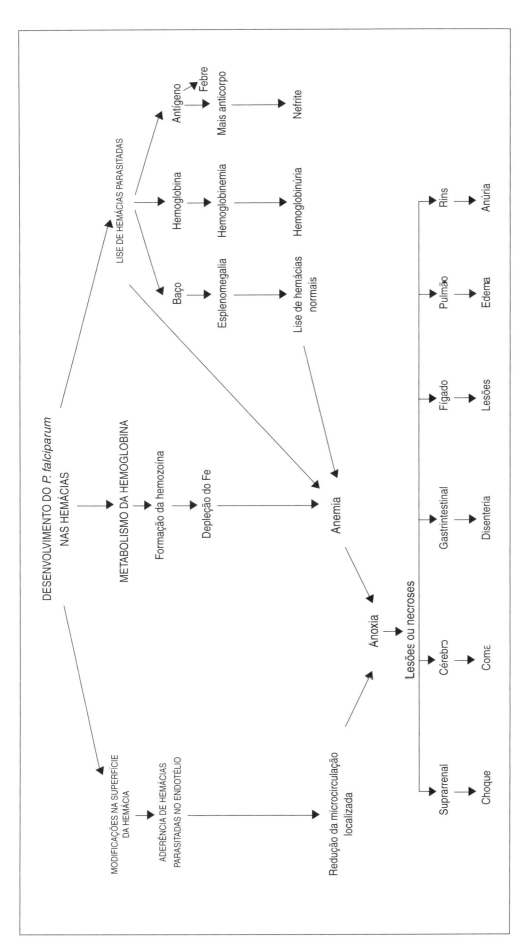

FIGURA 24.6 Esquema da patogenia da malária causada pelo *Plasmodium falciparum*.

Em geral os casos agudos de nefropatias pelo *P. falciparum* respondem bem à terapêutica; entretanto, os casos crônicos de nefropatias por *P. malariae* são rebeldes ao tratamento, isto é, procede-se ao tratamento antiparasitário, mas as alterações permanecem.

Conforme foi visto, a patogenia da malária é muito complexa com forte envolvimento do sistema imunológico do paciente, o que será mostrado em seguida.

— Imunidade

Sabe-se, desde longa data, que os parasitos da malária desenvolvem uma imunidade ativa parcialmente eficiente, que sob o ponto de vista biológico, é boa para o plasmódio e para o hospedeiro. É o que se denomina "imunidade concomitante ou premunição", na qual o nível de anticorpos é capaz de proteger o hospedeiro, mas não de eliminar o parasito. Esse fato é baseado nas seguintes observações em pacientes residentes em zona endêmica:

- usualmente, os adultos apresentam a forma crônica, com parasitemia muito baixa ou subpatente, e sintomatologia discreta;
- crianças até seis meses de idade são resistentes às infecções, pois a mãe lhes transfere proteção através da "transferência passiva de anticorpos" (IgG);
- crianças acima dessa idade, ou pessoas que nunca tiveram malária, ao serem picadas por anófeles infectados, desenvolvem a doença.

Essas observações, aliadas a pesquisas desenvolvidas em primatas, roedores e humanos, permitiram verificar o seguinte: existe resistência natural; há especificidade na resposta imunitária quanto à espécie do plamódio e o estágio (forma) do parasito; há variação antigênica e genética entre populações do parasito e de humanos; ocorre a imunossupressão para antígenos não correlatos aos do plasmódio (isto é, a malária é uma doença que provoca imunosupressão).

Resistência natural

É uma propriedade inerente ao hospedeiro, o qual é naturalmente resistente à infecção. Essa resistência pode ser:

- absoluta, isto é, quando nos humanos não ocorre nenhum desenvolvimento do plasmódio de aves, por exemplo;
- parcial ou relativa, quando nos humanos ocorre início do desenvolvimento do plasmódio, porém é eliminado antes de promover sintomas, como ocorre com os plasmódios de macacos que atingem humanos.

Outro aspecto dessa resistência natural diz respeito à não penetração de merozoítos em hemácias. Nesse processo, sabe-se que há um complexo mecanismo de interação entre moléculas da superfície do parasito e receptores na membrana da hemácia. O contacto entre as duas células promove uma adesão temporária, até que o parasito seja interiorizado pela hemácia. Entretanto, algumas falhas nas moléculas receptoras das hemácias impedem a penetração dos merozoítos. Essa é a explicação que se dá para o fato de que em regiões da África, onde a população humana não apresenta o antígeno de grupo sanguíneo *Duffy*, o *P.vivax* não se desenvolve (isto é, o merozoito dessa espécie não penetra na hemácia, pois esta não possui receptores adequados).

Outra manifestação da resistência natural está relacionada com a anemia falciforme, que impede a evolução do trofozoíto dentro da hemácia. Nesse caso, indivíduos heterozigotos que apresentam o traço falciforme HbAS, estão protegidos da infecção por *P.falciparum*; nessas pessoas, há substituição, na hemoglobina, da valina por ácido glutâmico e o nível de potássio intracelular é reduzido em decorrência da baixa afinidade da HbS pelo oxigênio, tornando a hemácia inadequada para o desenvolvimento dessa espécie de plasmódio. Os indivíduos homozigotos HbAA, podem se infectar e morrer de malária, razão pela qual fala-se que *o P. falciparum* é um fator de seleção positivo para essas populações humanas.

Existem mais duas anomalias e uma alteração da hemoglobina, que impedem o desenvolvimento do plasmódio dentro da hemácia:

- as talassemias, que representam quantidades elevadas de cadeia gama ou delta, em substituição à cadeia beta;
- a deficiência de glicose-6-fosfato-desidrogenase, que permite a fácil oxidação da hemoglobina com formação de metemoglobina, a qual é tóxica para o parasito;
- a alteração da hemoglobina, pela presença de hemoglobina fetal (HbF) nas hemácias de recém-nascidos, que, sendo desfavorável ao plasmódio, reforça a transferência passiva de IgG, na proteção do bebê.

Ainda com relação à proteção do bebê, sabe-se que a deficiência de PABA em sua dieta, torna-o resistente ao parasito.

Assim, crianças acima de seis meses e adultos não-imunes, quando infectados, desenvolvem a doença e uma resposta imunoadquirida.

Imunidade adquirida

A imunidade adquirida é desenvolvida ao longo dos anos de exposição e permanência do paciente em zona endêmica, sofrendo constantes picadas infectantes. As formas extracelulares, tais como esporozoíto e merozoíto (imunidade estágio-específica), são mais imunogênicas e também mais suscetíveis à ação imunitária; as formas intracelulares parecem ser pouco imunogênicas; porém, sofrem ação da defesa imunitária.

Esporozoíto é uma forma sanguínea transitória; em infecções naturais tem pouca eficiência imunogênica, apesar de ser possível detectar anticorpos antiesporozoítos em pacientes de zona endêmica. Entretanto, em laboratório sabe-se que o esporozoíto possui antígenos capazes de induzir uma boa resposta imune e, assim, esporozoítos atenuados por radiação conseguem conferir uma resistência contra infecções homólogas. Esse tipo de imunização resulta na formação de anticorpos antiesporozoítos, que reagem primariamente com antígenos presentes na superfície do esporozoíto, o qual se torna incapaz (bloqueando a mobilidade) de penetrar nos hepatócitos para iniciar o ciclo exoeritrocitário primário.

Merozoíto é uma forma sanguínea também transitória, pois, assim que cai na corrente sanguínea procura logo penetrar em uma hemácia para aí continuar seu ciclo. O grau de imunidade efetiva contra as formas do ciclo sanguíneo varia muito conforme a espécie do plasmódio. Assim, nas espécies que ocorrem em humanos, a imunidade desenvolve-se lentamente, enquanto em roedores o *P.berghei* (espécie de malária própria de camundongos), uma imunidade efetiva desenvolve-se rapidamente, indicando, talvez, uma longa adaptação entre parasito e hospedeiro. Antígenos de superfície nos merozoítos, envolvidos na resposta imune protetora já foram identificados, especialmente por meio de anticorpos monoclonais. Os anticorpos produzidos são capazes de aglutinar merozoítos livres, impedindo-os de penetrar em hemácias. Esse fato tem grande importância para se entender melhor a premunição e tem sido profundamente estudado. Sabe-se, com segurança, que a IgG purificada de soros de pacientes oriundos de zona com alta transmissão de *P. falciparum*, quando inoculada em crianças, reduz a parasitemia destas e impede o desenvolvimento da doença grave.

Esses anticorpos protetores participam da fagocitose de hemácias parasitadas e inibem o crescimento do parasito dentro de hemácias.

Esquizontes: as formas esquizogônicas intra-hepáticas são suscetíveis ao ataque da resposta imune, especialmente pelos mecanismos celulares, através da citoxicidade de linfócitos ou de citocinas, como o interferon gama, interleucinas 1 e 6 e o fator de necrose humoral. Já na esquizogonia sanguínea há inibição por meio de anticorpos citofílicos, das subclasses IgG1 e IgG3, que se ligam a monócito; estes, quando ativados são capazes de liberar uma substância ainda não caracterizada, mas capaz de impedir o desenvolvimento do parasito dentro da hemácia.

▄ Diagnóstico

O diagnóstico da malária pode ser clínico e laboratorial.

Diagnóstico clínico

O diagnóstico clínico da malária torna-se fácil quando os pacientes indicam ter passado por região endêmica ou se submetido à transfusão sanguínea suspeita, e apresentam sintomas típicos. Entretanto, pacientes oriundos de região endêmica podem ter parasitemia e não apresentar nenhum sintoma, mascarando alguma alteração da saúde. De toda forma, em caso de se estar com um paciente oriundo de zona endêmica, com alguma sintomatologia sugestiva, descarte-se qualquer outra doença com sintomas semelhantes e, havendo impossibilidade de se comprovar a presença do parasito, recomenda-se instituir a terapêutica antimalárica para se evitarem complicações do caso.

Diagnóstico laboratorial

O diagnóstico de certeza da malária só pode ser feito pelos exames que demonstram o parasito ou os antígenos relacionados ao plasmódio.

Exame parasitológico

Apesar do grande avanço das técnicas imunológicas para o diagnóstico da malária, os exames parasitológicos (hemoscopia) continuam sendo os mais seguros. Quanto mais breve for feito o diagnóstico melhor será para o paciente, evitando-se as complicações indicadas anteriormente. Para maior sensibilidade recomenda-se que o sangue seja colhido logo após o acesso malárico, quando há no sangue periférico maior número de trofozoítos jovens. O sangue deve ser colhido com uma lanceta na face lateral da polpa digital do dedo anular esquerdo, estando limpo e seco para se evitar a hemólise das hemácias.

Existem dois métodos de preparo da lâmina para a hemoscopia: o esfregaço em camada delgada e a gota espessa. No primeiro, a gota de sangue colhida é estirada em uma lâmina de vidro com auxílio de outra lâmina; já para a gota espessa, espalha-se a gota de sangue em uma área de cerca de centímetro quadrado. Feita a preparação escolhida, a mesma será fixada com álcool metílico e depois corada pelo Giemsa. A esse respeito, consulte-se a Parte Técnica, no final deste livro.

A grande vantagem desses exames parasitológicos de sangue é que eles permitem a identificação específica do parasito, o que tem grande importância terapêutica, especialmente nos casos de *falciparum* cloroquino-resistente, que requer tratamento o mais preciso e precoce possível. O exame da gota espessa requer bom preparo da lâmina, bom microscópio e bom microscopista, pois, como há destruição das hemácias durante a desemoglobinização do esfregaço espesso, a identificação do parasito pode ficar dificultada; a vantagem do esfregaço em camada espessa é que é considerado um exame de concentração; já no esfregaço em camada delgada, a gota de sangue fica espalhada, mas as hemácias e os parasitos ficam perfeitos. Por isso, o iniciante de laboratório sempre começa o seu aprendizado em esfregaços delgados. Nos esfregaços de *P. falciparum* encontram-se trofozoítos jovens e gametócitos; já o encontro de diversas formas do ciclo sanguíneo sugere que o parasito seja o *P. vivax*, o *P. malariae* ou o *P. ovale*.

Para se avaliar a parasitemia e a consequente gravidade do caso, recomenda-se determinar a "densidade parasitária", que é feita da seguinte forma:

- examinar 100 campos microscópicos em zigue-zague, com aumento 600 ou 700 X, equivalente a 0,25 microlitros de sangue;
- avaliar a parasitemia de forma semiquantitativa, expressando-a em cruzes, segundo o seguinte critério:
    + = 1 parasito por cem campos,
    ++ = 2 a 20 parasitos por cem campos;
    +++ = 1 a 10 parasitos por um campo;
    ++++ = mais de 10 parasitos por um campo de gota espessa.

Imunológico

Vários testes imunológicos têm sido desenvolvidos com o intuito de dar mais segurança e rapidez ao diagnóstico da malária, mas todos eles ainda esbarram em alguns problemas: sensibilidade, especificidade e preço elevado. De toda forma, em bancos de sangue ou em regiões de difícil acesso, onde os exames parasitológicos seriam impraticáveis, esses métodos têm grande utilidade. Eles consistem na detecção de antígenos derivados dos plasmódios, presentes no sangue hemolisado; a leitura é feita em tiras de papel de nitrocelulose, impregnadas com anticorpos monoclonais, dirigidos contra antígenos específicos do plasmódio.

Uma das técnicas é feita procurando-se capturar a proteína II, rica em histidina (HRP-II), encontrada em trofozoítos jovens e gametócitos de *P. falciparum*, havendo *kits* comerciais disponíveis no mercado. Outra forma é a captura simultânea de antígenos de *P. falciparum* e *P. vivax*, utilizando-se anticorpos policlonais e monoclonais, marcados com ouro e dirigidos contra a enzima desidrogenase do lactato (pLDH), produzidas pelas formas sexuadas e assexuadas do plasmódio. A leitura desses métodos é feita por imunocromatografia, sendo o primeiro eficiente quando a doença é causada por *P. falciparum* e o segundo método, quando ocorre o *P. vivax* ou o *P. malariae*.

A sensibilidade é equivalente à da gota espessa, especialmente nas parasitemias maiores, visto que nas parasitemias baixas a sensibilidade desses métodos é pequena.

A técnica de PCR tem sido desenvolvida, apresentando grande sensibilidade e especificidade, podendo vir a ser um excelente método de diagnóstico em laboratórios de referência.

Epidemiológico

O diagnóstico epidemiológico da malária visa avaliar a prevalência da doença em uma população de determinada região. Uma forma antiga e até hoje empregada é a do "índice esplênico", que significa "a porcentagem de pessoas com baço aumentado de volume em determinado grupo de idade ou em uma amostra da população total" (Alvarado, 1976). Isto é, o grau de esplenomegalia na população serve para medir a endemicidade da malária na região. A esplenomegalia é medida geralmente em crianças de dois a nove anos. Entretanto, em uma zona endêmica antiga, o índice esplênico pode dar uma falsa idéia de baixa prevalência e pouca transmissão, porque a esplenomegalia pode ser discreta. Nesses casos é recomendável associar o índice esplênico ao exame de sangue por gota espessa.

▪ Epidemiologia

Hoje é conhecida a possibilidade de macacos albergarem plasmódios humanos e vice-versa, constituindo uma zoonose. Entretanto, essa possibilidade é mais restrita à África Central e à Ásia. Nessas regiões, os plasmódios talvez tenham acompanhado a evolução da espécie humana, tendo-se adaptado tanto aos humanos quanto a algumas espécies de macacos. O chimpanzé na África Central é frequentemente parasitado pelo *P. malariae*, podendo funcionar como fonte de infecção para a espécie de anófeles local. Nas Américas, entretanto, o comportamento epidemiológico dos plasmódios é um pouco diferente, uma vez que aqui aportaram em épocas menos remotas. Dessa forma, entre os plasmódios de macacos americanos, duas espécies já foram assinaladas em humanos: o *P.brazilianum*, do tipo quartã, encontrado em várias espécies de macacos da família Cebidae, que, através de picadas do *Anopheles freeborni* e de transfusão sanguínea foi transmitido ao homem, com evolução benigna e curta; outra é o *P. simium*, parasito de bugios (*Alouata fusca*) e que foi encontrado parasitando um guarda que capturava mosquitos *Anopheles* (*Kerteszia*) em copas de árvores.

Apesar desses encontros, a malária nas Américas não é considerada uma zoonose. Aqui, a fonte de infecção são os gametóforos, isto é, os pacientes que apresentam gametócitos em seu sangue circulante, fato mais frequente no início da infecção. Portanto, para que exista malária em uma região, são necessários três elos fundamentais: o gametóforo, o mosquito transmissor e humanos suscetíveis.

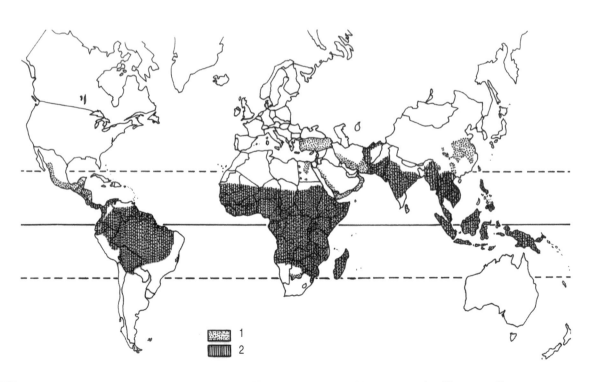

24.7 FIGURA Mapa da distribuição geográfica da malária no mundo: (1) malária causada por diferentes espécies; (2) área com *P. falciparum* cloroquino-resistente. (Fonte: OMS, 2000).

Com relação aos elos humanos é importante compreender que:

- não são todos os pacientes de malária que apresentam gametócitos circulantes e durante todo o período da doença; além disso, algumas espécies de plasmódios apresentam gametócitos mais tardiamente do que outras;
- em uma população com imunidade natural ou imunidade adquirida ativa ou passivamente, a malária apresenta-se com flutuações anuais, porém, é sempre uma endemia;
- em uma população sem qualquer tipo de imunidade, quando nela é introduzido um gametóforo e existe um bom vetor, pode haver epidemia;
- a malária é uma doença de transmitida principalmente dentro de casa; pode haver transmissão extradomiciliar, mas é durante o repouso noturno que ocorre a maioria das infecções.

Com relação ao mosquito é importante saber que:

- entre as várias espécies de *Anopheles,* apenas quatro são bons transmissores:
  - *A (Nyssorhynchus) darlingi*, mais encontrado no interior do país;
  - *A (N.) aquasalis*, mais encontrado na região costeira do país, de São Paulo até o Pará;
  - *A (Kerteszia) cruzii e A.(K.)bellator*, mais encontrados na Região Sul, zonas de bromélias, como se pode verificar no capítulo sobre *Culicidae*, nesta obra;
- a distribuição geográfica do plasmódio está intimamente ligada à presença do vetor e este, por sua vez, é dependente da geografia ambiente, incluindo tipo de terreno, vegetação, índice de pluviosidade, temperatura, umidade relativa do ar e, muitas vezes, da ação dos humanos sobre o meio ambiente (formação de lagos, sistemas de irrigação, minerações etc.);
- a antropofilia, densidade e longevidade do mosquito tem grande importância na epidemiologia da malária.

Com relação aos humanos suscetíveis é importante lembrar que:

- as raças negra e amarela são mais resistentes;
- pessoas com malformações hemoglobínicas também são resistentes;
- alguns indivíduos, numa população sensível, podem ser resistentes.

Na Amazônia brasileira, onde ocorre a malária endêmica, a epidemiologia dessa doença apresenta-se com características especiais responsáveis por essa situação, devendo-se destacar o seguinte:

- população dispersa e difícil de ser atingida;
- migrações locais constantes, em busca de alimento ou trabalho;
- moradia inadequada, sem proteção (sem paredes), permitindo a entrada fácil do anófeles e dificultando o combate com inseticidas residuais normalmente aplicados nas paredes; além disso, na Amazônia, o anófeles pica tanto dentro (endofilia), como fora (exofilia) das habitações;
- existência (em certas áreas) do *falciparum cloroquino* resistente e do anófeles DDT-resistente;
- nas áreas de concentração humana (cidades, vilas, acampamentos, garimpos registrados), a profilaxia é realizada com medicamentos e com o combate ao mosquito, alcançando-se resultados satisfatórios; porém, nos garimpos clandestinos e em outras atividades agropastoris, a irresponsabilidade de patrões e aventureiros é total, impedindo qualquer atividade profilática séria, mantendo e disseminando a endemia.

Um aspecto importante da endemia malárica na Amazônia é que ela é a grande responsável pela disseminação do parasito para outras regiões do país, pois, sendo região de expansão econômica, "um grande contingente de pessoas busca a sorte aí", indo totalmente despreparadas e desprotegidas; tempos depois, retornam às suas regiões de origem e, "sem controle médico e sanitário nenhum" levam o plasmódio. Este autor mesmo, acompanhando uma obra em Rondônia e estudando as parasitoses regionais, constatou que, na década de 1980, a população passou de 113 mil habitantes, para 493 mil habitantes. Muitos retornaram e os encontrou no sul da Bahia, ao acompanhar trabalhos de profilaxia desenvolvidos pela SUCAM, onde se deu um surto de malária mantida pelo *A. darlingi*. Recentemente, na região de Maricá, RJ, ocorreu um surto semelhante, mantido por *A. aquasalis*.

Nos últimos anos, os dados oficiais do Ministério da Saúde forneceram uma visão muito interessante da flutuação do número de pacientes, apresentados no gráfico abaixo.

Esses números correspondem ao maior ou menor afluxo de pessoas na Amazônia Legal e ao período inicial em que algum novo programa de controle foi colocado em prática. Em geral, os programas recebem muito apoio político no início, mas, depois, esse apoio vai se perdendo ao longo dos anos, razão pela qual a doença pode retornar aos números anteriores. Na Amazônia Legal concentram-se 99,5% dos casos que ocorrem no Brasil; o coeficiente de letalidade varia em torno de 0,2%, cerca de 40 vezes menor do que o registrado na região extra-amazônica. A Amazônia Legal é constituída pelos seguintes Estados: Amazonas, Pará, Rondônia, Acre, Roraima, Amapá, Mato Grosso, Tocantins e Maranhão.

No restante do mundo, a incidência da malária, em 2006, segundo a OMS (Relatório da Malária, publicado em 2008) foi a seguinte:

- África – 212 milhões;
- Europa – 4 mil;
- Sudeste Asiático – 21 milhões;
- Pacífico Ocidental – 2,2 milhões;
- Américas (incluindo o Brasil) – 2,7 milhões
- Total - 247 milhões de pessoas doentes.

Desse total, ocorreram 881 mil mortes, 91% delas na África. Em todos os países ou regiões onde ocorre a malária, existem fatores comuns: pobreza, subdesenvolvimento, baixíssimo nível de organização social, de serviços sanitários e de saúde básica.

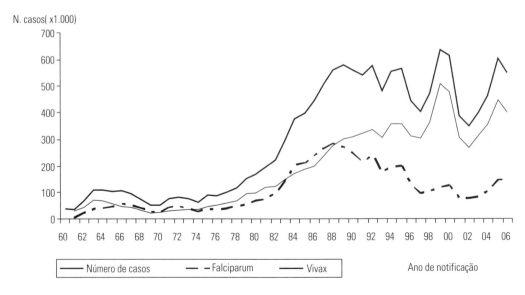

FIGURA 24.8 Dados sobre a variação anual dos casos de malária no Brasil. (Fonte: Secretaria de Vigilância em Saúde, Ministério da Saúde, 2008)

Resumo da epidemiologia

- Distribuição geográfica: América Central e do Sul, Ásia, Oceania e África.
- Fonte de infecção: humanos.
- Forma de transmissão: esporozoítos.
- Veículo de transmissão: picada da fêmea de *Anopheles darlingi*.
- Via de penetração: pele (sanguínea).

▪ Profilaxia

Conforme mostrado na epidemiologia, verifica-se que teoricamente não seria difícil a profilaxia da malária, pois seria possível atingir os três elos fundamentais da cadeia: tratar os doentes, proteger as pessoas sadias e combater o transmissor. Entretanto, na prática, a profilaxia da malária tem sido um sucesso em umas regiões e um fracasso em outras. Nas áreas onde os métodos tradicionais estão falhando há necessidade de se estudar melhor a epidemiologia local e pesquisar novas abordagens ou medidas profiláticas.

Outro aspecto interessante é que na China, onde havia elevada prevalência da malária, não se desenvolveu nenhuma campanha específica para combate dentro dos moldes preconizados pela OMS, mas foram desenvolvidos em larga escala os serviços básicos de saúde (que permitiram o controle de várias doenças e beneficiaram milhões de pessoas), os quais reduziram e modo drástico a prevalência dessa doença!

Assim, a OMS recomenda uma ação mais abrangente da profilaxia, procurando alcançar os seguintes objetivos:

- desenvolver os serviços básicos de saúde
- estimular a participação comunitária
- desenvolver atividades de educação sanitária e ambiental
- programar trabalhos tradicionais de profilaxia individual e coletiva, de acordo com as condições ecológicas locais, com base no tratamento dos doentes e no combate ao vetor em sua fase larvária e/ou adulta (alado)

Profilaxia individual

Consiste em utilizar repelentes contra os anofeles, proteger as casas ou barracas, com telas finas nas janelas e portas e dormir com mosquiteiros. Por razões óbvias, vê-se que essas medidas são aplicáveis apenas em pequeno número de situações, em geral por "visitantes".

Com relação à "quimioprofilaxia", há grande controvérsia sobre essa metodologia. Há alguns anos recomendava-se, a todos os visitantes de áreas malarígenas, o uso de cloroquina, para evitar a infecção; até mesmo para os moradores de regiões endêmicas distribuía-se a cloroquina no sal de cozinha (sal cloroquinado ou método Pinotti, nome do cientista brasileiro que desenvolveu a técnica), mas com o aparecimento do *falciparum-cloroquino* resistente, qual orientação seguir? Como em nosso país, nas áreas endêmicas, há distribuição heterogênea de *P. falciparum* e de *P. vivax*, em situações muito especiais, visitantes, viajantes ou trabalhadores eventuais poderiam usar a mefloquina, iniciando uma semana antes de se dirigir para a região endêmica e terminar quatro semanas após o regresso. Entretanto, a indicação do uso dessa droga só pode ser feita por médico especialista em saúde pública, para evitar a indução de plasmódios resistentes ou dificultar diagnósticos futuros. Além disso, o emprego das outras medidas profiláticas individuais é fundamental e necessário. Em algumas cidades grandes, como Rio de Janeiro, São Paulo e Brasília, existe um ambulatório denominado "medicina dos viajantes", nos quais os pacientes recebem aconselhamento sobre medidas preventivas e orientações sobre a necessidade ou não da quimioprofilaxia.

Profilaxia coletiva

O objetivo da preconizada profilaxia coletiva, na realidade busca apenas e infelizmente reduzir os níveis de transmissão em áreas endêmicas. Mesmo assim, nem sempre essa redução é alcançada, pois, conforme já dito e este autor vem pregando desde longa data: os humanos precisam criar coragem para buscar novos modelos de sociedade e priorizar a saúde, moradia, proteção ambiental e o bem-estar da coletividade. A espécie humana tem evoluído nessa direção, mas está andando muito devagar. As medidas coletivas empregadas são:

Combate ao anófeles adulto

Esse combate é feito borrifando-se inseticida com efeito residual nas paredes internas das casas. Essa prática é eficiente nas regiões onde o anófeles é endofílico e as casas possuem paredes; já nas regiões de garimpo da Amazônia, ou mesmo nas casas de muitos dos habitantes ribeirinhos, não existem paredes e o mosquito é também exofílico, situação em que se tem recomendado a nebulização de inseticida no peridomicílio (medida bastante danosa ao meio ambiente, aceitável apenas como emergência). Os inseticidas atualmente mais empregados no combate aos adultos são os piretróides. O efeito residual nas paredes dentro do domicílio varia de dois a seis meses. Além de matarem o inseto que entra em contato com ele, os piretróides também têm efeito de repelência.

Combate às larvas

Esse combate é feito destruindo-se os criadouros ou aplicando inseticidas nos mesmos. É medida que apresenta maior eficiência quando os moradores da região estão conscientes do problema e engajados na solução do mesmo. De todo modo, os inseticidas que podem ser usados na prática são:

- químicos: organofosforados;
- biológicos: esporos de *Bacillus thuringiensis* variedade *israelensis* e o *B. sphaericus*, conforme o capítulo: Controle de Insetos, adiante.

As obras de manejo ambiental podem ser do tipo aterro ou drenagem e são muito eficientes. Como muitos criadouros na Amazônia ocorrem em valas ou buracos artificiais, feitos nos garimpos ou à beira de estradas, esses buracos e valas devem ser destruídos por aterro ou drenagem.

Tratamento dos doentes

O tratamento dos doentes é medida que visa basicamente a esgotar a fonte de infecção, isto é, impedir a existência do gametóforo. A malária é doença de duração limitada, pois, após determinado tempo ocorre a exaustão do parasito, o que ajuda a eliminação natural do gametóforo.

As duas espécies mais comuns no Brasil são o *P. vivax*, que se esgota em torno de 2,5 anos e o *P. falciparum*, antes disso; o *P. malariae* é muito raro e parece esgotar-se além dos 20 anos.

Assim, a mesma terapêutica indicada para o tratamento individual, pode ser preconizada para fins coletivos; entretanto, há diversos empecilhos práticos contra seu uso em larga escala, pelo que não é usada com essa finalidade.

▪ Tratamento

O tratamento da malária requer intervenção de um médico experiente e deve ser instituído o mais precocemente possível. Três itens precisam estar bem claros para o início da terapêutica: a espécie que acomete o paciente, a idade do mesmo e a condição de ser gestante, ou não.

O tratamento pode ser instituído, buscando-se um ou mais dos seguintes objetivos:

- interromper o ciclo pré ou exoeritrocítico (responsável pelo início da doença);
- interromper a esquizogonia sanguínea (responsável pela patogenia e manifestações clínicas);
- buscar a erradicação das formas latentes – hipnozoítos – do *P. vivax* e do *P. ovale* (evitando as recaídas tardias);
- eliminar ou atuar sobre os gametócitos nos pacientes residentes em zona endêmica (impedindo o ciclo sexuado no mosquito).

Ou seja, as drogas antimaláricas podem ser utilizadas de acordo com a forma parasitária a ser atingida:

- esquizonticida tecidual ou hipnozoiticida (busca a cura radical do *P. vivax* ou do *P. ovale*);
- esquizonticida sanguíneo (busca a cura clínica);
- gametocitocida e esporonticida (buscam impedir a formação de esporozoítos no mosquito).

Denomina-se:
- gametocitocida o medicamento capaz de destruir as formas sexuadas ainda no paciente;
- esporonticida, o medicamento que atua sobre os gametócitos, sem destruí-los, mas impedindo a formação de esporozoítos no mosquito.

Conforme o grupo químico da droga, elas são assim classificadas:

- 4-aminoquinoleínas (cloroquina e amodiaquina);
- 8-aminoquinoleínas (primaquina);
- aryl aminoálcoois (quinina, mefloquina e halofantrina);
- peróxido de lactona sesquiterpênica (artemisina e seus derivados);
- naftoquinonas (atovaquona);
- antibióticos (clindamicina, doxiciclina e tetraciclina).

Essas drogas têm as seguintes indicações:

- quinina, mefloquina e halofantrina: agem sobre trofozoítos, esquizontes e merozoítos sanguíneos; não agem sobre as formas teciduais (ciclo exo e hipnozoítos); podem ser empregadas na terapêutica do *P. vivax*, porém são mais eficazes contra o *P. falciparum*.
- 4-aminoquinoleínas (cloroquina e amodiaquina): agem sobre as formas sanguíneas dos plasmódios, exceto sobre os gametócitos do *P. falciparum*;
- 8-aminoquinoleínas (primaquina, plasmoquina e pentaquina): agem sobre os esquizontes hepáticos (ciclo exo) e sobre os gametócitos; pouco eficientes contra as formas assexuadas sanguíneas (não servindo, portanto, para o tratamento dos casos agudos). São muito úteis na promoção da cura radical (pela eliminação do ciclo exo, inclusive dos hipnozoítos) e na eliminação do gametócitos; entretanto, são muito tóxicos;
- pirimidina (pirimetamina) ou daraprin: é um dos mais poderosos agentes supressores da malária, agindo sobre as formas hepáticas e sanguíneas e impedindo a formação de esporo-

zoítos no mosquito (esporonticida); é de absorção lenta, não sendo indicada para os casos agudos; apresenta baixa toxicidade;

- biguanida e triazinas: agem como esquizonticida hepático, mas pouco eficientes como esquizonticida sanguíneo;
- sulfonamida (sulfortodimetoxina): muito usado na década de 1980, principalmente associada à cloroquina ou à pirimetamina; porém, em vista da resistência desenvolvida, não é usada atualmente;
- artemísia e seus derivados (artesunato, arteméter e artemotil): drogas descobertas pelos chineses, isoladas da planta *artemísia annua*; agem como eficientes esquizonticidas sanguíneos;
- antibióticos (tetraciclina, clindamicina e doxiciclina): atuam lentamente sobre as formas sanguíneas; por isso, na administração, devem ser associados a um esquizonticida rápido, ou esquizonticida tecidual, ou esporonticida.

Pelo exposto vê-se que o arsenal terapêutico disponível é grande. O emprego usual dos medicamentos deve ser por via oral; porém, nos pacientes muito debilitados, que requerem hidratação e cuidados especiais, recomenda-se a terapêutica intravenosa, junto com o soro.

O tratamento das malárias benignas (causadas por *P. vivax, P. ovale* e *P. malariae*) pode ser feito isoladamente com a cloroquina. Já o tratamento da malária não complicada, e causada por *P. falciparum* resistente à cloroquina, a recomendação é instituir uma terapêutica precoce com quinina associada à tetraciclina (ou à doxiciclina); outro medicamento recomendado nesse caso é a mefloquina, em dose única. Nos casos de malária complicada e causada pelo *P. falciparum* resistente, recomenda-se a prescrição de algum derivado da artemisina: artesunato intravenoso, arteméter intramuscular ou artemotil intramuscular.

Durante a gravidez, o tratamento da malária requer cuidados especiais, pois, em decorrência da depressão da resposta imune (fato comum na gestante), pode haver risco de vida para o feto e para a mãe. Em geral, gestantes no segundo e terceiro trimestres da gravidez são mais suscetíveis aos quadros graves e complicados da malária causada pelo *P. falciparum*, podendo ocorrer aborto, prematuridade e morte materna. Assim, aqui também a terapêutica deve ser instituída o mais rapidamente possível, com os seguintes medicamentos: malária por *P. falciparum*, quinina isolada, ou associada à clindamicina, ou a um derivado da artemisina; por *P. vivax*, cloroquina.

Os principais esquemas recomendados pela FUNASA são:

1. Esquema de 1ª escolha para tratamento de infecções por *P. vivax*:

    1º dia: cloroquina, 4 comprimidos e primaquina, 2 comprimidos;

    2º e 3º dias: cloroquina, 3 comprimidos e primaquina, 2 comprimidos;

    4º ao 7º dia: primaquina, 2 comprimidos.

2. Esquema para tratamento de infecções por *P. falciparum*:

    1º ao 3º dia: quinina, 1 comprimido e doxiciclina, 2 comprimidos;

    4º e 5º dias: docixiclina, 2 comprimidos;

    6º dia: primaquina, 3 comprimidos.

Outros esquemas seriam:

   1º dia: mefloquina, 4 comprimidos;

   2º dia: primaquina, 3 comprimidos;

   1º ao 7º dia: quinino, 3 comprimidos.

3. Esquema para tratamento de infecções para o *P. malariae*:

   1º dia: cloroquina, 4 comprimidos;

   2º e 3º dias: cloroquina, 3 comprimidos.

Resumindo: as formas de malária benigna causadas por *P. vivax* e por *P. malariae* são tratadas com cloroquina, incluindo-se primaquina para eliminar os hipnozoítos em *P. vivax*; Nos casos de malária grave pelo *P. falciparum*, deve-se usar a também algum derivado da artemisina: o artesunato, por via intravenosa e o arteméter, intramuscular; na malária grave em gestantes, usa-se a quinina injetável.

Vacinação

A vacina contra a malária é um ideal profundamente buscado e pesquisado há mais de 20 anos; contudo, ainda não foi possível alcançar uma imunização eficiente e duradoura. Mas parece que não se está muito longe disso, havendo as seguintes linhas de pesquisa para o desenvolvimento da vacina antimalárica:

Vacina antiesporozoítos: essa linha teve início na década de 1970, usando-se mosquitos irradiados, contendo esporozoítos; a proteção para a espécie do plasmódio em voluntários humanos foi total, mas requeria altas doses do imunógeno. De toda forma, foram resultados muito animadores, estimulando-se a busca do antígeno da superfície do esporozoíto que fosse realmente imunogênico. Identificou-se a proteína CS, a qual passou a ser trabalhada para se obter uma vacina sintética ou recombinante, mas a imunidade obtida não é eficiente.

Vacina antimerozoítica: tem sido desenvolvido esforços enormes por inúmeros pesquisadores nessa linha, buscando-se as proteínas que exercem a função de antígenos de superfície de merozoítos. Dessas proteínas, a única que apresentado efeito imunogênico mais constante é a spf-66, produzida a partir de modelos químicos do *P. falciparum*. Os testes em humanos têm apresentado resultados conflitantes, mas os testes de campo continuam sendo feitos sob a orientação da OMS.

Vacina antigametas: é uma tentativa de se produzir uma vacina que impediria o desenvolvimento do ciclo sexuado no mosquito, isto é, mosquitos que sugassem em um paciente vacinado por essa vacina, teriam o bloqueio da formação do ciclo sexuado, não produzindo esporozoítos. Seria de grande utilidade em regiões de alta transmissão. Essa vacina ainda não foi testada em humanos.

■ **AULA PRÁTICA**

Para a aula prática sobre malária, o fundamental é o aluno conhecer e identificar as formas sanguíneas dos ciclos assexuado e sexuado. Para isso, são necessárias lâminas bem coradas pelos Giemsa, Leishman, e corante Panótico Rápido, confeccionadas com sangue colhido de pacientes durante o acesso malárico. A esse respeito, consulte-se a Parte Técnica, no final deste livro. Essas lâminas são de difícil obtenção, mas é possível obter lâminas de malária na Coordenação Geral de Laboratórios de Saúde Pública ou nos Laboratórios Centrais (LACEN) das Secretarias de Estado da Saúde. Outra alternativa é mostrar lâminas confeccionadas com o sangue de camundongos infectados com o *Plasmodium berghei*; esse plasmódio ocorre em pequenos roedores na África, mas, em alguns centros brasileiros de pesquisa (UFMG, FIOCRUZ), ele é mantido para desenvolvimento de trabalhos diversos.

Depois de inúmeras passagens entre camundongos por meio de seringas, o plasmódio não apresenta mais as formas sexuadas, apenas as formas assexuadas: trofozoítos, esquizontes, rosáceas, que não são idênticas às formas das espécies encontradas em humanos, porém se prestam muito bem para treinamento. Aqueles laboratórios também mantêm cultura de *P. falciparum*, que, nessa situação não produz gametócitos; quando contatados com antecedência, esses laboratórios podem fornecer algum material útil para aulas práticas.

Uma experiência muito interessante, que pode ser realizada em sala de aula, é presenciar o fenômeno da exflagelação, procedendo-se assim:

Adquire-se de criador ou no mercado, pombo comum, bem jovem, que tenha a mosca dos pombos, denominada *Pseudolynchia canariensis*; essa mosca é hospedeira intermediária do *Haemoproteus columbae*, um parasito de hemácias de pombos, cujo gametócito masculino apresenta a exflagelação semelhante aos plasmódios humanos. Para se fazer a demonstração, procede-se assim:

- colher uma gota de sangue do pombo, fazendo pequena punção na veia axilar, ou cortando a ponta de uma das unhas; essa ponta, depois de cortada, precisa ser comprimida com algodão ou cauterizada, para estancar a pequena hemorragia que ocorre;
- colher imediatamente sangue em uma lâmina, coberto com lamínula e levado ao microscópio com aumento 40 X.

O abaixamento da temperatura do corpo do pombo em relação ao ambiente, é o suficiente para se estimular a exflagelação, sendo possível ver o microgametócito iniciar uma vibração e repentinamente liberar os microgametas, processo esse que ocorreria no estômago do inseto.

capítulo 25

Toxoplasmose

resumo do capítulo

- Apresentação
- Biologia
- Transmissão
- Imunidade
- Patogenia
- Diagnóstico
- Epidemiologia
- Profilaxia
- Tratamento

▪ Apresentação

Pode-se afirmar que a toxoplasmose é a infecção mais comum no mundo todo, com prevalência variando entre 10 a 68% da população humana, mas, felizmente, essa prevalência é baixíssima. É uma zoonose típica, ocorrendo em grande número de animais e em humanos. Os felídeos são os hospedeiros definitivos, pois neles ocorre o ciclo sexuado do parasito; os demais animais, mamíferos ou aves, são hospedeiros intermediários. *T. gondii*, portanto, é um parasito intestinal de felídeos e tecidual intracelular dos demais hospedeiros intermediários.

O agente da toxoplasmose é o *Toxoplasma gondii* (Nicolle e Manceaux, 1909), protozoário pertencente ao filo *Apicomplexa*, ordem *Eucoccidia* e família *Sarcocystidae*. O nome "toxoplasma" significa "forma de arco", onde *toxon* significa arco e plasma significa forma, pois um parasito com esse aspecto é que foi pela primeira vez, por seus descobridores, nos animais pesquisados.

Aliás, esse parasito foi simultaneamente descoberto em 1908, por Nicolle e Manceaux, na Tunísia, a partir do roedor denominado *Ctenodactylus gondi* e por Splendore, no Brasil, a partir de coelhos de laboratório. Entretanto, em 1909 os autores franceses criaram o gênero *Toxoplasma*, com a espécie *T. gondii*, e Splendore deu ao parasito que encontrou a denominação de *T. cuniculi*, que não é válida, pois são iguais.

Durante muitos anos não se deu nenhuma importância a essa descoberta e ninguém estudava esse parasito. Somente a partir da década de 1960, ao se verificar sua grande distribuição geográfica e possibilidade de causar lesões graves e às vezes irreversíveis em humanos, é que se passou a estudar esse protozoário detalhadamente. Nessa época dizia-se "que homem vive em um mar de infecção toxoplásmica", sem que se conhecessem com exatidão os mecanismos de transmissão e sua biologia. Seu ciclo biológico só foi descrito no início da década de 1970; atualmente, em decorrência das diversas formas de imunossupressão, dentre os quais citem-se aidéticos e transplantados, da toxoplasmose congênita e ocular, têm-se dado grande importância ao estudo desse protozoário, no mundo todo.

▪ Biologia

Morfologia

Durante seu desenvolvimento, o *T. gondii* passa por diversas formas ou fases, que precisam ser conhecidas antes de descrever-se o ciclo biológico. No hospedeiro intermediário (humanos e animais), o *T. gondii* pode ser encontrado em vários tecidos e células, além dos líquidos orgânicos: saliva, leite, líquido peritoneal, sangue; neste último, dentro de leucócitos, mas não dentro de hemácias. No hospedeiro definitivo, isto é, em felídeos jovens não imunes, o parasito é encontrado nas células do epitélio intestinal. É interessante observar que em felídeos imunes, o *T. gondii* pode ser encontrado nas demais células e tecidos, quando esse animal se comporta como hospedeiro intermediário comum. As diversas formas encontradas nesse parasito são:

- taquizoíto;
- bradizoíto;
- oocisto.

Taquizoíto

Também denominado trofozoíto ou forma livre. Por ser encontrado durante a fase aguda da doença, é conhecido como forma proliferativa, que originou o nome "taquizoíto", que significa corpo rápido, no sentido de reprodução. Foi a primeira forma vista e descrita, tendo aspecto de arco, como uma banana ou meia lua, apresentando a extremidade anterior mais afilada e a posterior, arredondada; às vezes apresenta-se oval, talvez indicando o início da reprodução assexuada. Mede de 4 a 8 μm de comprimento, por 2 a 4 de largura.

O aparelho ou complexo apical, localizado na extremidade anterior do parasito, é constituído pelo conóide, que é uma concavidade revestida de:

- proteínas;
- anel polar; na realidade são dois anéis, unidos por microtúbulos, tendo aspecto de mola espiralada;
- microtúbulos subpeliculares;
- roptrias;
- micronemas;
- grânulos densos, também dispersos pelo citoplasma.

Essas estruturas têm importante papel na endocitose do parasito: os micronemas atuariam na adesão do parasito à célula; as roptrias atuariam na internalização do taquizoíto para dentro do vacúolo parasitóforo recém-formado; os grânulos densos, juntamente com as proteínas das roptrias, participariam da constituição da parede desse vacúolo, a qual permite as trocas metabólicas entre o parasito e a célula hospedeira.

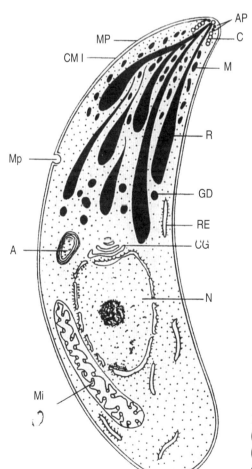

Toxoplasma gondii. Esquema de um taquizoíto: (AP) anel polar; (C) conóide; (M) micronemas; (R) roptrias; (GD) grânulos densos; (RE) retículo endoplasmático; (CG) complexo de Golgi; (N) núcleo; (MP) membrana plasmática; (CMI) complexo da membrana interna; (Mp) microporo; (A) apicoplasto; (Mi) mitocôndria.

FIGURA 25.1

218 PARASITOLOGIA DINÂMICA

O núcleo é esférico ou oval, central ou próximo da extremidade posterior, corando-se em vermelho; apresenta a cromatina com grânulos aderidos à membrana e um nucléolo.

O citoplasma cora-se em azul claro nas preparações coradas pelo Giemsa.

A membrana citoplasmática é trilaminada, apresentando antígenos em sua superfície, que também possuem importante papel na endocitose, ou fagocitose, do protozoário. No interior do citoplasma outras organelas encontradas são:

- o aparelho de Golgi;
- as mitocôndrias;
- o retículo endoplásmico;
- os ribossomos;
- granulações diversas.

Entre as granulações, cita-se uma recentemente descrita e denominada "apicoplasto", localizada próxima do núcleo, a qual parece exercer a função de biossíntese de aminoácidos e ácidos graxos.

Os taquizoítos podem estar livres nos líquidos orgânicos, mas, via de regra, estão dentro de vacúolos parasitóforos de células do Sistema Monocítico Fagocitário, células hepáticas, nervosas, submucosas, musculares, pulmonares etc. Não resistem à ação do suco gástrico.

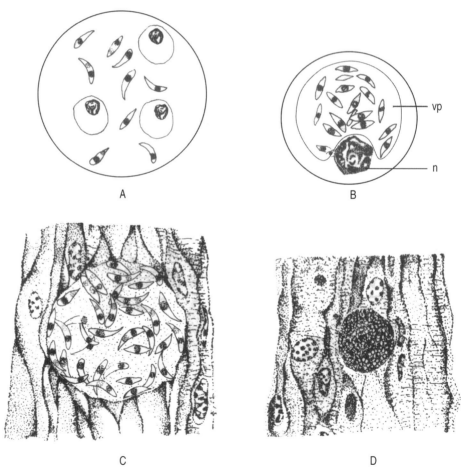

FIGURA 25.2 Formas do *Toxoplasma gondii*: (A) taquizoítos extracelulares encontrados em líquidos orgânicos; (B) taquizoítos dentro de um vacúolo parasitóforo (vp) do macrófago, vendo-se o núcleo (N) desse; (C) taquizoítos no tecido muscular; (D) cisto, com bradizoítos, em tecido muscular.

Bradizoíto

Também é denominado cistozoíto ou forma de latência. Tem a forma de um pequeno taquizoíto, sendo encontrado dentro de "cistos" em células de diversos tecidos (muscular, nervoso, cardíaco, retina etc.), durante a fase crônica da doença. A palavra bradizoíto significa "corpo lento", no sentido de reprodução lenta. Um conjunto de centenas ou milhares de bradizoítos formam os cistos, cuja parede é composta pelo vacúolo parasitóforo, mais a membrana citoplasmática do toxoplasma que deu origem a essa forma. Essa parede cística é muito resistente à ação imunitária e aos medicamentos, assim como ao suco gástrico (razão pela qual é capaz de originar o ciclo sexuado no intestino dos felinos). Os cistos medem de 20 a 200 μm, podendo ser arredondados ou alongados, permanecendo viáveis por décadas (a vida toda do hospedeiro). Alguns cistos chegam a apresentar 3.000 bradizoítos no seu interior.

Oocisto

É uma forma ovalada, medindo 12,5 por 11,0 μm e presente em fezes de gato não-imune. Apresenta membrana dupla, que confere grande resistência ao parasito no meio ambiente. Ao ser eliminado contém apenas o esporonte, que em dois a três dias amadurece (por esporulação), formando dois esporocistos com quatro esporozoítos cada. O oocisto permanece viável por mais de ano em condições úmidas, sombreadas e temperatura variando de 0 a 35 graus centígrados. Outras formas desse parasito são citadas na descrição do ciclo biológico.

Ciclo biológico

Como já comentado, o *T. gondii* apresenta dois tipos de reprodução: uma assexuada, em diversas células dos hospedeiros intermediários, e outra sexuada, ou coccidiana, no epitélio do intestino de felídeos jovens, não-imunes.

Fase assexuada

Os mecanismos de transmissão são muito variados, podendo até interferir na patogenia da doença, mas, para ilustrar o ciclo biológico citem-se as formas de transmissão mais comuns para os humanos: ingestão de taquizoítos ou de cistozoítos presentes em carne crua ou mal cozida, ingestão de taquizoítos presentes no leite cru (principalmente de cabra) e ingestão de oocistos presentes em alimentos ou mãos sujas em "caixas de areia" (onde gatos gostam de defecar).

Acompanhando o desenvolvimento do parasito em uma pessoa que pela primeira vez se infectou por um dos mecanismos acima, verifica-se que os taquizoítos são destruídos ao chegarem ao estômago, mas são capazes de aderir e penetrar nas células da mucosa oral. Já os cistozoítos e os oocistos atravessam o estômago e liberam respectivamente os bradizoítos e os esporozoítos no intestino, onde são capazes de aderir e penetrar as células da mucosa local. Assim, a partir de qualquer forma que tenha sido a infecção, o ciclo continua igual.

Cerca de oito horas após a ingestão das formas infectantes, as mesmas já estão interiorizadas nas células (fagocíticas ou não fagocíticas) do novo hospedeiro, dentro do vacúolo parasitóforo (vacúolo citoplasmático), iniciando o processo de reprodução assexuada por endodiogenia (um toxoplasma se divide em dois, dentro de sua própria membrana citoplasmática; na endopoligenia, haveria o mesmo processo, com grande produção de taquizoítos).

A reprodução repete-se rapidamente, rompendo a célula, e os taquizoítos produzidos invadem numerosas células nas proximidades ou à distância, levados pela circulação sanguínea ou linfática. A penetração do toxoplasma na célula é ativa e rápida, demorando de 15 a 75 segundos, durante

220 PARASITOLOGIA DINÂMICA

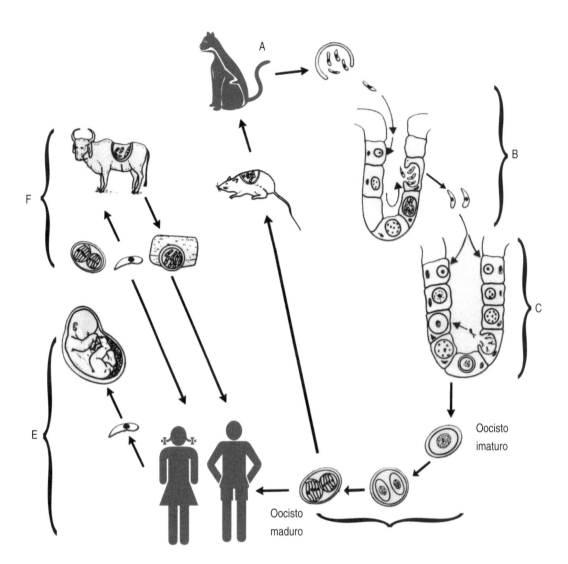

25.3 FIGURA Ciclo biológico do *Toxoplasma gondii*. (A) gato hospedeiro definitivo; (B) desenvolvimento de reprodução assexuada no epitélio intestinal do gato após ingerir alguma forma infectante; (C) desenvolvimento da reprodução sexuada no epitélio intestinal do gato, com formação de gametas, que produzirão oocistos imaturos; (D) maturação de oocistos no meio exterior; (E) humanos se infectam ingerindo oocistos maduros, taquizoítos ou cistos oriundos de hospedeiros intermediários; mulher contamina o feto por taquizoítos na circulação placentária; (F) bovinos e outros animais domésticos se infectam por oocistos e taquizoítos e depois infectam humanos por taquizoítos e cistos; ratos se contaminam por oocistos, cistos ou taquizoítos e depois são ingeridos por gatos, completando o ciclo. (Adaptado de Kawazoe, U., 2000)

os quais podem ser vistos movimentos de flexão, rotação, deslizamento, sempre tendo o conóide aderido à membrana da célula hospedeira, que também tenta fagocitar o parasito.

Essa fase de multiplicação rápida é a fase proliferativa do parasito e a fase aguda da doença, em geral aparecendo após os primeiros dias de infecção (5 a 15 dias); pode ser mais lenta ou ter evolução variável. Os fatores que interferem na duração dessa fase são: o número de formas infectantes ingeridas, a patogenicidade da cepa, o estado imunitário da pessoa etc. Em pessoas normais, usualmente após esse quadro proliferativo agudo, a reprodução do parasito reduz-se drasticamente pela ação imunitária, desaparecendo os taquizoítos do sangue, da linfa ou dos órgãos viscerais; inicia-se a formação dos cistozoítos, os quais protegem as centenas ou os milhares de bradizoítos presentes no seu interior. Os cistozoítos são mais encontrados no sistema nervoso central, músculos e retina. Essa fase de multiplicação lenta do parasito é a fase crônica da doença.

Fase sexuada ou coccidiana

Essa fase tem início quando um felino jovem, não imune, ao caçar camundongos, na fase aguda ou crônica da toxoplasmose, ingere cistozoítos ou taquizoítos. Essas formas, estando dentro dos vacúolos parasitóforos, conseguem ultrapassar a barreira do suco gástrico e também podem concluir o ciclo sexuado. Outra forma que usualmente infecta os felinos são os oocistos, que são capazes de atravessar a barreira gástrica e liberar os esporozoítos no intestino. Na realidade, esse ciclo sexuado se divide em duas fases: fase assexuada ou merogonia e fase sexuada ou gametogonia.

Na merogonia, qualquer das formas infectantes ingeridas pode penetrar no epitélio intestinal, onde se reproduzirão por endodiogenia, seguida de esquizogonia (merogonia), produzindo esquizonte maduro ou meronte, que significa conjunto de merozoítos. A célula parasitada rompe-se e libera os merozoítos; estes penetram em outras células epiteliais, dando início à formação dos gametócitos, ou seja, é o início da reprodução sexuada. Nesse momento o gametócito feminino (macrogametócito) amadurece dentro da célula, transformando-se em macrogameta; o gametócito masculino (microgametócito) transforma-se em microgameta móvel, com dois flagelos; esse microgameta móvel sai de sua célula e dirige-se para uma célula que contenha um macrogameta, penetrando aí para formar o ovo ou zigoto; essa forma produz uma parede dupla, dando origem ao oocisto. Este, ainda imaturo, em poucos dias rompe a célula epitelial e é eliminado junto com as fezes do animal; cerca de quatro dias depois (isto é, já no exterior) o oocisto torna-se maduro por esporogonia, produzindo dois esporocistos com quatro esporozoítos cada. Dependendo da forma infectante ingerida, o tempo decorrido entre a infecção do felino e a eliminação do oocisto imaturo em suas fezes varia de três a vinte dias, sendo três dias quando a infecção tiver sido por cistos. Um felino pode eliminar grande quantidade de oocistos diariamente durante um mês, desaparecendo depois, apesar de ser possível isolar toxoplasmas do epitélio dos gatinhos muitos meses depois.

▪ Transmissão

Na natureza existem diversas formas de transmissão, devendo ser a predação (carnivorismo) e a ingestão de oocistos as mais importantes para a enorme disseminação que ocorre desse protozoário, a qual atinge mais de 300 espécies de animais. Entre os humanos, como já comentado, as formas de transmissão mais frequentes são:

- ingestão de carne crua ou mal cozida, especialmente de ovino e suíno, contendo cistos; carne de bovino nessas condições também pode ser infectante. Os cistos resistem por semanas ao resfriamento (geladeira), mas morrem em temperaturas abaixo de zero graus ou acima de 60;
- ingestão de oocistos encontrados em caixas de areia presentes em jardins, parques, creches etc.; oocistos podem ser veiculados mecanicamente por moscas, minhocas, vento etc.;
- congênita ou transplacentária, quando a gestante está na fase aguda da doença, ou mesmo na reagudização da fase crônica, pode haver contaminação do feto por taquizoítos maternos; na fase aguda, ou primoinfecção, o índice de transmissão pode atingir 40% dos fetos, com consequências graves, conforme se verá adiante.

Podem ocorrer outras formas de transmissão em humanos, mas são de menor importância epidemiológica:

- ingestão de taquizoítos no leite cru, sendo que já se demonstrou que o leite de cabra cru oferece mais riscos do que o leite de vaca;
- pelo leite da própria mulher: há grande controvérsia, mas já se constatou a presença de taquizoítos no leite e a contaminação do recém-nascido;
- pela saliva de animais, mediante lambedura;

- por taquizoítos no esperma;
- por acidentes de laboratório.

- Imunidade

Pela descrição das fases proliferativa e de latência já é possível verificar que o *T. gondii* estimula fortemente o sistema imune do paciente, envolvendo mecanismos humoral e celular.

Imunidade humoral

No desenvolvimento da infecção, a primeira classe de imunoglobulina que aparece é a IgM, porém de curta duração. Esta e a IgA, são macroimunoglobulinas, incapazes de atravessar a placenta, razão pela qual são utilizadas para o diagnóstico da toxoplasmose congênita, pois, se o soro do feto as apresenta, significa que ele próprio as produziu. Em 8 a 12 dias após a infecção, a IgG pode ser detectada nos testes sorológicos, permanecendo detectáveis enquanto durar a infecção. Apesar de poderem apresentar títulos elevados, especialmente na fase aguda ou na reagudização, as imunoglobulinas, ou anticorpos, não conferem ao paciente imunidade protetora eficaz, sendo capazes apenas de eliminar as formas livres, mas não as teciduais. Essas formas teciduais são responsáveis pela manutenção das imunoglobulinas durante toda a fase crônica da doença, que agora apresenta títulos mais baixos.

Imunidade celular

A imunidade celular é representada pelos macrófagos ativados pelo interferon-gama (IFN-Y), nos quais os fagossomos, associados aos lisossomos, inibem a reprodução e destroem o toxoplasma. O fator de necrose tumoral (TNF-alfa) age em sinergismo com o IFN-y, para ativar a ação protetora dos macrófagos. O IFN-Y, além disso, inibe o processo alimentar dos taquizoítos, induzindo a diferenciação destes em bradizoítos, e estimula o afluxo de macrófagos e outras células defensivas, mantendo os bradizoítos em latência; esse conjunto de atividades faz com que o paciente permaneça na fase crônica.

- Patogenia

A patogenia da toxoplasmose é muito variável, indo desde casos benignos, representados por febre e discreto enfartamento ganglionar, especialmente o cervical, até lesões graves no sistema nervoso central ou na retina, provocando cegueira. Essa grande variação se deve a diversos fatores, destacando-se os seguintes:

- virulência da cepa: sabe-se hoje que algumas cepas são altamente virulentas, capazes de matar animais de laboratório (camundongos) em poucos dias, enquanto outras, com a mesma via e mesmo volume de inoculo, não os matam, desenvolvendo a forma crônica; sabe-se também que algumas cepas apresentam tropismo diferente: neurotropismo, viscerotropismo etc.
- via de infecção e volume de formas infectantes: esses fatores são importantes na patogenia da toxoplasmose, sendo a transmissão congênita sabidamente uma forma de alta gravidade para o feto.
- estado imunitário e idade do paciente: são dois outros fatores que podem interferir grandemente na patogenia da doença.

Usualmente, para se descrever a patogenia e a sintomatologia da toxoplasmose, faz-se a divisão em dois grandes grupos: congênita, ou pré-natal, e adquirida, ou pós-natal; esta, por sua vez, é dividida em toxoplasmose em pacientes imunocompetentes, sendo ganglionar, ocular, meningoencefálica e cutânea; e em pacientes imunodeficientes. Seguem-se as diferentes formas pelas quais a toxoplasmose se apresenta:

Toxoplasmose congênita

Entre as doenças de transmissão congênita, a toxoplasmose é uma das que requer especial cuidado, em vista das lesões irreversíveis que podem ocorrer no feto. Entretanto, mais da metade das mães que adquirem a toxoplasmose durante a gravidez, a primoinfecção, geraram filhos normais. Só ocorre a transmissão congênita se a gestante estiver na fase aguda, primoinfecção, ou tenha havido a reagudização da doença. O curso da doença no feto depende, por outro lado, do período da gestação em que a doença está aguda, que é a fase proliferativa.

Assim, quando a gestação está entre a concepção e a sexta semana, costuma haver aborto. Da sexta até a décima-sexta semanas, a criança pode não se infectar e nascer normal; porém, se ocorre a infecção, esse é o período em que as alterações do feto são mais graves. Nessa fase, a infecção fetal pode ser aguda ou subaguda, com as seguintes manifestações clínicas:

- hepatoesplenomegalia;
- icterícia;
- linfadenopatia generalizada;
- erupções cutâneas;
- edemas musculares
- derrames cavitários;
- miocardite;
- pneumonite;
- hidrocefalia;
- meningoencefalite;
- micro ou macrocefalia;
- calcificações cerebrais;
- retardamento mental;
- coriorretinite.

As últimas quatro alterações compõem a tétrade de Sabin. Se a infecção fetal ocorre no último trimestre da gestação, a criança pode nascer normal e apresentar sinais da doença semana ou meses após o parto. Os sinais são

- linfadenopatia generalizada;
- hepatoesplenomegalia;
- edemas;
- lesões do sistema nervoso central;
- lesões oculares.

As lesões oculares são típicas, com invasão da retina e da coróide, em um olho ou nos dois, por taquizoítos; estes determinam um processo infeccioso e degenerativo que, ao exame oftalmológico, apresenta a figura de um "foco em roseta". Essas manifestações oculares podem aparecer em qualquer idade do paciente, mesmo já adulto, decorrentes da reagudização de cistos localizados na retina, cuja infecção teve origem intrauterina.

Na transmissão congênita ocorrida durante o segundo trimestre de gestação, além das lesões já comentadas, pode haver a morte de 40 a 50% dos fetos infectados e grande número de prematuridade. A tétrade de Sabin apresenta as seguintes porcentagens das lesões assinaladas:

- retinocoroidite, 90%;
- calcificações cerebrais, 69%;
- perturbações neurológicas, 60%;
- micro ou macrocefalia, hidrocefalia, 50% dos casos.

Toxoplasmose adquirida ou pós-natal

Denomina-se toxoplasmose adquirida ou pós-natal, aquela infecção adquirida por uma pessoa depois do nascimento, usualmente já na idade adulta. O período de incubação é variável e pouco determinado, mas em alguns pacientes nos quais foi possível identificar o modo e a data de infecção, variou entre cinco e vinte dias; suspeita-se que pode se prolongar por meses. Nos pacientes imunocompetentes, a maioria das infecções se passa desapercebida, ou quando muito o doente se queixa de febre discreta, com enfartamento ganglionar cervical, pensando tratar-se de uma gripe ou virose. Esses casos são denominados subclínicos. Já os casos clínicos podem ser assim divididos:

- forma ganglionar ou febril: é a forma clínica mais frequente, tanto em crianças como em adultos, geralmente adquirida por ingestão de taquizoítos ou de cistozoítos presentes em carne mal cozida. No início da fase aguda, o paciente queixa-se de febre elevada, adenopatia cervical, mal-estar e fadiga, às vezes necessitando permanecer acamado. Esse quadro permanece por uma semana, quando o paciente sente-se um pouco mais aliviado, conseguindo alimentar-se melhor e levantar da cama. Nessa fase, a doença está evoluindo para a fase crônica e o paciente sente-se "curado". Não é frequente, mas pode ocorrer que, durante a fase aguda, haja disseminação dos taquizoítos, comprometendo outros órgãos, como encéfalo, fígado, coração, musculatura esquelética, pulmões e globo ocular; complica-se então a evolução do quadro, pois pode ocorrer a morte do paciente nessa fase aguda, ou prognóstico e aparecimento de sequelas tardias. Usualmente, em pacientes imunocompetentes, a doença evolui para a cronificação, sem sequelas;
- forma ocular: dados oftalmológicos indicam que de 30 a 60% dos casos de retinocoroidite são devidos a infecção toxoplásmica, como sequela da infecção descrita anteriormente. A lesão ocular pode se desenvolver a partir de uma infecção aguda, com presença de taquizoítos na retina e na coróide; ou, pela presença de cistos com bradizoítos, provocando uma inflamação difusa ou multifocal, que, dependendo da localização, será uma uveíte posterior (retinocoroidite) ou uma uveíte anterior (iridociclite). Os sintomas iniciais são embaçamento ou perda parcial ou total da visão. O paciente pode queixar-se de dor ocular, hiperemia da conjuntiva e fotofobia. Em pacientes imunodeprimidos é frequente a recidiva do quadro, decorrente da ruptura de cistos presentes na retina;
- forma meningoencefálica: é uma forma pouco comum nos pacientes imunocompetentes, surgindo usualmente durante a fase aguda da doença. As manifestações principais são meningoencefalite difusa, encefalite e mielite, podendo haver evolução para a cronicidade da infecção ou para o óbito;
- forma cutânea ou exantemática: também é uma forma muito rara, na qual o quadro predominante são lesões generalizadas na pele. Os poucos casos conhecidos foram fatais e, talvez, decorrentes de alguma deficiência imunitária do paciente, associada à elevada virulência do parasito.

- toxoplasmose em imunodeficientes: as alterações mais frequentes do sistema imune são: medicamentos imunossupressores, portadores de AIDS, portadores de doença linfoproliferativa etc. Os pacientes nessa situação podem desenvolver toxoplasmose multiforme, gravíssima ou fatal. Essa doença pode ser decorrente de uma infecção aguda (primoinfecção) ou a reagudização da infecção crônica causada pela perda da defesa imunitária. A toxoplasmose, em verdade, no atual quadro de pandemia aidética, tem sido considerada doença oportunista, com elevada responsabilidade nos óbitos ocorridos. Nos imunodeprimidos, ocorre infecção generalizada, com comprometimento de vários órgãos; destaca-se a encefalite aguda, que se manifesta por letargia, confusão mental, perda de memória, alucinações, incoordenação motora, convulsão, coma e morte.

Diagnóstico

Diagnóstico clínico

O diagnóstico clínico da toxoplasmose adquirida é muito difícil de ser feito, mesmo após uma boa anamnese; pode-se, quando muito, concluir por "uma forte suspeita clínica" nos casos de pacientes que tenham se alimentado de carne mal passada e alguns dias depois apresentam febre e enfartamento ganglionar cervical; casos de retinocoroidite e crianças com lesões componentes da tétrade de Sabin, também oferecem forte suspeita clínica, sem contudo ser possível o diagnóstico conclusivo. Em verdade, o exame clínico é importante para se pedir exames laboratoriais específicos.

Diagnóstico parasitológico

Essa forma de diagnóstico tem por objetivo encontrar *T. gondii* no paciente. Nesse caso, essa verificação é mais fácil durante a fase aguda da doença pois, na fase crônica, seria muito difícil localizar um cisto escondido em algum órgão do paciente. Já na fase aguda, pode-se encontrar taquizoítos no sangue, líquor, saliva, leite, escarro, placenta, biopsias de linfonodos enfartados etc.

O material líquido deve ser centrifugado antes de qualquer procedimento; o material de biopsia precisa ser triturado e diluído em salina estéril. O material obtido deve ser, parte, inoculado por via intraperitoneal ou intracerebral, em seis camundongos albinos e, parte, usado para confecção de esfregaços em lâminas, fixados por álcool metílico e corados pelo Giemsa.

O material de biopsia também pode ser submetido a cortes histológicos. Essa técnica de corte histológico é muito útil e interessante quando realizada nos camundongos, para se observarem os cistos nos tecidos ou cérebros.

Uma prática pouco frequente, mas possível, é semear o produto do material centrifugado ou de biopsia em meios de cultura de célula, uma vez que o toxoplasma é um parasito intracelular; cerca de quatro dias após o inóculo, o meio deve ser examinado, podendo-se observar taquizoítos dentro das células, ou mesmo livres, na parte líquida do meio, oriundos do rompimento das células parasitadas.

Diagnóstico imunológico

O diagnóstico imunológico, também denominado diagnóstico sorológico, por empregar exames sorológicos para detecção dos anticorpos produzidos pelo paciente, é muito utilizado em toxoplasmose. Nessa doença, os taquizoítos e os cistos são muito imunogênicos, promovendo uma resposta humoral precoce e intensa, especialmente a IgM; esta, de curta duração, característica de fase aguda, e a IgG, característica de fase crônica. Os testes sorológicos indicam o título ou a diluição do soro sanguíneo, que, por sua vez, corresponde à quantidade de anticorpos aí presentes.

Existem vários testes imunológicos para a toxoplasmose; alguns já não se usam mais; outros, são muito utilizados atualmente. Dentre os não usados temos:

- reação de Sabin-Feldman ou teste do corante;
- a reação de fixação do complemento;
- a reação de hemaglutinação;
- a reação de imunofluorescência direta e a reação de aglutinação do látex.

Os mais usadas são reação imunofluorescência indireta e o teste de ELISA. Essas reações são capazes de detectar a IgM e a IgG, portanto, são muito úteis tanto na fase aguda, como na fase crônica e na toxoplasmose congênita.

Na reação de imunofluorescência indireta, fixam-se na lâmina taquizoítos formolizados (antígeno), sobre os quais coloca-se o soro a ser testado; depois, anticorpos fluorescentes (denominados "conjugado") anti-IgM ou anti-IgG; a leitura é feita em microscópio de imunofluorescência, no qual a reação positiva é dada quando os taquizoítos ficam esverdeados; negativa, quando os taquizoítos tomam a cor avermelhada. É uma reação altamente específica e sensível, chegando a detectar títulos de até 1:16.000. Cerca de oito a doze dias após o início da infecção humana, já podem ser detectados os anticorpos (IgM), cujo título de 1:1000 indica toxoplasmose aguda; esses títulos podem permanecer elevados durante vinte a trinta dias, reduzindo-se gradativamente após alguns meses (três a oito).Títulos baixos e persistentes de IgG -1:10 até 1:500 - indicam doença crônica, que pode permanecer por toda a vida do paciente.

A reação de ELISA tornou-se um método muito empregado pelos laboratórios; nela, a sensibilidade e a especificidade também são muito elevadas, mas por poder ser realizada em placas, isto é, com diversos soros e diversas diluições simultaneamente. A reação é processada em placas de plástico, contendo séries de "pocinhos" onde os antígenos são adsorvidos; depois, adicionam-se os soros dos pacientes, os anticorpos anti-imunoglobulinas marcadas com a enzima, o substrato e o bloqueador colorimétrico. A leitura pode ser a olho nu, mas será mais perfeita sob espectrofotômetro.

A técnica da reação em cadeia de polimerase, PCR, tem sido desenvolvida ultimamente, porém ainda com resultados um pouco contraditórios.

Indicação dos métodos diagnósticos conforme a forma clínica da doença:

- toxoplasmose congênita: recomenda-se a pesquisa de anticorpos do tipo IgM, no soro da criança, uma vez que, por ser macromolécula, é incapaz de passar da mãe para o filho; no caso de se detectar o IgG no soro da criança, essa imunoglobulina precisa apresentar o título pelo menos duas vezes maior do que o da mãe; a criança precisa apresentar os títulos em elevação, em exames sucessivos, persistindo durante cinco meses após o nascimento;
- toxoplasmose adquirida: em crianças e adultos, especialmente gestantes, o diagnóstico é feito simultaneamente por duas reações, com intervalos de duas ou três semanas; acompanha-se a manutenção, ou variação por elevação ou redução, dos títulos dos anticorpos, o que permite avaliar a confirmação e o desenvolvimento da doença. Em gestantes pode ocorrer ligeira elevação do título de alguma reação feita anteriormente, sem que isso signifique doença, que esta estará confirmada se houver elevação quatro vezes maior do que o título anterior;
- toxoplasmose ocular: para essa forma da doença são recomendados três métodos de diagnóstico:
    - exame do fundo de olho;

- teste imunológico em 150 a 250 microlitros de humor aquoso (detecção de IgA e IgG), colhidos através de uma parecentese com seringa e agulhas tipo insulina;
- teste imunológico com o soro sanguíneo; se a lesão ocular for causada por *T. gondii* há mais de trinta dias, no humor aquoso encontrar-se-ão títulos mais elevados.
- toxoplasmose cerebral: em pacientes imunodeprimidos ou com sintomas de encefalite, é fundamental proceder aos exames por ressonância magnética e por tomografia computadorizada, que evidenciam as lesões com clareza, além das técnicas imunológicas já citadas e feitas com o soro; neste, observe que pode não ocorrer a elevação do título nos imunodeprimidos.

Epidemiologia

A toxoplasmose pode ser considerada a infecção mais difundida no mundo, com índices variando de 23 a 83%. Por outro lado, a doença é relativamente rara. É encontrada em todas as regiões da Terra, nos mais variados climas, altitudes e condições sociais. Ocorre em todos os mamíferos e aves, quer sejam domésticos ou silvestres, com a prevalência da infecção também muito elevada, variando entre 12 e 64%; os felinos (gatos) chegam a apresentar uma prevalência de 75%. Quanto ao hospedeiro definitivo, no caso, felinos jovens não-imunes, sabe-se que podem eliminar milhares de oocistos por dia durante a fase inicial da reprodução sexuada; apesar dessa eliminação de oocistos reduzir-se muito, podem fazê-lo por meses. Além disso, os oocistos podem permanecer infectantes no solo sombreado e úmido por 1,5 ano. Assim sendo, as fontes de infecção são diversas e disseminadas, explicando a alta prevalência dessa zoonose entre os humanos e os demais animais.

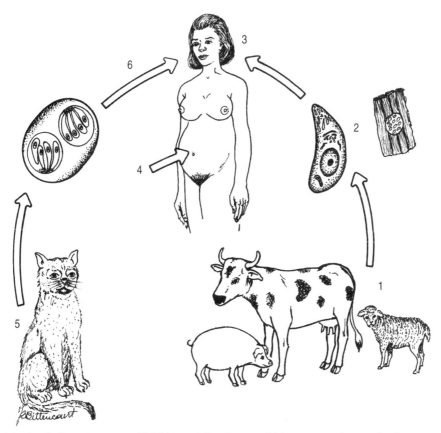

Ciclo epidemiológico do *Toxoplasma gondii*: (1) hospedeiros intermediários que usualmente funcionam como fonte de infecção para humanos, através de carne ou leite; (2) formas infectantes: taquizoítos ou cistos; (3) humanos adultos se infectam ingerindo essas formas ou oocistos (6); (4) mulher grávida infecta o filho congenitamente; (5) hospedeiro definitivo que funciona como fonte de infecção, eliminando oocistos (6) nas fezes.

FIGURA 25.4

As principais fontes de infecção para os humanos são:

- brincadeira frequente em caixas de areia contaminada;
- ingestão de carne crua ou mal cozida, de bovino ou de animais silvestres;
- ingestão de linguiças ou outros embutidos mal cozidos;
- ingestão de leite cru, de cabra;
- transmissão congênita por gestantes que apresentam a fase aguda da doença durante a gravidez, especialmente decorrente da primoinfecção; a reagudização pode promover infecção do feto, mas é mais rara.

Resumo da epidemiologia

- Distribuição geográfica: mundial.
- Fonte de infecção: gatos com oocistos; leite com taquizoítos; carne com cistos; gestantes com taquizoítos.
- Forma de transmissão: oocistos, cistos e taquizoítos.
- Veículo de transmissão: leite e carne mal cozidos, transplacentária.
- Via de penetração: boca, placenta.

▪ Profilaxia

Como foi exposto na epidemiologia e na patogenia, a toxoplasmose dificilmente se torna aguda no paciente normal, complicando o quadro. Caso não ocorra nenhuma depressão do sistema imune, uma vez na fase crônica assintomática, assim permanecerá pelo resto da vida. Entretanto, para redução da prevalência, isto é, do número de casos novos, o fundamental é evitar ingerir alimento de origem animal, cru ou mal cozido. As gestantes devem ser examinadas e acompanhadas sorologicamente, indicando-se uma terapêutica criteriosa para cada caso. Paralelamente, com relação aos gatos, devem ser tomadas as seguintes providências: controlar a população de gatos de rua ou abandonados; alimentar gatos domésticos com ração e combater os ratos e camundongos; incinerar as fezes dos felinos; evitar a entrada de gatos em caixas de areia.

▪ Tratamento

Como em toda e qualquer doença, a terapêutica deve ser instituída com muito critério e prescrita por médico, preferentemente especialista. Na toxoplasmose esses cuidados devem ser ainda maiores, principalmente se a paciente for gestante, pois os medicamentos disponíveis podem ser tóxicos também para o feto. Na realidade, os medicamentos disponíveis só apresentam eficiência na fase aguda, proliferativa da doença, atingindo os taquizoítos circulantes; daí a indicação ser para a fase aguda, pois a infecção regride e o sistema imune pode atuar com eficácia; os atuais medicamentos não atingem os cistos, isto é, as formas presentes na fase crônica. Em outras palavras: a fase crônica ainda não tem cura!

Assim, os medicamentos disponíveis são: sulfadiazina e as demais sulfonamidas: sulfamerazina, sulfametazina e sulfapirazina; pirimetamina, clindamicina, dapsona e atovaquona.

Os medicamentos de escolha são sulfadiazina e pirimetamina. A dosagem de pirimetamina é de um comprimido de pirimetamina duas vezes ao dia no primeiro dia e, a seguir, um comprimido por dia durante 40 dias; a sulfadiazina é empregada na dose de 1g, de seis em seis horas.

Os efeitos colaterais são: distúrbios gastrointestinais, depressão da medula óssea, depressão respiratória e morte no caso de dosagem excessiva. O ácido folínico deve ser associado ao tratamento visando a reduzir os efeitos hematológicos das drogas usadas. Esses medicamentos são contraindicados no primeiro trimestre de gravidez.

Para tratamento de gestantes, recomenda-se utilizar os esquemas seguintes:

- gestante com toxoplasmose aguda, durante as primeiras 21 semanas de gestação ou até o final da gestação, se comprovada a ausência de infecção fetal, indica-se a espiramicina, na dose de 1 g, de 8/8 horas, fora das refeições;
- se comprovada a infecção fetal, iniciar o tratamento após as 18 semanas de gestação, usando-se pirimetamina, na dose de 100 mg/dia em duas vezes durante dois dias, seguido de 50 mg/dia; adicionar sulfadiazina, 100 mg/kg/dia em duas vezes, sendo no máximo 4 g/dia; adicionar ácido folínico 10 a 20 mg/dia até uma semana após a suspensão da pirimetamina e da sulfadiazina.

No tratamento da toxoplasmose congênita, deve-se utilizar o seguinte esquema:

- durante os primeiros seis meses: pirimetamina, 2 mg/kg/dia, durante dois dias, seguido de 1 mg/kg/dia, uma vez ao dia; sulfadiazina, 100 mg/kg/dia em 2 vezes ao dia, de 12/12 horas; ácido folínico, 10 mg, três vezes/semana, até uma semana após a interrupção das duas drogas anteriores.
- nos 6 meses seguintes, utilizar a pirimetamina, três vezes por semana.

■ AULA PRÁTICA

Na aula prática sobre toxoplasmose, é muito importante o aluno conhecer as formas fundamentais do parasito, isto é, os taquizoítos e os cistos presentes em músculos esqueléticos ou no cérebro. Esse material é observado em lâminas, sendo a primeira fixada com álcool metílico e corada pelo Giemsa e a segunda lâmina preparada a partir de necropsia de camundongos infectados e preparação de cortes histológicos corados.

É possível fazer exames de caixas de areia frequentadas por gatos e as fezes de gatos jovens, usando-se uma das técnicas de exame de fezes para protozoários, descrita no final deste livro; as técnicas de *Faust* e MIFC são particularmente indicadas, tendo-se o cuidado de colocar todo o material (areia, fezes) imerso em formol 10% para evitar infecção por acidentes de laboratório. Os possíveis oocistos encontrados podem ser identificados até "forma", mas o diagnóstico específico requer medidas especiais.

capítulo 26

Outros *Apicomplexa*

resumo do capítulo

- Apresentação
- Sarcocistose
- Isosporose
- Ciclosporose
- Criptosporidiose
- Babesiose

▬ Apresentação

Várias espécies do filo *apicomplexa*, além do plasmódio e do toxoplasma, podem ocorrer em humanos e têm sido objeto de estudos mais detalhados, especialmente como parasitos oportunistas de pessoas imunodeprimidas. Como são parasitos pouco conhecidos, coloca-se aqui um quadro sinóptico das espécies, mostrando a relação entre as mesmas.

Dessa forma, nos itens seguintes serão mostradas as doenças provocadas em humanos por esses parasitos. No gênero *Eimeria* não existe nenhuma espécie que atinge os humanos, porém demonstra grande importância em veterinária e foi incluída no quadro abaixo para composição da classificação.

▬ Sarcocistose

Apresentação

O gênero *Sarcocystis* foi conhecido e descrito pela morfologia dos cistos presentes no tecido muscular do hospedeiro intermediário; atualmente são conhecidas pelo menos 126 espécies, mas apenas 56 delas possuem os hospedeiros definitivo e intermediário identificados.

A sarcocistose humana é uma doença provocada por duas espécies do gênero *Sarcocystis*: *S. hominis* (Raillet & Lucet, 1891) e *S. suihominis* (Tadros & Laarman, 1976). *S. lindemanni*, (Rivolta,1878) foi, durante muitos anos, por erro de identificação, considerada a única espécie típica dos humanos; atualmente sabe-se que se trata de um conjunto de espécies e formas.

Os primeiros sarcocistes conhecidos eram cistos presentes em tecido muscular de ratos; depois, foram descritos cistos em músculos de vários animais domésticos e silvestres. O primeiro caso de cisto no tecido muscular humano foi descrito em 1893; até o presente já foram diagnosticados pouco mais de 70 casos de sarcocistose muscular humana, com maior incidência no sudeste asiático. Como os humanos são os hospedeiros definitivos dessas duas espécies, a sarcocistose intestinal é relativamente frequente, com distribuição mundial.

Subclasses	Ordens	Famílias	Gêneros
Coccidia	Eucoccidiida	Plasmodiidae	*Plasmodium*
		Sarcocystidae	*Toxoplasma* / *Sarcocystis*
		Eimeriidae	*Eimeria* / *Isospora* / *Cyclospora*
		Cryptosporidiidae	*Cryptosporidium*
Piroplasmia	Piroplasmida	Babesiidae	*Babesia*

FIGURA 26.1 Quadro sinóptico de algumas espécies do Filo Apicomplexa.

Morfologia

As espécies de sarcocistes apresentam as seguintes formas:

- merontes: encontrados no endotélio de vasos sanguíneos do hospedeiro intermediário; são ovais e medem 7 x 3 μm aproximadamente; são formados por merogonia (esquizogonia), isto é, reprodução múltipla dos esporocistos (dentro dos oocistos) ingeridos, produzindo merozoítos;
- cistos ou sarcocistos: encontrados nos músculos do hospedeiro intermediário; são arredondados ou ovais e medem 720 x 240 μm aproximadamente; são formados pelos merozoítos que penetraram na fibra muscular, produzindo inicialmente os merócitos e depois os bradizoítos (cistos ou sarcocistos);
- oocistos: encontrados nas fezes do homem, que é o hospedeiro definitivo, apresentando dois esporocistos com quatro esporozoítos em cada um (já saem maduros nas fezes); como a parede oocística é muito delicada, com frequência saem rompidos, vendo-se apenas os esporocistos, que medem 15 x 9 μm. Essas formas são infectantes para os hospedeiros intermediários, mas parece que dificilmente infectam os próprios;
- humanos.

Ciclo biológico

A biologia desse gênero foi por longos anos motivo de controvérsias. Atualmente sabe-se que os humanos são os hospedeiros definitivos dessas duas espécies e que os respectivos hospedeiros intermediários são: bovinos, de *S. hominis*; suínos, de *S. suihominis*. Esses dois animais infectam-se ao ingerir os oocistos (ou apenas os esporocistos), os quais liberam os esporozoítos que se desenvolvem no endotélio de vasos sanguíneos (especialmente do fígado); depois, os merozoítos (taquizoítos) produzidos dirigem-se para os músculos onde se encistam, formando os cistos ou sarcocistos, repletos de bradizoítos. Os humanos infectam-se ao ingerir carne desses animais, crua ou mal cozida e contendo esses cistos.

Patogenia

Nos animais, a sarcocistose apresenta um quadro agudo, durante o processo reprodutivo no endotélio dos vasos e nos músculos, com a presença de taquizoítos e, depois a fase crônica, durante a presença dos cistos no tecido muscular. Na fase aguda, os animais podem apresentar febre, apatia e inapetência; na fase crônica não há sintomas aparentes.

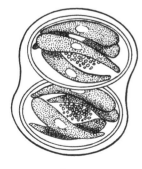
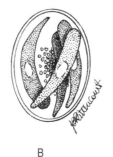

A   B

Sarcocystis hominis: A — oocisto completo, isto é, a delicada membrana do oocisto envolvendo dois esporocistos e cada um desses com quatro esporozoítos; B — esporocisto isolado ou livre, contendo quatro esporozoítos.

FIGURA 26.2

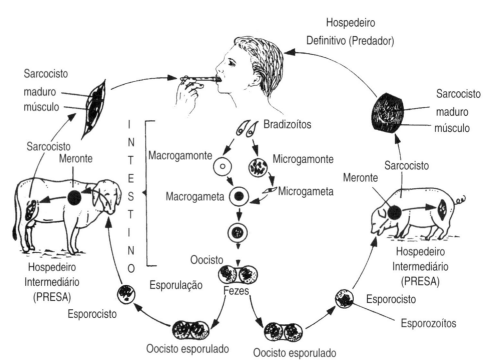

26.3 FIGURA Ciclo biológico do *Sarcocystis*: notar que o humano é o hospedeiro definitivo, enquanto o bovino e o suíno são os hospedeiros intermediários. (Segundo Lima, J. D., 2000)

Em humanos, a sarcocistose muscular é usualmente assintomática; alguns pacientes relatam sintomas relacionados com miosite localizada ou difusa, febre discreta. Com relação à sarcocistose intestinal, especialmente em infecções experimentais, verificou-se que é uma doença benigna e de curta duração. Os sintomas encontrados 24 horas após a infecção foram náuseas, vômitos, diarreia e cólicas.

Diagnóstico

Nos casos de sarcocistose muscular, o diagnóstico é feito por biopsia ou necropsia de músculos esqueléticos ou cardíaco. O diagnóstico da forma intestinal é feito pelo exame de fezes, especialmente pelos métodos de *Sheather*, de *Faust* ou de *Kato-Katz* e encontro dos oocistos ou esporocistos presentes. A esse respeito, consulte a Parte Técnica, no final deste livro.

– Isosporose

Apresentação

A isosporose humana é conhecida desde longa data, sabendo-se que duas espécies do gênero *Isospora* atingem os humanos: a *I. belli* (Woodcock, 1915) e a *I. natalensis* (Elsdon e Dew, 1953); a antiga *I. hominis* foi reestudada e verificou-se que, em verdade, são duas espécies do gênero *Sarcocystis: S hominis* e *S. suihominis*.

Biologia

As espécies do gênero *Isospora* que ocorrem em humanos, parasitam o intestino delgado; apresentam oocistos com dois esporocistos, contendo quatro esporozoítos cada. Os oocistos de *I. belli* são ovais, medindo de 30 x 12 μm aproximadamente. Não necessitam de hospedeiro intermediário (são monoxenos); seu ciclo biológico apresenta uma fase assexuada, com reprodução por merogonia (esquizogonia) e uma fase sexuada, com reprodução por gametogonia, produzindo oocistos que saem nas fezes.

Transmissão

As pessoas infectam-se ao ingerir oocistos maduros junto com alimentos ou água contaminada por fezes. No intestino delgado, especialmente duodeno e íleo, os esporozoítos saem dos oocistos e penetram na mucosa, onde completam o ciclo biológico.

Patogenia

A patogenia da isosporose é discreta, produzindo sintomas usualmente benignos, limitados há poucos dias. As lesões mais características referem-se a alterações da mucosa intestinal, resultando "na síndrome da má absorção"; ocorre destruição das células epiteliais, atrofia das vilosidades intestinais, hiperplasia das criptas, infiltração de células inflamatórias e edema. Os sintomas dependem da extensão das lesões e os mais frequentes são: febre, dor abdominal, esteatorreia, vômitos, desidratação, perda de peso, fraqueza geral. As manifestações mais graves e até fatais são vistas via de regra em pacientes imunocomprometidos e, às vezes, em crianças.

Diagnóstico

O diagnóstico é feito pelo exame de fezes do paciente e encontro dos oocistos ainda não esporulados; em geral essas formas aparecem pouco depois de iniciados os sintomas, pois estes são de-

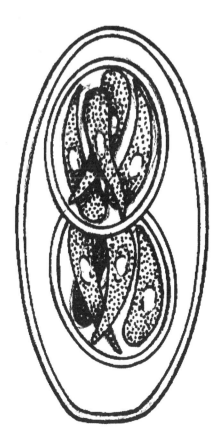

Oocisto de *Isospora belli*, mostrando dois esporocistos, contendo quatro esporozoítos cada.

FIGURA 26.4

terminados pela fase reprodutiva do parasito na mucosa do intestino delgado. Os métodos de escolha são o *Sheater*, o *Faust*, o MIFC, o *Kato-Katz*.

Epidemiologia

A isosporose humana ocorre no mundo todo; porém, é mais frequente nas regiões e países quentes e com deficiência de serviços sanitários básicos. Aliás, nos países desenvolvidos, a presença da isosporose, assim como outras parasitoses intestinais, ocorre nas áreas pobres e com deficiência de serviços de água potável e esgoto sanitário. *I. natalensis* só foi descrita até hoje em alguns pacientes da África do Sul.

Tratamento

A terapêutica consiste em alimentação leve, re-hidratação oral ou venosa, repouso e medicação com sulfametoxazol associada ao trimetropim.

▬ Ciclosporose

Apresentação

Outro eimeriídeo humano recentemente descrito é o *Cyclospora caetanensis*. O gênero *Cyclospora* foi descrito em 1881, para um protozoário encontrado em artrópodes (miriápodes) e depois outras espécies foram descritas como agentes de diarreia em roedores. A partir de 1979 vários trabalhos vêm sendo publicados, assinalando a presença desse enteropatógeno em humanos.

Biologia

Os oocistos do *C. caetanensis* são ovais, com membrana dupla, medindo 10,0 x 8,0 μm aproximadamente; apresentam dois esporocistos, os quais contêm dois esporozoítos cada um.

O ciclo biológico em humanos ainda não está bem esclarecido; porém, sabe-se que se desenvolve nas células epiteliais do intestino delgado, talvez dentro de vacúolos parasitóforos. Como todo coccídeo, apresenta uma fase assexuada (merogonia ou esquizogonia), com produção de merozoítos, e outra sexuada (gametogonia), com produção de oocistos que saem imaturos nas fezes do paciente; isto é, ao ser eliminados pelo paciente, apresentam apenas uma massa de células, que no meio exterior se transforma em dois esporocistos, contendo dois esporozoítos cada.

Transmissão

Os mecanismos de transmissão não estão totalmente estabelecidos, mas supõe-se que água e alimentos contaminados com oocistos de origem humana sejam a forma usual. Supõe-se que alguns animais possam albergar esse parasito, mas ainda não se pode afirmar que seja uma zoonose.

Patogenia

A doença em geral é aguda, com evolução do tipo autocura em poucas semanas; nos pacientes imunodeprimidos a sintomatologia pode se prolongar por meses e ser bastante severa. Os segmentos intestinais mais atingidos são o duodeno e o jejuno.

Diagnóstico

O diagnóstico pode ser feito por meio de exames de fezes, pelos métodos já aqui assinalados, ou tentando-se a esporulação do material fecal em dicromato de potássio, quando, em poucos dias se conseguem oocistos maduros e passíveis de identificação pela morfologia e micrometria. Biopsia e raspagem da mucosa duodenal, seguida de corte histológico do material podem ajudar, contudo, não é de fácil identificação.

Criptosporidiose

Apresentação

Os protozoários pertencentes ao gênero *Cryptosporidium* são diminutos e parasitam a mucosa do intestino delgado de varios hospedeiros, incluindo peixes, répteis, aves e mamíferos. Atualmente são conhecidas cerca de vinte espécies e entre elas a *C. parvum* (Current, 1988), que parasita os humanos. A criptosporidiose humana é uma zoonose, pois podemos nos infectar com oocistos de *C. parvum* originário de animais domésticos, especialmente carneiros jovens e bezerros.

Biologia

A morfologia dos oocistos é característica por conter quatro esporozoítos livres no seu interior; são ovais ou esféricos e muito pequenos, medindo 5,0 x 4,5 µm. As demais formas são apresentadas a seguir.

O ciclo biológico desse parasito se passa em um só hospedeiro, sendo, portanto, monoxeno. Os humanos infectam-se ao ingerir alimentos, principalmente água contaminada com oocistos. Esses oocistos podem ter origem animal ou humana; problemas com contaminação de rede de água potável costumam ser responsáveis por grandes surtos, mesmo em cidades de países desenvolvidos. Os oocistos chegam ao intestino delgado onde liberam os esporozoítos; esses penetram na célula epitelial, onde iniciam a reprodução assexuada por merogonia (esquizogonia); produzem então merontes (formados por merozoítos) que se rompem liberando os merozoítos, os quais podem penetrar em novas células, repetindo o ciclo assexuado, ou penetrar em células epiteliais, para iniciar o ciclo sexuado ou gametogonia: macrogametas, microgametas, fecundação com for-

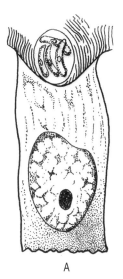
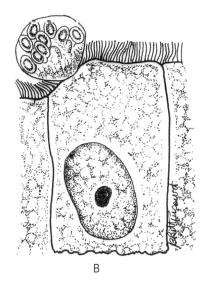

FIGURA 26.5 *Cryptosporidium parvum*. A — oocisto maduro, presente na superfície da mucosa do intestino delgado, contendo quatro esporozoítos; B — meronte tipo II (final da merogonia – esquizogonia)) na superfície da mucosa do intestino delgado. (Modificado de Grassé, E. Traité de Zoologie, 1952)

238 PARASITOLOGIA DINÂMICA

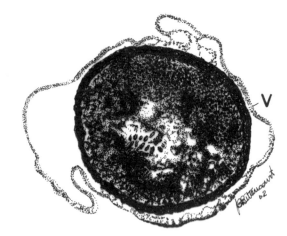

FIGURA 26.6 Esporozoíto de *Cryptosporidium parvum*, envolto pela microvilosidade intestinal (V).

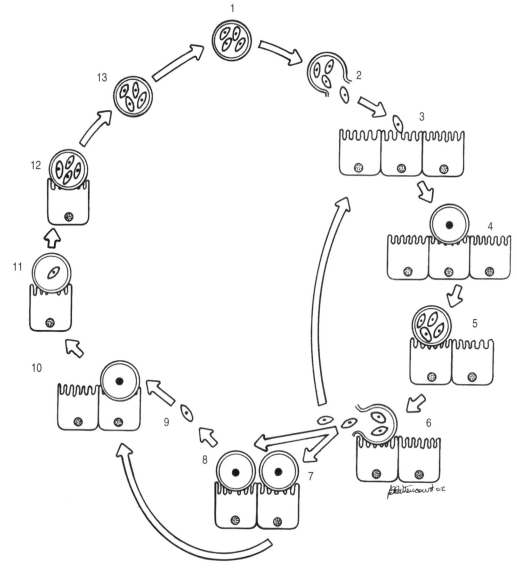

FIGURA 26.7 Ciclo biológico do *Cryptosporidium parvum*. 1 — ingestão de oocistos presentes no meio ambiente; 2 — liberação de esporozoítos no intestino delgado; 3 — penetração de esporozoíto na mucosa; 4 — transformação em trofozoíto; 5 — produção de merontes tipo 1; 6 — rompimento de merontes e liberação de merozoítos que podem reiniciar o ciclo na mucosa ou 7 e 8 — formar macro e microgametócitos; 9 — microgameta fecunda macrogameta (10); 11 — há formação do ovo ou zigoto; 12 — formação de oocisto; 13 — liberação de oocistos que saem nas fezes.

mação de ovo ou zigoto dentro da célula, que depois se rompe liberando o oocisto já esporulado, o qual irá sair nas fezes do paciente ou do animal.

Transmissão

A transmissão da criptosporidiose pode se dar por ingestão ou por inalação de oocistos maduros (esporulados). Essas formas de transmissão, além da possibilidade de autoinfecção interna (ver esquema do ciclo), explicam a localização do parasito: preferencialmente nas microvilosidades das células epiteliais do intestino delgado, mas podem ser encontrados também no parênquima pulmonar, faringe, esôfago, vesícula biliar, ductos pancreáticos. Apesar de ser considerado um parasito intracelular obrigatório (como todos os Apicomplexa), na verdade ele se localiza na parte externa do citoplasma, mas dentro de uma membrana formada pelo próprio parasito e pela membrana citoplasmática da célula epitelial, dando a impressão de "aderir" à célula.

A criptosporidiose foi conhecida muito recentemente, pois apenas em 1976 foram diagnosticados os dois primeiros casos: o primeiro em uma criança imunologicamente normal, que apresentou diarreia severa e para então curar-se espontaneamente em poucos dias; o segundo foi em um paciente adulto, imunodeprimido, com sintomas intestinais graves. A partir desses diagnósticos, a criptosporidiose tem sido encontrada em várias partes do mundo, tanto em pessoas imunocompetentes como em imunodeprimidos; porém, as alterações são mais graves e, às vezes fatais, nesses últimos e em crianças. Nos pacientes normais, a infecção é responsável por uma enterocolite aguda, que se cura espontaneamente entre uma a quatro semanas, por ação da imunidade celular e humoral (IgM e IgG). Os pacientes soro-positivos para HIV apresentam o quadro de má absorção, esteatorreia ou diarreia aquosa, com cólicas, flatulência, náuseas, vômitos, emagrecimento e desidratação.

Diagnóstico

O diagnóstico é feito por biopsia ou raspado da mucosa do intestino delgado, confeccionando-se cortes histológicos onde podem aparecer as formas parasitárias. O diagnóstico usualmente é feito por meio de exames de fezes, por métodos de concentração já citados, e especialmente corados pelo *Ziehl-Neelsen* modificado, pelo *Kinyoun* modificado, pela safranina-azul-de-metileno, pelo Giemsa ou auramina e suas associações. A esse respeito, consulte-se a Parte Técnica, no final deste livro.

Tratamento

Até hoje nenhum medicamento mostrou-se eficaz no tratamento etiológico da criptosporidiose. Apesar de alguns esquemas terapêuticos surtirem algum benefício clínico, não erradicam a presença de oocistos nas fezes, apenas reduzindo seu número. O tratamento consiste basicamente na dieta leve e rica, hidratação do paciente e repouso; os pacientes normais tendem a apresentar cura espontânea em uma a quatro semanas; nos imunodeprimidos, até o momento não existe uma droga eficaz, indicando-se azitromicina, espiramicina e nitazoxanida que, quando administradas por via oral, reduzem a gravidade da infecção.

▪ Babesiose

Apresentação

Os parasitos pertencentes ao gênero *Babesia* já de longa data são conhecidos como altamente patogênicos para animais silvestres e domésticos, especialmente para o gado bovino e cães, ocorrendo no mundo todo. São parasitos de hemácias e transmitidos por carrapatos. Infecções humanas foram diagnosticadas pela primeira vez em 1957, na Europa (em pacientes esplenectomizados) e a partir de 1975, nos Estados Unidos (em pacientes normais). Em várias partes do mundo foram feitos exames sorológicos específicos, indicando positividade, porém, sem sintomatologia.

Biologia

As formas encontradas dentro da hemácia medem de 2 a 4 µm, apresentando-se como duas pequenas gotas unidas pela parte mais fina; esse parasito não apresenta pigmento (hemozoína), o que o diferencia dos plasmódios.

O ciclo biológico tem início quando o carrapato ingere as formas sanguíneas; as consideradas gametas são capazes de completar a evolução no intestino do artrópode; aí, os gametas amadurecem, ocorrendo a fecundação e a formação do ovo ou zigoto. Como é móvel (oocineto), dirige-se para as células intestinais, onde se multiplica assexuadamente, formando os esporocinetos (móveis); estes, disseminam-se por todo o corpo do carrapato, incluindo glândulas salivares e ovários.

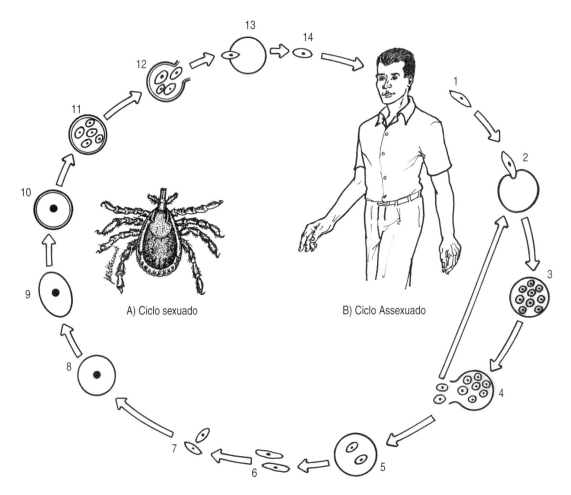

FIGURA 26.8 Ciclo biológico de *Babesia bigemina*: 1 — esporozoítos (vermículos) inoculados pela picada do carrapato *Boophilus microplus*; 2 — penetração na hemácia; 3 — reprodução por esquizogonia; 4 — rompimento de hemácias, sendo que os merozoítos produzidos podem reiniciar o ciclo sanguíneo assexuado (2) ou iniciar o ciclo sexuado, que se completará no carrapato; 5 — ingestão dos gametócitos pelo carrapato; 6 — formação de macro e microgametas; 7 — fecundação; 8 — formação do ovo ou zigoto (essas fases se passam no epitélio do intestino do carrapato); 9, 10, 11 e 12 — formação de "esporozoítos" (vermículos) que caem na luz do intestino do carrapato e se dirigem para os ovários; 13 — penetração nos óvulos; 14 — larvas de carrapatos nascem infectantes e inoculam esporozoítos (vermículos) no novo hospedeiro durante a hematofagia.

Nos ovários, os esporocinetos invadem os ovos do carrapato e infectam as larvas, que nascem contaminadas (transmissão transovariana); nas glândulas salivares, os esporocinetos multiplicam-se e se transformam em esporozoítos infectantes, que são inoculados no próximo hospedeiro, junto com a saliva.

Transmissão

A espécie de babésia que ocorre em humanos depende da capacidade antropofílica do carrapato. A *B. bovis* e a *B. bigemina*, que ocorrem em nossos bovinos, normalmente são transmitidas pelo carrapato denominado *Boophilus microplus;* mas, como esse carrapato não pica os humanos, essas babésias dificilmente nos atingem. A *B. caballi* e a *B. equi* ocorrem em nossos equinos e podem nos atingir, pois o carrapato *Amblyomma* cajennense, transmissor natural, é altamente antropofílico; a *B. canis* ocorre em nossos cães e seu transmissor, o carrapato *Rhipicephalus sanguineus*, é pouco antropofílico, podendo, portanto, atingir os humanos. Nos Estados Unidos, a *B. microti*, comum em roedores, foi a espécie diagnosticada em humanos e o *Ixodes dammini*, o carrapato vetor, que também é o vetor da doença de *Lyme*, naquele país, causada por um espiroqueta.

A babesiose em humanos é doença rara. As manifestações apresentadas pelos pacientes são: febre, dor muscular generalizada, fraqueza, anemia hemolítica, hemoglobinúria e icterícia, podendo se confundir com malária.

Diagnóstico

O diagnóstico durante a fase aguda da doença, isto é, quando o paciente apresenta febre e parasitemia elevadas, é feito por meio de exames de sangue. Os esfregaços sanguíneos devem ser confeccionados conforme o indicado para malária, isto é, esfregaços em gota espessa ou em camada delgada, fixados pelo álcool metílico e corados pelo Giemsa. Na fase crônica ou subaguda, os testes sorológicos recomendados são: imunofluorescência indireta, ELISA etc.. Também pode ser feita inoculação do sangue do paciente em hamster ou em gerbil, que apresentarão parasitemia elevada cerca de uma semana depois.

Tratamento

O tratamento recomendado é à base de clindamicina, quinina, piramicina e cloroquina. Em casos graves pode ser necessária a transfusão de hemácias.

capítulo 27

Microsporidiose e Pneumocistose

resumo do capítulo

- Apresentação
- Microsporidiose
- Pneumocistose

▪ Apresentação

A microsporidiose é uma infecção provocada por diversas espécies de protozoários intracelulares obrigatórios, pertencentes ao filo Microspora. A pneumocistose é uma infecção provocada pelo *Pneumocystis carinii* (Delanöe e Delanöe, 1912), um parasito até hoje sem classificação definida (*Incerta Sedis*). Em seguida descrevem-se essas duas doenças e os respectivos agentes etiológicos.

▪ Microsporidiose

O filo Microspora tem como característica a obrigatoriedade intracelular e a eliminação de diminutos e resistentes esporos infectantes, com dupla membrana e um filamento polar, no interior do esporo maduro, nas fezes dos hospedeiros. As primeiras espécies foram descritas em 1857, conhecendo-se cerca de 1.000 espécies atualmente, distribuídas em 100 gêneros, a maioria encontrada em artrópodes e vertebrados diversos, inclusive mamíferos. Só recentemente verificou-se sua presença em humanos: *Enterocytozoon bieneusi*, no intestino delgado, fígado e bexiga; *Encephalitozoon intestinalis*, *E. hellem* e *Nosema connori*, disseminados por diversos órgãos; *Nosema ocularum* e *Vittaforma cornea*, na córnea; *Trachipleistophora hominis*, nos músculos esqueléticos e mucosa nasal; *Pleistophora sp*, nos músculos esqueléticos.

Os parasitos desse filo são todos pequenos e intracelulares. Os esporos encontrados nas fezes possuem dupla membrana, são ovais ou piriformes e medem aproximadamente 2,0 a 7,0 por 1,5 a 5,0 μm. Esses esporos são considerados os organismos maduros e, ao microscópio, apresentam-se refráteis, esverdeados e Gram-positivos. O filamento polar apresenta-se enrolado no interior do esporo; porém, durante a infecção da célula hospedeira, esse filamento se exterioriza, alcançando até 100 μm de comprimento!

O ciclo biológico desses microsporídeos é muito interessante e diferente. Na fase infectante, o esporo aproxima-se da célula hospedeira e exterioriza o filamento polar; este, penetra na célula sem danificar a membrana celular, servindo de canal para passar o conteúdo do esporo (esporoplasma) para dentro da célula hospedeira. Em macrófagos pode ocorrer o fenômeno da internalização de esporos por fagocitose. Inicia-se a fase de proliferação, com reprodução por merogonia (esquizogonia) e produção de merozoítos (merontes); o parasito, então, passa à fase esporogônica, com produção de esporos que rompem a célula; esses esporos podem penetrar em novas células, ou ser eliminados nas fezes ou na urina do paciente.

A transmissão se dá por contaminação de água ou de alimentos, ou por inalação de esporos presentes na poeira, eliminados pelos próprios humanos. Até o momento não está garantido ou descartado o caráter zoonótico de algumas espécies de microsporídeos.

A patogenia e a sintomatologia da microsporidiose estão mais relacionadas aos imunodeficientes e alterações intestinais determinadas principalmente pelo *Enterocytozoon bieneusi*. As demais espécies são responsáveis por alterações presentes nos órgãos atingidos. As lesões intestinais, hepáticas e vesicais determinam manifestações clínicas comuns: diarreia aquosa, inapetência, fraqueza, emagrecimento. As espécies de microsporídeos capazes de se disseminar, especialmente em soro-positivos (HIV), podem provocar um quadro multissintomático, com lesões e sintomas intestinais, pulmonares, musculares, oculares e cerebrais.

Na verdade, a microsporidiose intestinal tem sido assinalada no mundo todo, especialmente em soro-positivos (HIV), mas também em crianças, subnutridas ou não, devendo, portanto, ser objeto de preocupação por parte do clínico, sempre que se defrontar com pacientes com alterações intestinais e com exames de fezes que, realizados pelos métodos rotineiros, apresentam-se rotineiros.

O diagnóstico é feito por exames de fezes especiais, nos quais os esfregaços fecais, fixados com formol 10%, são corados pelo *Chromotrope* 2R, ou associando-o ao método de *Gram*; esporos e formas imaturas presentes nas fezes, tomam a cor rosa, com uma faixa ou cinto no sentido equatorial ou diagonal; se corados pelo método *Gram-chromotrope*, os esporos tomam a cor violeta. Material proveniente de centrifugação de urina, de aspirados duodenais, da bile, do líquido cefalorraquidiano etc. podem ser observados em microscópio comum, após confecção dos esfregaços corados pelo tricrômio e identificação dos esporos. Essas técnicas permitem apenas diagnosticar o filo (microspora) e não as espécies. As técnicas de biologia molecular ainda não estão sendo usadas na rotina; porém, a PCR (reação em cadeia de polimerase), com *primers* específicos, tem apresentado resultados promissores na identificação específica desses parasitos humanos.

A terapêutica da microsporidiose não é eficiente. Alguns trabalhos indicam que, na forma intestinal, o albendazol e o metronidazol promovem a melhora clínica do paciente; para a forma ocular, a terapia tem sido feita com uso tópico de fumagilina.

Pneumocistose

O *Pneumocystis carinii* é um pequeno parasito de localização sistemática incerta, encontrado em infecções pulmonares de diversos animais silvestres e domésticos e também em humanos. Com base em sua estrutura genética, esse parasito está classificado como fungo. Como anteriormente estava relacionado aos *apicomplexa*, ainda é apresentado aqui.

Os primeiros achados de pneumocistose humana ocorreram na Europa, em crianças com sintomas pneumônicos; atualmente, o encontro desse parasito tem sido relatado no mundo todo, especialmente em imunodeprimidos, quer sejam crianças ou adultos. É responsável por uma pneumonia intersticial plasmocelular. O período de incubação em crianças varia de dois a quatro meses; no adulto é bem mais curto, em torno de uma semana. Os sintomas são: tosse, dispneia, chegando à cianose; a dificuldade respiratória pode permanecer estável por algum tempo ou evoluir e o paciente ir a óbito em poucas semanas.

É um parasito extracelular; forma colônias intra-alveolares, nas quais podem ser vistos trofozoítos e cistos; os trofozoítos permanecem aderidos ao epitélio, onde se nutrem e se reproduzem.

A transmissão se dá por perdigotos ou esputos (transmissão aérea), especialmente em ambientes coletivos tais como creches, orfanatos, enfermarias, boates etc.; casos de transmissão durante o parto também têm sido relatados.

O diagnóstico é feito por meio de esfregaços de biopsia pulmonar ou esfregaços de aspirados de secreção traqueobrônquica, corados pelo Giemsa, e encontro de trofozoítos e cistos típicos, que são esféricos, apresentando de quatro a oito núcleos distribuídos em roseta. É possível a cultura do parasito em células de epitélio pulmonar de galinhas.

O tratamento é feito associando-se trimetropina ao sulfametoxazol, por via oral ou intravenosa, dependendo da gravidade do paciente.

capítulo 28

Balantidíase

resumo do capítulo

- Apresentação
- Morfologia
- Ciclo biológico
- Transmissão
- Patogenia
- Diagnóstico
- Epidemiologia
- Profilaxia
- Tratamento

▬ Apresentação

O filo Ciliophora possui várias espécies encontradas no intestino grosso ou no rumem de herbívoros, onde exercem importante papel na digestão de alimentos sendo, portanto, simbiontes. No intestino grosso de suínos e de outros animais existe um ciliado denominado *Balantidium coli* (Malmsten, 1857). Esse protozoário é o único ciliado que, em certas situações, pode ser visto no intestino grosso humano. Sua patogenicidade, para nossa espécie, é muito discutível.

▬ Morfologia

O *B. coli* apresenta duas formas típicas durante sua vida: o trofozoíto e o cisto, conforme mostrado na Figura 28.1. O trofozoíto tem um aspecto, oval, todo recoberto por cílios; apresenta, na parte anterior, uma fenda ou perístoma, cujos cílios, dispostos em fileiras helicoidais, produzem uma movimentação que forma como que correntes capazes de dirigir o alimento até o citóstoma. Na extremidade posterior pode-se ver o citopígio, pelo qual o parasito elimina os resíduos alimentares. Internamente encontram-se o micro e o macronúcleo, vacúolos digestivos e demais organelas típicas de protozoários. Um aspecto interessante dos trofozoítos é a variabilidade de suas dimensões: as formas menores medem 42,0 a 60,0 x 30,0 a 40,0 µm; as formas maiores medem 90,0 a 120,0 x 60,0 a 80,0 µm. Essas formas, maiores e menores, participam do processo reprodutivo que descrevemos abaixo.

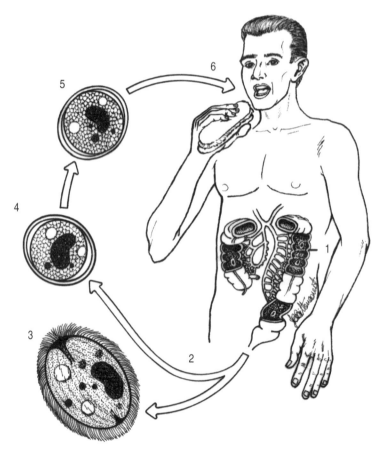

FIGURA 28.1 Ciclo biológico do *Balantidium coli*. (1) hábitat do protozoário (intestino grosso de humanos ou de suínos); (2) eliminação de trofozoítos (3) ou cistos (4) nas fezes; (3) os trofozoítos eliminados perecem no meio exterior; (4) e (5) cistos contaminando alimentos ou água; (6) ingestão de cistos que irão colonizar-se no intestino grosso. (Adaptado de Markell, Voge & John, *Medical Parasitology*, Saunders Co., 1992)

Os cistos são ovais ou esféricos, medindo cerca de 40,0 x 60,0 µm; não possuem cílios, apresentam uma membrana externa dupla e lisa; internamente, podem ser vistos o macronúcleo e vacúolos.

▪ Ciclo biológico

O *B. coli* é um parasito monoxeno, requerendo um só hospedeiro para sua reprodução, a qual é feita por dois processos: uma assexuada, por divisão binária e outra sexuada, por conjugação. Na reprodução assexuada, um trofozoíto inicia a divisão nuclear, seguida da divisão transversal do citoplasma, produzindo dois trofozoítos; na reprodução sexuada por conjugação, um trofozoíto menor se une temporariamente pelo citóstoma a um trofozoíto maior, promovendo trocas genéticas entre as duas formas. Estas se movimentam livremente, enquanto ocorre o seguinte: o macronúcleo se degenera e se desintegra no citoplasma de cada forma; o micronúcleo cresce e sofre divisão por meiose, que por sua vez é seguida de mitose; os micronúcleos em seguida migram e tomam sua posição no citoplasma de cada uma das formas envolvidas; segue-se a separação dos dois indivíduos, com a formação de novos macronúcleos. Os protozoários assim reestruturados podem sofrer, depois, processos de divisão binária transversal como descrito acima. Os cistos são formados após a reprodução sexuada por conjugação, onde houve trocas genéticas. Esses cistos são resistentes e são eliminados nas fezes do paciente, ou do animal portador.

Os trofozoítos vivem na luz intestinal, onde se alimentam de nutrientes presentes no bolo fecal, de bactérias etc.

▪ Transmissão

A transmissão do *B. coli* usualmente se dá pela ingestão de cistos em água e alimentos contaminados. Há grande controvérsia a respeito da verdadeira fonte de infecção para nossa espécie. Alguns trabalhos indicam que apenas os humanos crônicos teriam essa capacidade; outros já afirmam que, pela baixíssima produção de cistos, nós não seríamos uma fonte de infecção expressiva e sim, os suínos. Acontece que os criadores e tratadores de suínos nem sempre apresentam um índice elevado desse protozoário. Assim, dentro dos conhecimentos atuais, aceitam-se como fonte de infecção os pacientes humanos crônicos e os suínos infectados.

▪ Patogenia

Normalmente a presença do *B. coli* no intestino grosso humano não é capaz de desencadear uma balantidíase (ou balantidiose); na verdade, diversos autores consideram esse protozoário um simples comensal, tanto em animais, como em humanos. Entretanto, existem evidências de que, sob certas circunstâncias, ele deixaria de ser um comensal e passaria a ser um verdadeiro parasito, capaz de desencadear lesões.

E quais são essas circunstâncias? A primeira delas é a redução da defesa imunológica, a partir da qual a enzima hialuronidase, secretada pelo parasito, associada à grande mobilidade do mesmo e à presença de grandes colônias, lesariam o epitélio intestinal; essas lesões, que inicialmente ocorreram apenas na superfície da mucosa, estender-se-iam até a submucosa, provocando úlceras e necroses semelhantes às provocadas pela *Entamoeba histolytica*. Em vários pacientes tem-se observado também a invasão bacteriana secundária nessas úlceras, ampliando-as e agravando o quadro.

Assim, a presença de B. coli em uma pessoa pode determinar quadros clínicos variáveis, indo desde os totalmente assintomáticos, até os com manifestações intestinais leves e crônicas ou graves. Os sintomas, que variam de intensidade, são: diarreia, meteorismo, náuseas, vômitos, dores abdominais e fraqueza.

▬ Diagnóstico

O diagnóstico é feito por meio de exames de fezes de rotina, por sedimentação espontânea, centrifugação etc., e encontro do parasito. Na fase aguda da doença, em fezes diarreicas, são encontrados os trofozoítos, vivos e ativos, razão pela qual é importante colocar lugol no material para matá-los e permitir a visualização. Na fase crônica, em fezes pastosas ou sólidas, encontramos os cistos; em humanos, a eliminação de cistos é reduzida; daí a importância de se usarem os métodos de concentração citados acima.

▬ Epidemiologia

O balantídio é de distribuição mundial, acompanhando a dos suínos, sendo mais frequente nas regiões mais quentes e temperadas. Ocorre em várias espécies de animais, principalmente suínos; é encontrado também em ratos, paca, chimpanzé, gorila e babuíno.

▬ Profilaxia

As medidas profiláticas para a balantidíase enquadram-se dentro das medidas sanitárias básicas de higiene, rede de esgoto, de água potável de boa qualidade e educação sanitária. Atualmente, devido ao grande problema de contaminação ambiental provocado pelos dejetos de suínos oriundos de grandes criatórios, tem havido um esforço concentrado para se dar um destino adequado e reciclável desses dejetos, sendo uma boa alternativa o tratamento de esgoto por "sistema de zona de raízes", proposto no capítulo 13.

▬ Tratamento

A presença de B. coli. sem sintomas no organismo humano, pode ser reconhecida por um encontro inesperado em exame de fezes de rotina, ou mesmo nunca ser percebida, pois a cura espontânea é frequente. Nos casos assintomáticos, a simples adoção de dieta láctea por poucos dias é o suficiente para promover a cura do paciente; nos casos em que há manifestações clínicas severas, os medicamentos recomendados são: metronidazol e tetraciclina. O metronidazol é utilizado na dosagem de 20 a 30 mg/Kg/dia para crianças, ou 250 mg três vezes ao dia para adulto, durante 10 dias. Os principais efeitos colaterais são encefalopatia, convulsão, disfunção cerebelar, neurite periférica, gosto metálico na boca. A tetraciclina é utilizada na dose de 0,5 g de 6/6 horas, por 10 dias. O principal efeito colateral é a descoloração e a deformidade durante a formação dentária e, por isso, é contraindicado na infância e na gestação.

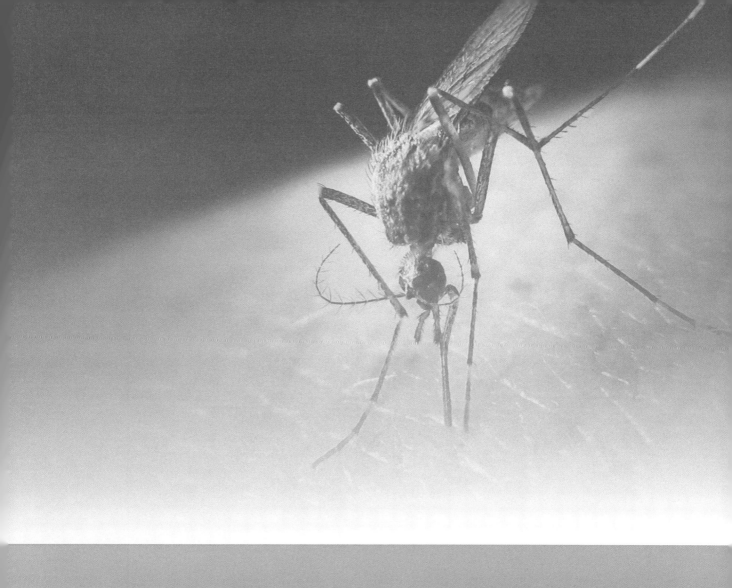

Seção ▪ 3

Parasitologia Dinâmica 3

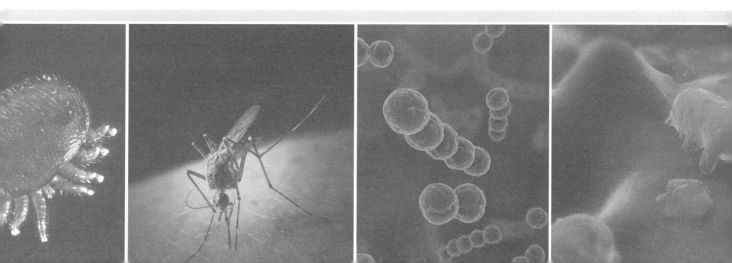

capítulo **29**

Helmintologia
Profa. Joziana Muniz de Paiva Barçante

resumo do capítulo

- Apresentação
- Filo Platyhelminthes
- Filo Nematoda
- Filo Acanthocephala
- Filo Annelida

Apresentação

Os helmintos ou vermes são de longa data conhecidos pela população, que soube dar nomes a eles ou para as diferentes doenças que causam: solitária (*Taenia* sp.), canjiquinha (cisticercos), bicha ou lombriga (*Ascaris lumbricoides*), amarelão (*Ancylostoma*), barriga d'água ou xistose (*Schistosoma*) etc. Em nosso país, o grande problema social determinado pelas verminoses, especialmente relacionado com o *Ancylostoma duodenale,* foi largamente difundido a partir de 1920 pelo grande brasileiro Monteiro Lobato, que o sintetizou na frase famosa: "o jeca não é assim, está assim".

O termo "verme", para o leigo, significa qualquer ser vivo mole, esbranquiçado, alongado ou achatado, sem membros, presente no organismo humano. Já para o especialista, há grande diferença entre esses parasitos, tecnicamente denominados "helmintos". Mas o que é um helminto?

Helmintos são metazoários, parasitos de animais, vegetais ou de vida livre, pertencentes a quatro filos: 1) Platyhelminthes, com duas classes, Trematoda e Cestoda; 2) Nematoda, com as classes Adenophorea e Secernentea; 3) Acanthocephala; 4) Annelida (que inclui as sanguessugas).

Para a parasitologia médica os dois últimos filos têm pouca importância, porém os demais filos, altamente disseminados, desempenham um enorme papel na sociedade latinoamericana e podem ser responsabilizados como causa e consequência do subdesenvolvimento de vastas regiões. Na realidade, fazem parte de um círculo vicioso de pobreza versus doença, onde o processo cultural completa as amarras e impede o avanço sobre valores arcaicos dominantes, cultivados pelos donos do poder e pelos seguidores submissos e alienados.

É como se diz: vermes e micróbios estão aí porque o povo deixa...

Quanto à profilaxia de quase todas as verminoses, uma única e simples medida seria perfeita: o uso de privadas que tenham a descarga dirigida para fossas ou para esgotos sanitários! Factível? Sim, para a faixa social já educada para isso... mas, para os ainda "não iniciados", essa medida está longe de sua realidade! Entretanto, acredito que tudo é questão de tempo+educação+evolução. Se prestarmos atenção, veremos que há pouco mais de cem anos, as privadas eram denominadas "casinhas", pois não passavam de uma cobertura construída em cima de um buraco, situado fora do corpo da casa... Atualmente, os banheiros de residências de bom padrão constituem cômodos dos mais chiques e dispendiosos... Se nos empenharmos na direção correta conseguiremos achar um atalho para encurtar a enorme distância entre essas duas realidades...

Nos últimos anos têm sido propostas algumas novas classificações dos helmintos, de acordo com modernos estudos da ultraestrutura, da biologia e da bioquímica. Mas, como ainda não existe um consenso sobre as mesmas, adotamos aqui a classificação mais aceita, modificada de Yamaguti, 1961. Em seguida, apresentamos as características gerais dos filos e classes que têm importância para nós.

Filo Platyhelminthes

Os helmintos desse filo são representados pelos vermes achatados dorsoventralmente, com a forma de folha ou de fita. Os mais importantes são a *Fasciola*, o *Schistosoma,* a *Taenia.* Apresentam simetria bilateral, mas não possuem exo ou endoesqueleto, nem celoma; com ou sem tubo digestivo, sem ânus, mas com aparelho excretor tipo protonefrídia; sem aparelho respiratório e circulatório; tecido conjuntivo preenchendo os espaços entre os órgãos. Existem espécies de vida livre e outras endo ou ectoparasitos, distribuídas em três classes: Turbelaria, Trematoda e Cestoda.

Classe Trematoda

Possuem forma de folha, e podem ser endo ou ectoparasitos. Os vermes adultos têm o corpo recoberto por uma cutícula, com ou sem espinhos ou cílios; corpo não segmentado, apresentando uma ou duas ventosas (o termo *trematoda* significa *corpo furado*). Possuem tubo digestivo, com ânus geralmente ausente; hermafroditas ou com sexos separados; ciclo biológico com ou sem hospedeiro intermediário. Esta clasLse está dividida em três ordens: Aspidogastrea, Monogenea e Digenea, das quais apenas a última tem espécies que se manifestam em humanos.

Os vermes pertencentes à ordem Digenea, possuem duas ventosas – oral e ventral (também denominada acetábulo); o corpo é revestido por cutícula, podendo apresentar espinhos, escamas ou cerdas. Abaixo da cutícula encontra-se a camada muscular e internamente localizam-se o sistema digestivo (abertura bucal, faringe, esôfago e cecos), o sistema excretor (tubos protonefridiais e poro excretor), o sistema nervoso (dois gânglios cerebrais e três nervos longitudinais) e o reprodutivo (espécies hermafroditas – monóicas – e espécies com sexos separados – dióicas – apresentando: testículos, canais eferentes, canal deferente, bolsa de cirros, cirros, glândulas anexas; ovário, oviduto, oótipo, glândulas anexas, útero e poro genital). Os órgãos sensitivos são paralelos às ventosas. Os ovos são elípticos, com opérculo (tampa) em uma das extremidades ou sem opérculo, mas com esporão; usualmente são eliminados para o exterior do hospedeiro com uma larva (miracídio) ou apenas uma massa de células. A nutrição dos parasitas da Classe Trematoda varia conforme sua espécie e localização, sendo que a ingestão dos alimentos é feita através da ventosa oral. Os xistossomas se alimentam de sangue e tanto o macho como a fêmea consomem grande quantidade desse nutriente; a fascíola se alimenta de bile, sangue e células. Esses parasitos vivem em ambiente com baixa tensão de oxigênio, acumulando polissacarídeos na forma de glicogênio, como reservas nutritivas; os açúcares mais utilizados são a glicose, frutose e manose. Os trematódeos não possuem aparelho circulatório, porém, as contrações do corpo, bem como a ramificação do tubo digestivo, permitem a difusão e a circulação de líquidos e nutrientes. A movimentação é feita com auxílio das ventosas e da musculatura, que fixando-se e fazendo flexões, encurtamentos e alongamentos, permitem a locomoção do helminto. Já as formas larvárias movimentam-se por meio de cílios (nos miracídios) ou vibração da cauda (nas cercárias).

Durante o ciclo biológico, os trematódeos digenéticos passam pelas seguintes fases:

- *Ovo:* geralmente arredondado, oval ou alongado, de cor castanho-claro;
- *Miracídio:* alongado, recoberto por cílios, apresentando na sua extremidade anterior um cone de penetração; quando livre na água tem vida curta (poucas horas), pois não se alimenta nessa fase;
- *Esporocisto:* está presente no interior do molusco – hospedeiro intermediário – e representa um saco desprovido de cílios e repleto de células germinativas;
- *Rédia:* se assemelha ao esporocisto, mas já apresenta um esboço de aparelho digestivo (ventosa oral e intestino); na parte anterior apresenta um orifício por onde são eliminadas as cercárias;
- *Cercárias:* são formas móveis, apresentando um corpo com duas ventosas e cauda muscular (bifurcada ou não), capazes de sair do molusco, nadar e penetrar em novo hospedeiro definitivo, com auxílio de glândulas de penetração presentes na extremidade anterior (dependendo da espécie, a cercária, ao invés de penetrar ativamente no hospedeiro, transforma-se em metacercária – cercária encistada – e aguarda ser ingerida pelo hospedeiro definitivo); as cercárias podem ser produzidas pelas rédias ou pelos esporocistos secundários; um único ovo (miracídio) é capaz de produzir milhares de cercárias.

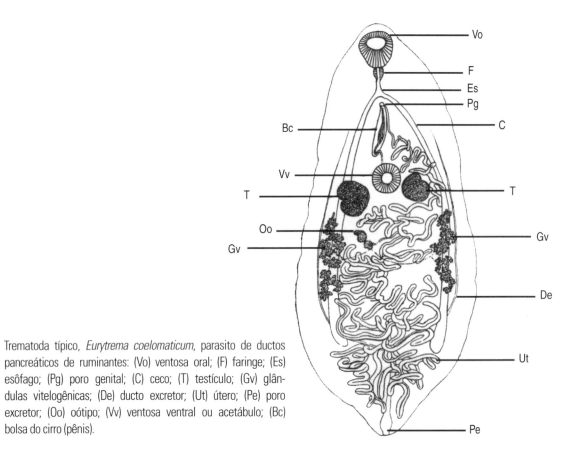

FIGURA 29.1 Trematoda típico, *Eurytrema coelomaticum*, parasito de ductos pancreáticos de ruminantes: (Vo) ventosa oral; (F) faringe; (Es) esôfago; (Pg) poro genital; (C) ceco; (T) testículo; (Gv) glândulas vitelogênicas; (De) ducto excretor; (Ut) útero; (Pe) poro excretor; (Oo) oótipo; (Vv) ventosa ventral ou acetábulo; (Bc) bolsa do cirro (pênis).

Classe Cestoda

Os helmintos pertencentes a essa classe possuem a forma de fita, são alongados e constituídos por segmentos denominados anéis ou proglotes. Os órgãos de fixação estão presentes na extremidade anterior – escólex – e são representados por ventosas e por um rostro (inexistente em algumas espécies, como na *Taenia saginata*) armado com acúleos ou ganchos. A classe Cestoda é dividida em várias ordens, das quais duas nos interessam: *Pseudophyllidea* (com duas botrídias ou pseudoventosas no escólex) e *Cyclophyllidea* (com quatro ventosas no escólex). Na primeira, a única espécie importante é o *Diphyllobothrium latum*, que não ocorre em nosso país, mas sim nas regiões lacustres da Europa, do Chile etc. (ver Capítulo 36). Entre os ciclofilídeos temos os cestódeos mais comuns em nosso meio: *Taenia solium*, *T. saginata*, *Echinococcus granulosus*, cujas larvas podem provocar patologias graves nos humanos.

Os cestódeos variam muito de tamanho, podem medir desde alguns milímetros até vários metros de comprimento. Não possuem epiderme (apenas uma cutícula intensamente recoberta por microtríquias), órgãos sensoriais especiais, cavidade geral e nem sistema digestivo. O corpo é dividido em três partes distintas: cabeça ou escólex, colo ou pescoço e corpo ou estróbilo, constituído por justaposição de proglotes jovens, maduras e grávidas. O sistema nervoso é constituído por gânglios situados na base do escólex e nervos laterais, interligados. O sistema excretor é representado por protonefrídias, com células em flama; canais excretores percorrem lateralmente o corpo do helminto e se interligam na base de cada proglote; no último anel formam a vesícula excretora e o poro excretor. O sistema reprodutivo é completo, geralmente hermafrodita; nas espécies que parasitam os seres humanos, observa-se a protandria, isto é, os órgãos genitais masculinos desenvolvem-se antes dos femininos. Nos demais cestódeos os dois órgãos desenvolvem-se e amadure-

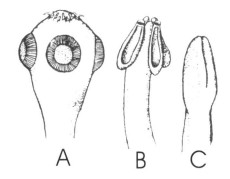

FIGURA 29.2 Tipos de escóleces de Cestoda: (A) *Cyclophyllidea* (quatro ventosas e um rostro armado de acúleos — *Taenia solium*); (B) Tetraphyllidea (quatro botrídias — *Tetrarhyncha*, parasito de peixes); (C) *Pseudophyllidea* (duas pseudobotrídias — *Diphyllo-bothrium latum*). (Segundo Pessoa SB, 1977)

cem simultaneamente. Os órgãos genitais masculinos são formados por dois ou mais testículos e canais eferentes, que se unem formando um canal deferente, que pode dilatar-se e formar a vesícula seminal; depois temos a bolsa do cirro, o cirro ou pênis, o poro genital e as glândulas anexas. Os órgãos genitais femininos são representados por um a dois ovários, oviduto, oótipo com as glândulas de Mehlis e útero, que pode se exteriorizar através de um poro genital, como nos *Pseudophyllidea*, ou em um fundo de saco, como nos *Cyclophyllidea*. Nessa última ordem, as glândulas vitelogênicas situam-se abaixo do ovário. Associado ao poro genital temos a vagina e o receptáculo seminal.

Os organismos adultos da classe Cestoda são parasitos intestinais e as formas larvárias são encontradas em tecidos ou na cavidade geral do hospedeiro intermediário. Como não possuem aparelho digestivo, absorvem os nutrientes presentes no intestino delgado (carboidratos, lipídios, proteínas e vitaminas) através de sua cutícula recoberta por microtríquias. Como vivem em ambiente rico em CO_2, conseguem sintetizar o glicogênio e utilizar a glicose com alta eficiência.

As diversas formas encontradas nos cestódeos durante o desenvolvimento biológico são:

1. *ovo* – é eliminado do corpo do parasito já embrionado, isto é, contendo um embrião com seis ganchos ou acúleos, denominado "embrião hexacanto"; em *Pseudophyllidea*, o embrião é ciliado e chamado de "coracídio"; em *Cyclophyllidea*, o embrião hexacanto é denominado "oncosfera". O embrião hexacanto é protegido por uma casca espessa, o embrióforo, que normalmente é envolta por outra casca o "envoltório externo".

2. *formas larvárias* – existem várias formas larvárias entre os cestódeos, que são encontradas nos diferentes hospedeiros intermediários. Para as espécies que ocorrem em humanos, as formas larvárias conhecidas são:
   - **cisticerco**: é do tamanho de uma ervilha, contém uma vesícula e um escólex invaginado para o seu interior;
   - **cisticercóide**: mede cerca de um milímetro e apresenta uma diminuta vesícula, com um escólex invaginado;
   - **cisto hidático ou hidátide**: com dimensões que variam de 1 cm a 15 cm ou mais de diâmetro, apresenta várias membranas e milhares de escóleces; as membranas, de fora para dentro, são conhecidas como adventícia, anista e prolígera. Esta produz as vesículas prolígeras e essas, os escólices.

Filo Nematoda

São os helmintos cilíndricos, não segmentados, com simetria bilateral, pseudocelomados e com tubo digestivo completo. Subdividem-se em duas classes: Adenophorea e Secernentea. Nesta estão agrupadas nove ordens, que reúnem espécies importantes para a Parasitologia.

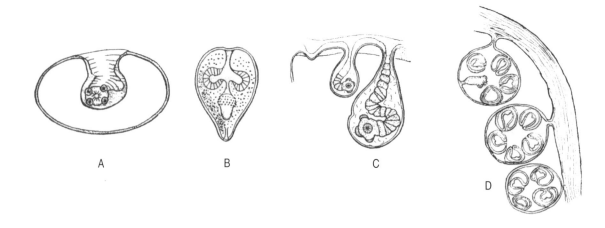

FIGURA 29.3 Tipos de larvas de cestoda: (A) cisticerco — um escólex invaginado para dentro de uma vesícula, medindo 5 mm; (B) cisticercóide — um escólex invaginado para dentro de uma pequena vesícula, medindo 1 mm; (C) cenuro — vários escóleces originados diretamente da membrana prolígera, dentro de uma vesícula volumosa, medindo de 2 a 5 mm; (D) hidátide ou cisto hidático — vários escóleces originados dentro de vesículas prolígeras presas à membrana prolígera, protegidas pelas membranas anista e adventícia, no interior de uma vesícula volumosa, medindo de 5 a 10 cm.

Classe Secernentea

São helmintos de grande relevância em saúde pública, pois frequentemente são responsáveis por patologias individuais graves. São cilíndricos, com simetria bilateral e apresentam dimensões que variam desde alguns milímetros até mais de 20 cm de comprimento. Usualmente possuem a cor clara, do branco ao róseo. Os sexos são separados com dimorfismo acentuado: os machos apresentam a extremidade posterior recurvada ou com uma bolsa copuladora; as fêmeas têm a extremidade posterior reta, uniforme. O tubo digestivo é completo, constituído por: estomodeu – cápsula bucal e esôfago; intestino e proctodeu - abertura anal ou cloacal, situada próximo da extremidade posterior. O corpo é revestido por uma cutícula lisa, estriada ou com espinhos, cordões, expansões cefálicas, cervicais ou caudais e diversas papilas sensoriais. Abaixo da cutícula localiza-se a camada muscular, constituída por fibrocélulas fusiformes, distribuídas longitudinalmente, dando grande motilidade ao verme. A boca contém lábios formados por fibras musculares. O pseudoceloma é preenchido por um líquido celomático que envolve o tubo digestivo e os órgãos genitais, nutrindo-os e mantendo o equilíbrio hidrostático. O sistema nervoso é representado por gânglios em forma de anel, próximos ao esôfago, dos quais partem nervos que se dirigem para as extremidades anterior e posterior do helminto.

A nutrição dos organismos do Filo Nematoda pode ser realizada de três maneiras:

1. através de alimentos presentes na luz intestinal;
2. através de alimentos presentes na mucosa do intestino, onde estão fixados;
3. através de tecidos e sangue após a lise dos mesmos.

Os nematódios são grandes consumidores de alimentos, pois absorvem enorme quantidade de energia para movimentar-se ou fixar-se e, principalmente, para fertilizar e ovipor milhares de ovos. Dessa forma espoliam o hospedeiro dos mais diversos nutrientes, especialmente carboidratos, proteínas, lipídios, sais minerais e vitaminas.

Reproduzem-se através de fecundação cruzada, na qual o macho introduz o espículo na vagina para a deposição dos espermatozóides, que fertilizam os óvulos presentes no útero. Uma única espécie presente em humanos, o *Strongyloides stercoralis*, apresenta reprodução partenogenética na

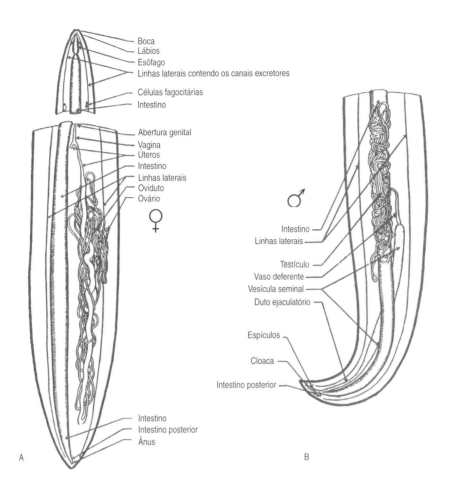

Anatomia interna de um Nematoda. *Ascaris lumbricoides*: (A) fêmea; (B) macho. (Segundo Pessoa SB, 1977)

FIGURA 29.4

fase parasitária, não existindo machos no intestino do paciente. Após a fecundação as fêmeas eliminam ovos, que podem conter apenas uma massa de células ou já estar embrionados. Os ovos usualmente são esféricos ou elípticos, protegidos por dois ou três envoltórios que recebem o nome de casca. Os embriões ou larvas produzidos são chamados de:

- larva rabditóide: apresenta um esôfago com nítida constrição mediana, ladeado por duas dilatações;
- larva filarioide: apresenta um esôfago retilíneo, sem dilatações; geralmente é a forma infectante.

Usualmente as larvas (isto é, o estágio larval) dos nematóides passam por três a quatro mudas, quando ocorre o crescimento das formas, na seguinte sequência: larva 1 ou de primeiro estádio, que apresenta a primeira muda transformando-se na larva 2 ou de segundo estádio; na segunda muda surge a larva 3 ou de terceiro estádio; na terceira muda surge a larva 4 ou de quarto estádio; finalmente na quarta muda surge o organismo adulto.

▬ Filo Acanthocephala

Esse filo tem apenas duas espécies que ocorrem em humanos e ainda assim com pouca frequência. São pseudocelomados, pseudossegmentados, cilíndricos, com simetria bilateral, sem tubo digestivo e apresentam uma probóscida armada de ganchos ou acúleos na extremidade anterior. Possuem cor rosada ou leitosa, com dimensões muito variáveis: desde poucos milímetros até mais de 20 cm. Os sexos são separados e os machos são menores do que as fêmeas; os órgãos genitais se assemelham aos dos nematódios.

Os vermes adultos são parasitos do tubo digestivo de vertebrados, sendo que o *Macracanthorhynchus hirudinaceus* (Pallas, 1781) (o macho mede 5 a 10 cm e a fêmea 20 a 35 cm) é parasito habitual do intestino delgado de suínos e, às vezes, de humanos; o *Moniliformis moniliformis* (Bremser, 1811) (o macho mede 4 a 8 cm e a fêmea 7 a 11 cm), é parasito do intestino delgado de gatos e eventualmente de humanos.

O ciclo biológico desses helmintos é um pouco diferente: os ovos são expelidos para o meio exterior junto com as fezes, contendo uma larva denominada "acanthor", que possui rostelo e espinhos na cutícula. As larvas dos artrópodes (em geral coleópteros) ingerem os ovos com os acantores. No interior da larva do inseto, os acantores se libertam da casca do ovo e se dirigem para a hemocele, onde tomam a forma arredondada, sem rostelo e espinhos. Neste ponto a larva acanthor se alonga e passa a ser denominada de "acanthella", mostrando rudimentos do verme adulto, até se transformar em "cystacantho", que é a forma infectante (desde a ingestão do ovo até a formação do cistacanto decorrem dois a três meses). O hospedeiro definitivo (inclusive o ser humano) se infecta ao ingerir larvas ou adultos do artrópode que apresentar as larvas cistacanto.

A patogenia é decorrente do número de vermes presentes no intestino delgado. O paciente queixa-se de dor e diarreia. Como o verme se prende ao intestino pela probóscida munida de acúleos, estes traumatizam a mucosa e submucosa, formando um processo inflamatório grave, necrótico e purulento. Pode haver perfuração da alça intestinal e a evolução para uma peritonite. O diagnóstico laboratorial é confirmado pela presença dos ovos larvados nas fezes do paciente. O albendazole é eficiente no tratamento dessa helmintose.

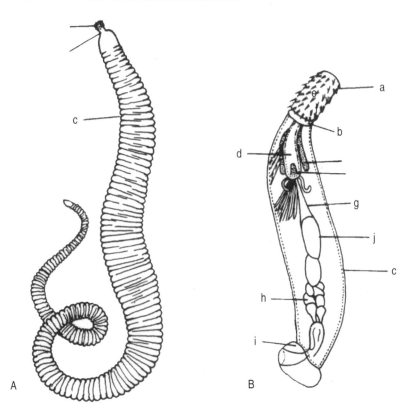

FIGURA 29.5 Filo Acanthocephala — *Macracanthorhynchus hirudinaceus* (parasito habitual de suínos e raro em humanos): (A) fêmea; (B) macho; (a) probóscide; (b) colo ou pescoço; (c) tronco com falsa segmentação; (d) bainha ou receptáculo da probóscide; (e) lemnisco; (f) gânglio nervoso (cérebro); (g) saco dos ligamentos; (h) glândulas prostáticas; (i) bolsa copuladora; (j) testículo.

Filo Annelida

É um grupo de metazoários mais desenvolvido do que os helmintos, com diferenças características. Apresentam corpo alongado, cilíndrico, segmentado, com cerdas filiformes para locomoção; cutícula fina, simetria bilateral; trato digestivo completo, celoma grande, sistema vascular sanguíneo fechado; sistema nervoso com "cérebro" e um cordão nervoso central. A maioria é de vida livre. São divididos em quatro classes: *Archiannelida* e *Polychaeta* são marinhos; *Oligochaeta* representa as minhocas e *Hirudinea* as sanguessugas. Nesta última classe se encontram alguns anelídeos que podem atingir e molestar vários animais aquáticos, além dos seres humanos (ectoparasitos temporários).

As sanguessugas apresentam segmentação pouco nítida, não possuem cerdas ventrais, mas duas ventosas ventrais usadas para se locomover, para se prender à pele do hospedeiro e sugar seu sangue. Vivem em ambiente aquático ou em terra úmida. Ao se fixar firmemente à pele do hospedeiro, provocam um prurido doloroso durante a hematofagia; nesse período, a fixação à pele é tão intensa que é difícil retirá-la. Procedimento comum para desprendê-la prontamente consiste em aproximar uma brasa (de cigarro ou de graveto) do seu corpo. Algumas espécies de hirudíneos são predadores de larvas de insetos aquáticos, inclusive de mosquitos. Em seguida apresentamos o quadro sinóptico dos helmintos, incluindo as Famílias e Espécies que serão estudadas nos próximos capítulos:

1. Filo Platyhelminthes	2. Filo Nematoda
Classe Trematoda	Classe Sercenentea
Subclasses	Família Strongyloididae: *Strongyloides stercoralis*.
▪ Monogenea: ectoparasitos de anfíbios, peixes e répteis;	Família Trichuridae:
▪ Digenea: parasitos de mamíferos e aves;	Subfamílias:
Ordem Prosostomata: boca na extremidade anterior:	▪ Trichurinae: *Trichuris trichiura*;
Subordens:	▪ Capillarinae: *Capillaria hepatica*;
▪ Distomata: hermafroditas, acetábulo ventral na parte média do corpo:	▪ Trichinellinae: *Trichinella spiralis*.
▪ Família Fasciolidae: *Fasciola hepatica*;	Família Ancylostomidae:
▪ Strigeata: sexos usualmente separados:	▪ Subfamílias: Ancylostominae: *Ancylostoma duodenale*;
▪ Família Schistosomatidae: *Schistosoma mansoni*.	▪ Bunostominae: *Necator americanus*.
Classe Cestoda	Família Oxyuridae: *Entorobius vermicularis*.
Ordem Pseudophylidea: escólex com duas botrídias:	Família Ascarididae:
Família Diphyllobothriidae: *Diphyllobothrium latum*.	▪ Subfamílias: Ascaridinae: *Ascaris lumbricoides*;
Ordem Cyclophyllidea: escólex com quatro ventosas:	▪ Toxocarinae: *Toxocara canis*.
Superfamília Taenioidea	Superfamíia Fila Orioidea
Famílias:	Família Onchocercidae:
▪ Taenidae: *Taenia solium, T. saginata, Echinococcus granulosus, Multiceps multiceps*.	▪ Subfamílias: Onchocercinae: *Onchocerca volvulus, Wuchereria bancrofti, Mansonella ozzardi, Dipetalonema perstans*;
▪ Hymenolepididae: *Hymenolepis nana*.	▪ Dirofilarinae: *Dirofilaria immitis, Loa loa*.
▪ Dilepididae: *Dipylidium caninum*.	Família Dracunculidae:
	▪ Subfamília Dracunculinae: *Dracunculus medinensis*.

AULA PRÁTICA

Uma boa aula prática para essa introdução sobre a helmintologia pode ser desenvolvida a partir de um procedimento muito simples e fácil de ser executado em laboratório. Refiro-me às necropsias de pequenos animais, ricos em variados helmintos, representantes dos Filos e Classes aqui estudados.

Para ser uma aula produtiva, os seguintes requisitos são necessários:

1. Os animais devem ter origem conhecida e ter sido criados em condições primitivas, isto é, livres (não confinados): frangos ou frangas "caipiras", pombos comuns, ratos ou camundongos de residências (os de biotério geralmente são pouco parasitados);

2. Os animais devem ser sacrificados sob anestesia com éter, com todo o cuidado na manipulação, e examinados exaustivamente, não apenas para a busca de helmintos, mas também de outras parasitoses (ectoparasitos, protozoários) ou patologias diversas, justificando a perda de uma vida em benefício da coletividade. Preparar o material necessário: facas, bisturis, pinças, pincéis, estiletes, luvas, bandejas etc;

3. O animal necropsiado deve ter suas vísceras retiradas e colocadas em bandejas, preferentemente do tipo pirex ou esmaltadas de branco. Os órgãos devem ser separados por segmento: intestino grosso, delgado, estômago, fígado, pulmões, coração etc.; em seguida, cada segmento é aberto com auxílio de uma tesoura e cuidadosamente lavado dentro da bandeja. Examina-se as paredes das vísceras e o material lavado, recolhendo os helmintos com pinças, estiletes ou pincel. Parte do material é separado para exame na aula e parte guardado para estudos posteriores;

4. Para fixar e conservar os helmintos preparar dois ou mais litros de AFA (etanol – 93 partes, formalina – 5 partes e ácido acético glacial - 2 partes) e acondicionar em frascos de vidro.

5. Os parasitas da Classe Cestoda devem ser separados cuidadosamente da mucosa intestinal. Selecionar um fragmento de alça intestinal na qual tenham vermes presos e colocar em geladeira por 24/48 horas para provocar a morte. Colocar a amostra entre duas placas ou lâminas de vidro (conforme a dimensão do parasita) e mergulhá-lo em um recipiente contendo AFA. Com os organismos da Classe Trematoda não é preciso utilizar a geladeira, basta estender a amostra entre duas lâminas de vidro e depois fixar com AFA. Os parasitas da Classe Nematoda podem ser colocados diretamente no fixador em uma placa de Petri, deixando em repouso durante 48 horas no máximo (para melhor fixação desses organismos é preciso aquecer a solução AFA a 65 graus centígrados por alguns minutos). Posteriormente deve-se transferir as amostras para vidros rotulados, contendo etanol 70 graus GL, onde podem ficar por tempo indeterminado;

6. Parte da amostra separada para ser estudada pelos alunos logo após a necropsia, pode ser examinada a olho nu, sob a lupa ou microscópio, dependendo da dimensão do helminto. A amostra pode também ser clarificada pelo lactofenol, procedimento que permite a melhor visualização de algumas estruturas. A parte separada para estudos posteriores pode ser examinada como acima, ou preparada para ser clarificada, corada e montada em lâminas. A descrição dessas técnicas excedem o principal objetivo deste livro.

capítulo 30

Fasciolíase
(e Outros Trematodas)

resumo do capítulo

- Apresentação
- Fasciolíase
- Morfologia
- Biologia
- Patogenia
- Diagnóstico
- Epidemiologia
- Profilaxia
- Tratamento

▪ Apresentação

A Classe Trematoda apresenta diversas espécies que ocorrem em humanos, em diferentes países do mundo, dependendo basicamente do hábito alimentar da população. Este é um fato interessante que merece ser mostrado, principalmente por comprovar como a condição cultural e ambiental são determinantes para o desenvolvimento, para a saúde e o bem-estar da população. Assim, temos:

- Família Fasciolidae
  - *Fasciola hepatica* (Linnaeus, 1758): é um parasito dos ductos biliares de ovinos, bovinos, mamíferos silvestres e humanos que possuem o hábito de ingerir hortaliças cruas, principalmente aquelas cultivadas em terrenos alagadiços. Ocorre em várias partes do mundo, inclusive no Brasil;
  - *Fasciola gigantica* (Cobbold, 1885): é um parasito dos ductos biliares de camelos, búfalos, bovinos e em humanos que têm o hábito de ingerir verduras cultivadas em terrenos frequentados por esses animais. Ocorre na África, Oriente e Hawai;
  - *Fascilopsis buski* (Llankester, 1857): é um parasito comum da parede do intestino delgado de cães, suínos, coelhos e humanos que possuem o hábito ingerir verduras cruas cultivadas em alagadiços. Ocorre na China, Vietnã, Tailândia e países vizinhos.
- Família Echinostomatidae
  - *Echinostoma ilocatum*: é um parasito da parede do intestino delgado de mamíferos e humanos que têm o hábito de ingerir moluscos crus. Ocorre nas Filipinas.
- Família Opisthorquidae
  - *Clonorchis sinensis* (= *Opistorchis sinensis*): é um parasito dos ductos biliares de cães, gatos e humanos, que possuem o hábito de ingerir peixe cru. Ocorre na China, Japão, Vietnã e Coreia;
  - *Opistorchis felineus*: é um parasito dos ductos biliares de gatos, cães e humanos que têm o hábito de ingerir peixe cru. Ocorre na Sibéria, Europa Central, Filipinas, Japão e Vietnã.
- Família Dicrocoelidae
  - *Dicrocoelium dendriticum*: é um parasito dos ductos biliares de herbívoros e humanos que ingerem formigas cruas (acreditamos que acidentalmente. Ocorre em diversas partes do mundo.

▪ Fasciolíase

A *Fasciola hepatica* (Linnaeus 1758) provoca em humanos a parasitose conhecida como fasciolíase. A palavra "fascíola" significa "pequena faixa" (Nota: veja ao final do Capítulo 11 a explicação sobre *Denominação das Doenças: fasciolose ou fasciolíase?*).

A fasciolíase é uma zoonose predominante em ruminantes, mas que tem emergido como uma doença crônica também na população humana, devido ao crescente hábito de consumir vegetais crus. Embora os humanos sejam considerados hospedeiros acidentais, a prevalência da infecção é particularmente elevada em algumas regiões, especialmente em áreas rurais. Há algumas décadas, a fasciolíase era limitada a populações estabelecidas em áreas bem definidas e associadas à existência de coleções hídricas (brejos e córregos). Todavia, as alterações ambientais, o aumento da criação de herbívoros e as mudanças no comportamento humano têm definido novos limites geográficos para essa parasitose, aumentado consideravelmente o número de pessoas em risco de contrair a infecção.

Nos últimos 25 anos foram descritos 7.071 casos da doença em 61 países de todos os continentes, sendo o maior número de casos, 3.627, no continente americano. Estima-se que possam existir até 17 milhões de pessoas infectadas com *F. hepatica* no mundo e que mais de 180 milhões estejam sob risco de contrair a infecção. Este fato fez com que a Organização Mundial de Saúde (OMS) tenha incluído a fasciolíase entre as endemias parasitárias consideradas prioritárias no mundo.

A presença da *F. hepatica* é mais importante nas regiões alagadiças ou sujeitas a inundações frequentes, pois o hospedeiro intermediário é um molusco que precisa dessas condições para sobreviver. A *Fasciola hepatica* (ou como era denominada antigamente – *Distoma hepaticum*, dando origem ao nome "distomatose") já era conhecida de longa data e entre os criadores de animais é conhecida como "baratinha do fígado". Os primeiros casos em humanos foram descritos em 1883, na Inglaterra e na Alemanha, acometendo pequeno número de pessoas sob a forma de surtos localizados, especialmente entre aquelas que possuíam o hábito de se alimentar de agrião oriundo de baixadas ou brejos.

No Brasil, a fasciolíase foi diagnosticada pela primeira vez entre ovinos e bovinos em 1918, no Rio Grande do Sul. Segundo os últimos dados (2008), a distribuição desse trematódeo entre os animais no Brasil é a seguinte: Rio Grande do Sul, Santa Catarina, Paraná, São Paulo, Rio de Janeiro, Espírito Santo, Minas Gerais, Mato Grosso do Sul, Goiás, Bahia e Amazonas. O primeiro caso humano diagnosticado no Brasil foi em 1958, no Mato Grosso do Sul. Hoje, a maioria dos casos humanos descritos concentra-se no Estado do Paraná, seguido pelos Estados de São Paulo, Rio de Janeiro, Minas Gerais, Mato Grosso so Sul, Bahia, Rio Grande do Sul, Santa Catarina e Amazonas.

▬ Morfologia

A *F. hepatica* é um parasito grande, foliáceo, medindo cerca de 3,0 cm de comprimento por 1,5 cm de largura, de cor acinzentada. Possui ventosa oral situada na extremidade anterior do corpo (cone cefálico). Nessa ventosa se iniciam os dois ramos do ceco, totalmente ramificados e que se dirigem até a extremidade posterior; internamente ainda podem ser vistos os órgãos genitais masculinos e femininos (hermafrodita), constituídos de dois testículos ramificados, canal eferente, canal deferente, bolsa do cirro e cirro, um ovário ramificado, oótipo, útero e glândulas vitelinas muito ramificadas. No terço médio superior do helminto encontra-se a ventosa ventral ou acetábulo e, junto dela, o poro ou abertura genital. O tegumento apresenta-se recoberto por diminutos espinhos, principalmente na porção anterior do corpo, que assumem papel importante na patogenia dessa helmintose.

▬ Biologia

A biologia desse helminto é muito interessante, não só pelo ciclo biológico específico, mas também pelas alterações que provoca nos pacientes decorrentes da movimentação e nutrição das formas larval e adulta.

Hábitat

As formas adultas desse parasito são usualmente encontradas nos canais biliares mais calibrosos e na vesícula biliar de seus hospedeiros definitivos normais. Em humanos podem ser observados também nos alvéolos pulmonares.

266 PARASITOLOGIA DINÂMICA

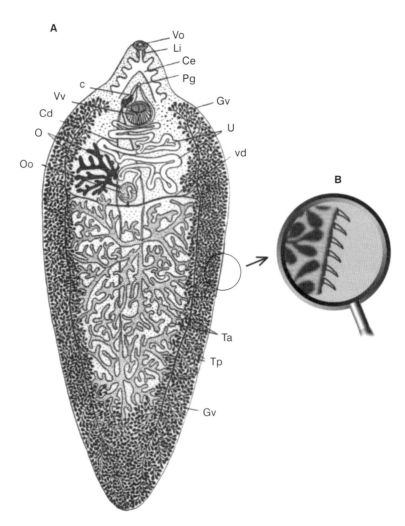

FIGURA 30.1 *Fasciola hepatica*: (A) verme adulto completo, colocando em destaque os órgãos genitais; o aparelho digestivo não foi desenhado. (B) detalhe da cutícula recoberta de acúleos; (Vo) ventosa oral; (Li) faringe; (Pg) poro genital; (Gv) glândulas vitelogênicas; (U) útero; (vd) viteloduto; (Ta) testículo anterior; (Tp) testículo posterior; (Oo) oótipo; (O) ovário; (Cd) canal deferente; (Vv) ventosa ventral; (c) cirro (pênis); (Ce) ceco.

Ciclo biológico

O verme adulto vive cerca de 8 a 10 anos. Os ovos eliminados alcançam as fezes e o meio exterior através da bile. Os parasitos encontrados em humanos também fazem posturas, porém em número muito menor do que nos seus hospedeiros habituais. Na realidade, o número de vermes adultos que infestam os seres humanos é muito mais reduzido do que em ovinos ou bovinos. Os ovos são grandes, elípticos, mede 130 a 150 versus 60 a 100 μm, e apresentam uma casca fina, um opérculo (tampa) e uma massa de células embrionárias. Essas células, em condições boas de temperatura (em torno de 25 graus centígrados), umidade elevada e ausência de putrefação, produzem um miracídio após cerca de 10 a 20 dias,, que pode permanecer vivo por vários meses dentro do ovo (fora dessas condições o parasita morre em pouco tempo). Entrando em contato com a água e estimulado pela luz solar, o miracídio "levanta o opérculo" e sai pela abertura, nadando rapidamente com a ajuda dos cílios durante cerca de seis horas, quando então esgota suas reservas nutritivas e morre. Observou-se que o miracídio nada aleatoriamente, porém ao perceber o muco de algum molusco (atração por feromônio ou quimiotaxia) se dirige para ele e penetra ativamente em suas partes moles; se for algum caramujo diferente do seu hospedeiro intermediário, aí morrerá, porém se for o *Lymnaea*, completará o ciclo. Interessante dizer que se vários miracídios (acima de dez) penetrarem em um molusco, esse morrerá por lesões no seu corpo. Acredita-se que entre 3 e 5 miracídios seja o número ideal para a complementação do ciclo. Assim que os miracídios penetram no organismo, cada um se transforma em um esporocisto, que por sua vez produz 5 a 8 rédias. Se as condições ambientais estiverem adversas, haverá produção de rédias de segunda geração e de cercárias; as rédias de segunda geração também produzirão cercárias. Em temperatura de 25-30 graus centígrados, será necessário entre 20 a 30 dias para a formação de cercárias a partir da penetração do miracídio em um caramujo. A cercária apresenta uma cauda única (não bifurcada), semelhante a uma raquete de tênis, medindo 500 µm de comprimento total; cada molusco libera cerca de 8 a 10 cercárias por dia, durante dois a três meses, num total de 600 cercárias. O parasita nada durante alguns minutos, perde a cauda e, com auxílio de suas glândulas cistogênicas, encista-se na vegetação ou na própria superfície da água (tensão superficial). A cercária encistada é denominada de metacercária; essa forma permanece infectante por longo tempo: três meses sob temperatura de 23/25 graus centígrados e até um ano sob temperaturas mais baixas. O hospedeiro definitivo se infecta ao beber água ou ingerir algum vegetal (capins, verduras cruas como agrião) contendo as metacercárias. Essas formas desencistam-se no intestino delgado, perfuram a parede, caem na cavidade peritoneal e se dirigem para o fígado. Nesse órgão conseguem perfurar a cápsula hepática e migram pelo parênquima; dois meses depois já se encontram nos ductos biliares.

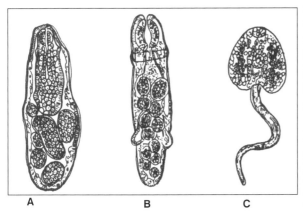

FIGURA 30.2 *Fasciola hepatica*: (A) esporocisto; (B) rédia; (C) cercária. (Segundo Soulsby, 1973)

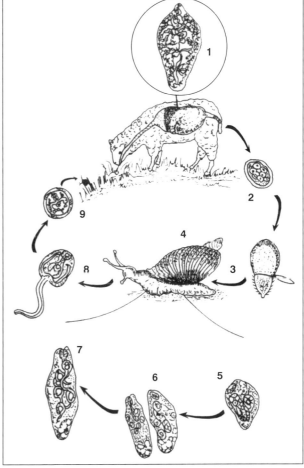

FIGURA 30.3 Ciclo biológico da *Fasciola hepatica*: (1) verme adulto nos ductos biliares; (2) ovo operculado eliminado nas fezes; (3) miracídio sai do ovo dentro d'água, nada e penetra no molusco; (4) Lymnaea; (5) esporocisto; (6) rédias; (7) rédias com cercárias; (8) cercárias saem do caramujo e nadam livremente; (9) cercárias se encistam (metacercária) na vegetação aquática e são ingeridas pelo hospedeiro definitivo.

■ Patogenia

As alterações provocadas pela *F. hepatica* são principalmente de natureza traumática e bioquímica, em decorrência da migração das formas jovens pelo parênquima hepático e da presença dos vermes adultos nos ductos biliares. Dessa forma, quanto maior o número de vermes, maior serão as alterações; como na espécie humana o número de vermes é relativamente reduzido, as lesões costumam ser de menor gravidade.

A patogenia da fasciolíase pode ser dividida em duas fases: invasiva ou inicial, coincidindo com a migração das formas jovens, e crônica, coincidindo com a permanência das formas adultas. A seguir, a descrição de ambas:

Fase inicial

Esta fase tem início quando as formas imaturas da fascíola migram pelo tecido hepático. Essa migração é feita através de uma movimentação do helminto, que com a participação de enzimas citolíticas e de sua ventosa oral, destrói e ingere o tecido hepático, abrindo caminho em direção aos ductos biliares. Apesar de ser a primeira manifestação da doença, os sintomas só vão surgir cerca de um mês após a penetração da fascíola jovem no fígado. São verdadeiros túneis, que têm início na cápsula hepática (cápsula de Glisson) e, erraticamente, vão caminhando pelo fígado. Se no princípio as lesões possuem pequeno calibre, já da segunda até a sétima semana, o calibre do "túnel" aumenta, em decorrência da maior dimensão da larva. As lesões iniciais, representadas por destruição de hepatócitos e hemorragia, são substituídas por tecido conjuntivo fibroso, que acompanha todo o trajeto de destruição traçado pela larva. Paralelamente à destruição do parênquima hepático há destruição de vasos sanguíneos, com complicações circulatórias devido a tromboses e destruição de vasos. Como consequência, ocorre a necrose parcial ou total de lobos hepáticos. Procurando circunscrever e reparar os danos, as células inflamatórias e cicatriciais afluem, formando cordões de tecido conjuntivo fibroso. Nessa fase o paciente queixa-se de forte dor abdominal, especialmente no hipocôndrio direito, apresenta febre elevada, urticária, prurido, calafrios e suor noturno.

Fase crônica

As larvas alcançam os ductos biliares após cerca de sete semanas de migração, quando transformam-se em vermes adultos. Estes apresentam numerosos espinhos recobrindo sua cutícula, que traumatizam e irritam o endotélio dos ductos nos quais os vermes estão alojados. Como consequência haverá uma paulatina e progressiva hipertrofia da parede do ducto, além de hipertrofia e hiperplasia do endotélio, desencadeando um processo inflamatório com reparação cicatricial e surgimento de concreções que reduzem a luz do ducto. Em paralelo haverá fibrose das paredes, com deposição de sais de cálcio e enrijecimento dos ductos atingidos. A vesícula biliar pode apresentar alterações semelhantes. Nessa fase, à apalpação - o fígado apresenta-se mais endurecido (fibroso) e ligeiramente aumentado de volume; a função hepática mostra-se comprometida, podendo evoluir nos casos humanos mais graves para uma cirrose e insuficiência hepática. Em humanos, a fase crônica pode persistir por mais de 15 anos, em função da longevidade dos parasitos. Durante essa fase crônica, pode ocorrer obstrução biliar, colangite, colecistite, pancreatite obstrutiva e hemorragias. O paciente queixa-se de dor na região hepática, apresenta febre, perda de apetite e, às vezes, icterícia obstrutiva. A eosinofilia é marcante.

■ Diagnóstico

O diagnóstico clínico da fasciolíase humana é complexo, pois é uma doença rara, que se confunde com outras alterações hepáticas mais frequentes. Dessa forma, em pacientes que na anamnese indiquem residir em regiões de risco e possuam hábitos de ingerir verduras cruas, os métodos de diagnóstico por imagem como ultrassom, colangioscopia flexível e colangiopancreatografia retrógrada endoscópica (CPRE), têm grande importância.

Parasitológico

É realizado para a investigação da presença de ovos na bile, após tubagem ou exame de fezes. Conforme já foi dito, a produção de ovos em humanos é pequena, o pode levar a resultados falso-negativos. Nesses casos, duas recomendações são válidas: a repetição dos exames sucessivas vezes ou a realização de exames imunológicos. Desses, os mais recomendados são: ELISA, imunofluorescência indireta e hemaglutinação, todos com boa sensibilidade, porém, podem cruzar em pacientes com esquistossomose ou hidatidose.

▬ Epidemiologia

Acredita-se que a fasciolíase teve origem nos rebanhos de ovinos, caprinos e bovinos europeus e depois disseminou-se para diversas partes do mundo, independente do clima, acompanhando o comércio e os locais de criação desses animais. Com o passar do tempo, a *F. hepatica* se adaptou a outros hospedeiros mamíferos como suínos, cavalos, búfalos, cervídeos silvestres, coelhos, cão, gato, canguru e humanos. É interessante lembrar que esse parasita sempre utiliza caramujos do gênero *Lymnaea* como hospedeiro intermediário, diferindo a espécie conforme a região do mundo. Assim, temos como exemplos: *L. truncatula*, na Europa, África e Ásia; *L. bulimnoides* na América Central e Estados Unidos; *L. columella, L cubensis* e *L. viatrix*, no Brasil, Argentina e Chile.

O *Lymnaea* é um molusco pulmonado, de água doce, habitante de águas com pouca profundidade, como margens de lagoas, de açudes, em brejos e outros alagadiços. Se alimenta de algas e vegetais tenros, se dispersam pelas chuvas ou por canais de irrigação, atingindo novas áreas e formando novos criadouros. Durante o período seco é capaz de entrar em estivação, resistindo por vários meses. É hermafrodita, com grande capacidade reprodutiva: apenas um exemplar é capaz de produzir cerca de 100.000 indivíduos ao final da segunda geração. Como todos os moluscos aquáticos, são predados por peixes e aves aquáticas (patos, marrecos, sara-cura, frango dágua etc.).

Ao parasitar um ovino ou bovino, a *F. hepatica* é capaz de ovipor até 20.000 ovos por dia, o que explica a alta taxa de infecção em animais de regiões endêmicas. Já os casos de infecção humana parecem estar na dependência de ingestão de hortaliças cruas, principalmente agrião cru ou ingestão de água de córregos ou fontes (minas), contaminadas pelas metacercárias.

Três grandes fatores são responsáveis pela disseminação da *F. hepatica*:

1. a movimentação de animais entre os melhores pastos existentes nas baixadas, na época da seca;
2. o comércio de bovinos e ovinos em caminhões, que contaminados por fezes, são lavados em postos de gasolina ou nas fazendas, com escoamento da água para córregos e brejos;
3. a movimentação de animais silvestres, como coelhos, veados etc. que, parasitados, disseminam os ovos próximo a bebedouros infestados pelo caramujo.

Resumo da epidemiologia

- Distribuição geográfica: mundial.
- Fonte de infecção: bovinos.

- Forma de transmissão: ovos/metacercárias.
- Veículo de transmissão: *Lymnaea*/ingestão de agrião.
- Via de penetração: boca.

▪ Profilaxia

Conforme os fatores epidemiológicos expostos, a profilaxia da fascioliase deve ser considerada sob dois aspectos: o controle da transmissão humana e o controle da doença nos animais. Quanto aos humanos, a profilaxia consiste fundamentalmente na educação sanitária, formando-se o hábito de só ingerir agrião proveniente de plantação em hortas bem cuidadas (jamais de origem silvestre ou cultivado em brejos) e não beber água procedente de córregos e minas sem proteção.

Quanto aos animais, a profilaxia consiste em:

- isolar com cercas as áreas ou pastos alagadiços, impedindo o contato da criação com os moluscos;
- tratar os animais contaminados com drogas atualmente disponíveis: triclabendazole, clorzulon + ivermectina etc.;
- tentar combater os moluscos, em algumas situações especiais, com moluscocidas (Frescon, Bayluscid; plantas, como a coroa de cristo – *Euphorbia splendens* etc.); e com controle biológico através do molusco *Solicitoides* sp., que ingere formas jovens de *Lymnaea*; ainda com relação ao controle dos moluscos, a limpeza das valas em áreas endêmicas tem se mostrado eficiente, pois retira-se mecanicamente grande número de caramujos e os que restam encontram poucas plantas aquáticas para se alimentar;
- controlar o comércio e a limpeza de caminhões usados no transporte de animais.

A vacina contra a *F. hepatica* está em fase adiantada de estudos e os resultados preliminares obtidos nas pesquisas são promissores, embora ainda distantes da aplicação prática.

▪ Tratamento

O tratamento da fascioliase entre os animais é feito com os medicamentos citados acima. Para o tratamento da fascioliase humana, as drogas recomendadas, ainda que parcialmente eficientes, são o triclabendazol e o praziquantel.

AULA PRÁTICA

Usualmente a primeira aula teórica sobre Trematoda é ministrada falando-se sobre a *Fasciola hepatica*. Entretanto, na aula prática, preferimos apresentar primeiro o *Eurytrema coelomaticum*, parasito comum dos canais pancreáticos de bovinos, ovinos e caprinos. É um helminto fácil de obter, além de apresentar estruturas internas típicas dos trematódeos, que não possuem ramificações. Já a *F. hepatica* apresenta morfologia muito ramificada e entrelaçada, dificultando uma visão objetiva desse grupo pelo aluno. Assim, ao examinar o exemplar de *Eurytrema*, o estudante poderá visualizar as estruturas básicas, também presentes em fascíola e xistossoma. É interessante também mostrar, comparativamente, as dimensões desses helmintos, bem como as principais diferenças entre eles. Caso seja possível, é importante mostrar conchas de *Lymnaea* sp. e sua abertura dextrógira.

capítulo 31

Esquistossomose mansoni

resumo do capítulo

- Apresentação
- Morfologia
- Biologia
- Imunidade
- Patogenia e sintomatologia
- Quadros clínicos
- Diagnóstico
- Epidemologia
- Profilaxia
- Tratamento

- Apresentação

Pode-se afirmar que a presença da esquistossomose em uma região reflete o baixo nível sanitário e social da população que ali vive. Existem sete espécies de *Schistosoma* disseminadas pelo mundo e a presença delas é o espelho da pobreza e da deficiência das condições sanitárias vigentes. A importância das esquistossomíases, portanto, vai muito além dos gravíssimos casos da doença individual, requerendo internações ou levando, precocemente, pacientes ao óbito ou à incapacidade de trabalho, mas representa uma perversa desigualdade social, envolvendo numerosas outras doenças, evitáveis. É uma questão médica, mas, antes de tudo, é uma questão de sensibilidade, de administração e de escolha das prioridades.

Em 1852, o pesquisador Bilharz descreveu o *Distoma hematobia*, um parasito humano que habitava o sistema porta pélvico e eliminava pela urina ovos com esporão terminal. Depois, Weinland criou o gênero *Schistosoma*, pois verificou que o macho possui uma fenda ou sulco onde a fêmea se aloja, o que o diferenciava de outros *Distoma* conhecidos na época. Em 1907, o pesquisador inglês Sambon (em Londres) fazendo apenas exames de fezes e o brasileiro Pirajá da Silva (na Bahia), trabalhando a partir de necropsias e exame de fezes, notaram que no sistema porta, mas ao nível hepático, havia um outro parasito semelhante ao anterior, mas diferente porque os ovos apresentavam esporão lateral. Como trabalhavam de maneira independente, Sambon se adiantou e descreveu uma nova espécie de *Schistosoma*.

Atualmente, as espécies de *Schistosoma* são assim classificadas: classe Trematoda, ordem Digenea e família Schistosomatidae, que apresenta helmintos de sexos separados, parasitando vasos sanguíneos de diversos animais. A família Schistosomatidae é dividida em duas subfamílias: Bilharzielinae e Schistosomatinae. Na primeira, encontramos organismos sem dimorfismo sexual e parasitando vasos sanguíneos de animais: patos, gansos, búfalos, bovinos. Na segunda, encontramos parasitos com nítido dimorfismo sexual, com espécies encontradas em humanos e em animais. *Schistosoma* significa "corpo fendido".

NOTA

Ver ao final do Capítulo 11, Nomenclatura das Doenças, o uso de esquistossomose ou esquistossomíase

As sete espécies que ocorrem em humanos são:

- *Schistosoma haematobium* (Bilharz, 1852)

    Responsável pela esquistossomose vesical ou hematúria do Egito. Os vermes adultos vivem nos ramos pélvicos do sistema porta e os ovos elipsóides, com esporão terminal, são eliminados pela urina. O hospedeiro intermediário é representado pelos moluscos aquáticos, principalmente do gênero *Bulinus*. É encontrada no norte da África, Oriente Próximo e Oriente Médio.

- *Schistosoma japonicum* (Katsurada, 1904)

    Responsável pela esquistossomose japônica ou moléstia de Katayama. Os vermes adultos não possuem papilas em seu tegumento e vivem no sistema porta intra-hepático. Os ovos elipsoidais, com um rudimento de esporão lateral, são eliminados junto com as fezes. O hospedeiro intermediário é um molusco aquático do gênero *Oncomelania*. É encontrada no Japão, China, Filipinas e vários países do sudeste asiático.

- *Schistosoma mansoni* (Sambon, 1907)

  Responsável pela esquistossomose intestinal ou moléstia de Pirajá da Silva. Os vermes adultos têm seu tegumento todo recoberto por papilas e vivem no sistema porta intra-hepático. Os ovos são elípticos, com nítido esporão lateral, e eliminados junto com as fezes. Os hospedeiros intermediários são moluscos aquáticos do gênero *Biomphalaria*. É encontrada na África, Antilhas, América Central e do Sul.

- *Schistosoma intercalatum* (Fisher, 1934)

  Responsável pela esquistossomose intestinal observada no interior da África. Os vermes adultos vivem no sistema porta intra-hepático e os ovos elipsóides, com esporão terminal, são eliminados junto com as fezes. Os hospedeiros intermediários são moluscos aquáticos pertencentes ao gênero *Bulinus*. É encontrada na África Central.

- *Schistosoma mekongi* (Voge, Brickner & Bruce, 1978)

  É discutível a validade dessa espécie, uma vez que se assemelha muito ao *S. japonicum*, dele diferindo por pequenos detalhes biológicos e morfológicos. O hospedeiro intermediário é o molusco aquático *Neotricula aperta*. É encontrada no rio Mekong, no Camboja e no Laos.

Outras duas espécies de *Schistosoma* podem ocorrer em humanos, embora representem uma infecção pouco frequente e não estejam presentes no Brasil. Trata-se do *S. bovis*, componente do "complexo *haematobium*", encontrado em bovinos (e raramente em humanos) no Sul da Europa, centro da África e Iraque; e *S. mattheei*, presente em bovinos da África do Sul (atinge os humanos raramente), podem eliminar ovos pelas fezes ou pela urina.

NOTA

Ver no final do Capítulo 10 quando se coloca parêntesis no nome do autor de uma espécie.

Por se tratar da espécie de maior importância no Brasil, abordaremos em seguida todos os aspectos relacionados ao *Schistosoma mansoni*.

— Morfologia

O *S. mansoni* adulto é tipicamente um helminto delgado e longo, muito diferente da *Fasciola* e de outros trematódeos. As diversas formas encontradas durante as fases do ciclo biológico devem ser examinadas separadamente, as quais serão descritas em seguida.

Vermes adultos

Possuem os sexos separados, com duas ventosas, sendo o macho bem claro, com tegumento recoberto por minúsculos espinhos e tubérculos ou projeções. A fêmea é mais escura (acinzentada) em decorrência do sangue semidigerido presente no ceco e do pigmento dessa digestão, a hemozoína. Apresenta tegumento liso. As dimensões são diferentes: o macho mede cerca de 1,0 cm de comprimento por 0,10 cm de largura, formando um sulco longitudinal ou canal ginecóforo. A fêmea é mais delgada, medindo 1,5 cm de comprimento por 0,2 cm de diâmetro. O tegumento é formado por uma membrana, constituída por sete camadas e recoberta exteriormente por uma camada rica em carboidratos, chamada glicocálix. Essas camadas estão em processo contínuo de renovação, importante na capacidade de escape do helminto frente as defesas imunológicas do paciente.

O aparelho genital do macho é constituído por 6 a 8 massas testiculares, localizadas dorsalmente, abaixo da ventosa oral e da bifurcação do ceco. De cada testículo parte canais eferentes que se unem formando um canal deferente único, que se dilata para formar a vesícula seminal e que se abre para o exterior através do poro genital, sem apresentar nenhum órgão copulador. Já o aparelho genital da fêmea é constituído pelo ovário, localizado ao nível do terço médio de seu corpo, continuando em direção à ventosa oral pelo oótipo e pelo útero. Geralmente contém um ovo. Abaixo do ovário encontram-se as glândulas vitelogênicas. O útero abre-se em um poro genital por onde penetram os espermatozóides e por onde saem os ovos.

O aparelho digestivo, nos dois sexos, tem início na ventosa oral, e é composto pelo esôfago, seguido pelo ceco que, ao nível da ventosa ventral se bifurca e, ao nível do terço distal do helminto se une novamente em um ceco único que termina em fundo de saco. O aparelho excretor é representado por uma abertura existente na extremidade posterior do helminto, para a qual convergem dois canais longitudinais que recolhem os catabólidos em seu trajeto.

Ovo

A chave da continuidade do ciclo desse parasito está vinculada na possibilidade do ovo alcançar uma coleção hídrica onde exista a espécie de caramujo suscetível. É, portanto, uma fase muito vulnerável do ciclo e, também, muito estratégica sob o ponto de vista da profilaxia dessa doença. O ovo do *S. mansoni* é muito típico, não só pela grande dimensão – mede 150 μm de comprimento por 65 μm de largura – mas pela presença de um esporão lateral, voltado para trás. A fêmea deposita os ovos ainda imaturos no nível da parede do intestino grosso, demorando alguns dias para amadurecer e ser eliminado nas fezes já adulto, contendo o miracídio formado em seu interior. Este ovo maduro é a forma eliminada pelas fezes. O ovo maduro tem uma longevidade de cerca de três a quatro sema-

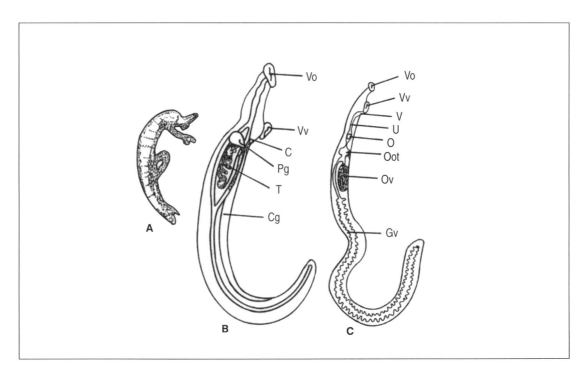

FIGURA 31.1 *Schistosoma mansoni:* (A) casal em cópula; (B) esquema do macho; (C) esquema da fêmea; (Vo) ventosa oral; (Vv) ventosa ventral; (C) ceco ramificado no macho; (Pg) poro genital; (T) testículos; (Cg) canal ginecóforo; (V) vulva; (U) útero; (O) ovo; (Oot) oótipo; (Ov) ovário; (Gv) glândulas vitelogênicas.

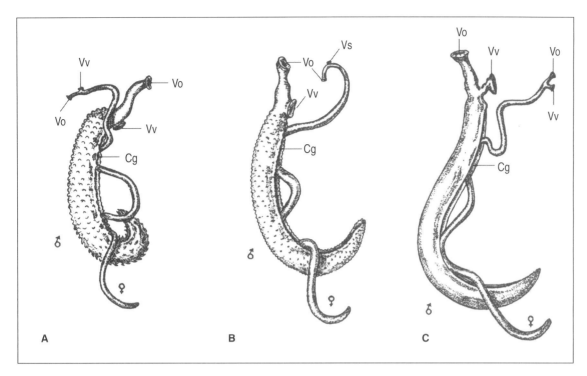

Espécies de *Schistosoma*: (A) *S. mansoni*; (B) *S. haematobium*; (C) *S. japonicum* (notar a diferença entre a cutícula dos machos); (Vo) ventosa oral; (Vv) ventosa ventral; (Cg) canal ginecóforo.

FIGURA 31.2

nas. Se durante esse tempo o ovo não entrar em contato com a água, o miracídio morrerá no seu interior. A casca do ovo é transparente e amarelada, formada por duas camadas protetoras; a camada externa é aparentemente lisa, porém, sob microscopia de varredura, nota-se que é recoberta de microespinhos. O ovo não possui opérculo e assim, ao entrar em contato com a água, o miracídio sai por uma fenda oblíqua, aberta por ele próprio na casca.

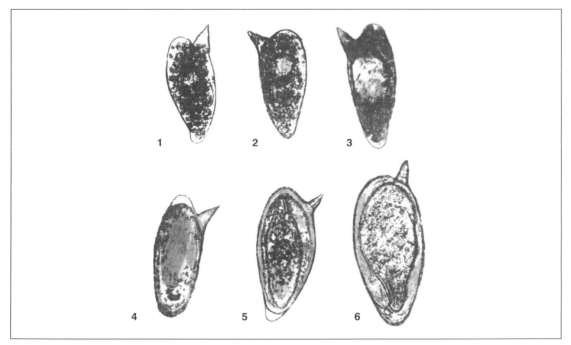

Ovos de *Schistosoma mansoni* em diferentes estádios: (1) primeiro estádio; (2) segundo estádio; (3) terceiro estádio; (4) quarto estádio; (5) quinto estádio; (6) sexto estádio ou maduro, contendo o miracídio já formado (forma usualmente encontrada em exames de fezes).

FIGURA 31.3

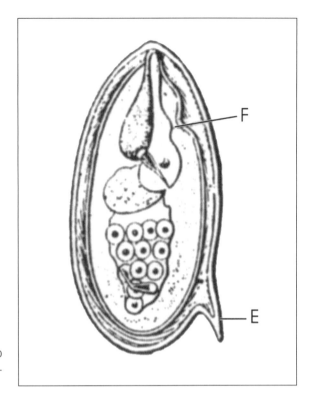

FIGURA 31.4 Esquema de ovo maduro de S. *mansoni*, vendo-se o miracídio formado (F) no seu interior, inclusive mostrando os cílios; (E) esporão lateral, subterminal.

Miracídio

O miracídio é recoberto por cílios e enquanto está dentro do ovo pode ser visto movimentando-se (contorcendo-se) no seu interior. Mantém um aspecto piriforme, com o "cone de penetração" localizado na porção apical e mais larga da larva. Assim que alcança a água, o miracídio alonga-se e passa a nadar ativamente em círculos, buscando um molusco para penetrar e completar seu ciclo. O miracídio mede aproximadamente 180 μm de comprimento por 60 de largura, têm uma longevidade muito curta, isto é, pode viver cerca de 8 a 10 horas, porém só é capaz de penetrar no molusco nas primeiras 3 ou 4 horas depois que saiu do ovo. A penetração de grande número de miracídios pode reduzir sua longevidade ou matar o molusco.

No chamado cone de penetração, as seguintes estruturas possibilitam a penetração do miracídio nas partes moles do molusco:

- papila apical ou terebratorium, representado por inúmeras pregas do tegumento, que se amoldam ao molusco como se fossem minúsculas ventosas;
- aberturas das glândulas de penetração e das glândulas adesivas, que provavelmente secretam enzimas para facilitar a penetração;
- terminações nervosas que provavelmente possuem funções tácteis e sensoriais para captação de feromônio (muco) eliminado pelo molusco.

As outras estruturas existentes no miracídio são:

- aparelho excretor, formado por um par de canalículos que percorrem cada lado da larva, com início nas "células em flama"ou solenócitos (em número de quatro, uma em cada extremidade dos canalículos) e terminando no poro excretor;
- rudimento do sistema nervoso, formado por uma massa nervosa central, com ramificações por cordões nervosos;
- células germinativas, em número de 50 a 100, localizadas na porção média e posterior do corpo da larva. Essas células têm o importante papel de dar continuidade ao ciclo no interior do molusco.

ESQUISTOSSOMOSE MANSONI 277

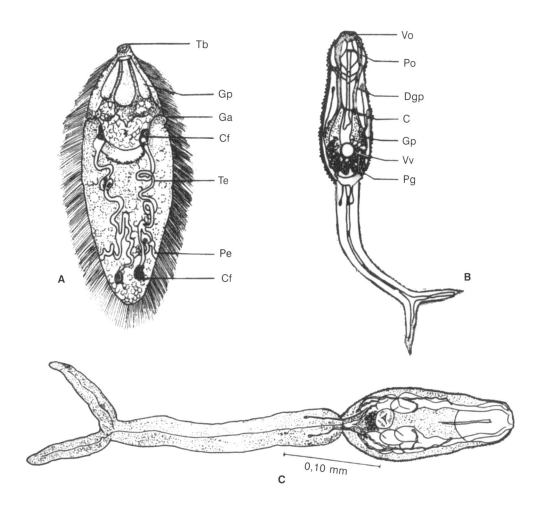

Schistosoma mansoni: (A) detalhes do miracídio: (Tb) terebratório; (Gp) glândulas de penetração; (Ga) glândulas adesivas; (Cf) células em flama; (Te) túbulos excretores; (Pe) poro excretor; (B) Cercária: (Vo) ventosa oral; (Po) poro oral; (Dgp) ductos das glândulas de penetração; (C) ceco; (Gp) glândulas de penetração; (Vv) ventosa ventral; (Pg) primórdio genital; (C) cercária mostrando a cauda bifurcada (furcocercária), medindo: cauda — 250 µm; cabeça ou corpo — 200 µm; total — 250 a 500 µm.

FIGURA 31.5

Esporocisto

Nas primeiras horas após a penetração do miracídio nas partes moles do molusco, ele perde suas estruturas externas, imobiliza-se e as células germinativas entram em um processo de remodelação e de reorganização, tomando o aspecto de um saco. Em um período de 6 a 8 dias, as células germinativas passam a se reproduzir, formando o esporocisto primário, uma estrutura saculiforme, simples, representada pela membrana plasmática que envolve uma massa de células em multiplicação. Poucos dias depois formam-se cerca de 20 a 40 esporocistos filhos no interior do esporocisto primário, que são liberados após o seu rompimento. Eles migram para a região do ovotestis e do hepatopâncreas do molusco, onde amadurecem. A presença de grande número de esporocistos no molusco pode castrá-lo ou matá-lo. O esporocisto maduro aparece cerca de um mês após a penetração do miracídio, medindo cerca de 1,5 mm de comprimento. Possui a parede mais espessa e um poro, por onde as cercárias sairão. O processo de multiplicação e transformação das células germinativas para produzir as cercárias é denominado poliembrionia.

Cercária

A cercária é o verdadeiro elo entre o molusco e o novo hospedeiro humano. Sua possibilidade ou não de atingir uma pessoa definirá o futuro do helminto e do paciente.

Em geral, cerca de um mês depois que o miracídio penetrou no molusco do gênero *Biomphalaria* (*B. glabrata*, *B. straminea* ou *B.tenagophila*), tem início a eliminação de cercárias que, como o miracídio, não é capaz de se alimentar, razão pela qual também apresenta uma longevidade muito curta: vive cerca de 8 a 12 horas e sua capacidade de penetração na pele é mais acentuada nas primeiras 3 a 4 horas de vida. O aspecto da cercária é característico, formado por um corpo e uma cauda, que por terminar em uma bifurcação lhe dá o nome de "furcocercária". Mede cerca 500 µm (0,5 milímetro): o corpo possui 0,2 mm de comprimento por 0,07 mm de largura e a cauda, 0,3 mm de comprimento.

No corpo podem ser observadas uma ventosa oral, onde se abrem as glândulas de penetração e tem início o rudimento do aparelho digestivo; e uma ventosa ventral ou acetábulo, que é maior, mais proeminente e mais musculosa. É com essa ventosa ventral que a cercária fixa-se na pele do hospedeiro para iniciar a penetração. Assim que a cercária se prende ao hospedeiro, ela perde a cauda, útil apenas para promover a locomoção da larva. O sistema excretor é representado por quatro células em flama.

Esquistossômulo

Essa é uma forma intermediária entre a cercária que acabou de penetrar no paciente e o verme adulto que irá se instalar no sistema porta humano. É, portanto, uma forma capaz de migrar pelos tecidos e vasos do paciente, com capacidade imunogênica e também alvo das defesas específicas produzidas. Apresenta morfologia e fisiologia bastante diferentes da fase que lhe precedeu e da que lhe sucederá. Possui um aspecto vermiforme, com tegumento heptalaminar, apresentando ventosa oral, ventosa ventral e aparelho digestivo rudimentar, não sendo ainda possível distinguir os sexos.

▬ Biologia

Conforme foi mostrado, o *S. mansoni* possui uma biologia especialmente interessante, passando por diversas fases e vivendo em hospedeiros e ambientes muito diversificados, com uma incrível capacidade de adaptação, multiplicação e resistência. Dada a importância desse helminto para a saúde humana, vamos estudar os aspectos biológicos detalhadamente.

Hábitat

Os vermes adultos têm como hábitat o sistema porta humano e de alguns outros mamíferos (os quais serão analisados na epidemiologia. Em humanos, os casais vivem dentro dos ramos terminais da veia mesentérica inferior, principalmente nas vênulas do plexo hemorroidário. Aí se estabelecem por cinco a seis anos (algumas observações já comprovaram a permanência de casais por mais de 20 anos, eliminando poucos ovos). As fêmeas fazem a oviposição de cerca de 300 a 400 ovos por dia, ao nível da submucosa. Cerca de 50% dos ovos, já contendo o miracídio, alcançam a luz intestinal; a outra metade pode permanecer presa na parede intestinal ou seguir a corrente sanguínea e fixar-se nas ramificações finais do sistema porta intra-hepático.

Ciclo biológico

Pouco depois que chegam ao plexo hemorroidário, os vermes adultos se acasalam e as fêmeas iniciam a postura de ovos imaturos. Conforme foi dito, a oviposição é feita próximo à submucosa, necessitando de sete a doze dias para atravessar os tecidos. Enquanto migra pelos tecidos, a massa de células dentro do ovo se transforma em miracídio (para a formação do miracídio são necessários seis a sete dias e o ovo atravessa os tecidos entre sete e doze dias). O miracídio, formado, tem vida curta: se após 8 dias ele ainda estiver preso nos tecidos, morrerá. Cerca de 70% dos ovos contendo o miracídio morrem presos nos tecidos, isto é, permanecem na parede do intestino onde foram colocados ou são arrastados para o fígado, locais importantes na patogenia da doença. A migração pela parede do intestino grosso é um pouco controvertida, mas os fatores que reconhecidamente têm importância são:

- processo inflamatório desenvolvido pela presença do ovo;
- adelgaçamento das paredes dos vasos pela presença dos vermes em sua luz;
- ação das enzimas proteolíticas que ajudam a lizar os tecidos;
- pressão dos ovos colocados sequencialmente;
- descamação da mucosa intestinal provocada pela passagem contínua do bolo fecal e pelos movimentos peristálticos.

Os ovos, juntamente com as fezes, são eliminados para o exterior, momento crucial para a vida ou a morte do parasito. Os ovos que forem depositados em uma fossa ou rede de esgoto morrerão; os que forem depositados no chão, terão as seguintes chances de sobrevida: 24 horas no caso de fezes líquidas e cinco dias para fezes formadas e depositadas em local sombreado. Fezes depositadas ao sol, com dessecamento, levam os ovos (miracídios) à morte rapidamente. Apenas sobreviverão os ovos que conseguirem alcançar alguma coleção hídrica onde haja uma das três espécies de caramujos do gênero *Biomphalaria* já citadas; se penetrar em caramujos diferentes, também perecerão em poucos dias.

Alcançando a água, os ovos logo se rompem e colocam em liberdade os miracídios, que saem nadando ativamente. Luz intensa (o miracídio é atraído pela luz, evita afundar, geralmente onde existem poucos caramujos), calor e bom nível de oxigenação da água estimulam a saída do miracídio do ovo. Na água, induzido por substâncias liberadas pelo caramujo (feromônio), os miracídios nadam em sua direção e penetram nas partes moles do molusco (base das antenas, "pé"). Um fato a ser considerado nessa fase é que o miracídio tem uma vida curta, cerca de seis a oito horas, quando se esgotam suas reservas nutritivas. Portanto, ele somente é capaz de penetrar no caramujo nas primeiras três horas de vida livre. Dos miracídios vivos, cerca de 30% são capazes de penetrar e evoluir; 30% penetram, mas não evoluem e 40% nem chegam a penetrar. Assim, por combinação de atividades químicas (ação enzimática) e mecânicas (fixação pelo "terebratorium", rotações e vibrações do corpo), o miracídio perfura o manto do molusco e se estabelece no tecido subcutâneo aproximadamente em quinze minutos. Cerca de 48 horas depois, o miracídio já perdeu suas estruturas iniciais e transformou-se em um saco ou "esporocisto primário", representado por uma membrana (ou parede cuticular) e 50 a 100 células germinativas. Por poliembrionia, essas células entram em intensa multiplicação, dobrando o tamanho inicial do esporocisto. Cerca de 14 dias após, o processo de multiplicação e reorganização dessas células se completa, formando 150 a 200 esporocistos secundários (a menos de 20 graus centígrados essa reprodução se retarda de maneira expressiva, sendo 25/28 graus centígrados a temperatura ideal). Em média quatro dias depois esses esporocistos secundários estão formados e migram do local em que o miracídio penetrou para os espaços intertubulares da glândula digestiva e para o ovotestis do caramujo. Nesse ponto, essas formas podem dar origem a outros esporocistos, perpetuando a infecção no caramujo ou, cerca de duas semanas depois, iniciam a liberação das cercárias (entre 30 e

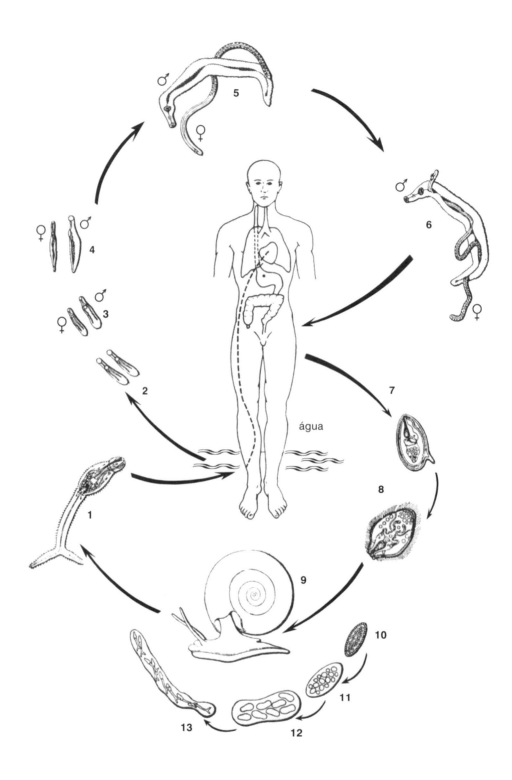

31.6 FIGURA Ciclo biológico do *Schistosoma mansoni*: (1) cercária penetrando na pele; (2) esquistossômulos atingindo a corrente circulatória; (3) e (4) esquistossômulos diferenciando-se em machos e fêmeas enquanto fazem o trajeto pulmonar ou direto; (5) e (6) vermes adultos acasalados no sistema porta; (7) eliminação de ovos maduros nas fezes humanas; (8) miracídio nadando até o *Biomphalaria* (9); (10), (11), (12) e (13) formação de esporocistos primários e secundários com produção de cercárias que nadam e penetram na pele de novo paciente.

40 dias desde a penetração do miracídio no molusco até a liberação das primeiras cercárias). Um único miracídio pode produzir cerca de 300 mil cercárias. Cada miracídio produz cercárias de apenas um sexo, não existindo diferenciação ou dimorfismo sexual nas fases de esporocisto ou de cercária. Como um molusco é infectado por alguns miracídios, há grande chance de eliminar cercárias dos dois sexos. As cercárias saem do caramujo ativamente, migram pelos espaços intercelulares e pelo sistema venoso, chegando ao manto e pseudobrânquia, onde se exteriorizam. A saída da cercária ocorre sob fortes estímulos da luz e da temperatura. Assim, nos horários mais quentes e mais luminosos do dia (entre as 10 e 14 horas), exatamente quando as pessoas também são estimuladas a entrar na água, é que as cercárias estão em maior número e mais ativas. O *B. glabrata* elimina cerca de 4.500 cercárias por dia, já o *B. straminea* elimina apenas 400 cercárias por dia.

A cercária vive cerca de 36 a 48 horas, quando se esgotam suas reservas nutritivas. Entretanto, apenas são capazes de penetrar na pele do novo hospedeiro, ou seja, somente são realmente infectantes nas primeiras oito horas de vida livre. Podem penetrar na pele íntegra ou lesada, na mucosa bucal ou nasal, mas morrem ao chegar no estômago. Ao entrar em contato com a pele do hospedeiro, se fixam com auxílio das ventosas, perdem a cauda e iniciam a penetração, que demora cerca de cinco a quinze minutos. Por ação do conteúdo das glândulas acetabulares (glândulas de penetração) e por ação mecânica, isto é, movimentação e vibração do corpo, conseguem penetrar ativamente. A nova forma do parasito é denominada esquistossômulo, que assim permanece durante dois ou três dias até se adaptar às novas condições fisiológicas. Em seguida migra pelo tecido subcutâneo, até alcançar um vaso sanguíneo, onde penetra. Passivamente se dirige para os pulmões. Os esquistossômulos presentes nos vasos pulmonares medem cerca de 400 μm e são alongados. Deste ponto migram para o sistema porta, migração esta que pode ser feita por duas rotas distintas.

Pela rota clássica, os esquistossômulos presentes em arteríolas e em capilares alveolares atingem o coração esquerdo, e são disseminados por todo o organismo via grande circulação. Cerca de vinte dias depois que as cercárias penetraram na pele, os primeiros esquistossômulos chegam ao fígado, o que pode ocorrer ao longo de mais vinte ou trinta dias. Aqueles que conseguem alcançar o sistema porta intra-hepático, completam o amadurecimento, se alimentam e se diferenciam em machos e fêmeas. Esses se acasalam aí se dirigem para o plexo hemorroidário, onde iniciam a oviposição. Cerca de 40 dias após a penetração das cercárias aparecem os primeiros ovos nas fezes do paciente (portanto, o período pré-patente é de 40 dias). Os esquistossômulos que não conseguiram alcançar o sistema porta intra-hepático continuam circulando até conseguir alcançar o objetivo ou morrem em algum ponto de sua movimentação.

Pela segunda rota, haveria uma migração dos esquistossômulos presentes nos pulmões, por via transtissular. É uma migração ativa, com perfuração dos alvéolos, do parênquima pulmonar, da pleura e do diafragma, e que atinge a cavidade peritoneal; daí perfuram a cápsula hepática (cápsula de Glisson), penetram no parênquima hepático e alcançam o sistema porta. O desenvolvimento dos esquistossômulos a partir desse ponto se processa da mesma forma já descrita acima, isto é, há o amadurecimento das formas, acasalamento, oviposição e aparecimento dos primeiros ovos nas fezes cerca de 40 dias após a penetração das cercárias na pele. Parece que essas duas vias podem ocorrer, sendo a primeira a de maior importância.

▄ Imunidade

A resposta imunológica do hospedeiro é bastante complexa, envolvendo diversos mecanismos de defesa. Mesmo assim ela é apenas parcialmente eficiente, pois é capaz de reduzir a carga parasitária, as reinfecções e a gravidade das lesões, mas não é capaz de eliminar totalmente o parasito. É uma resposta imunológica semelhante a diversas parasitoses, denominada "imunidade concomitante", onde os componentes imunológicos estão presentes, mas o agente etiológico também. Em verdade, esse tipo de imunidade faz parte do longo e antiquíssimo processo de adaptação entre parasito/hospedeiro, permitindo o equilíbrio e a sobrevivência das duas espécies envolvidas. Para comprovar essa relação basta observar que em regiões endêmicas, onde há constante contato de crianças e adultos com as cercárias, as manifestações clínicas da doença usualmente são mais discretas do que nas pessoas que entraram em contato com água contaminada pela primeira vez.

É uma resposta imunológica que envolve vários mecanismos, atuando isolada ou conjuntamente contra as cercárias, contra os esquistossômulos, contra os vermes adultos e contra os ovos (formação de granulomas). Assim, atualmente sabe-se que:

- os processos imunológicos são ativados principalmente pelas cercárias, mas os esquistossômulos e os vermes adultos também são imunogênicos;
- a resposta imunitária é capaz de eliminar um grande número de cercárias no momento da penetração e de destruir esquistossômulos durante sua migração, mas tem reduzida eficiência contra vermes adultos;
- as imunoglobulinas presentes e mais ativas são IgE, IgG e IgA;
- os níveis de interferon-gama (IFN-gama) também são elevados;
- o granuloma que circunscreve e destrói o ovo (e que também representa a lesão fundamental da esquistossomose), é uma reação imunoinflamatória decorrente dos "antígenos solúveis dos ovos". Na realidade, apesar das alterações decorrentes do granuloma serem graves, poderiam ser muito mais danosas se não houvesse a formação do granuloma, capaz de bloquear os antígenos solúveis dos ovos, que podem provocar danos maiores em pacientes imunodeprimidos;
- os produtos de excreção ou secreção dos vermes adultos são imunogênicos. Quando ocorre sua deposição, juntamente com as imunoglobulinas e o sistema do complemento em tecidos, promovem uma reação imunoinflamatória grave, conforme acontece na membrana basal do glomérulo, resultando em disfunção renal;
- os esquistossômulos estimulam a produção de IgE, que por sua vez sensibilizam os mastócitos, que ativam os eosinófilos que então aderem na membrana dos esquistossômulos revestidos de complemento. Os eosinófilos nessa situação desenvolvem sua ação citotóxica e destróem o tegumento do parasito;
- a presença da esquistossomose mansoni provoca imunodepressão nos pacientes que tornam-se mais suscetíveis a infecções por vírus (hepatites) e bactérias (salmoneloses e estafilocócias);
- os mecanismos de escape do S. mansoni às defesas imunológicas são: modificação do tegumento dos esquistossômulos de tal forma que o complemento e os anticorpos não mais se fixam sobre ele; e descamação contínua do tegumento heptalaminar dos vermes adultos, que passam a incorporar os antígenos do hospedeiro, driblando seus mecanismos de defesa.

▬ Patogenia e sintomatologia

Como foi mostrado no ciclo biológico e na imunidade, existem vários estágios do parasito que podem interferir na patogenia da doença. Mas, além disso, alguns outros fatores também têm importância. Entre eles devem ser destacados: carga parasitária; cepa ou linhagem do parasito; estado nutricional, idade e nível da resposta imune do paciente. Todos esses fatores têm grande participação na gênese da doença, que apresentará um grau maior ou menor de gravidade dependendo da interação entre eles. Os níveis da carga parasitária e da resposta imune parecem ser os principais.

Em seguida estudaremos o desenvolvimento da esquistossomose mansoni, acompanhando sua evolução e a participação de cada forma parasitária presente no paciente, lembrando que o ovo é o principal agente das alterações observadas nessa doença.

Esquistossomose aguda

A esquistossomose aguda ou inicial, apresenta dois aspectos bem característicos, que são:

Fase cutânea ou cercariana

Tem início com a penetração das cercárias na pele. Interessante assinalar que cercárias de outros trematódeos (de aves aquáticas ou de mamíferos) podem penetrar na pele e desenvolver um quadro de "dermatite cercariana" ou "dermatite dos nadadores". Este tipo de dermatite surge nos primeiros 10-15 minutos de contato com o parasito, permanecendo por 24-72 horas. É caracterizada por prurido, erupção urticariforme, eritema, edema e dor, sendo mais intensa nos pacientes muito sensíveis ou nas reinfecções (hiperimunidade). É um processo imunoinflamatório, onde a IgE, mastócitos, complemento, eosinófilos etc. têm grande participação.

Fase toxêmica ou migratória

Ocorre durante a migração dos esquistossômulos e destruição de vários deles por ação imunológica, quer estejam no pulmão ou já localizados no fígado. Em geral essa fase só é detectável ou percebida pelo próprio paciente nos casos de uma elevada carga parasitária seguida por resposta imunológica maciça. Surge a partir da segunda semana da infecção. O paciente apresenta febre, mal-estar, eosinofilia, linfadenopatia generalizada, esplenomegalia e hepatomegalia. Nos pontos onde o esquistossômulo passou ou foi desintegrado, desenvolve-se um processo inflamatório e

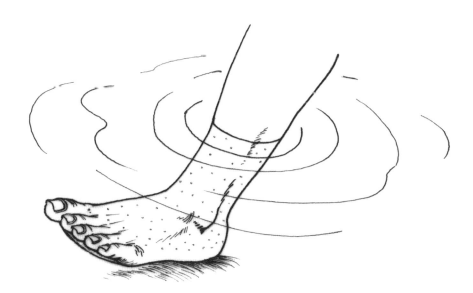

Dermatite cercariana: os pontos indicam a reação cutânea à penetração das cercárias de *S. mansoni*.

31.7 FIGURA

necrose dos tecidos. Os pulmões podem apresentar um quadro de edema, mas as alterações maiores se localizam no fígado e baço, que apresentam-se aumentados de volume, semelhante a alguma infecção virótica ou bacteriana nesses órgãos. O intestino apresenta-se com pontos necróticos e hemorrágicos. Essas alterações podem regredir antes do início da oviposição ou continuar com essa fase postural, quando a doença pode agravar-se e evoluir para o óbito ou depois de algumas semanas regredir e evoluir para a cronicidade. É importante salientar que, na grande maioria dos casos, essa fase toxêmica passa despercebida (forma inaparente ou assintomática) e, assim, observa-se a dermatite cercariana como a forma mais evidente da fase aguda da doença.

Esquistossomose crônica

A esquistossomose mansoni crônica tem início, de fato, quando os vermes adultos acasalados começam a oviposição nas paredes intestinais do plexo hemorroidário. Os vermes adultos não são responsáveis pela patologia esquistossomótica e sim o ovo e o granuloma formado em torno dele. Este, portanto, é o elemento patogênico primordial. Cerca de metade dos ovos postos alcançam a luz intestinal, provocando pequenas ulcerações hemorrágicas na mucosa, que usualmente são prontamente recuperadas. A outra metade dos ovos tem parte fixa na parede intestinal e parte arrastada para o fígado ou outros órgãos. Os ovos presos nos tecidos estimulam a formação dos granulomas.

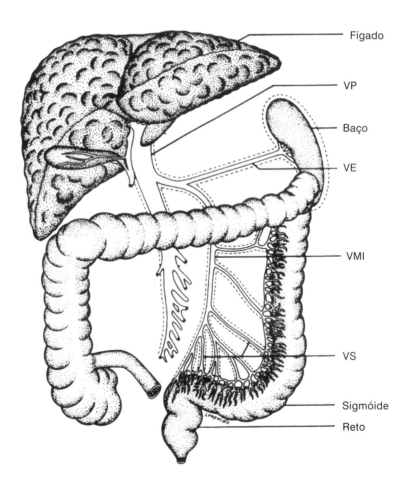

FIGURA 31.8 Esquema da circulação portal e alterações que ocorrem na esquistossomose *mansoni*. (VP) veia porta; (VE) veia esplênica; (VMI) veia mesentérica inferior; (VS) veia sigmóide (é nas extremidades dessa veia que ocorre a maior deposição de ovos pela fêmea — sigmóide e reto); as linhas pontilhadas indicam hipertensão portal e consequente aumento do calibre dos vasos e do tamanho do baço; o fígado apresenta-se lobulado e fibrótico.

ESQUISTOSSOMOSE MANSONI 285

Os ovos maduros presentes nos tecidos são imobilizados e envolvidos por uma reação inflamatória. Inicialmente, em torno deles, surgem os macrófagos; depois aparecem esosinófilos, neutrófilos, linfócitos e plasmócitos. Assim que o miracídio morre, os neutrófilos diminuem, porém, os macrófagos ativados, semelhantes a "células epitelióides", envolvem e destróem os restos parasitários; em seguida, fibras reticulares se depositam, formando camadas concêntricas. Os macrófagos transformam-se em fibroblastos, que também se dispõem concentricamente, envolvendo a casca do ovo e formando um tecido cicatricial, ao conjunto do qual se dá o nome de granuloma.

Mostraremos, a seguir, as principais alterações provocadas pelos granulomas encontrados nos diferentes órgãos:

Intestino

A deposição de grande número de ovos e a correspondente formação de granulomas na parede do retossigmóide são os fatores responsáveis pelas alterações aí desenvolvidas. No início da oviposição é frequente o paciente apresentar diarreia sanguinolenta, tal o volume de ovos que alcançam a luz intestinal, estimulando os movimentos peristálticos. Com o passar do tempo, às vezes anos, os granulomas podem promover uma fibrose do órgão em decorrência do grande número dessas estruturas, levando o paciente à redução do peristaltismo e à constipação constante. Entretanto, a grande maioria dos casos crônicos é benigna, com predominância de poucos granulomas nodulares, levando o paciente a queixar-se, algumas vezes, de dores abdominais, com fase de diarreia mucossanguinolenta e, outras, de constipação, intercaladas de longos períodos assintomáticos. A diarreia mucossanguinolenta é decorrente da passagem simultânea de vários ovos para a luz intestinal, ocasionando pequenas mas numerosas hemorragias e edema. Durante algum tempo, associou-se a esquistossomose intestinal como um possível agente de câncer local, mas atualmente essa ideia não é mais aceita. As raras "formas pseudoneoplásicas", tumorações anômalas localizadas no retossigmóide, se devem à presença de grande número de ovos em um determinado ponto, provocando inflamação, com neoformação celular e fibrosamento. Essa disposição pode ser confundida com carcinoma, mas após a ablação cirúrgica o diagnóstico diferencial é feito em laboratório de anatomopatologia.

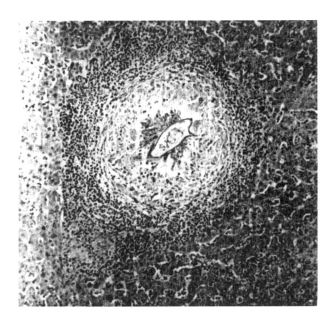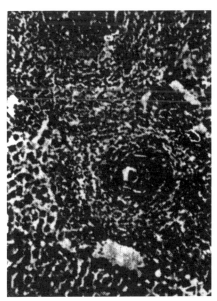

Esquistossomose mansoni: (A) granuloma hepático em início de formação, vendo-se a casca do ovo e restos do miracídio; (B) granuloma com ovo já destruído e calcificado.

FIGURA 31.9

Fígado

Conforme foi mostrado no ciclo biológico, os ovos são depositados na parede do intestino grosso, mas muitos são arrastados pela corrente sanguínea, ficando retidos nos capilares dos espaço porta intra-hepáticos. Aí formam granulomas e se acumulam. Dependendo do número de ovos e da intensidade da reação granulomatosa desenvolvida, estabelecemos a maior ou menor gravidade do caso. A princípio, o fígado apresenta-se aumentado de volume e bastante doloroso à palpação. Com o efeito cumulativo das lesões granulomatosas em torno dos ovos, as alterações hepáticas poderão se agravar. O fígado, que a princípio está aumentado de volume, tende a reduzir seu tamanho à medida que se torna mais fibroso. Nessa fase aparece o quadro da fibrose periportal ou "fibrose de Symmers", típica da esquistossomose. É uma peripileflebite granulomatosa, com neoformação conjuntivo-vascular ao redor dos vasos portais, onde se vê uma retração da cápsula hepática (cápsula de Glisson), decorrente do fibrosamento do espaço porta, mas mantendo a integridade do parênquima hepático. Na verdade, na esquitossomose não se encontra uma cirrose (com desorganização do parênquima), mas uma fibrose, cuja retração da cápsula provoca a formação de saliências ou lobulações.

A grande e grave consequência dessa fibrose periportal será a hipertensão porta, que por sua vez provocará a esplenomegalia, o desenvolvimento da circulação colateral e a ascite.

A esplenomegalia é decorrente da congestão passiva da veia esplênica do sistema porta, além da hiperplasia dos elementos do Sistema Monocítico Fagocitário, causada por um fenômeno imunoalérgico. Não é decorrente da presença de ovos do *S. mansoni*.

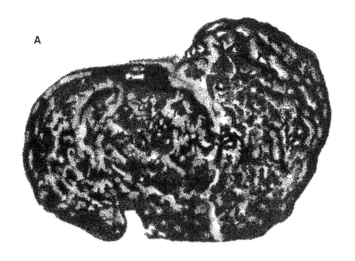
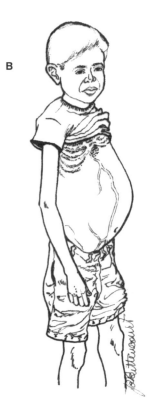

FIGURA 31.10 Esquistossomose mansoni: (A) aspecto externo do fígado fibrosado, com lobulações (saliências) do parênquima e retrações da cápsula hepática devido aos granulomas localizados nos espaços porta; (B) adolescente com a forma hepato-esplênica: notar o aumento do volume abdominal (ascite), a circulação colateral, o desenvolvimento corpóreo reduzido e a fisionomia de abatimento e fraqueza.

A circulação colateral pode ser de dois tipos:

- desenvolvimento de circulação colateral anormal intra-hepática (*shunts*);
- anastomoses no plexo hemorroidário, no umbigo, na região inguinal e no esôfago. Essas anastomoses são uma tentativa do organismo em compensar a obstrução da circulação porta e reduzir a hipertensão estabelecida. Essa circulação colateral próxima ao esôfago pode levar à formação de "varizes esofagianas", passíveis de rompimento, provocando hemorragias às vezes fatais.

A ascite (daí o nome de "barriga d'água" para a esquistossomose) ocorre nos casos avançados da doença crônica, sendo o derrame cavitário uma consequência da hipertensão portal.

Outras localizações

A partir das circulações colaterais, ovos do *S. mansoni* podem ser disseminados, alcançando órgão variados. As anastomoses intra-hepáticas e a ligação da veia mesentérica inferior com a pudenda interna, dirigindo-se para a cava inferior, são as principais vias para esse fenômeno. Da cava inferior os ovos alcançam os pulmões, onde ficam retidos, formando granulomas que podem levar a duas consequências:

- o embaraço ou dificuldade circulatória promovida pela pressão física dos granulomas. Essa dificuldade circulatória exige maior esforço cardíaco, que com o passar do tempo poderá ocasionar uma insuficiência cardíaca, tipo *cor pulmonale*;
- as ligações arteriovenosas ou *shunts* formados, permitem a passagem de ovos do parasito da pequena para a grande circulação e o encistamento dos mesmos em diversos órgãos, inclusive no sistema nervoso central (SNC), medula espinhal etc. Nessas localizações ectópicas, o ovo formará um granuloma e a consequência dessa lesão será diretamente proporcional à localização e ao número de granulomas formados.

Quadros clínicos

Em decorrência das diversas localizações dos granulomas, as manifestações clínicas da esquistossomose mansoni podem ser variadas, mas a grande maioria dos pacientes apresenta sintomas benignos, envolvendo principalmente órgãos abdominais. Assim, podemos ter os seguintes quadros clínicos:

Manifestações cutâneas

As manifestações urticariformes, especialmente das pernas, são os sintomas mais frequentemente observados na esquistossomose aguda. Podem ocorrer em todo o corpo, quando o paciente nada em água contaminada com cercárias, e são manifestações mais intensas em pacientes que pela primeira vez entraram em contato com as formas infectantes do helminto. Moradores das regiões endêmicas usualmente apresentam discretas manifestações urticariformes.

Febre e mal-estar

Em geral aparecem cerca de duas a três semanas após a infecção. A febre é alta (quarenta graus centígrados) e pode permanecer alguns dias. Associado ao período febril, o paciente queixa-se de mal-estar, anorexia, desconforto ou dor abdominal. A eosinofilia é muito elevada.

Manifestações intestinais

As manifestações intestinais típicas ocorrem meses ou anos após o contato com as cercárias, isto é, quando o paciente já está na fase crônica da doença. Nessa fase as queixas do paciente podem ser vagas, tais como anorexia, desconforto abdominal, períodos diarréicos intercalados de períodos com emissão de fezes normais ou de constipação. Sintomas mais graves incluem evacuações sanguinolentas e doloridas, tenesmo, cólicas abdominais, fraqueza e emagrecimento.

Forma hepatointestinal

Além das alterações intestinais, o paciente queixa-se de dor na região hepática. À palpação o fígado apresenta-se evidente, podendo estar com consistência macia ou em início de fibrosamento com discretas lobulações.

Forma hepatoesplênica

É uma forma bem adiantada, de longa cronicidade e usualmente mais encontrada em pacientes acima de dez anos ou adultos jovens. A fibrose hepática está desenvolvida e a consequente hipertensão porta. Essa forma pode ser:

- compensada, quando a circulação colateral estabelecida consegue reduzir ou compensar a hipertensão portal;
- descompensada, quando a circulação colateral não é suficiente para equilibrar a hipertensão portal e o paciente apresenta ascite, edemas, varizes esofagianas, hemorragias (hematêmese), anemia, insuficiência hepática etc. O quadro geral do paciente é muito grave, com prognóstico desfavorável.

Lesões a distância

Essas lesões geralmente aparecem no período crônico da doença em 12 a 15% dos pacientes que estão na fase hepatoesplênica. Ocorrem principalmente nos pulmões e rins e são decorrentes de depósitos de antígenos e de complexos antígenos-anticorpos. Esses imunocomplexos, juntamente com o complemento ativado por eles, desencadeiam reações imunoinflamatórias, lesionando o local. Nos rins, há proliferação de células mesangiais e glomerulonefrite difusa, causando proteinúria e insuficiência renal irreversível.

▬ Diagnóstico

O diagnóstico da esquistossomose, conforme as demais doenças, pode ser clínico e laboratorial; este, por sua vez, pode ser parasitológico e imunológico. Em seguida, descrevemos essas possibilidades diagnósticas.

Clínico

O diagnóstico clínico é facilitado pela anamnese, através da qual se saberá a origem do paciente, se é residente em região endêmica, há quanto tempo lá reside, os hábitos e condições sanitárias e higiênicas onde vive etc. Caso não morador de região endêmica, é importante perguntar ao paciente seus hábitos, se faz visitas a esta região, se participa de pescarias, acampamentos etc. No exame físico, as alterações hepáticas e os sintomas apresentados podem dar uma boa indicação da presença da doença no paciente, facilitando e orientando o pedido de exames laboratoriais.

Laboratorial

Os exames laboratoriais podem ser:

- Métodos Parasitológicos

    O objetivo desse exame é identificar o agente etiológico, no caso o ovo do *S. mansoni*. Os métodos de exame parasitológico são:

    - Exame de fezes: é o método mais simples e mais eficiente para comprovar a parasitose do indivíduo. Consiste em fazer exame das fezes do paciente, frescas ou conservadas, por métodos de enriquecimento. Desses, os melhores e mais usados são: sedimentação espontânea, sedimentação por centrifugação e método de Kato. Em pacientes com carga parasitária média ou alta, um único exame costuma ser positivo; em pacientes pouco parasitados pode haver necessidade de se repetir o exame. Para exames epidemiológicos, isto é, para avaliar a incidência ou a prevalência da parasitose em uma população, o método mais usado é o de Kato-Katz. Para controle de cura, isto é, após a ação terapêutica, os exames de fezes devem ser feitos três meses depois da administração da medicação e repetidos diversas vezes.

    - Biopsia ou raspagem da mucosa retal: é o método mais indicado para avaliar o resultado da eficiência terapêutica. Requer profissional especializado, além de ser doloroso e desagradável para o paciente. Ainda assim, em situações especiais, como por exemplo uma forte suspeita clínica e repetidos exames de fezes negativos, pode ser utilizado como um método de diagnóstico individual. O fragmento da mucosa, recolhido através da biopsia retal, é lavado em água, comprimido entre duas lâminas de vidro e examinado ao microscópio; aí podem ser vistos ovos imaturos, maduros ou mortos, dando a indicação da eficiência medicamentosa (ovos imaturos indicam que a terapêutica não foi eficiente).

    - Eclosão de miracídios: método mais empregado na esquistossomose pelo *S. haematobium*, pode ser usado também no *S. mansoni*. Consiste em lavar uma amostra fecal de 10 g em solução salina isotônica e depois colocar o resíduo em um tubo contendo água filtrada, onde os miracídios eclodirão. Esses miracídios podem ser observados sob lupa ou microscópio, antes ou após centrifugação. Um dos objetivos desse método é avaliar a viabilidade dos ovos.

- Métodos Imunológicos

    Através das técnicas imunológicas procura-se observar a resposta do paciente frente aos antígenos do parasito. Como são métodos indiretos, eles não nos dão uma certeza do parasitismo, apenas indicam que aquele paciente foi sensibilizado pelo antígeno parasitário. O contato com cercárias de trematodas de outros animais pode apresentar resultado falso-positivo. Apesar dessas limitações, são métodos bastante empregados. Os principais são:

    - Intradermorreação: é tipicamente um teste alérgico, de reação e leitura rápida (cerca de 15 minutos). Injeta-se, via intradérmica, no antebraço do paciente, 0,05 ml do antígeno (40 microgramos de nitrogênio proteico/ml) e faz-se com caneta esferográfica o contorno da pápula inicial. Cerca de 15 minutos após, faz-se o contorno da nova pápula existente (usualmente com pseudópodos), medindo-a: a reação será considerada positiva quando a nova pápula apresentar um diâmetro igual ou superior a 1,0 cm em crianças e 1,2 cm em adultos. A sensibilidade alcança 95% entre homens maiores de 20 anos e 65% em mulheres e jovens. Pessoas sensibilizadas com cercárias de trematódeos de aves ou mesmo de esquistossoma sem doença, podem apresentar essa reação positiva. Após a abordagem terapêutica, essa reação também continua positiva. Portanto, como método de diagnóstico individual, a intradermorreação não tem recomendação. É mais empregada para diagnóstico epidemiológico (avaliar a prevalência), especialmente quando associada ao método de Kato-Katz, que mede a carga parasitária da população.

- Reação de ELISA: por ser uma reação imunoenzimática é mais sensível e segura do que outros métodos sorológicos, tais como imunofluorescência, hema-aglutinação etc. Além da alta sensibilidade e facilidade de execução para o diagnóstico individual, pode ser usada após o tratamento, pois acusa a redução dos títulos de anticorpos já a partir do quarto mês do uso do medicamento.

- Reação de ELISA de Captura: é uma técnica também denominada de reação imunoenzimática para detecção de antígenos parasitários. Consiste em capturar antígenos do parasito, presentes no soro do paciente, e que reagirão ao entrar em contato com o anticorpo monoclonal fixado às paredes das cubas da placa. Além da sensibilidade e especificidade da reação para o diagnóstico individual, é muito útil para o controle de cura, pois cerca de 10 dias após o tratamento esses antígenos desaparecem do sangue.

– Epidemiologia

A esquistossomose mansoni é uma zoonose? Se seguirmos o conceito da palavra, é uma perfeita zoonose, porém, na realidade da manutenção da doença no meio ambiente, *ainda* não é. Explicamos melhor: é uma zoonose porque diversos animais, tais como roedores, marsupiais, cães, bezerros e primatas, podem se infectar em ambientes peridomiciliares, mas poucos liberam ovos viáveis em suas fezes e são capazes de manter o foco por longos períodos, caso os humanos deixem de contaminar o referido ambiente. E *ainda* não é uma zoonose significa que estamos presenciando uma adaptação do helminto a novos hospedeiros mamíferos. Talvez, dentro de algumas décadas, a esquistossomose mansoni no Brasil passe a ser uma zoonose perfeita. Os roedores mais suscetíveis ao *S. manoni* são: *Nectomys squamipes* (rato-lava-pés), *Holochilus sciurus* (rato-de-cana), *Oxymycterus angularis* (rato-porco), *Rattus rattus* e *R. norvergicus* (ratazanas). Nesses animais, já há desenvolvimento do parasito com eliminação de ovos viáveis pelas fezes, e como têm hábitos aquáticos, em determinados locais podem manter o ciclo, mas ainda com pouca capacidade de disseminação da doença.

A esquistossomose é uma doença de origem norte-africana, de onde se disseminou para grande parte da África; daí, através do famigerado tráfico de escravos, se espalhou pelas Américas. É verdade que o *S. haematobium* também surgiu durante essa época (e o *S. japonicum* junto com imigrantes japoneses), mas apenas o *S. mansoni* se estabeleceu porque se adaptou ao *Biomphalaria* aqui existente. No Egito, em múmias de mais de 3.000 anos foram encontrados granulomas, indicando uma antiquíssima relação desse parasito com a nossa espécie. No Brasil, em decorrência da intensa e desordenada migração interna, a doença tem se expandido. Há cerca de cem anos, a doença era conhecida principalmente nas regiões de plantação de cana do Nordeste, baixadas Fluminense e Santista, zonas de mineração de Minas Gerais e vales ou bacias dos grandes rios, como São Francisco, Jequitinhonha, Doce, Mucuri. Atualmente, existe uma zona endêmica quase que contínua que se estende do Rio Grande Norte ao Rio de Janeiro, com poucas áreas livres no Ceará; o Piauí apresenta alguns municípios positivos no Vale do Rio Parnaiba; no Espírito Santo a região Serrana já é considerada endêmica; em São Paulo existem grandes focos nos Vales do Ribeira, do Paraíba, do Tietê e do Paranapanema; existem focos em todo o norte do Paraná; um foco no norte de Santa Catarina (São Francisco do Sul) e um recente no Rio Grande do Sul (Vale dos Sinos, perto de Porto Alegre); na Amazônia já são conhecidos focos abrangentes nas redondezas das capitais do Pará e do Maranhão; nos demais Estados da região ainda não foram assinalados focos; nos Estados de Goiás, Distrito federal, Tocantins e Mato Grosso existem vários focos assinalados. Outros países americanos infectados são: Venezuela, Suriname, Porto Rico, República Dominicana e algumas ilhas das Pequenas Antilhas.

ESQUISTOSSOMOSE MANSONI 291

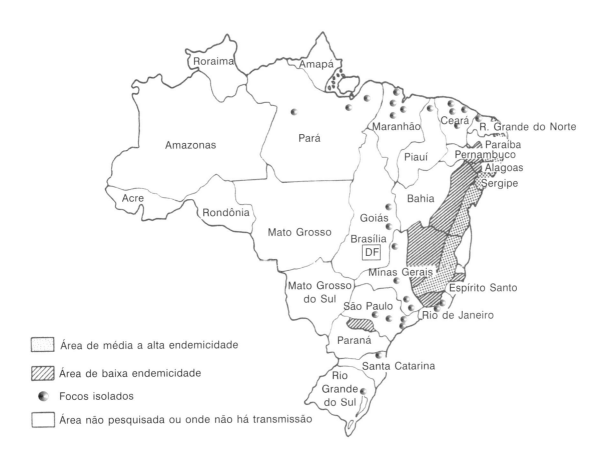

Mapa da distribuição geográfica da esquistossomose *mansoni* no Brasil. (Fonte: Ministério da Saúde, 2001)

FIGURA 31.11

Vê-se que o problema da esquistossomose entre nós é muito sério e reflete perfeitamente o quadro sanitário e social em que vivemos. Aliás, podemos afirmar que a esquistossomose, como muitas das parasitoses intestinais, é um problema muito mais social, econômico e cultural do que médico. A aceitação resignada da situação precária das condições de vida e de trabalho da população mais carente, a insistência em escolher representantes políticos indiferentes às necessidades reais dos eleitores, a falta permanente de rede de água potável e rede de esgoto, o hábito de defecar ao relento ou em fossas que deságuam em córregos e rios, completam o quadro e eternizam na pobreza uma sociedade que poderia ser feliz.

A transmissão da esquistossomose se dá preferencialmente nos focos peridomiciliares e valas de irrigação, pois são nesses ambientes de vazão lenta da água que o *Biomphalaria* se desenvolve bem e onde a contaminação pelos ovos se dá mais facilmente. Além disso, são esses os locais onde os moradores (adultos e crianças) frequentam continuamente, quer seja para o trabalho (lavar roupas e utensílios domésticos, irrigar plantações) ou para o lazer (nadar, pescar etc.).

Estima-se que nos 74 países onde ocorre, a esquistossomose atinja cerca de 200 milhões de pessoas. No Brasil estima-se que existam entre 6 e 8 milhões de pacientes.

Quanto ao hospedeiro intermediário, maiores detalhes serão mostrados no capítulo seguinte. No momento, é importante lembrar que as três principais espécies transmissoras são: *B. glabrata*, que ocorre no Pará, Maranhão, grande parte do Nordeste, Minas Gerais, Espírito Santo, Rio de Janeiro, Norte do Paraná e proximidades de Porto Alegre; *B. straminea,* presente em grande parte do Nordeste, chegando até Minas e outros Estados do Centro Oeste; *B. tenagophila*, que ocorre do Sul de Minas até o Rio Grande do Sul.

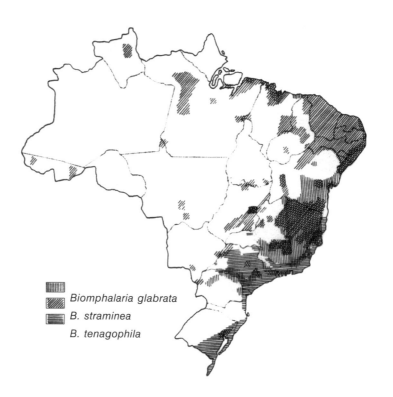

FIGURA 31.12 Mapa da distribuição dos transmissores do *S. mansoni* no Brasil. (Fonte: Ministério da Saúde, 2001)

Para que haja a transmissão da esquistossomose, os fatores epidemiológicos importantes são:

- luminosidade e temperatura ambiente elevadas (20 a 30 graus centígrados) por longos períodos do ano;
- presença do molusco suscetível nas águas peridomiciliares;
- presença de pessoas infectadas eliminando ovos viáveis nas fezes;
- hábitos da população de defecar no solo ou em fossas que deságuam nos criadouros peridomiciliares, frequentando esses mesmos focos.

Resumo da epidemiologia

- Distribuição geográfica: mundial.
- Fonte de infecção: humanos.
- Forma de transmissão: ovos/cercárias.
- Veículo de transmissão: córregos e valas peridomiciliares/*Biomphalaria*.
- Via de penetração: pele.

▬ Profilaxia

Não sendo uma zoonose perfeita e avaliando-se os fatores da cadeia epidemiológica explicitados acima, a profilaxia da esquistossomose teoricamente não deveria ser de difícil implantação. Entretanto, a realidade é bem diferente, pois a profilaxia eficiente e duradoura esbarra em dois pontos fundamentais: mudança dos hábitos da população e construção de sistemas de esgoto em larga escala (ainda que simples, conforme mostrado no capítulo sobre amebíase). Mas, como já falamos sobre isso, insistimos: essas medidas básicas preconizadas pela educação sanitária e pela melhoria dos serviços sanitários e educacionais permitirão não apenas o combate de uma doença que aflige a camada mais pobre do país, mas a toda a sociedade brasileira. Se mudança de hábitos e educação demandam tempo, todos devem concordar que já está passando da hora de iniciá-las. E como fazer, na prática? Muito simples: saber escolher, durante as eleições, as pessoas e partidos engajados no bem-estar e crescimento social do país... É preciso que o eleitor amadureça e perceba que já está na hora de votar certo...

Assim, tecnicamente falando, as medidas recomendadas atualmente para a profilaxia da esquistossomose compõem um controle integrado, constituído por:

- tratamento em massa da população doente com o objetivo de eliminar a fonte de contaminação dos focos peridomiciliares;
- combate ao molusco presente nos focos peridomiciliares, através de uso de moluscocidas químicos (é preciso muito cuidado com essa medida para não contaminar as coleções hídricas e matar peixes, répteis etc.) ou biológicos (extrato de diversas plantas), através de limpeza permanente das margens dos córregos e rios ou criação de animais predadores de moluscos (patos e outros caramujos competidores);
- construção de fossas e rede de esgotos;
- educação sanitária, permanente, da comunidade.

O tratamento em massa da população, em verdade, não visa apenas eliminar a fonte de infecção, mas reduzir a morbidade da doença. A manifestação mais grave da esquistossomose é a forma hepatoesplênica, que tem sido reduzida drasticamente nos paises em que as medidas profiláticas recomendadas acima foram aplicadas por mais de 40 anos. Assim, o tratamento em massa da população infectada reduz, significativamente, o desenvolvimento das formas graves da doença, levando grande benefício para a comunidade. Além do mais, usando-se essas medidas ou apenas implantando-se programas da melhoria da qualidade de vida da população, conforme tem ocorrido na China, em Porto Rico e no Vale do Ribeira, a taxa de prevalência da esquistossomose que era de mais de 20%, está reduzida a menos de 2%, com nítida melhora do estado geral da saúde da população.

Deve ser enfatizado que, apesar da complexidade das ações para o controle da esquistossomose, alguns focos podem apresentar características especiais que facilitam os trabalhos ou requerem medidas diferentes e até mais simples, que devem ser avaliadas e sugeridas por um especialista.

A vacinação contra a esquistossomose tem sido pesquisada com determinação por diversos centros de pesquisa aqui no Brasil e no exterior, mas infelizmente, ainda não se obteve uma vacina eficiente, apesar dos resultados promissores obtidos nos últimos anos.

▬ Tratamento

O tratamento da esquistossomose deve ser instituído o mais precocemente possível, pois como as alterações decorrentes dos granulomas e outros fatores são cumulativas, quanto mais rápido for instituído, melhores serão os resultados. Assim, o tratamento da esquistossomose deve ser realizado em todos os pacientes que estão com a parasitose ativa, ou seja, eliminando ovos pelas fezes ou quando encontrados em biopsia retal. Por outro lado, mesmo sabendo-se que os pacientes ao retornarem para seus ambientes de origem irão reinfectar-se, é recomendável o tratamento, pois após a cura, no caso de reinfecção, a evolução da doença será mais branda.

Os medicamentos de escolha são oxaminiquine e praziquantel, administrados oralmente. Ambos possuem cerca de 95% de eficiência de cura. Recomendações para a prescrição e efeitos adversos:

- Oxaminiquine: 15 mg/kg para adultos em dose única e 20 mg/kg para crianças dividido em duas tomadas. Os efeitos colaterais principais são: tontura, sonolência, convulsão (raras), alucinações, excitações e distúrbios do comportamento. Contra-indicado para gestantes.
- Praziquantel: 50 mg/kg/dia, durante três dias para crianças e 30 mg/kg/dia durante seis dias para adultos ou 60 mg/kg em dose única. Os efeitos colaterais dessa droga são: epigastralgia, cefaleia, náuseas, tontura, dor abdominal, astenia e diarreia. Contra-indicado na gravidez e para pacientes com cisticercose ocular.

Para os pacientes na fase hepatoesplênica adiantada, com hipertensão portal, há recomendação de intervenção cirúrgica.

AULA PRÁTICA

A aula prática sobre a esquistossomose pode ser muito rica e variada. É um helminto importante, e por essa razão é preciso que o aluno fixe vários conceitos e observe as diferentes formas e fases do parasito para raciocinar e desenvolver suas próprias idéias e dúvidas.

As práticas podem ser as seguintes:

- fazer exames de fezes de pacientes e observar os ovos típicos, apresentando o esporão lateral;
- recolher cuidadosamente (muito cuidado para não se contaminar com a água, usando luvas e botas de borracha), com pinças longas ou conchas de feijão perfuradas (ver Capítulo 31), caramujos em algum foco; colocá-los em um recipiente de vidro transparente, expondo-os à luz para observar a possível eliminação de cercárias;
- recolher algumas cercárias com pipeta ou seringa, colocá-las em uma placa de Petri ou "vidro de relógio", adicionar gotas de lugol e observar o aspecto geral, a forma da cauda, as ventosas etc.
- realizar necropsias em camundongos infectados com cercárias um mês antes, para observar as lesões hepáticas, os casais de *S. mansoni* no sistema porta e, depois, recolher pequenos fragmentos de intestino e de fígado, comprimir entre duas lâminas para observar ovos imaturos e maduros;
- recolher casais do sistema porta (secciona-se a base da veia porta, junto do fígado, recolhendo-se os vermes com auxílio de um pequeno pincel), transferindo-os para uma placa de Petri contendo salina e observá-los na lupa. Esses helmintos podem ser guardados, depois, em pequenos vidros contendo formol 10 ou AFA (ver Aula Prática Capítulo 28 ou Capítulo 59);
- nos vermes adultos observar as seguintes estruturas: no macho - o aspecto geral, o tegumento, o canal ginecóforo, os testículos (contá-los), as ventosas etc.; na fêmea - o aspecto geral mais fino e mais longo que o macho, o ovário, o útero (geralmente contendo um ovo), o poro genital, as ventosas etc.
- confeccionar cortes histológicos do intestino e do fígado, corar pela hematoxilina/eosina, montar em lâminas e depois mostrar os diferentes aspectos dos granulomas;
- mostrar fígado humano com as alterações anatomopatológicas típicas.

capítulo 32

Moluscos

resumo do capítulo

- Apresentação
- Classificação
- Importância desses caramujos
- Biologia
- Controle

- Apresentação

O Filo Mollusca é o segundo maior filo do Reino Animal, apresentando mais de 150 mil espécies descritas, reunindo caracóis, ostras, mexilhões, lulas, lesmas e polvos. A grande maioria vive em ambiente marinho, mas muitos caracóis e lesmas vivem em ambientes dulcícolas e terrestres, talvez existindo no mundo há mais de 600 milhões de anos.

São animais interessantes, com grande importância na cadeia alimentar, inclusive na alimentação humana. Algumas espécies podem se transformar em pragas agrícolas ou atuar como hospedeiros intermediários de trematódeos diversos. Os moluscos possuem sistema respiratório, circulatório, digestivo, excretor e nervoso que lhes permitem grande adaptação ao meio em que vivem.

O corpo é geralmente protegido por uma concha calcárea, secretada pelo manto, que o recobre integralmente. A morfologia da concha (se cônica ou plana) e a direção de sua abertura (se levógira ou dextrógira), têm grande importância na identificação de famílias e no reconhecimento dos gêneros que nos interessam.

A locomoção é feita por um pé ventral, muscular, que promove ondas de contração ao longo de seu comprimento, permitindo um deslocamento como pequenos passos. Durante sua movimentação, há secreção de muco, produzido por uma grande glândula localizada na parte anterior do pé.

A alimentação dos moluscos é bastante variada, porém, os caramujos que nos interessam são vegetarianos, comem folhas, algas ou vegetal morto, raspando-os com a "rádula", uma estrutura semelhante à "uma língua em forma de lixa", existente na boca.

A reprodução dos caramujos é curiosa, pois apesar de serem hermafroditas, usualmente realizam a reprodução cruzada. Isto é, se em determinado ambiente houver apenas um caramujo, ele é capaz de reproduzir-se pela autofecundação e depois botar ovos normais. Quando houver maior número de exemplares, a reprodução ocorre da seguinte maneira: a cópula é recíproca, na qual o pênis de um indivíduo penetra na vagina do outro, com transferência de espermatóforo; separam-se e cada indivíduo, posteriormente, deposita uma massa de ovos protegida por uma gelatina, em locais próprios para cada espécie - folhas de plantas aquáticas, galhos submersos etc. Dos ovos, alguns dias depois, nascem minúsculos caramujos, já com o formato de sua espécie.

A longevidade dos caramujos é variável, mas o *Biomphalaria* e a *Lymnaea*, vivem em torno de um ano.

- Classificação

O Filo Mollusca apresenta seis Classes (*Monoplacophora, Amphineura, Scaphopoda, Gastropoda, Pelecypoda e Cephalopoda*). Entre elas nos interessa a *Gastropoda*, com a Subclasse *Pulmonata* e Ordem *Basommatophora*, que representam os caramujos de água doce, com um par de tentáculos e olhos próximos à base dos tentáculos. Nessa Ordem encontramos famílias importantes como: Planorbidae (*Biomphalaria*), Lymnaeidae (*Lymnaea*), Physidae (*Physa*), Hydrobidae (*Oncomelania*), Thiaridae (*Melanoides*), Pilidae (*Marisa*).

- Importância desses caramujos

Sem sombra de dúvida, sob o ponto de vista médico-sanitário, a família mais importante é a *Planorbidae*, com espécies transmissoras do *S. mansoni*. As demais famílias possuem espécies que tem importância como hospedeiro intermediário de alguma helmintose ou como controlador do *Biomphalaria*. Esses aspectos são comentados a seguir.

Família Planorbidae

Nessa família existem dois gêneros muito importantes, com conchas sinistrógiras e transmissoras do *S. mansoni*:

- *Biomphalaria*: caramujos com concha em espiral plana, sinistrógira, encontrados nas Américas, na África e na Península Arábica, onde exercem a função de hospedeiros intermediários do *S. mansoni*. O fato da existência desse gênero nos dois continentes facilitou a adaptação do parasito às espécies daqui. Os *Biomphalaria* são discóides e apresentam duas depressões na sua parte central, daí o significado da palavra: bi = dois e omphalos = umbigo, isto é, "dois umbigos".
- *Bulinus*: caramujos restritos à África e ao Oriente Próximo, onde exercem a função de hospedeiros intermediários do *S. mansoni* e do *S. haematobium*. Esse gênero não ocorre nas Américas.

No Brasil, as espécies conhecidas de *Biomphalaria* são: *B. glabrata, B. tenagophila, B. straminea, B. amazonica, B. peregrina, B. occidentale, B. intermedia, B. B. schrammi, B oligoza* e *B. kuhniana*. Dessas, apenas as três primeiras são vetoras do *S. mansoni*; a *B. amazonica* e a *B. peregrina*, podem ser infectadas em laboratório, mas nunca foram encontradas infectadas naturalmente.

Biomphalaria glabrata (Say, 1818)

É a principal espécie vetora da esquistossomose, não só pela sua ampla distribuição geográfica, como pela alta adaptação ao helminto e grande eliminação de cercárias, tanto em laboratório como no campo (cerca de 18 mil por dia!). É uma espécie grande, medindo até 4 cm de diâmetro com seis a sete giros; a concha é lisa e os giros arredondados não apresentam carenas. É encontrado desde o Rio Grande do Norte até o Rio Grande do Sul, além dos Estados do Pará, Maranhão e Piauí. É transmissora na Venezuela, Suriname, Porto Rico e Ilhas das Antilhas.

Biomphalaria tenagophila (Orbigny, 1818)

Em determinadas regiões o *S. mansoni* se adaptou perfeitamente a essa espécie de caramujo, que funciona como um ótimo hospedeiro intermediário. Já em outras áreas ele ainda é refratário, mostrando uma paulatina adaptação entre vetor/helminto. É uma concha grande ou média, larga, medindo até 3 cm de diâmetro, com seis a sete giros, embora apresente dimensões menores nos criadouros naturais. A concha possui uma nítida carena (ou crista) ao longo dos giros, especialmente no lado esquerdo (lado de cima). É encontrado desde o sul da Bahia até o Rio Grande do Sul, além do sul de Minas, São Paulo e Mato Grosso. Nesses Estados do Brasil funciona como responsável por focos isolados, indicando certa adaptação da linhagem do *S. mansoni* a esse caramujo, que elimina poucas cercárias por dia. Também é encontrado nos países platinos.

Biomphalaria straminea (Dunker, 1848)

É a menor das espécies vetoras do *S. mansoni*, medindo cerca de 1,0 cm de diâmetro com até cinco giros. Não possuem carena, são finos no início e dilatados na última volta, formando uma grande abertura oval ou redonda na concha. É encontrado em todas as bacias hidrográficas do Brasil, sendo a espécie predominante no Nordeste; também é a espécie responsável pelo focos de Fordlândia, no Pará e Goiânia. Não elimina cercárias em grande quantidade, porém, como usualmente se apresenta com populações elevadas, a quantidade final de cercárias no criadouro é alta.

É importante salientar que a identificação das espécies de *Biomphalaria* não é tarefa muito fácil, especialmente porque a estrutura externa das conchas não é suficiente para isso. A identificação específica perfeita só é possível pelo exame da anatomia das partes moles do caramujo, que exige a retirada das mesmas do interior da concha, seguida de dissecação.

▪ Biologia

As espécies de *Biomphalaria* vivem em ambientes aquáticos, com pouca ou nenhuma correnteza, representados por pequenos córregos, valas de irrigação, açudes etc. Lagos ou açudes de maior porte, com pouca vegetação nas margens e formação de "marolas" são desfavoráveis ao caramujo. Se alimentam vorazmente de plantas aquáticas, especialmente as mais tenras; em laboratório se alimentam facilmente de alface ou de "comprimidos" feitos com folhas dessecadas desse vegetal. Vivem bem em aquários, em água sem cloro e sob temperatura variando entre 25/30 graus centígrados. Os ovos, após a cópula, são depositados em substratos sólidos, tais como folhas, paredes do aquário ou pequenos pedaços de isopor; as desovas são feitas com cerca de 30 ovos, envolvidos por uma membrana gelatinosa e transparente, denominada cápsula ovígera.

No ambiente natural, fatores ambientais adversos influenciam o desenvolvimento das formas larvárias intracaramujo. Quando o criadouro, em decorrência da falta de chuvas, vai secando lentamente, o caramujo entra em anidrobiose, sobrevivendo assim por vários meses. Nesse período, o molusco reduz seu peso drasticamente e secreta um muco que obstrui a abertura da concha, protegendo-se contra perdas hídricas. Se o parasito estiver na fase de esporocisto primário e o caramujo entrar em anidrobiose, esses esporocistos entrarão em "estivação" ou latência. Se o parasito estiver na fase de esporocisto secundário ou eliminando cercárias, haverá a autocura, isto é, o parasito alí morrerá. Quando chegar o período chuvoso, o caramujo retomará suas funções normais e o esporocisto primário se reativará, liberando cercárias em poucos dias.

Um aspecto interessante relativo à biologia desses caramujos se refere ao sistema de defesa dos mesmos. É um tema novo e instigante, cujos estudos recentes permitiram observar que, apesar de ser um sistema de defesa diferente do nosso, "ele é constituído por componentes celulares e humorais, que agem juntos na destruição do 'não-próprio'; as células móveis denominadas hemócitos, exercem um papel proeminente na defesa contra os miracídios" (Bezerra, F. S. M. 2.000).

Gênero *Bulinus*: esse caramujo não vive nas Américas, mas apenas na África e Oriente Próximo, onde é transmissor do *S. haematobium*. Tem como característica apresentar a concha helicoidal ou acuminada e sinistrógira. As espécies mais importantes são: *B. africanus*, *B. truncatus* e *B. globosus*.

Família Lymnaeidae

Nessa família encontramos caramujos também aquáticos, mais frequentes em brejos e alagadiços, funcionando como hospedeiros intermediários da *Fasciola hepatica* e de outros trematódeos de aves. Apresenta duas grandes diferenças com relação à família anterior: possui conchas helicoidais ou acuminadas e dextrógiras.

As espécies mais importantes que ocorrem no Brasil são: *Lymnaea columella*, *L. cubensis* e *L. viatrix*; na Europa, Austrália e América do Norte, as espécies mais importantes são: *L.truncatula*, *L.tomentosa* e *L. bulimoides*.

Esse caramujo se desenvolve melhor em ambientes com temperatura entre 20 e 25 graus centígrados, não ocorrendo nenhum crescimento abaixo de 10 graus; acima de 30 graus centígrados também o desenvolvimento do molusco e da fascíola são prejudicados. Caso ocorra dessecamento do criadouro, esse caramujo entrará em anidrobiose por até um ano. Quando o helminto está na fase de esporocisto, também entra em estivação, resistindo por até dez meses nessa situação. Reinicia seu desenvolvimento com vigor redobrado assim que a água retornar ao ambiente.

Família Physidae

São moluscos com conchas acuminadas e sinistrógiras. O gênero *Physa* é importante em parasitologia veterinária, pois serve de hospedeiro intermediário para trematódeos de animais. As cercárias liberadas por esses moluscos podem penetrar na pele humana e desenvolver um quadro de dermatite cercariana.

Famílias Thiaridae e Pilidae (= Ampulariidae)

Nessas famílias encontramos caramujos que não funcionam como hospedeiros intermediários de helmintos de importância médica, mas são úteis para nós pois seus exemplares podem ser usados no controle biológico ao *Biomphalaria*. Vivem no mesmo ambiente destes e, ao se alimentar de vegetais, não só competem com as bionfalárias, como também são predadores de seus ovos.

Os tiarídeos possuem distribuição geográfica universal; são finos e longos, apresentam a concha muito acuminada e dextrógira. O gênero mais importante é o *Melanoides* sp. encontrado com frequência e em grande quantidade nas margens de nossos lagos.

Os pilídeos (ou ampularídeos) são caramujos grandes e globosos, que apresentam a concha acuminada e dextrógira, com um grande opérculo (isto é, "tampa da concha")São encontrados em diversas partes do mundo. Na Europa, o gênero mais comum é o *Pila*; na América Central, uma espécie importante é a *Marisa cornuarietis*, aqui relacionada porque participa do controle biológico (é competidora) do *B.glabrata*; no Brasil, um ampularídeo muito frequente em lagos e córregos é o *Pomacea*. Segundo alguns pesquisadores, esse caramujo exerce um papel importante na competição e predação de bionfalárias. O *Marisa* é um molusco escuro, largo e achatado (concha planorbóide), que coloca ovos gelatinosos dentro da água; já os *Pomacea*, são marrons, grandes e cônicos; colocam seus ovos fora da água, formando cachos coloridos (rosa ou alaranjado). Os pilídeos são anfíbios, pois possuem pulmões e brânquias.

— Controle

O controle ou combate aos caramujos não é tarefa fácil, porque são animais altamente competentes em sobreviver às diversidades ambientais e repovoar criadouros antigos ou novos com grande rapidez. Além disso, podem se dispersar por mecanismos diversos, tais como enxurradas, comércio de plantas aquáticas, de peixes ornamentais, de barcos etc. Dessa forma, parece uma temeridade propor o "combate ou eliminação" do caramujo, qualquer que seja ele.O mais correto é pensar em realizar o "controle" em determinadas áreas ou criadouros.

Esse controle pode ser feito por diversas tentativas, sendo que cada criadouro ou ambiente requer um tratamento especial ou o emprego de dois ou mais métodos, integradamente. Com relação às duas famílias que nos interessam – *Planorbidae* e *Lymnaeidae* – os métodos passíveis de uso são:

- Moluscocidas: esses podem ser de origem química ou vegetal. Os moluscocidas químicos – sulfato de cobre, Frescon, Bayluscid etc. – são pouco tóxicos para mamíferos e aves, porém, muito tóxicos para caramujos e anfíbios, répteis, peixes etc, o que limita totalmente o seu uso. Os moluscocidas vegetais são extraídos de raízes, folhas, frutos ou cascas das plantas, sendo que dezenas delas têm se mostrado eficientes nos ensaios laboratoriais, inclusive com pouca ou nenhuma toxidez para os animais de sangue frio. Entretanto, no campo, poucas atuam realmente sobre os caramujos; dessas, as duas melhores são obtidas da casca da castanha de caju e do leite da "coroa de Cristo".

- Modificação dos criadouros: é um método de uso muito restrito, mas em certos ambientes peridomiciliares (córregos, açudes), o trabalho realizado por mutirão da comunidade dá excelentes resultados. Essas modificações podem incluir a limpeza permanente das margens, removendo a vegetação e a consequente eliminação de caramujos, de desovas, do alimento e da barreira (vegetais e detritos) que impedem o melhor fluxo da água; o aterro ou drenagem de poças ou criadouros isolados; o isolamento, por cercas, de criadouros existentes em brejos ou açudes.

- Controle biológico: é um procedimento que necessita ser mais estudado, pois em ambientes naturais, bem afastados de cidades ou vilas, a população de caramujos, especialmente do *Biomphalaria* é reduzida em virtude da ação dos predadores. Nos criadouros peridomiciliares, esse controle ou equilíbrio natural é dificultado pela presença humana, lembrando que muitos desses criadouros são implementados pela própria ação humana. Dessa forma, poderiam ser usados animais competidores ou predadores para o controle desses caramujos vetores, tais como: patos e marrecos, aves aquáticas silvestres (sara-cura, frango d'água etc.), caramujos (*Marisa* sp., *Thiarideos*, *Pomacea* sp.), peixes (tilápia, peixe-paraíso), insetos (hemípteros aquáticos, larvas de Odonata), quelônios aquáticos etc. Esses animais ingerem caramujos jovens e adultos, bem como grande quantidade de ovos dos vetores ao se alimentarem de vegetais (especialmente os caramujos). O controle biológico pelos métodos acima consegue apenas a redução da população dos vetores, mas não sua eliminação total. Em alguns focos, entretanto, pode haver a total eliminação do *Biomphalaria*, que será substituído por uma ou mais espécies de caramujo competidor.

Pelo exposto, vê-se que seguramente o caramujo não é o elo mais fraco da cadeia epidemiológica da esquistossomose a ser quebrado, mas vulnerável, desde que nossas ações sejam integradas e continuadas.

AULA PRÁTICA

A aula prática sobre moluscos tem como objetivo a familiarização do aluno com esse grupo de animais. Ele deve aprender a diferenciar uma espécie vetora de uma não-vetora, além de ser capaz de examinar exemplares positivos para os helmintos.

Caso o laboratório de parasitologia já possua conchas desses moluscos, o importante é mostrar para o aluno como se distingue uma concha levógira de uma dextrógira, procedendo da seguinte forma: segurar a concha entre os dedos polegar e indicador, firmando os dedos nas extremidades superior e inferior da concha. Aquela que apresentar a abertura para a direita, é dextrógira (conforme se vê em *Lymnaea*) e para a esquerda, é levógira (conforme se vê em *Biomphalaria*).

Com relação aos vetores, seria interessante coletar exemplares vivos em campo, tarefa essa que pode ser executada apenas pelo professor ou técnico e, melhor ainda, com a participação dos alunos. Aqui é necessário muita cautela, pois todos necessitam usar luvas e botas de borracha, evitando sempre entrar em contato com a água possivelmente contaminada por cercárias. Os caramujos devem ser apanhados usando-se pinças longas, conchas de feijão perfuradas ou peneiras com cabos longos (1,0 m). Os caramujos são recolhidos cuidadosamente e transferidos para recipientes de vidro (por exemplo, vidros de maionese, com tampa), contendo água limpa. Ainda em campo é possível verificar se os caramujos estão positivos, deixando-os por cerca de 30 minutos expostos à luz solar. Ao final desse tempo, colocar o vidro contra um fundo escuro, o que permitirá ver (a olho nu) as cercárias nadando ativamente. A identificação da espécie da cercária deverá ser feita em laboratório sob microscópio ou lupa, após a adição de lugol, para a observação da morfologia da mesma. As cercárias podem ser fixadas em AFA e depois coradas e montadas em lâmina (a manipulação das cercárias promove o desprendimento da cauda com grande facilidade).

Os caramujos podem ser transportados para o laboratório onde serão examinados da forma acima ou por esmagamento entre fundo e tampa de uma placa de Petri, para observação imediata das cercárias presentes.

Para o transporte de caramujos a longas distâncias é melhor acondicioná-los em recipientes pequenos, colocando uma camada (1,0 cm) de papel de filtro umedecida no fundo e depois intercalar a camada de caramujos com outra camada de papel de filtro umedecida, cobrindo-se o recipiente com tampa perfurada.

capítulo 33

Teníase e Cisticercose

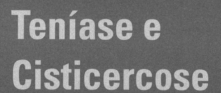

resumo do capítulo

- Apresentação
- Classificação
- Morfologia
- Biologia
- Imunidade
- Patogenia e sintomatologia
- Diagnóstico
- Epidemiologia
- Profilaxia
- Tratamento

– Apresentação

A Classe Cestoda (ver classificação no Capítulo 28) possui várias espécies que ocorrem em humanos e nos animais, já conhecidas da população desde a mais remota antiguidade. Entretanto, não se fazia a associação das formas adultas, presentes nos intestinos dos hospedeiros definitivos, com as formas larvárias encontradas em músculos ou órgãos dos hospedeiros intermediários. Apenas em 1885 é que Küchenmeister verificou que os cistos são fases biológicas de cestódeos adultos.

Dentre as quatro Ordens que essa Classe apresenta, nos interessa a Ordem *Cyclophyllidea*, que compreende os cestódeos com quatro ventosas, que por sua vez engloba duas Famílias de grande importância médica: *Taeniidae* e *Hymenolepididae*. Na Ordem *Pseudophyllidea*, que compreende os cestódeos com duas pseudobotrídias, encontramos o *Diphyllobothrium latum* (= *Dibothriocephalus latus*), que ocorre em humanos fora do Brasil. Em 2005 foram encontrados cerca 20 pacientes (ver Capítulo 36).Outras diversas famílias de ciclofilídeos são importantes em veterinária, mas não serão aqui comentadas.

A grande relevância dos cestódeos na área médica se refere às alterações patológicas provocadas pelas formas larvárias que acidentalmente se desenvolvem em humanos e pelas perdas econômicas que essas mesmas formas provocam nos animais parasitados. Interessante observar que usualmente os vermes adultos pouco dano causam em seus hospedeiros definitivos. Assim, neste Capítulo, estudaremos a teníase, doença provocada pela presença da *Taenia solium* e da *T. saginata* no intestino delgado humano, e a cisticercose, doença provocada pela presença do cisticercos da *T. solium* em alguns órgãos humanos.

Para lembrar: Cestoda, significa "forma de fita"e *Taenia*, "fita".

– Classificação

A Família *Taeniidae* apresenta três Gêneros de importância médica:

- *Taenia*: corpo formado por numerosos proglotes, que apresentam ramificações uterinas longas. A larva é um cisticerco;
- *Multiceps*: corpo semelhante, porém menor. A larva é um cenuro;
- *Echinococcus*: corpo pequeno, formado por até cinco proglotes, com ramificações uterinas curtas. A larva é um cisto hidático ou equinococo.

O Gênero *Taenia* apresenta duas espécies que serão estudadas em seguida: a *Taenia solium* (Linnaeus, 1758) e a *Taenia saginata* (Goeze, 1782).

Essas duas espécies ocorrem no intestino delgado humano e são popularmente denominadas de "solitárias", o que não é muito correto, pois podem coexistir vários exemplares simultaneamente. O hospedeiro intermediário da *T. solium* é o suíno, sendo essa espécie também responsável pela cisticercose humana (isto é, os humanos podem exercer o papel dehospedeiro intermediário acidental) e a *T. saginata* tem o bovino comohospedeiro intermediário (essa espécie não provoca cisticercose humana). Portanto, denomina-se teníase a infecção intestinal humana provocada pelas formas adultas de *T. solium* ou de *T. saginata*. A cisticercosehumana é a infecção determinada pela presença de formas larvárias – cisticercos – da *T. solium* em tecidos diversos, entre eles músculos, sistema nervoso central etc.

Acredita-se que no mundo existam cerca de 80 milhões de pessoas parasitadas pela *T. saginata* e três milhões pela *T. solium*, com 300 mil infectados pela cisticercose. No Brasil, o número de pessoas parasitadas pela *T. saginata* é estimado em 400 mil, sendo pouco conhecido o número de infectados pela *T. solium* ou pela cisticercose.

Morfologia

A seguir, estudaremos a morfologia dessas duas espécies de tênia, tanto na forma adulta, como na larvária ou cisticerco.

Tênias adultas

Como todo cestódeo ciclofilídeo, as tênias adultas são divididas em três partes distintas: cabeça ou escólex, pescoço ou colo, e corpo ou estróbilo. Este, por sua vez, é formado por uma série de anéis ou proglotes, que se iniciam no colo como proglotes jovens, seguidas pelas proglotes maduras e, finalmente, pelas proglotes grávidas. A *T. saginata* é o maior helminto que ocorre em humanos, podendo alcançar de 8 a 12 metros de comprimento; já a *T. solium* é um pouco menor, apresentando um comprimento que pode variar entre 2 e 4 metros (alguns raros exemplares podem alcançar 8 metros). As principais diferenças entre essas duas espécies são:

Principais Diferenças entre *T. solium* e *T. saginata*			
	Escólex	**Proglotes grávidas**	**Expulsão Proglotes**
T. solium	Globoso, com rostro e com acúleos	Ramificações uterinas pouco numerosas (7 a 16) e dendríticas	Saem junto com as fezes
T. saginata	Quadrangular, sem rostro e sem acúleos	Ramificações uterinas muito numerosas (15 a 30) e dicotômicas	Saem no intervalo das defecações

TABELA 33.1

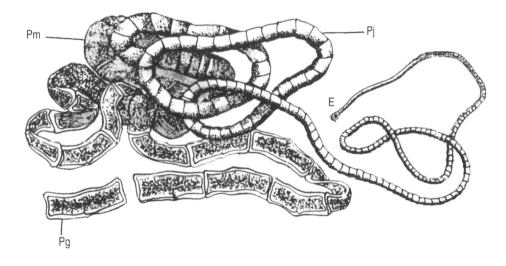

Taenia solium completa: (E) escólex, com quatro ventosas e um rostro armado, seguida do colo ou pescoço; (Pj) proglotes jovens; (Pm) proglotes maduras; (Pg) proglotes grávidas, que saem junto com as fezes.

FIGURA 33.1

Além dessas diferenças, é importante assinalar que a *T. saginata* é formada por mais de mil proglotes, apresentando um nítido esfíncter vaginal musculoso (proglotes grávidas com poro genital saliente), enquanto a *T. solium* não possui tal esfíncter (poro genital pouco saliente) e é formada por cerca de 800 proglotes.

Cada proglote é um "organismo" independente sob o ponto de vista nutricional e reprodutivo. É hermafrodita, com desenvolvimento precoce dos órgãos masculinos (protrandria), seguida do desenvolvimento dos órgãos femininos. Nas proglotes maduras pode-se distinguir perfeitamente o aparelho reprodutor, que possui a seguinte estrutura:

- masculino: contém 150 a 200 testículos em *T. solium* e 300 a 400 em *T. saginata*. De cada testículo parte um canal eferente que, unidos, formam um canal deferente que se dirige para o poro genital, onde diferencia-se em cirro, contido dentro de uma bolsa do cirro.
- feminino: compreende um ovário, do qual parte um oviduto em forma de U (recebendo nesse trajeto o canalículo das glândulas vitelogênicas e do canal seminal), que acompanha o útero. Este se liga à vagina, que por sua vez se abre no poro genital.

As últimas proglotes são grávidas, ou seja, apenas o útero está repleto de ovos, sendo que os demais órgãos reprodutivos se degeneraram. Cada proglote grávida são duas a três vezes mais longas do que largas (cerca de 1,0 cm por 2 a 3 cm), contendo de 30 a 80 mil ovos cada! A dimensão da proglote grávida é variável, pois saem vivas para o exterior, movimentando-se, alongando-se e encurtando-se.

Escólex

O escólex dos Cestoda têm a função de fixação do helminto à mucosa do intestino delgado do hospedeiro. Em *T. solium*, esse escólex é uma estrutura esférica, com quatro ventosas e um rostro ou rostelo. O rostro é uma saliência localizada entre as quatro ventosas, apresentando-se armado com uma dupla fileira de 25 a 50 acúleos. A *T. saginata* apresenta as quatro ventosas, porém, não possui o rostro e nem os acúleos.

Ovos

Esses são esféricos, medindo 30 μm de diâmetro, e formados por uma casca ou envoltório, denominado embrióforo, medindo 3 μm de espessura. Este envoltório protege a oncosfera ou embrião hexacanto (recebe esse nome por apresentar seis ganchos ou acúleos). O embrióforo é formado por bastonetes de queratina e substâncias proteicas, que conferem um característico aspecto raiado, como pneu de automóvel (e a roda seria a oncosfera). Mesmo ao exame microscópico, os ovos das duas tênias são indistinguíveis, ou seja, pelo ovo não podemos diferenciar as duas espécies de *Taenia*.

Cisticerco

Havia muita controvérsia quanto à denominação das formas larvárias dessas tênias, pois como acreditava-se que eram parasitos distintos, lhes foram dados nomes científicos específicos: *Cysticercus cellulosae* e *Cysticercus bovis*. Posteriormente foi verificado que, na verdade, são formas larvárias da *T. solium* e da *T. saginata*, respectivamente, mas conservando a grafia latinizada. Atualmente essas formas são escritas na forma vernacular, sem grafia latinizada.

Assim, o cisticerco é uma larva constituída por uma vesícula opaca, cheia de líquido transparente, medindo cerca de 0,5 cm de diâmetro, apresentando o escólex e o colo invaginados para o seu interior. O cisticerco da *T. solium* é um pouco maior e mais transparente, permitindo a visualização do "receptáculo do escólex", um ponto claro dentro da vesícula. O cisticerco, quando ingerido pelo hospedeiro definitivo (isto é, os humanos), permitirá a desenvaginação do escólex próxima ao intestino (ou em laboratório se o cistecerco for colocado em placa de Petri contendo bile), possibilitando verificar que o cisticerco da *T. solium* possui as quatro ventosas com o rostro armado e o cisticerco de *T. saginata* apenas as quatro ventosas.

TENÍASE E CISTICERCOSE 305

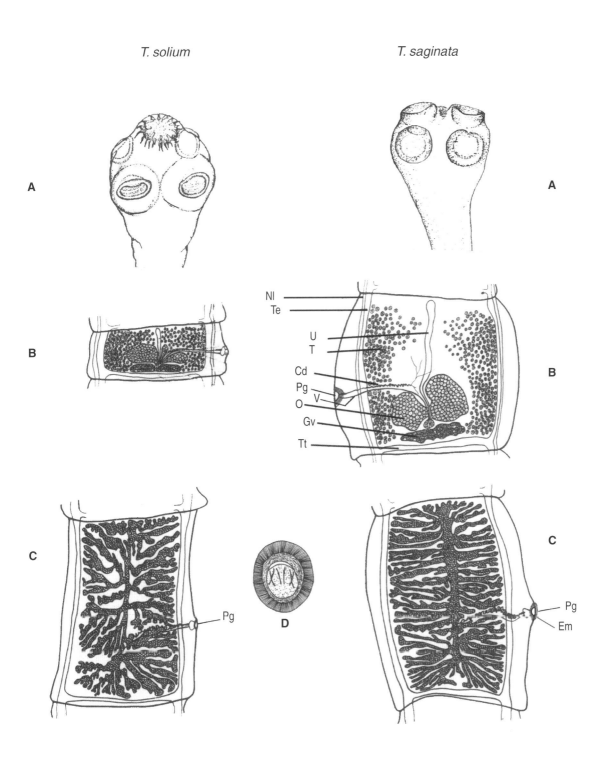

Características para identificação das tênias humanas: (A) escólex: notar rostro armado em *T. solium* e ausência de rostro em *T. saginata*; (B) proglote madura (estreita em *T. solium* e larga em *T. saginata*): (Nl) nervo longitudinal; (Te) tubo excretor longitudinal; (U) útero; (T) testículos; (Cd) canal deferente; (Pg) poro genital; (V) vagina; (O) ovário; (Gv) glândulas vitelogênicas; (Tt) tubo excretor transversal; (C) proglote grávida: (Pg) poro genital; em) esfíncter muscular (pequeno em *T. solium* e desenvolvido em *T. saginata*); notar as ramificações uterinas: *T. solium*) pouco numerosas e dendríticas; *T. saginata*: muito numerosas e dicotômicas; (D) ovo (igual para as duas espécies de tênia).

FIGURA 33.2

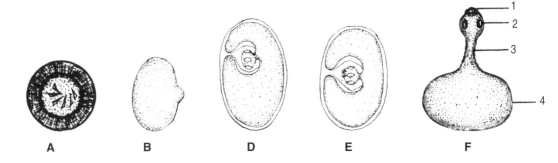

FIGURA 33.3 Formas biológicas de *Taenia sp.*: (A) ovo, idêntico para as duas espécies; (B) cisticerco como é visto na carne (tamanho de uma ervilha); (D) cisticerco invaginado de T. saginata, sem rostro; (E) cisticerco invaginado de *T. solium*, com rostro armado de acúleos; (F) cisticerco desenvaginado: (1) rostro armado; (2) ventosas; (3) colo ou pescoço; (4) vesícula, que se desintegrará ao chegar no intestino delgado humano (o cisticerco é ingerido invaginado).

■ Biologia

O pescoço ou colo é o órgão responsável pela contínua produção de proglotes, em substituição às proglotes grávidas que se desprendem diariamente do helminto. A apólise, isto é, o desprendimento das proglotes grávidas, se dá de forma diferente para cada espécie de tênia: em *T. solium*, cerca de 3 a 6 anéis são eliminados passivamente durante a defecação, e em *T. saginata* saem ativamente cerca de 8 a 9 anéis, no intervalo das defecações.

Nutrição

A nutrição das tênias se dá principalmente através de seu tegumento, recoberto por microvilosidades ou microtríquias, formado por uma membrana celular altamente permeável. Essas microtríquias oferecem enorme extensão superficial do tegumento, permitindo a penetração de nutrientes por simples difusão. A membrana celular contém várias enzimas, tais como fosfatases, lipases etc. As tênias apresentam grande consumo de carboidratos (glicose, galactose), lipídios, proteínas e vitaminas. No tegumento notam-se depósitos de calcário, sob a forma de pequenos grânulos, muito frequentes nas formas larvárias e proglotes maduras, dando o aspecto leitoso ao helminto. Esse calcário é constituído por Ca, Mg, P e CO_2, porém, sua função ainda não está totalmente esclarecida.

Longevidade

A longevidade das tênias é um fato interessante, pois podem viver por muitos anos no organismo humano: a *T. solium* vive cerca de três anos, mas pode alcançar 20/25 anos e a *T. saginata* vive cerca de dez anos, podendo estender esse período até 30 anos. O escólex é sempre o mesmo, porém, o corpo ou estróbilo está continuamente se renovando a partir da permanente produção de proglotes pelo colo. Já os ovos têm pouca longevidade ou resistência no meio exterior. Em condições ótimas de temperatura (20 a 30 graus centígrados), umidade (cerca de 50 a 80%) e sombra, sobrevivem em torno de 4 a 6 seis meses; já a dessecação e as temperaturas muito elevadas, determinam a morte dos ovos rapidamente.

Reprodução

Os óvulos são fecundados no oviduto pelos espermatozóides estocados no receptáculo seminal, pois nesse período os órgãos masculinos já se atrofiaram. Esses ovos se acumulam e amadurecem dentro do útero até que, dentro da proglote, alcançam o exterior já contendo a oncosfera.

Ciclo biológico

Os ovos normalmente chegam ao exterior dentro das proglotes, mas raramente podem ser encontrados nas fezes de pacientes, fato esse explicado pela possibilidade de ocorrer o rompimento da proglote no trajeto intestinal, colocando os ovos em liberdade. Algumas vezes proglotes grávidas podem ser rompidas ao transpor o esfíncter anal, liberando aí grande quantidade de ovos. Chegando ao exterior, o ovo só continuará o ciclo biológico se for ingerido por um hospedeiro próprio. É verdade que alguns hospedeiros acidentais podem ingerir os ovos e esses se desenvolverem até a larva cisticerco, porém, provavelmente o ciclo não terá continuidade. Assim, o hospedeiro intermediário normal para a *T. solium* é o suíno (e os acidentais são os humanos, os cães etc.) e para a *T. saginata* é o bovino. A sequência do desenvolvimento do ovo dentro de qualquer desses hospedeiros é a mesma e será descrita a seguir.

Pela ação dos sucos digestivos e da bile, a oncosfera sai de dentro do embrióforo na luz do intestino delgado do hospedeiro intermediário, penetra ativamente na parede intestinal, cai na corrente sanguínea, alcança a circulação geral e irá encalhar nos músculos de maior movimentação (masseter, diafragma, base da língua, coração etc.), bem como no cérebro e globo ocular. Nesses tecidos a oncosfera perde os acúleos (mesmo na *T. solium*) e transforma-se em uma diminuta larva. A partir de dois a três meses da ingestão do ovo, essa larva ou cisticerco está madura e apta a concluir o ciclo se for ingerido por uma pessoa. Mede cerca de 0,5 cm de diâmetro, permanecendo viável por três a seis meses (o cisticerco da *T. saginata* degenera em poucas semanas); findo esse período, morrem, degeneram e usualmente tornam-se calcificados, podendo assim permanecer por vários anos. Conforme já foi dito, o ciclo só se completará se esse cisticerco maduro for ingerido por alguma pessoa, juntamente com a carne mal cozida ou crua.

Ao chegar no intestino delgado humano, sob a ação dos sucos digestivos e, principalmente, da bile, o cisticerco se desenvaginará, exteriorizando o escólex. Este, com auxílio das ventosas (e do rostro no caso da *T. solium*) se fixará entre as criptas da mucosa do intestino delgado, a vesícula se desintegrara e o colo dará início à formação das proglotes para formação do estróbilo. Cerca de dois meses depois da ingestão da carne contendo o cisticerco, o paciente inicia a liberação das primeiras proglotes.

Mecanismos de transmissão

Os mecanismos pelos quais os humanos adquirem a teníase são:

- ingestão de carne de porco crua ou mal cozida, contendo cisticercos da *T. solium*;
- ingestão de carne bovina crua ou mal cozida, contendo cisticercos da *T. saginata*.

Já para os humanos adquirirem a cisticercose há necessidade de ingestão de ovos da *T. solium* por algum dos seguintes mecanismos:

- autoinfecção externa: o paciente ingere ovos ou proglotes de sua própria *T. solium*, através de falta de higiene ou de coprofagia, quando os ovos liberam a oncosfera ao nível do intestino, completando o ciclo;

- autoinfecção interna: por mecanismos de retroperistaltismo, proglotes grávidas de *T. solium* chegam até o estômago e depois retornam ao intestino, liberando as oncosferas, que completam o ciclo;
- heteroinfecção: ovos de *T. solium* provenientes de algum paciente são ingeridos junto com alimentos (ou mesmo em laboratório, durante a manipulação de fezes contaminadas). Esses ovos liberam a oncosfera ao nível do intestino, completando o ciclo.

▬ Imunidade

O estudo dos processos imunológicos, tanto nas teníases como na cisticercose, têm sido objeto de pesquisas intensas, procurando-se não só interpretar a patologia dessas afecções, como também aperfeiçoar métodos de diagnóstico imunológico e desenvolver uma possível vacina para a proteção dos animais hospedeiros intermediários.

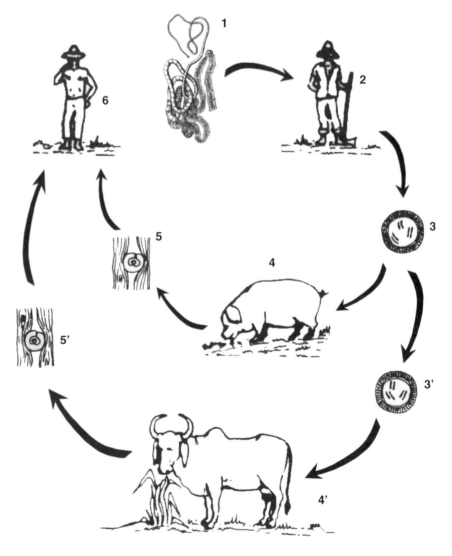

FIGURA 33.4 Ciclo biológico das tênias: (1) verme adulto no intestino delgado humano; 2) humano eliminando proglotes para o exterior; (3) ovos, dentro ou fora das proglotes são ingeridos pelos hospedeiros certos: (3) de *T. solium* é o suíno; (3') de *T. saginata* é o bovino; (4) no suíno haverá formação de cisticercos nos músculos; (4') no bovino haverá formação de cisticercos nos músculos; (5) e (5') cisticercos nos músculos; (6) os humanos adquirem a teníase ao ingerir carne mal cozida dos hospedeiros intermediários contendo cisticercos.

A) AQUISIÇÃO DA TENÍASE	B) AQUISIÇÃO DA CISTICERCOSE
1 - Carne com cisticercos	1 - Ingestão de ovos de *T. solium*
2 - Cisticercos ingeridos junto com carne crua	2 - Ovos chegam ao intestino delgado e liberam oncosfera
3 - Desenvaginação de cisticercos no intestino delgado	3 - Oncosfera penetra nos vasos sangüíneos e vai ao fígado, veia cava, coração, pulmões e circulação geral
4 - Desenvolvimento da tênia: *T. solium* se a pessoa houver ingerido carne de suínos e *T. saginata* se for carne de bovinos	4 - Oncosfera encista nos músculos, cérebro, olhos, onde se transforma em cisticercos

FIGURA 33.5 Forma de aquisição da teníase (ingerindo cisticercos) e da cisticercose (ingerindo ovos de *T. solium*).

Com relação à cisticercose, os resultados obtidos até o momento foram bastante contraditórios, havendo uma associação do número e viabilidade dos cisticercos com o nível da resposta imunológica obtida. Resultados mais frequentes indicam que há uma elevação dos linfócitos T e B, assim como nos índices de eosinofilia, tanto no sangue como no líquido cefalorraquidiano. Quanto à resposta humoral, sabe-se que há elevação das imunoglobulinas do tipo IgG, IgE e IgM no soro dos pacientes. Nos casos de neurocisticercose há predominância de anticorpos do tipo IgM específicos para antígenos de cisticercos no líquido cefalorraquidiano.

Em bovinos, a situação do conhecimento para a resposta imune não é muito diferente, sabendo-se que aqueles animais que possuem cisticercos vivos são bastante resistentes a reinfecções, inclusive apresentando taxas elevadas da resposta imune celular e humoral.

Em suínos, as tentativas de se desenvolver uma vacina continuam, porém ainda não obtivemos resultados regulares da proteção animal.

▬ Patogenia e sintomatologia

Teníase

A teníase é uma infecção pouco patogênica, frequentemente assintomática. O paciente geralmente queixa-se dessa parasitose ao encontrar proglotes do helminto em suas fezes ou mesmo em suas roupas íntimas. Entretanto, algumas manifestações podem surgir, especialmente quando o parasitismo for pela *T. saginata*, o número de formas parasitárias estiver elevado e o estado nutricional do paciente for precário. A *T. solium* é pouco patogênica. Crianças e pacientes imunodeprimidos podem apresentar uma sintomatologia mais grave, inclusive manifestar ataques epileptiformes (de etiologia obscura, talvez decorrente do grande número de helmintos agredindo as terminações nervosas da mucosa intestinal).

Assim, as manifestações mais comuns que podem surgir na teníase são:

- manifestações abdominais: dor epigástrica (dor de fome ou dor semelhante à úlcera), náusea, constipação intestinal, prurido anal (no caso da saída ativa dos proglotes de *T. saginata*), pequenas hemorragias pela fixação do escólex; inflamação e edema do intestino delgado; aumento da secreção gástrica e da motricidade intestinal;
- manifestações gerais: cefaleia, excitação, perda de peso, eosinofilia e desnutrição, esta causada pelo elevado consumo de nutrientes pelas formas adultas do parasito.

Cisticercose

A cisticercose é realmente o grande problema, quer sob o ponto de vista veterinário, quer sob o ponto de vista humano. Nos animais, tanto bovinos como suínos, as alterações que essas formas larvárias causam são muitas vezes graves, porém, as perdas econômicas que acarretam são inestimáveis. O rebanho que entra em contato com fezes humanas se infectam facilmente, e têm suas carcaças rejeitadas nos frigoríficos que possuem serviços de inspeção sanitária. As carcaças que apresentam cisticercos são impróprias para o consumo humano e desviadas para a fabricação de farinha de carne, pós-cozimento, acarretando grandes perdas para os criadores e para os frigoríficos. Mas, é sob o ponto de vista médico que essa doença nos interessa de perto.

Conforme já foi dito, a cisticercose humana é decorrente da ingestão de ovos da *T. solium*, cabendo aos humanos o papel de hospedeiro definitivo e hospedeiro intermediário acidental dessa tênia. Outros animais, tais como o cão, o gato, o rato e alguns macacos já foram encontrados naturalmente infectados, alguns deles com sintomas neurológicos graves, semelhantes à raiva canina.

Os cisticercos da *T. solium* podem se fixar nos mais variados tecidos humanos, como o subcutâneo, muscular esquelético, muscular cardíaco, base da língua, mastigadores, globo ocular e Sistema Nervoso Central. Nessas duas últimas localizações, dependendo do número de formas presentes, poderão ocorrer lesões graves, com manifestações clínicas diversificadas.

É uma doença de distribuição geográfica mundial, sempre dependente das condições dos serviços sanitários das habitações, dos hábitos das pessoas de se alimentar de carne suína mal cozida e das condições sanitárias nas criações de suínos. Assim, a doença é mais comum na África, Ásia e Américas. Em nosso continente, os países mais atingidos são México, Guatemala, Peru, El Salvador, Brasil e Chile.

As alterações na cisticercose têm início com a fixação da larva no tecido, cuja patogênese se desenvolve por dois processos distintos: uma ação mecânica e uma ação inflamatória. Pela ação mecânica, o deslocamento ou compressão dos tecidos acompanha o crescimento da larva, que chega ao máximo em cerca de seis meses. Já o processo inflamatório, é caracterizado pela presença de linfócitos, plasmócitos, eosinófilos e gigantócitos, que procuram envolver a larva; também é um processo lento, com evolução que pode demorar meses. As manifestações agudas seriam decorrentes da existência de numerosos cisticercos presentes em uma mesma área, promovendo uma compressão mecânica e inflamatória de maior amplitude. Geralmente as alterações e as manifestações clínicas são de evolução crônica, ao longo de vários meses. As alterações provocadas pelos cisticercos, as reações dos tecidos e as manifestações clínicas são totalmente dependentes do órgão atingido e do número de larvas presentes, conforme será mostrado em seguida.

Neurocisticercose

As partes mais atingidas do sistema nervoso são a leptomeninge e o córtex; o cerebelo e a medula espinhal são menos acometidos. De maneira geral encontramos poucos cisticercos nos pacientes, mas alguns podem apresentar centenas deles. O processo inflamatório tem início pouco depois da instalação da larva, porém, acentua-se com o decorrer dos meses, especialmente depois da morte do cisticerco, o que geralmente acontece de três aseis meses após a infecção. Daí podem ocorrer duas situações: na primeira e mais comum, o cisticerco é totalmente reabsorvido, ficando no local apenas um nódulo cicatricial; no segundo caso, que acontece em torno de 15% dos pacientes, o cisticerco torna-se calcificado, permanecendo assim por longos anos. A reação em torno dos cisticercos pode provocar distúrbios circulatórios graves, como redução do fluxo sanguíneo e periarterites.

As manifestações clínicas mais frequentes, decorrentes da neurocisticercose, são: cefaleia intensa (hipertensão endocraniana), crises convulsivas epilépticas, perturbações mentais, paralisias, entre outras. Essas manifestações podem durar muitos anos, raramente ocorrendo a cura espontânea.

Cisticercose ocular

O cisticerco alcança o globo ocular através dos vasos da coróide, instalando-se preferencialmente na retina, onde desenvolve-se. Nesta fase de crescimento pode expandir-se para dentro do humor vítreo ou promover o deslocamento e consequente descolamento da retina. A presença da larva desencadeará um processo inflamatório discreto no início, que poderá agravar-se com o passar dos meses. A consequência e gravidade das lesões dependerá da área lesada bem como da intensidade da reação do organismo; muitas vezes o paciente não apresenta nenhuma queixa, pois raramente o parasito provoca dor. Entretanto, podem ser encontradas algumas lesões, tais como: opacificação do humor vítreo, sinéquias (aderências) posteriores da íris, uveítes e até pantoftalmias. As manifestações dessas alterações são a perda parcial ou total da visão e, raramente, a perda do globo ocular. Ao exame do fundo de olho, com frequência, pode ser observado o cisticerco desenvaginado no interior do humor vítreo, "tateando" a área com o escólex. Essa ação pode lesar o cristalino, promovendo sua opacificação (catarata).

Outras localizações

As outras localizações mais comuns de cisticercos em humanos são no tecido conjuntivo subcutâneo e na camada interfascicular dos músculos esqueléticos. Nesses locais o processo inflamatório que envolve a larva desenvolve uma membrana adventícia fibrosa, provocando a morte e a calcificação do cisticerco.

Nesses casos pode nao haver nenhuma manifestação sintomática. Quando muito o paciente pode notar a presença de nódulos subcutâneos disseminados, sem causar dor, incomodando apenas pelo aspecto estético. Dependendo da localização, pode haver manifestações clínicas: mialgias na região da nuca, na região lombar etc.

Cysticercus racemosus

Em 1860, Virchow descreveu um parasito diferente, "encontrado na base do cérebro de um paciente, desenvolvendo-se excessivamente e podendo adquirir um caráter maligno e invasivo de todo o espaço subaracnóideo, formando uma massa de até 25 cm de comprimento". Apresenta uma grande vesícula ou numerosas vesículas, porém com um só escólex, munido de quatro ventosas e um rostro armado de acúleos. Posteriormente outros casos foram descritos com essamesma localização e aspecto e, mais recentemente, foram diagnosticados pacientes com esse parasito no globo ocular e na tíbia. Durante muitos anos discutiu-se a origem e a identificação desse parasito, mas atualmente acredita-se não haver dúvidas de que é uma forma degenerada do cisticerco da *T. solium* (seria uma forma degenerada do antigo *Cysticercus cellulosae*). Existem autores que supõem ser a larva de alguma tênia desconhecida.

▪ Diagnóstico

O diagnóstico dessas parasitoses deve ser feito conforme a forma parasitária que causou a patologia. Assim, teremos técnicas específicas para o diagnóstico da teníase e da cisticercose:

Teníase

O diagnóstico da teníase pode ser clínico e parasitológico. O diagnóstico clínico é complexo, pois na grande maioria dos pacientes essa infecção é assintomática. Frequentemente o paciente descobre que está parasitado ao encontrar, assustado, proglotes em suas fezes ou roupas íntimas, motivando-o a procurar um médico.

Já o diagnóstico parasitológico é feito através de exames de fezes ou de fita gomada (com uma fita gomada transparente recolhe-se os possíveis ovos aderidos na região perianal). Por esses métodos, o objetivo é encontrar o ovo de *Taenia* sp., sendo impossível fazer a diferenciação entre as duas espécies que podem acometer os humanos. Como nem sempre os ovos estão nas fezes ou na região perianal, a recomendação é recolher proglotes para a identificação da espécie de *Taenia* que infecta o paciente. Para isso, existem duas possibilidades:

- método por tamisação: recolher o bolo fecal total, dissolvê-lo em água e depois filtrá-lo em uma peneira (tamis) de malha fina, a qual reterá as possíveis proglotes presentes. Esse método é mais indicado para a *T. solium*, que elimina 3 a 6 proglotes junto com as fezes; - para a *T. saginata*, recomenda-se a busca de proglotes nas roupas íntimas, nas roupas de dormir ou na roupa de cama, pois podem sair ativamente, durante o dia ou a noite. Após o recolhimento das proglotes, as mesmas devem ser comprimidas entre duas lâminas, clarificadas pelo ácido acético para observar o tipo das ramificações uterinas e aí fazer o diagnóstico específico (veja a morfologia das tênias no início do capítulo). A importância desse diagnóstico se refere ao fato dos maiores riscos para o paciente se estiver parasitado pela *T. solium*, requerendo cuidados higiênicos específicos, terapêutica mais precoce e observação cuidadosa da associação da tênia com alguma alteração neurológica ou ocular (risco de autoinfecção e desenvolvimento de cisticercose).

Cisticercose

O diagnóstico da cisticercose pode ser clínico e, preferencialmente, imunológico. O diagnóstico clínico é muito difícil de ser feito pela grande variabilidade de alterações e sintomas. Entretanto, dependendo dos hábitos alimentares e higiênicos do paciente, da presença de *T. solium* em seu intestino e do surgimento repentino de sintomas neurológicos, podemos pensar nessa parasitose. Perturbações oculares e o encontro de cisticerco ao exame oftalmoscópico, indicam essa parasitose com mais segurança.

De toda forma, recomenda-se fazer testes imunológicos para confirmação de alguma suspeita clínica. Esses testes detectam anticorpos anticisticercos presentes no soro sanguíneo, no líquido cefalorraquidiano ou no humor aquoso. Exames para detectar alterações do líquido cefalorraquidiano são muito empregados, pois indicam os processos inflamatórios presentes e altamente indicativos de uma neurocisticercose nas seguintes situações: pressão liquórica elevada, hipercitose moderada, aumento das globulinas, reação de Takata-Ara positiva.

Com relação aos testes imunológicos, é importante informar que podem dar resultados falso-positivos, ou seja, cruzar nos pacientes que albergam tênias adultas, hidatidoses e sífilis. Dessa forma, deve-se proceder a reações com títulos mais elevados e utilizar pelo menos dois métodos imunológicos simultaneamente. Os métodos mais empregados são:

- Reação de fixação de complemento ou reação de Weimberg: reação antiga, mas ainda usada para complementar os exames de alteração liquórica. O antígeno usado para essa reação é o extrato metílico solúvel de cisticercos de origem suína;
- Reação de ELISA: apresenta alta sensibilidade e facilidade de execução, indicada não apenas para o diagnóstico individual como também para o diagnóstico epidemiológico ou coletivo. É realizada a partir do antígeno aquoso de cisticercos. Essa reação pode ser feita também para a detecção de antígenos do neurocisticerco; embora menos sensível, é muito útil quando a detecção dos anticorpos não é possível;
- Imunoeletroforese: teste de sensibilidade variável, porém altamente específico, não resultando em reações cruzadas.

A ultrassonografia, a tomografia computadorizada, a ressonância magnética e a radiografia são recursos muito empregados para detectar a localização dos neurocisticercos e até de cisticercos oculares.

Epidemiologia

A epidemiologia dessas doenças depende dos seguintes fatores básicos:

- criação extensiva, isto é, livre, de bovinos e suínos;
- hábito da população de defecar no solo, em moitas e pastos, em decorrência da falta de instalações sanitárias adequadas em fazendas, campings etc.;
- existência de esgotos que deságuam diretamente nos córregos ou nos rios, contaminando suas margens com ovos de tênias, onde bovinos e suínos frequentam;
- hábito das pessoas comerem carne (os famosos churrascos sangrando!) de bovinos ou de suínos mal cozidas, inclusive alimentos típicos de certos povos, feitos com carne crua: kibe, pastas etc. Entre os hindus é rara a ocorrência de *T. saginata* em razão de não consumirem carne bovina. Já entre os judeus e maometanos, por não consumirem carne de porco (é considerado animal impuro) é raríssima a ocorrência de *T. solium* e cistecercose. Contudo, como a cisticercose humana independe da ingestão de carne suína, esta enfermidade já foi relatada entre judeus, devido à heteroinfecção externa;
- dispersão de ovos presentes no solo pelo vento, por moscas, por enxurradas e até por alguns pássaros que ingerem ovos nos dejetos humanos e depois os eliminam incólumes em suas fezes,
- hábito típico da zona rural de matar bovinos e suínos nas fazendas, vendendo a carne sem nenhuma seleção ou descarte de peças com cisticercos.

Com relação a este último item, é importante enfatizar que nos frigoríficos controlados por inspeção sanitária, a prevalência da cisticercose bovina nos últimos seis anos no Brasil tem variado de 0,19 a 7,95%, quando o gado abatido é o bovino de corte especializado. Quando os animais abatidos representam gado misto ou refugo de gado leiteiro, a prevalência ultrapassa 15%. Quanto aos suínos oriundos de criação industrial, bem controlada, a prevalência despenca para zero. Com relação aos suínos criados e abatidos em fundo de quintal, a prevalência da cisticercose é variável, dependendo estritamente da forma como esses animais são criados: quando mantidos em chiqueiros de quintal, com raras oportunidades de entrar em contato com fezes humanas, a prevalência encontrada variou entre 1,2 e 4,4%; já em criações livres, em contato com dejetos humanos presentes em esgotos abertos na rua ou em córregos, a prevalência variou de 23,5 a 42,0%.

Resumo da epidemiologia

- Teníase: Distribuição geográfica: mundial.
- Fonte de infecção: humanos.
- Forma de transmissão: cisticercos.
- Via de transmissão: carne de bovino/suíno mal cozida.
- Via de penetração: boca.
- Cisticercose - distribuição geográfica: mundial.
- Fonte de infecção: humanos.
- Forma de transmissão: ovos.
- Veículo de transmissão: mãos sujas/alimentos contaminados.
- Via de penetração: boca.

▬ Profilaxia

A profilaxia da cisticercose humana está intimamente dependente da profilaxia das teníases, especialmente da *T. solium*. Assim, conforme foram mostradas nas linhas gerais da cadeia epidemiológica das teníases, as medidas profiláticas devem ser feitas dentro dos seguintes objetivos:

- construção de fossas e rede de esgoto que atenda a grande parte da população;
- tratamento das pessoas infectadas pelas formas adultas das tênias;
- criação de suínos em condições higiênicas e controladas;
- educação sanitária e conscientização da população rural para não defecar no solo aberto, procurando enterrar as fezes caso não existam privadas nas proximidades;
- de acordo com o Serviço de Inspeção Sanitária Federal é obrigatória a inspeção sanitária em todo matadouro ou frigorífico, descartando-se as carcaças positivas, que devem ser encaminhadas para a produção de farinha de carne. O resfriamento das carnes a menos 10 graus centígrados, por quinze dias, o salgamento das mesmas a 30/40% por 21 dias ou o cozimento acima de 60 graus centígrados, matam os cisticercos;
- proibir o comércio de animais abatidos em fazendas.

As medidas de educação sanitária são óbvias e úteis para inúmeras parasitoses e devem ser objeto de constante divulgação (nas escolas, na imprensa etc.) e realizadas com insistência e perseverança para garantir a saúde coletiva e o bem-estar social.

▬ Tratamento

Os procedimentos para o tratamento da teníase e da cisticercose são distintos e devem ser realizados por profissional competente. Alguns medicamentos contra a teníase têm ação sobre o cisticerco, o que poderia complicar o quadro. Dessa forma, os medicamentos recomendados são:

Para as teníases

O medicamento de primeira escolha é o praziquantel, na dose de 10 a 15 mg/kg, em dose única, com dosagem máxima de 600 mg. Os efeitos colaterais são: cefaleia, náuseas, tontura, dor abdominal, astenia e diarreia. Contra-indicado para gestantes. Outra droga muito utilizada é a niclosamida (por ser um tenífugo, atuando apenas na luz intestinal, a tênia pode ser eliminada inteira), 2 g em dose única para adultos e 1g para crianças até 8 anos de idade. Essa droga possui poucos efeitos colaterais e pode ser prescrita a gestantes ou lactantes. O albendazol e o mebendazol também podem ser usados, mas sua eficiência é bem menor. Antigamente o medicamento de escolha era a semente de abóbora (cerca de 300 gramas de sementes frescas, trituradas em água ou leite), pois é um excelente tenífugo, especialmente se o paciente após a tomada, sentar-se em uma bacia com água morna; dessa maneira a tênia sai inteira, inclusive o escólex.

Para a cisticercose

O tratamento da neurocisticercose e da cisticercose subcutânea pode ser cirúrgico e medicamentoso. No caso de neurocisticercose, deve-se utilizar o praziquantel, na dose de 50 mg/kg/dia, por 21 dias, ou o albendazol, na dose de 50 mg/kg/dia, por 28 dias. Esta é a droga de primeira escolha por apresentar menos efeitos colaterais, ser mais eficiente, promover uma recuperação mais rápida dos fenômenos inflamatórios, e atuar na calcificação ou fibrose do cisticerco. Ambos os medicamentos devem ser usados em associação ao corticosteróide. Os medicamentos provocam a degeneração dos cisticercos, especialmente os localizados no cérebro. Caso o paciente apresente crises convulsivas, há necessidade de usar anticonvulsivantes. O tratamento deve ser ministrado com o paciente internado e com acompanhamento de neurologista. Em algumas situações há indicação de cirurgia para a retirada dos cisticercos.

O tratamento da cisticercose ocular é feito usualmente por intervenção cirúrgica, com resultados muito satisfatórios.

■ **AULA PRÁTICA**

Para a aula prática sobre tênias e cisticercos é importante obter parasitos inteiros, guardados em vidros contendo conservadores próprios: para as tênias o conservador ideal é o AFA (ver fórmula no Capítulo 28) e para os cisticercos presentes no tecido muscular ou cerebral, o conservador é o formol 10%. Os parasitos adultos podem ser obtidos junto a postos de saúde, acertando-se previamente os detalhes com o serviço médico. Já os tecidos contendo cisticercos são obtidos em matadouros que possuam serviços de inspeção sanitária.

Cisticercos recém-chegados ao laboratório podem ser estimulados a se desenvaginar. Veja como proceder: retire cuidadosamente com pinças e tesouras, alguns cisticercos mais superficiais e lave-os rapidamente em água; coloque em placa de Petri contendo bile (pode ser de suíno), preferencialmente aquecida a 37 graus centígrados; aguarde alguns minutos e observe a olho nu ou sob a lupa. Caso queira montá-los e corá-los, sigam as instruções na Parte Técnica deste livro.

Em lâminas montadas e coradas, é importante observar o aspecto e as diferenças específicas presentes no rostro e nas proglotes grávidas, notando o esfíncter vaginal mais saliente na *T. saginata* e as ramificações uterinas: dicotômicas e numerosas (de 15 a 30) na *T. saginata* e dendríticas e menos numerosas (de 7 a 16) na *T. solium*.

Exames de ovos podem ser feitos rompendo-se proglotes grávidas em algum recipiente contendo líquido conservador (formol 10 %, SAF, MIF etc. – fórmulas na Parte Técnica, ao final deste livro), no qual os ovos permanecem mortos, porém perfeitamente conservados por mais de ano.

Nesta aula prática é interessante promover uma discussão sobre serviços sanitários, sistemas de criação de animais e inspeção sanitária, educação sanitária e ambiental para a comunidade.

capítulo 34

Hidatidose

resumo do capítulo

- Apresentação
- Morfologia
- Biologia
- Imunidade
- Patogenia
- Diagnóstico
- Epidemiologia
- Profilaxia
- Tratamento

- Apresentação

Na Família *Taenidae* existem várias espécies do Gênero *Echinococcus* que atingem animais, sendo que três delas podem ocorrer em humanos: o *Echinococcus granulosus* (Batsch, 1786), o *E. multilocularis* (Leuckart, 1863) e o *E. vogeli* (Rausch e Bernstein, 1972). As formas adultas desses parasitos da Classe Cestoda vivem no intestino delgado de canídeos; as formas larvárias ocorrem em vísceras de herbívoros ou de roedores, podendo também ser encontradas nas vísceras de humanos.

A doença causada pela presença de larvas do *Echinococcus granulosus* –denominadas de "cisto hidático" ou "hidátide" – nas vísceras humanas é conhecida como "hidatidose". Está presente em vários países, especialmente em regiões onde há grandes criações de carneiros pastoreados por cães. *Echinococcus* significa "vesícula em forma de ouriço".

Essa doença humana é conhecida desde a mais remota antiguidade, porém somente a partir de 1780 é que foi descoberto que o cisto hidático é a forma larvária do equinococo adulto. Na América, os primeiros casos humanos e em animais foram diagnosticados entre 1860 e 1870, na Argentina e no Uruguai; no Brasil, os primeiros casos foram conhecidos no início do século XX, no Rio Grande do Sul, que ainda hoje é o Estado mais atingido no país.

Das três espécies citadas acima, a de maior importância é o *E. granulosus*, que será apresentado adiante. As outras duas espécies têm importância localizada, conforme podemos ver:

- *Echinococcus multilocularis:* é encontrado na região holoártica, especialmente no Canadá, Alasca, Sibéria, Norte da China, Alemanha, Suíça e França. O hospedeiro definitivo é a raposa e os hospedeiros intermediários são diversos pequenos roedores. Nos humanos pode provocar uma hidatidose difusa, na qual a larva não apresenta limites nítidos, com um caráter infiltrante, semelhante a um tumor maligno. É também denominada hidatidose alveolar.
- *Echinococcus vogeli*: é encontrado no Panamá, Venezuela, Colômbia, Equador e Brasil, nos Estados do Acre, Pará e Minas Gerais. O hospedeiro definitivo está representado pelos canídeos silvestres e o hospedeiro intermediário é a paca. Os cistos são múltiplos, podem estar disseminados em diversas vísceras, envolvendo grandes porções de tecidos, daí o nome de hidatidose policística.
- *Echinococcus oligarthrus* (Diesing, 1863): é encontrado na Colômbia e no Brasil, mantendo os felídeos silvestres (puma, onça e jaguarundi) como hospedeiro definitivo e roedores (paca, cotia) como hospedeiro intermediário. Ainda não foram encontrados casos humanos desse helminto.

- Morfologia

A morfologia do *E. granulosus* deve ser estudada em sua forma adulta, que parasita o intestino delgado de cães e a forma larvária ou hidátide, encontrada em vísceras (fígado, pulmões etc.) de ovinos, bovinos e humanos.

Verme adulto

É um cestódeo muito pequeno, medindo apenas 4 a 6 mm de comprimento e possuindo um escólex globoso ou piriforme, com quatro ventosas e um rostro armado de 30 a 40 acúleos, dispostos em duas fileiras. O colo é muito curto e o estróbilo possui três ou quatro proglotes: uma ou duas jovens, uma madura e uma grávida, contendo cerca de 500 a 800 ovos.

Ovo

É quase esférico, mede 30 μm de diâmetro, apresenta um embrióforo espesso e o embrião hexacanto no seu interior.

Cisto hidático

É uma forma usualmente arredondada, com dimensões variadas, dependendo da idade do cisto. Quando recém-formado, mede cerca de 1 mm, porém, meses depois pode medir vários centímetros: em humanos chega a medir cerca de dez centímetros de diâmetro. O cisto hidático é formado por três membranas e outras estruturas, que são as seguintes, iniciando-se pela parte externa:

- membrana adventícia: formada pelo hospedeiro, que tenta circunscrever ou limitar a larva, constituída por tecido conjuntivo. Mede cerca de 1,0 mm de espessura;
- membrana anista ou hialina: formada pela larva, isto é, pela membrana prolígera, que está abaixo. A espessura da membrana anista aumenta nos cistos maiores, usualmente medindo cerca de 0,5 mm. Tem um aspecto homogêneo, hialino e é constituída por mucopolissacarídeos e proteína;
- membrana prolígera ou germinativa: é aquela que recobre internamente todo o cisto. É responsável pela formação da membrana anista, das vesículas prolígeras e do líquido hidático. É muito delicada, medindo cerca de 10 μm de espessura. É bastante rugosa, pois apresenta microvilosidades e centenas de vesículas prolígeras, produzidas por ela;

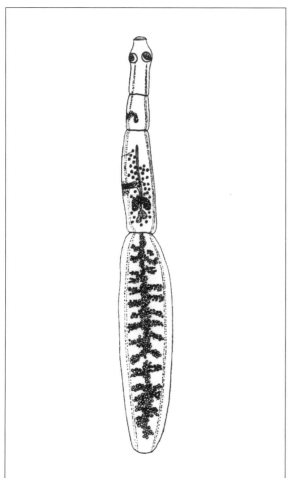

Echinococcus granulosus — verme adulto (cerca de 5,0 mm de comprimento) encontrado no intestino delgado de cães, apresentando: escólex com rostro armado e quatro ventosas; pescoço e três proglotes: jovem, madura e grávida.

FIGURA 34.1

FIGURA 34.2

Morfologia do cisto hidático ou hidátide (esquema de corte histológico): (1) membrana adventícia; (2) membrana anista; (3) membrana prolígera; (4) vesícula prolígera; (5) escólex (protoescólex).

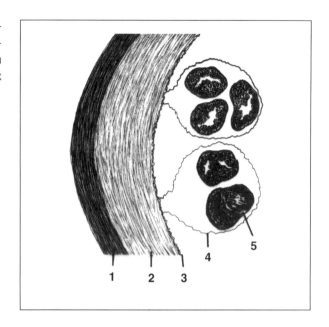

- vesículas ou cápsulas prolígeras: por brotamento (poliembrionia), a membrana prolígera forma centenas de minúsculas vesículas ou cápsulas, medindo cerca de 1,0 mm de diâmetro, no interior das quais têm origem dois a sessenta protoescóleces;
- protoescólex ou escólex: é um minúsculo escólex invaginado, medindo cerca de 130 µm de diâmetro e apresentando quatro ventosas e um rostro armado; esses escóleces continuarão o ciclo quando algum animal (no caso, o cão) ingerir as vísceras do hospedeiro intermediário;
- líquido hidático: o cisto hidático é repleto de um líquido cristalino, com constituição semelhante ao plasma sanguíneo. Em sua composição são encontrados mucopolissacarídeos, colesterol, lecitinas e diversos aminoácidos, com grande capacidade antigênica;
- areia hidática: é constituída basicamente por vesículas prolígeras, fragmentos da membrana prolígera e por protoescóleces que se soltam e ficam depositados no fundo do cisto. Um centímetro cúbico dessa areia pode conter cerca de 40.000 protoescóleces.

O cisto hidático pode apresentar formas anômalas, decorrentes de traumatismos, envelhecimento etc, quando o protoescólex se transforma em uma vesícula. Essas formas anormais são representadas por hidátides filhas endógenas ou exógenas. Nas hidátides endógenas, a vesícula que geralmente possui um única cavidade, passa a apresentar diversas cavidades internas, recebendo o nome de hidátide multivesicular. As hidátides exógenas são formadas nos ossos, pois como neles não existe a membrana adventícia, a membrana prolígera pode formar hérnias capazes de produzir novas hidátides, que por sua vez podem se desprender da hidátide mãe e viver de maneira independente, inclusive produzindo protoescóleces.

▬ Biologia

O hábitat dos vermes adultos é sempre a mucosa do intestino delgado do hospedeiro definitivo, que para o *E. granulosus* é o cão. O hábitat das formas larvárias ou do cisto hidático são as vísceras (fígado e pulmões) do hospedeiro intermediário, aqui representado pelos ovinos, bovinos, suínos, caprinos, cervídeos e camelídeos. Em humanos (que podem exercer o papel de hospedeiro intermediário acidental), a localização mais frequente das hidátides é a seguinte: fígado – 60%; pulmões – 20%; cérebro, ossos e rins – 20%.

O verme adulto alimenta-se das substâncias nutritivas presentes na mucosa do intestino delgado dos cães, tais como O2, CO2, polissacarídeos, aminoácidos etc. Já o cisto hidático nutre-se absorvendo, através de suas membranas, o exsudato inflamatório acumulado abaixo da membrana adventícia.

A longevidade dos vermes adultos é de cerca de três a quatro meses, quando morrem e são eliminados. Assim, se um cão não for reinfectado, ele pode curar-se espontaneamente cerca de quatro meses após a ingestão da hidátide. Já o cisto hidático vive vários anos.

Ciclo biológico

Os cães infectados eliminam ovos em suas fezes ou proglotes grávidas repletas de ovos, que passam a contaminar o meio ambiente (pastos, peridomicílio, interior das casas). Esses ovos chegam ao exterior já maduros, isto é, contendo a oncosfera e permanecendo infectantes por vários meses quando em locais úmidos e sombreados. Em ambientes expostos à luz solar ou muito secos, resistem no máximo durante um mês. Os hospedeiros intermediários se infectam ao ingerir os ovos ou proglotes junto com os alimentos. Ao passar pelo estômago, o embrióforo é semidigerido, permitindo que ao chegar no intestino delgado, principalmente duodeno, a oncosfera estimulada pela bile se liberte. A oncosfera é muito fina, medindo cerca de 25 μm de diâmetro e, com auxílio dos acúleos, é capaz de penetrar na mucosa e atingir capilares sanguíneos venosos. Na corrente sanguínea se dispersa e alcança algumas vísceras, especialmente o fígado e os pulmões, onde se desenvolve formando o cisto hidático; este se tornará maduro cerca de seis meses após a ingestão do ovo. Posteriormente, ao se alimentar de vísceras contendo hidátides, os cães irão se infectar; cada protoescólex que alcançar o duodeno do cão dará origem a um equinococo, que se tornará adulto (eliminando ovos ou proglotes grávidas) cerca de quarenta a sessenta dias depois.

▬ Imunidade

No líquido hidático existem pelo menos 19 substâncias antigênicas, que por diálise entram em constante contato com o sistema imune do hospedeiro intermediário. Esse fato explica porque em humanos que apresentam permanente risco de infecção, o número de hidátides é sempre muito pequeno. Presume-se que muitas oncosferas são "inativadas" próximo ao duodeno nos pacientes que já possuem hidatidose, pois esse fenômeno é facilmente detectável em laboratório quando se colocamos as oncosferas em contato com o soro de pacientes com hidatidose.

Aqui, a defesa imunológica está representada pela imunidade celular e humoral específica, que podem ser observadas nos seguintes casos: imunidade humoral – reações sorológicas, reações alérgicas – IgE (asma, urticária, choque anafilático); imunidade celular – a resposta na intradermorreação de Casoni.

Vários trabalhos têm sido desenvolvidos buscando uma melhor interpretação da resposta imunológica do hospedeiro definitivo e do hospedeiro intermediário, não apenas para conhecer melhor a patogenia dessa helmintose, como também para buscar uma vacina capaz de proteger um desses elos da cadeia biológica do helminto.

▬ Patogenia

A presença do cisto hidático nos hospedeiros intermediários é responsável pelas anomalias, não só por uma ação mecânica, mas também por uma ação química (imunoinflamatória) resultante de seu metabolismo. Assim, não são apenas os humanos que padecem das alterações que podem ser encontradas. Com relação aos humanos, muitos deles podem ser portadores de hidátides por vários anos, sem contudo apresentar nenhuma sintomatologia; outros, ainda na infância, já apresentam alterações mais ou menos graves, dependo da localização e do número de hidátides presentes.

No fígado, assim que a oncosfera se instala, tem início a formação de um processo inflamatório, onde são encontradas células mononucleares, eosinófilos e necrose de hepatócitos adjacentes. Posteriormente, com o crescimento da hidátide, forma-se a membrana adventícia, que inicia um processo de compressão ou até deslocamento do órgão. No início a hidátide cresce cerca de 1,0 cm ou mais por ano; durante vários anos pode alcançar 10,0 cm ou mais de diâmetro.

A grande maioria dos cistos hepáticos ocorre no lobo direito, podendo situar-se profundamente no parênquima do fígado (onde podem provocar compressão do parênquima, de vasos sanguíneos ou biliares e até necrose) ou logo abaixo da cápsula de Glisson (onde podem comprimir o diafragma, a entrada da veia porta ou até mesmo as vias biliares). Além da possibilidade de produzir icterícia ou hipertensão portal, os cistos podem romper-se, especialmente os superficiais, disseminando milhares de vesículas prolígeras e protoescóleces pela cavidade peritonial ou pleural.

Nos pulmões, a membrana adventícia é muito delgada e o cisto pode adquirir maiores dimensões, além de romper-se com maior facilidade. As alterações aqui são representadas pela atelectasia (achatamento dos alvéolos decorrente da compressão) e pela ocorrência de infecções bacterianas secundárias. Pode haver ruptura da hidátide, com disseminação pelo órgão ou se esta

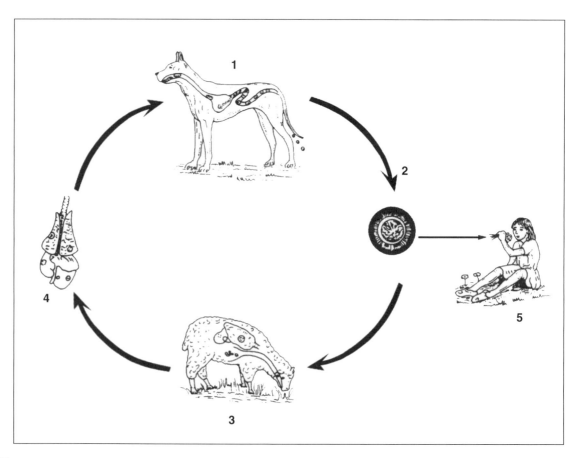

FIGURA 34.3 Ciclo biológico do *Echinococcus granulosus*: (1) cão eliminando ovos (ou proglotes) nas fezes; (2) ovos contaminando pastos ou crianças; (3) ovinos (e outros herbívoros) se infectam ao ingerir ovos, que darão hidátides no fígado e nos pulmões; (4) vísceras contendo hidátides, que irão infectar cães quando as ingerir; (5) crianças (ou adultos) adquirem a hidatidose ao ingerir ovos provenientes de cães.

ruptura ocorrer para a luz de algum brônquio pode haver a hidatidoptise, isto é, eliminação para o exterior do conteúdo da hidátide.

Tanto as alterações hepáticas como as pulmonares são usualmente de evolução muito lenta, pois o paciente infecta-se quando criança (maior envolvimento com cães e com o chão) e só 10 ou 15 anos mais tarde vai apresentar tumoração e alguma sintomatologia correspondente ao órgão atingido.

Com relação à cisticercose cerebral, ela é bem rara, mas a evolução das alterações é muito mais rápida e de consequências muito mais graves para o paciente.

Na realidade, a hidatidose simples é uma doença de tratamento cirúrgico relativamente fácil, entretanto, algumas complicações no desenvolvimento da hidátide podem ocorrer, tornando a doença grave e de difícil intervenção cirúrgica. As complicações mais frequentes e mais graves são: ruptura de cistos com produção de inúmeras hidátides secundárias, tanto no órgão parasitado como nas cavidades adjacentes; formação de cistos multivesiculares exógenos; infiltração bacteriana e supuração do cisto; e hidatidose óssea. No caso particular dessa última complicação, apesar de ocorrer em apenas 1,5% dos pacientes, ela é muito grave, pois o cisto pode permanecer vivo por mais de 20 anos em crescimento constante, com ou sem formação de vesículas exógenas. Embora não provoque dor, destrói a medula óssea e as paredes rígidas do osso, promovendo isquemia, necrose e grande fragilidade da área atingida.

▬ Diagnóstico

O diagnóstico da hidatidose pode ser clínico e imunológico. Acompanhe nossos comentários a seguir:

Clínico

O diagnóstico clínico da equinococose e da hidatidose animal usualmente não é feito por falta de alterações que levem o dono a buscar um veterinário. Com relação à hidatidose humana, podem ocorrer lesões simples ou graves no paciente, requerendo exames e procedimentos diagnósticos diversificados.

Nos pacientes com hidatidose, conforme foi mostrado na patogenia, as manifestações clínicas são multiformes, passando pelos casos totalmente assintomáticos, até aqueles que apresentam manifestações graves. Entretanto, os sintomas não são patognomônicos, cabendo ao clínico associar os dados da anamnese (origem do paciente, ligação com atividades pastoris, ocorrência de outros casos na família etc.), com as informações obtidas na palpação e percussão. O encontro de tumorações no fígado ou no abdome (o toque retal ou o toque vaginal podem ajudar no exame clínico) podem orientar o raciocínio do profissional. Em seguida, os exames radiológicos como a tomografia, a ecografia e a cintilografia, associados aos testes imunológicos vão permitir a conclusão da suspeição clínica, inclusive permitindo avaliar com segurança a localização do(s) cisto(s), bem como a conduta cirúrgica a ser tomada posteriormente.

Imunológico

Os testes imunológicos podem ser realizados com antígenos procedentes de protoescóleces ou da membrana cística, porém, os mais específicos e mais fáceis de se obter são os do líquido hidático, que contém duas lipoproteínas em alta concentração: o antígeno 5 (ou arco 5) e o antígeno B (ou EgB). Os testes mais empregados são: imunodifusão dupla arco 5, a hemaglutinação indireta, a imunofluorescência indireta e a reação de ELISA.

Outros exames

Além dos exames e testes indicados acima, ainda podem ser feitos a laparoscopia - que confirmará a situação e a localização exata do(s) cisto(s), quando se está na dúvida dos procedimentos cirúrgicos a serem adotados; exame de possíveis escóleces na urina ou na expectoração brônquica quando há suspeita de rompimento dos cistos; intradermorreação de Casoni. Esta reação foi muito usada para o diagnóstico epidemiológico, injetando-se 0,1 a 0,2 ml do antígeno (líquido hidático obtido assepticamente de carneiro, filtrado e adicionado conservante – mertiolato) intradermicamente no braço, comleitura feita 10 a 15 minutos após, considerando-se positivos os pacientes que apresentarem uma pápula maior de 2,0 cm de diâmetro. Pode ocorrer uma reação tardia, na qual a leitura é feita 24 horas após, quando observa-se uma tumefação inflamatória, endurada, que regride em dois a três dias. A sensibilidade dessa reação é de 70 a 90%. É muito pouco usada atualmente por dois motivos principais: pode desencadear uma reação urticariforme muito forte na pessoa, além de dar resultados falso-positivos nos pacientes portadores de *T. saginata*.

▬ Epidemiologia

A hidatidose humana é uma zoonose rural, com ampla distribuição geográfica, representando um dos grandes problemas de saúde pública em vários países do mundo, com o grau de endemicidade muito variável. Essa variabilidade depende de alguns fatores básicos:

- a espécie do hospedeiro definitivo e do hospedeiro intermediário envolvidos;
- o maior ou menor envolvimento desses hospedeiros com os humanos;
- o hábito de alimentar cães pastores com vísceras cruas de animais domésticos, especialmente ovelhas.

Por exemplo, no Canadá, o *E. granulosus* tem cães domésticos e lobos como hospedeiros definitivos e cervídeos como hospedeiros intermediários, fazendo com que a prevalência da doença humana seja muito baixa Nos Estados Unidos, parte da Europa e Ásia, o equinococos adulto ocorre em cães e raposas, mas o cisto hidático é encontrado em equinos, contribuindo também para a baixa prevalência humana. Na Austrália, acontece o mesmo, pois o dingo (cão selvagem do país) é o hospedeiro definitivo e os pequenos cangurus são os hospedeiros intermediários. Já nas regiões onde ocorre um ciclo eminentemente rural e peridomiciliar, envolvendo cães pastores como hospedeiros definitivos, e ovelhas, suínos e bovinos como hospedeiros intermediários, a prevalência da hidatidose humana é sempre mais elevada. É o que ocorre na América Latina, cujas estimativas indicam a existência de meio milhão de pessoas com hidatidose. A prevalência da hidatidose é considerada alta nas zonas rurais do extremo sul do Brasil (região da Campanha Gaúcha), naArgentina, no Uruguai, no Chile e no Peru; já no Equador, Colômbia, Venezuela e México, a endemicidade é baixa em decorrência do menor envolvimento de ovelhas e cães.

Um aspecto peculiar da hidatidose é o comportamento do cão: habitualmente esse animal gosta de rolar no chão, espojando-se com grande satisfação. Ao fazer isso, "recolhe" em seu pelo grande quantidade de ovos e as pessoas, especialmente as crianças, ao brincar ou acariciá-los,entram em contato direto com os ovos, ingerindo-os. Essa é a razão pela qual se verifica que a maioria das infecções ocorre na infância, com alguma sintomatologia surgindo vários anos depois.

Outro fator epidemiológico importante na disseminação da hidatidose é o sistema de abate e comercialização de ovinos, suínos e bovinos em várias regiões do interior do Rio Grande do Sul, no Brasil. e em outros países: animais são abatidos nas fazendas ou em pequenos matadouros municipais e as vísceras são usadas cruas, como alimento dos cães das fazendas ou das cidades.

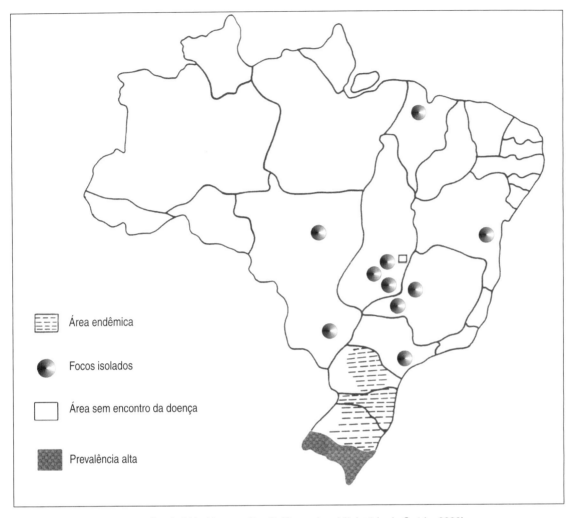

Mapa da distribuição geográfica da hidatidose no Brasil. (Segundo o Ministério da Saúde, 2000)

FIGURA 34.4

Resumo da epidemiologia

- Distribuição geográfica: mundial (países de clima temperado e frio).
- Fonte de infecção: cães.
- Forma de transmissão: ovos (infectam humanos e ovinos).
- Veículo de transmissão: mãos sujas (cão se infecta c/vísceras de ovinos).
- Via de penetração: boca.

▬ Profilaxia

A profilaxia da hidatidose, como de toda e qualquer endemia, só será alcançada dentro de um conceito fundamental que, felizmente, já está amadurecendo entre os responsáveis pelos serviços de saúde pública: a educação sanitária, com efetiva mudança de hábitos da população. Parece que estamos enfatizando o óbvio, mas na verdade, nas campanhas de profilaxia de qualquer enfermidade, "fala-se" muito sobre a educação sanitária e, na prática, muito pouco se faz, permanecendo somente no papel as boas intenções... Esse conceito tem prevalecido porque já se percebeu que a grande maioria das doenças parasitarias (ancilostomíase, esquistossomose, hidatidose etc.) não são apenas distúrbios médicos, mas antes de tudo problemas comportamentais e educacionais (fome, analfabetismo, alienação, submissão, apatia, conformismo). Corrigindo-se aqui, conserta-se acolá...

Assim, acompanhando um amplo e bem conduzido serviço de educação sanitária, as medidas específicas para a profilaxia da hidatidose humana são:

- tratamento maciço de cães nas áreas endêmicas;
- proibição drástica (através de legislação, com aplicação de altas multas) para o uso de vísceras cruas de ovelhas, bovinos e suínos na alimentação de cães;
- proibição drástica para o funcionamento de matadouros clandestinos, multando estes e premiando aqueles que apresentam inspeção sanitária;
- redução do uso de cães ovelheiros, melhorando as condições criatórias com separação de pastagens por cercas comuns ou cercas elétricas;
- capturar e sacrificar cães abandonados nas vilas e cidades.

Essas medidas estão sendo usadas já há alguns anos na região do extremo sul do Rio Grande do Sul, bem como nos países vizinhos, objetivando reduzir a elevada prevalência de casos. Falta ainda um grande empenho na participação popular, mas em alguns municípios os resultados têm sido animadores, exigindo a continuidade da campanha por vários anos, corrigindo as falhas, para ampliação e consolidação da profilaxia.

■ Tratamento

O tratamento dos cães portadores de vermes adultos é feito com grande eficácia com praziquantel ou mebendazol. Para maior eficiência da profilaxia, os cães tratados devem permanecer isolados por 24 horas após o tratamento, quando há grande eliminação de ovos e proglotes nas fezes, que devem ser incineradas.

O tratamento da hidatidose humana é feito geralmente por ressecção cirúrgica, com retirada integral do cisto, principalmente em casos de cistos hepáticos ou pulmonares, únicos e de fácil acesso. Antes de realizar a cirurgia, recomenda-se a utilização de albendazol, na dose de 10 a 20 mg/kg/dia, no período pré-operatório durante 4 semanas, para erradicar os protoescólices evitando, assim, acidentes pela ruptura do cisto e disseminação dos protoescólices no órgão operado. Caso a cirurgia não possa seja indicada, deve-se utilizar o albendazol na dose de 25 a 35 mg/kg o mebendazol na dose de 25 a 35 mg/kg, por um período de 3 a 6 meses. Essas drogas não são recomendadas durante a gravidez.

AULA PRÁTICA ■

Em regiões distantes da zona endêmica é difícil conseguir material para uma boa aula prática. Eventualmente, fora da região endêmica consegue-se, esporadicamente, obter em matadouros municipais cistos hidáticos oriundos de suínos ou de ovinos. Os matadouros devem ser contatados com antecedência para fornecer oscistos que eventualmente sejam encontrados. O líquido hidático, presente no interior dos cistos, deve ser cuidadosamente retirado com auxílio de uma seringa e agulha novas, e substituído por formol 10% para matar os escóleces infectantes. Quando todo o órgão afetado pelos cistos for retirado, é preciso guardá-lo em vidro contendo formol 10%. Para garantir a perfeita preservação, é importante a infiltração total dos tecidos no formol, utilizando seringa e agulha longa.

A obtenção dos helmintos (adultos e larvas) em regiões endêmicas é mais fácil, possibilitando a visualização de órgãos parasitados por hidátides inteiras ou seccionadas, através de cortes histológicos e a preparação de vermes adultos obtidos de cães parasitados. De toda forma, é fundamental que seja mostrado ao aluno a constituição e o aspecto das membranas componentes do cisto, bem como a morfologia do verme adulto e dos ovos obtidos após o esmagamento de proglotes grávidas. O material obtido em cães parasitados e em matadouros é facilmente conservado em vidros com formol 10%, bem rotulados, incluindo informações sobre o local e o animal de origem, data da coleta etc..

capítulo 35

Himenolepíase

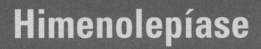

resumo do capítulo

- Apresentação
- Morfologia
- Ciclo biológico
- Transmissão
- Patogenia
- Diagnóstico
- Epidemiologia
- Profilaxia
- Tratamento

▬ Apresentação

Na família *Hymenolepididae* existem algumas espécies que atingem humanos e roedores, cuja taxonomia é controvertida. O *Hymenolepis nana* (Siebold, 1852) é um parasito do intestino delgado de humanos, já tendo sido denominado de *Taenia nana* e *Vampirolepis nana*, a partir de 2004 passou a ter a denominação de *Rodentolepis nana*.

A classificação dos gêneros das espécies que particularmente nos interessa é:

- *Hymenolepis* (Weinland, 1858): espécies desprovidas de rostelo e sem acúleos, oriundas de roedores – *H. diminuta* (Rudolphi, 1819);
- *Rodentolepis* (Spasskij, 1954): espécies com rostelo armado, oriundas de humanos e roedores – *R. nana* (Siebold, 1852);
- *Vampirolepis* (Spasskij, 1954): espécies com rostelo armado, porém, oriundas de morcegos.

Em razão dessa controvérsia e do uso mais frequente de *Hymenolepis nana*, adotamos esta nomenclatura na edição deste livro.

Essa espécie é cosmopolita, atinge roedores, humanos e outros primatas Estima-se que aproximadamente 75 milhões de pessoas em todo o mundo sejam portadoras, entre aquelas que vivem em baixas condições sociais e sanitárias. Ao contrário dos demais cestódeos estudados, é a própria forma adulta que pode provocar alguma sintomatologia. É uma espécie muito pequena, frequente no intestino delgado – íleo – de ratos e de camundongos, sendo o cestódeo mais comum na espécie humana. Sua presença é mais observada entre crianças, quando pode desenvolver alguma patogenicidade. Os adultos raramente são atingidos, pois o sistema imune confere uma boa defesa aos anteriormente atingidos. A palavra "hymelolepis" significa "membrana formada por escamas" (hymen = membrana e lepis = escama).

Existe outra espécie, ainda na família *Hymenolepididae*, que só ocorre em ratos, denominada *H. diminuta*. Embora usualmente não ocorra em humanos, será descrita adiante.

Hymenolepis nana (Siebold, 1852)

▬ Morfologia

A morfologia do *H. nana* será mostrada nas suas três formas principais: *verme adulto*, que ocorre em humanos, camundongos e ratos; *ovos*, encontrados nas fezes desses hospedeiros definitivos, e *larva cisticercóide*, encontrada em pulgas e coleópteros que exercem o papel de hospedeiro intermediário.

Verme adulto

Mede cerca de 3,0 a 5,0 cm, contém 100 a 200 proglotes, com 1,0 mm na parte mais larga. Cada proglote madura possui genitália masculina e feminina, porém, na proglote grávida visualiza-se apenas o útero abarrotado de ovos. O escólex possui quatro ventosas e um rostro retrátil, armado com 20 a 30 ganchos ou acúleos. Em situações de parasitismo muito elevado, com poucos nutrientes para o parasito (que é um grande consumidor de carboidratos), os helmintos podem se apresentar diminutos, medindo apenas 2 ou 3 mm e produzindo um número reduzido de ovos férteis.

Ovos

São quase esféricos, medindo cerca de 40 μm de diâmetro. São transparentes, isto é, apresentam uma cor acinzentada com contornos ou estruturas escuras. Possuem uma membrana externa delgada envolvendo um espaço claro, onde se encontram alguns filamentos longos, originados de dois mamelões opostos existentes na membrana que envolve o embrião hexacanto ou oncosfera. Essa estrutura dá ao ovo um aspecto de "chapéu de mexicano visto por cima".

Larva cisticercóide

É uma pequena larva, medindo cerca de 500 μm de diâmetro, constituída por um escólex (protoescólex) invaginado e envolvido por uma membrana, contendo uma pequena quantidade de líquido. A larva cisticercóide pode ser encontrada na cavidade geral de pulgas e coleópteros, como também nas microvilosidades intestinais de humanos e roedores.

▬ Ciclo biológico

Esse helminto pode apresentar dois tipos de ciclo biológico: um, **monoxênico**, em que prescinde de hospedeiro intermediário e no qual todo o ciclo ocorre em hospedeiros mamíferos (humanos ou roedores); outro, **heteroxênico**, utiliza hospedeiros intermediários, representados por insetos: pulgas (*Xenopsylla cheopis*, *Pulex irritans* e *Ctenocephalides canis*) e/ou coleópteros (*Tenebrium molitor* e *T. obscurus*).

Ciclo monoxênico

Ocorre quando os ovos são eliminados juntamente com as fezes e, chegando ao exterior, podem contaminar o ambiente e ser ingeridos por alguma criança, especialmente junto com alimentos ou através das mãos sujas. Ao chegar no estômago, o embrióforo é semidigerido pelo suco gástrico e, seguindo seu caminho, chega ao duodeno onde a oncosfera eclode e se prende nas microvilosidades do jejuno ou do íleo. Em quatro dias, surge uma larva cisticercóide. Em aproximadamente dez dias essa larva já está madura, soltando-se do ponto inicial, desenvaginando-se e fixando-se pelo rostro e ventosas ao hábitat definitivo. Em vinte dias já está madura, iniciando a eliminação de proglotes maduras. É um helminto de vida muito curta, pois 14 a 18 dias depois morrem e são eliminados pelas fezes (portanto, desde a ingestão do ovo até a eliminação dos ovos nas fezes decorrem cerca de 30 a 40 dias). Se não houver reinfecção, o parasitismo se encerra neste ponto.

É importante salientar que esse ciclo monoxênico é o mais frequente e que as larvas cisticercóides presentes nas vilosidades intestinais estimulam o sistema imune, conferindo uma proteção ativa específica e eficiente.

Ciclo heteroxeno

Nessa modalidade de ciclo, os ovos que alcançaram o meio exterior, especialmente os presentes nas frestas de assoalhos ou em locais onde se armazenam os alimentos, são ingeridos por larvas dos insetos já referidos. Ao chegar no intestino de algum desses hospedeiros intermediários, a oncosfera se liberta do embrióforo e se transforma em larva cisticercóide, que continua no inseto após a larva do mesmo se transformar na forma adulta. Os humanos podem se infectar ao ingerir, acidentalmente, larvas ou insetos adultos contendo as larvas cisticercóides. Essas atravessam o estômago e irão se desenvaginar no intestino delgado (íleo) onde se fixam. Em vinte dias os ovos já são eliminados nas fezes.

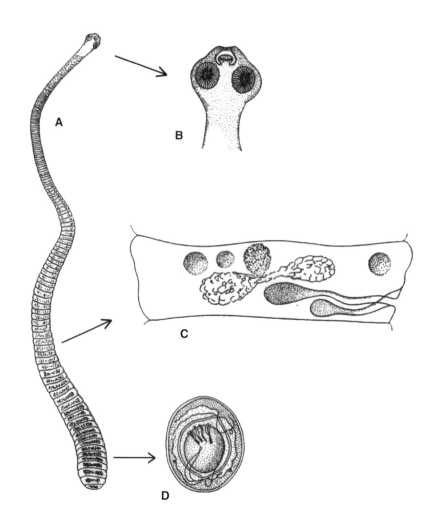

FIGURA 35.1 *Hymenolepis nana:* (A) verme adulto completo (3 a 5 cm de comprimento), encontrado no intestino delgado de humanos; (B) detalhe do escólex, mostrando o rostro retrátil, armado de acúleos; (C) detalhe de uma proglote madura; (D) detalhe do ovo encontrado nas fezes humanas.

▪ Transmissão

Como já citado, a transmissão pode se dar de duas formas:

- ingestão de ovos contaminando alimentos ou presentes em mãos sujas. Nesse caso, a larva cisticercóide que se desenvolveu no intestino delgado estimula o sistema imune, que aborta as possíveis reinfecções; esse fato explica porque a doença é mais comum entre crianças e rara entre adultos.

- Quando alguém ingere um inseto contendo larvas cisticercóides, haverá desenvolvimento de vermes adultos, sem desencadear a imunidade específica. Nesse caso poderá haver uma hiperinfecção, a partir do seguinte mecanismo: proglotes grávidas presentes no duodeno, por um processo de retroperistaltismo, teriam os embrióforos semidigeridos no estômago e, ao retornarem ao íleo, liberariam milhares de oncosferas que completariam o ciclo (liberando larvas cisticercóides e depois vermes adultos). Esse segundo processo explica algumas hiperinfecções e respectivas sintomatologias.

HIMENOLEPÍASE

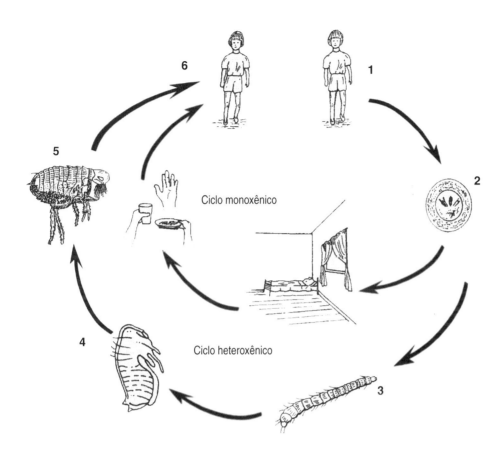

Ciclo biológico do *Hymenolepis nana*: (1) criança parasitada eliminando ovos nas fezes; (2) ovos contaminando ambiente domiciliar (onde dará origem ao ciclo monoxênico — sem hospedeiro intermediário) ou sendo ingerido por larvas (3) de pulgas (quando dará origem ao ciclo heteroxeno — com hospedeiro intermediário); (4) e (5) pupa e adulto de pulga contendo larva cisticercóide; (6) criança ingerindo ovos junto com alimentos ou ingerindo pulgas com larva cisticercóide no seu interior.

FIGURA 35.2

■ Patogenia

A presença das larvas cisticercóides na mucosa ileal, confere uma forte imunidade, que pode durar quatro a cinco meses após sua eliminação. Os vermes adultos, durante sua curta permanência no hospedeiro, também podem induzir uma imunidade específica. A imunidade específica atua de duas formas: primeiro, impedindo a implantação das oncosferas na mucosa do íleo e, segundo, isolando e destruindo algumas poucas larvas que conseguiram iniciar seu desenvolvimento.

Esses fatos explicam porque na grande maioria das infecções o paciente não apresenta sintomatologia. Estas são dependentes da idade do paciente e do número de formas encontradas nele. Em crianças, nos casos de hiperinfecção, os sintomas mais frequentes são: agitação, insônia, irritabilidade, diarreia, perda de peso e dor abdominal. Raramente ocorrem sintomas nervosos, representados por ataques epileptiformes, com perda de consciência e convulsões. Essas manifestações nervosas não estão bem explicadas até hoje, podendo surgir também na teníase (tênias adultas presentes no intestino delgado) e na ascaridíase. Talvez ocorra alguma excitação do córtex cerebral por ação reflexa ou liberação de alguma toxina ainda não detectada. Ao nível do intestino podem ser observadas congestão da mucosa, pequenas ulcerações e infiltração linfocitária. A eosinofilia é variável de média a elevada.

Em geral esses sintomas regridem rapidamente após a eliminação dos helmintos, quer seja por ação imunitária, quer seja por ação medicamentosa.

▬ Diagnóstico

- Clínico: é difícil e de pouca eficiência, mas sempre que surgir crianças apresentando subitamente manifestações abdominais, seguidas de inquietação ou ataques epileptiformes, é altamente recomendável que o exame de fezes seja realizado para evidenciar a presença de algum helminto envolvido no processo ou confirmar que os sintomas sejam de etiologia nervosa exclusivamente.
- Laboratorial: quando suspeitamos de qualquer parasitose intestinal, a recomendação formal é fazer um exame de fezes, pelo método de sedimentação espontânea ou por centrifugação, para achado do ovo característico.

▬ Epidemiologia

Sabe-se que roedores – ratos e camundongos – são hospedeiros definitivos do *H. nana* também, mas alguns autores suspeitam que esses animais não seriam reservatórios desse parasito para os humanos; nossa espécie só seria atingida por ovos oriundos apenas dos próprios humanos, pois as tentativas de infecções cruzadas não foram bem sucedidas. Assim sendo, não devemos considerar os roedores citados como fonte de infecção relevante para os humanos.

É um parasito cosmopolita, porém, mais encontrado nas regiões de clima temperado ou subtropical do sul da Europa, norte da África, Oriente Médio, Índia e América Latina (Argentina, Chile, Brasil, Equador, Colômbia, Venezuela, Nicarágua e México). Nesses países o parasito está sempre presente nas regiões mais frias, quando durante o inverno as pessoas passam mais tempo confinadas dentro de casas, asilos, creches etc.

Na população em geral a prevalência é usualmente muito baixa, isto é, de 0,04 a 3,5%, porém, quando se examina a faixa etária de dois a nove anos, a prevalência pode alcançar até 40,1%. Os principais fatores que parecem determinar essa distribuição e prevalência são:

- resistência curta do ovo no meio ambiente: cerca de dez dias apenas;
- promiscuidade e maus hábitos higiênicos;
- possibilidade dos ovos serem transmitidos diretamente entre as pessoas;
- existência de insetos funcionando como hospedeiros intermediários no interior das habitações coletivas ou familiares.

Resumo da epidemiologia

- Distribuição geográfica: mundial.
- Fonte de infecção: humanos.
- Forma de transmissão: ovos.
- Veículo de transmissão: mãos sujas/coleópteros/pulgas.
- Via de penetração: boca.

▪ Profilaxia

A profilaxia dessa helmintíase consta principalmente da higiene individual, ou seja, defecar em privadas ou fossas e lavar bem as mãos logo após. Paralelamente, deve-se tratar as crianças infectadas e, quando possível, utilizar o aspirador de pó nas dependências da casa ou do ambiente coletivo. O combate aos insetos domésticos, tais como carunchos e pulgas, é altamente recomendável; esse combate pode ser feito com relativa facilidade varrendo (ou passando o aspirador de pó) diariamente no ambiente doméstico e incinerando a sujeira recolhida (onde se encontram ovos e larvas desses insetos, interrompendo aí o ciclo dos parasitos).

▪ Tratamento

A droga de escolha para o tratamento da himenolepíase é o praziquantel, na dose de 20 a 25 mg/kg/dia para adultos ou crianças, devendo ser repetida 15 dias depois, já que o medicamento somente atua contra as formas adultas. Os efeitos colaterais são epigastralgia, cefaleia, náuseas, tontura, dor abdominal, astenia e diarreia. Contra-indicado na gravidez. Aniclosamida também é prescrita na dose de 2 g para adulto ou 1 g para crianças. Essa medicação não possui efeitos colaterais. Como terceira escolha pode ser usado o albendazol na dose de 400 mg durante três dias ou o mebendazol 200 mg/dia durante cinco dias. Todas essas drogas devem ser repetidas 10 ou 15 dias depois. Além da terapêutica, é importante uma adequada higienização do ambiente e cuidados higiênicos das pessoas participantes do grupo familiar ou coletivo.

■ AULA PRÁTICA

Uma ótima aula prática de himenolepíase pode ser montada com facilidade em sala de aula. Para isso, basta usar camundongos criados em biotérios comuns, onde mais de 80% deles costumam estar parasitados com *H. nana*. Seleciona-se alguns camundongos jovens (menos de 20 gramas) e faz-se o exame de fezes dos mesmos. Os que tiverem parasitados serão sacrificados com éter ou clorofórmio e submetidos à necropsia, abrindo-se cuidadosamente o intestino delgado em uma placa de Petri ou cuba de vidro contendo fixador AFA, onde os vermes serão recolhidos. Posteriormente podem ser comprimidos entre duas lâminas, corados e montados para exames detalhados. Antes de serem colocados em fixador, seria interessante recolher alguns helmintos do intestino e colocá-los em placa de Petri contendo salina, onde podem ser vistos movimentando-se. No mesmo biotério, podem ser colhidos alguns insetos (coleópteros, Dermaptera) que devem ser dissecados em placa de Petri contendo salina ou comprimidos entre duas lâminas para observação sob lupa e podem ser identificadas larvas cisticercóides, presentes na cavidade geral do inseto.

Hymenolepis diminuta (Rudolphi, 1819)

Pertence à família *Hymenolepidae*, sendo um parasito habitual de ratos, embora já tenha sido encontrado em humanos. Mede cerca de 30 a 60 centímetros de comprimento e o escólex apresenta quatro ventosas. Não possui rostro. O ciclo biológico é sempre heteroxeno, no qual o ovo é eliminado pelas fezes e no exterior é ingerido por larvas de pulgas, de baratas ou de coleópteros, onde a oncosfera se transforma em larva cisticercóide, que pode acompanhar o desenvolvimento do inseto e permanecer com essa forma infectante na cavidade geral quando chegar à fase adulta. Esse inseto é ingerido e ao chegar no intestino delgado coloca em liberdade o protoescólex, que se fixa na mucosa do intestino delgado, dando origem ao verme adulto em poucos dias. Nos ratos, dois meses depois, os vermes adultos morrem e são eliminados.

Em humanos, esse parasito é raro, ocorrendo quando se ingere acidentalmente algum inseto contendo a larva cisticercóide no seu interior; geralmente não provoca nenhuma alteração orgânica. Em crianças pode ocorrer desconforto abdominal e diarreia. O diagnóstico é feito pelo exame de fezes do paciente e encontro do ovo característico. O tratamento pode ser feito com qualquer purgativo ou tenífugo (niclosamida, por exemplo).

No quadro abaixo estão indicadas as principais diferenças entre essa espécie e o *H. nana*:

TABELA 35.1 — Diferenças entre *H. diminuta* e *H. nana*

	Tamanho	Ocorrência	Rostro	Tipo de ciclo
H. diminuta	30 a 60 cm	em ratos	ausente	só heteroxeno
H. nana	3 a 5 cm	humanos e roedores	presente	heteroxeno e monoxeno

capítulo 36

Outros Cestoda

resumo do capítulo

- Dipylidium caninum (Linnaeus, 1758)
- Multiceps multiceps (Leske, 1780)
- Diphyllobothrium latum (Linnaeus, 1758)

336 PARASITOLOGIA DINÂMICA

Neste capítulo estudaremos alguns Cestodas que podem apresentar algum interesse na parasitologia médica.

— Dipylidium caninum (Linnaeus, 1758)

Pertence à família *Dilepididae*, sendo uma espécie muito comum no intestino delgado de cães e gatos. Apresenta distribuição geográfica mundial. Entre os humanos é raro, tendo sido relatado até o presente pouco mais de 150 casos em todo o mundo, a maioria crianças.

A morfologia é bem típica, medindo cerca 15 a 20 cm de comprimento por 3 mm de largura. Possui um escólex munido com quatro ventosas e um rostro retrátil com quatro fileiras de acúleos, bem nítidos. As proglotes grávidas se assemelham a sementes de abóboras ou de pepino. Os ovos estão contidos dentro de uma típica "cápsula ovígera", com cerca de 20 ovos por cápsula.

O ciclo biológico é do tipo heteroxeno: as proglotes grávidas saem ativamente no intervalo das defecações ou passivamente junto com as fezes, onde podem ser vistas movimentando-se por contrações. Os ovos presentes nas cápsulas ovígeras ou principalmente já liberados, são ingeridos por larvas de pulgas (*Ctenocephalides* sp.) ou de coleópteros (*Tenebrium* sp), no interior das quais a oncosfera se libera do embióforo, atravessa a parede do tubo digestivo da larva do inseto e cai na cavidade geral (hemocele), onde se transforma em larva cisticercóide. À medida que a larva do inseto amadurece, passando pelas fases de pupa e adulto, a larva cisticercóide também amadurece e se torna infectante na cavidade geral do inseto adulto (desde a ingestão do ovo até a presença da

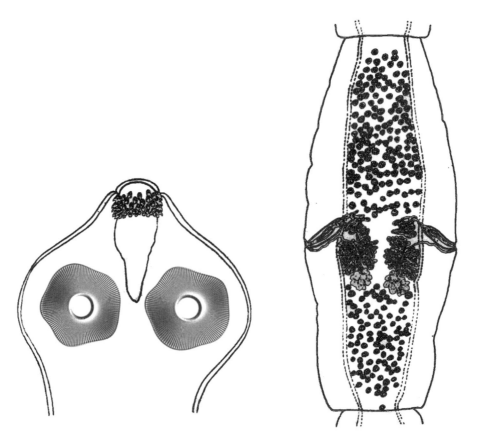

FIGURA 36.1 *Dipylidium caninum*, verme comum em cães, mas que pode ser encontrado em crianças: escólex com quatro ventosas e rostro retrátil armado com ganchos; proglote grávida, semelhante à semente de pepino ou grão de arroz cozido, que saem ativamente no intervalo das defecações ou passivamente junto com as fezes.

larva cisticercóide infectante no interior do inseto adulto decorrem cerca de 30 dias). Animais e crianças se infectam ingerindo insetos contendo larvas cisticercóides no seu interior. Aproximadamente 30 dias depois, esses vermes já estão maduros e liberando proglotes grávidas.

A patogenia desse helminto é muito discreta. Em infecções maiores, à semelhança do que ocorre em cães e gatos, pode haver irritação da mucosa intestinal e anal, onde proglotes grávidas podem ficar retidas por algum tempo, promovendo prurido e irritação. Tanto em animais como em crianças há relatos de ataques epileptiformes provocados por esse helminto.

O diagnóstico é feito pelo encontro de proglotes grávidas ou de cápsulas ovígeras nas fezes.

O tratamento é o mesmo recomendado para os outros cestódeos: praziquantel, niclosamida.

Multiceps multiceps (Leske, 1780)

Pertence à família *Taeniidae* (é também conhecida como *Taenia multiceps*), sendo o parasito adulto encontrado no intestino delgado de cão, raposa e outros canídeos silvestres. A larva é do tipo "cenuro", ocorrendo no cérebro e na medula espinhal de ovinos e suínos, além de outros animais domésticos. Em humanos pode acometer o cérebro e o globo ocular. A doença causada por essa larva em humanos (e nos hospedeiros intermediários) é denominada "cenurose". Tem distribuição geográfica mundial, com pouco mais de cinquenta casos relatados em humanos no mundo, com um caso registrado no Brasil, em São Paulo (1962).

O verme adulto mede 40 a 100 cm de comprimento por 5 mm de largura; apresenta um escólex com quatro ventosas e um rostro armado com duas fileiras de 22-32 acúleos, dispostos em duas coroas.

O ciclo biológico é do tipo heteroxeno, no qual o hospedeiro intermediário ingere o ovo contendo a oncosfera; esta, ao chegar no intestino delgado, se liberta do embrióforo, atravessa a parede do intestino, cai na corrente sanguínea, se espalhando pelo corpo. Porém, apenas as larvas que alcançam o cérebro ou a medula espinhal amadurecem e se transformam em uma larva cenuro (antigamente denominada de *Coenurus cerebralis*). Dois a três meses após a ingestão dos ovos, já se encontram numerosos protoescóleces, desenvolvidos ainda de maneira incompleta, cujo amadurecimento final se dá 7 a 8 meses mais tarde. O cenuro maduro mede 5,0 cm de diâmetro. Quando ingerido por um hospedeiro definitivo, uma única vesícula pode originar numerosos vermes adultos no intestino delgado, que atingirão a maturidade em 3 a 4 semanas.

A patogenia da cenurose cerebral humana é variável, quase sempre semelhante à presença de cisticercos ou hidátides cerebrais. O crescimento da larva determina pressão sobre o sistema nervoso, resultando sintomas diversos, desde cefaleia intensa, até incoordenação motora, cegueira, convulsões etc. Se instalado na medula espinhal, pode desenvolver paralisias das pernas ou de órgãos abdominais.

O diagnóstico é feito por raio-x, tomografia e cintilografia, e o tratamento, quando a localização permite, é cirúrgico.

Diphyllobothrium latum (Linnaeus, 1758)

É o principal representante da Ordem *Pseudophyllidea*, que ocorre entre os humanos. Uma outra espécie, o *D. pacificum* (Nybellin, 1931) é frequente entre mamíferos marinhos, mas na Costa Peruana e sul do Chile já foi encontrado em pessoas que se alimentam de peixes crus. Antigamente o *D. latum* era conhecido como *Dibothriocephalus latus*, razão pela qual a doença causada por esse helminto tem dois nomes: dibotriocefalose ou difilobotriose. Suas larvas – espargano –, conforme veremos no ciclo biológico, podem alcançar os humanos, desencadeando a esparganose. O verme adulto é parasito do intestino delgado humano, encontrado nos países onde a população tem o hábito de ingerir peixe crú fresco: norte da Europa, Rússia, Filipinas, Japão, Coreia, China, parte dos Estados Unidos, Chile etc. No Brasil, em decorrência de novos hábitos que introduziram a comida japonesa (sushi e sashimi) em nosso cardápio, feita com peixe cru (salmão, corvina, truta), o Serviço de Vigilância Sanitária passou a se preocupar com o fato, uma vez que em 2005 foram diagnosticados cerca de 52 casos em São Paulo e cinco em Belo Horizonte. Entre nós, o peixe mais utilizado é o salmão, originário do Chile, mas acreditamos pouco provável que esta seja a fonte de infecção, pois as condições criatórias do salmão chileno (visitadas pelo autor em 2004) são excelentes e higiênicas, além do que o peixe chega por aqui geralmente congelado. Aliás, as formas para exterminar o espargano no peixe são: congelamento a menos 10 graus centígrados durante 15 dias; permanência na salmoura a 30/40% por 21 dias, e cozimento acima de 60 graus centígrados. Existe realmente risco de infecção quando ingerimos peixe crú fresco oriundo daquelas regiões e pescados na natureza, ou seja, não criados em ambientes controlados.

O *D. latum* mede de oito a dez metros, com até 4.000 proglotes, cuja largura pode alcançar 20 mm. Por essa razão é considerado um dos maiores parasitos humanos. O escólex tem a forma de uma amêndoa, apresentando duas pseudobotrídias (ou fendas longitudinais) características.

Apresenta um ciclo biológico complexo: as proglotes grávidas se desintegram no intestino humano, liberando milhares de ovos diariamente, que contém apenas uma massa de células no seu interior. Esses ovos, quando alcançam uma coleção hídrica limpa, em dez dias produzem uma larva com três pares de acúleos e revestida de um epitélio ciliado, denominada "coracídio". Cerca de dez dias mais tarde, esse coracídio "levanta" o opérculo, eclode e começa a nadar, devendo ser ingerido pelo primeiro hospedeiro intermediário (*Cyclops* e *Diaptomus*) em poucas horas, para não perder sua capacidade infectante. Nesses hospedeiros, o coracídio perde os cílios e, com auxílio dos acúleos, atravessa a parede intestinal desses artrópodes e se dirige para a cavidade geral, onde se transforma em larva "procercóide". Depois de 10 a 20 dias ela está madura e apta a continuar o ciclo se for ingerida por um peixe, que é o segundo hospedeiro intermediário (várias espécies de peixe de água doce podem representar essa função de segundo hospedeiro intermediário). A larva procercóide atravessa então a parede do intestino e vai se encistar nos músculos, recebendo o nome de "larva plerocercóide" ou "espargano". Caso os humanos ingiram os artrópodes contendo larvas procercóides, estas irão se transformar em esparganos. Se um peixe carnívoro ingerir algum peixe contendo esparganos, estes irão migrar do intestino para os músculos desse peixe carnívoro, onde também serão infectantes para os humanos. Os esparganos vivem por vários anos nos músculos dos peixes, sem perder sua infectividade. Os humanos se infectam ao ingerir carne de peixe crua contendo as larvas plerocercóides ou esparganos, que se fixam no intestino delgado e se transformam em vermes adultos, cerca de três semanas mais tarde. Nessa fase iniciam a eliminação de ovos nas fezes, que pode durar muitos anos, pois o *D. latum* vive de 10 a 30 anos no organismo humano. Usualmente ocorrem apenas dois ou três parasitos no paciente.

O helminto adulto pode permanecer no portador sem desenvolver nenhuma patogenia ou sintomatologia. Alguns pacientes podem queixar-se de dor epigástrica, anorexia, náuseas e apresentar emagrecimento e fraqueza. Em pacientes com deficiência de vitamina B12 (cianocobalamina), desenvolve-se uma típica anemia hipercrônica macrocítica ou anemia botriocefálica perniciosa, cuja etiologia é a competição do helminto por essa vitamina, além da perturbação pelo helminto do mecanismo de absorção dessa vitamina pelo paciente.

O diagnóstico é feito pelo exame de fezes e encontro de ovos operculados com apenas uma massa de células (o embrião hexacanto só se formará dez dias depois de eliminados).

O tratamento é feito pelo uso de praziquantel ou de niclosamida; pacientes com anemia devem ser tratados com vitamina B12 e ácido fólico.

A esparganose ocorre raramente, com relato de casos nos Estados Unidos, Porto Rico, Colômbia, Guiana, Uruguai, China, Japão, Coreia. Para se desenvolver em humanos é preciso que os pacientes tenham ingerido diretamente água de lagos ou rios com cíclopes ou copépodes infectados com larvas procercóides. Os esparganos se instalam no tecido subcutâneo, na conjuntiva, nos linfonodos e vísceras onde podem provocar alterações e sintomas compatíveis com a localização. Geralmente o tratamento é cirúrgico.

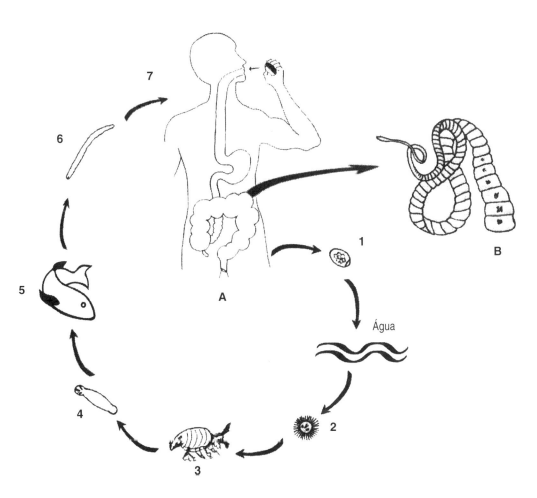

FIGURA 36.2 *Diphyllobothrium latum:* (A) Ciclo biológico; (B) Verme adulto (mede cerca de 10 m de comprimento) no intestino delgado humano; (1) eliminação de ovos operculados nas fezes contendo massa de células; alcançam a água e em dez dias formam a larva ciliada (coracídio); (2) coracídio levanta o opérculo (tampa), permanece nadando; (3) coracídio é ingerido por um cíclope; (4) no interior desse, forma a larva procercóide; (5) peixe ingere cíclopes contendo larvas procercóides, que atravessam a parede do intestino do peixe e encistam-se nos músculos; (6) larva plerocercóide ou espargano formada nos músculos do peixe; (7) humanos se infectam ao ingerir carne crua de peixe contendo esparganos.

capítulo 37

Estrongiloidíase

resumo do capítulo

- Apresentação
- Morfologia
- Biologia
- Transmissão
- Imunidade
- Patogenia e sintomatologia
- Diagnóstico
- Epidemiologia
- Profilaxia
- Tratamento

▬ Apresentação

No Filo Nematoda (ver Classificação no Capítulo 28) existem diversos helmintos com grande importância na parasitologia médica. Vamos dar início ao estudo desse grupo com o Gênero *Strongyloides*, no qual estão presentes 52 espécies, duas presentes em humanos: *Strongyloides stercoralis* (Bavay, 1876), espécie de distribuição geográfica mundial e agente da estrongiloidíase ou estrongiloidose e *S. fuelleborni*, parasito de macacos na Ásia e África, que também pode acometer humanos naquelas regiões. A palavra *strongyloides* significa "forma arredondada" (*strongy* = redondo e *oides* = forma).

O *S. stercoralis* foi encontrado pela primeira vez em 1876, em soldados franceses que retornaram da Conchinchina (atual Vietnã e na época dominada pelos franceses, que como os americanos, foram expulsos pela determinação de um povo heroico). Apresenta um ciclo biológico interessante, com fêmeas partenogenéticas parasitando o intestino delgado, e machos e fêmeas de vida livre reproduzindo-se sexuadamente no meio ambiente, onde promovem as trocas genéticas.

▬ Morfologia

O *S. stercoralis* passa por cinco fases distintas durante sua vida, que serão estudadas em seguida: fêmea partenogenética, ovos, larva rabditoide, larva filarioide, fêmea e macho de vida livre.

Fêmea partenogenética parasita

É muito pequena e vive mergulhada nas criptas da mucosa duodenal. Tem aspecto filiforme, semitransparente, medindo 2,0 mm de comprimento por 0,04 mm de diâmetro. A extremidade anterior é arredondada, onde se localiza a abertura bucal, seguida do esôfago longo (filariforme) e intestinos. Os órgãos reprodutivos são: vulva ligeiramente saliente (que se localiza no terço posterior do verme), seguida de uma vagina, da qual partem dois ramos (anterior e posterior) representados pelo útero (geralmente com uma fileira de ovos), pelo oviduto e ovário (aparelho reprodutor anfidelfo ou divergente). A extremidade posterior é afilada, próximo da qual se abre o ânus. Como a fêmea partenogenética elimina ovos já embrionados, é considerada "ovovivípara".

Ovos

As fêmeas fazem a postura no seu hábitat normal, isto é, nas criptas da mucosa duodenal, mas como já possuem uma larva – larva rabditoide – , assim que esse ovo alcança a luz do duodeno, a larva eclode. Dessa forma, o usual é encontrar larvas nas fezes de pacientes e não ovos desse helminto. Os ovos são elípticos, com casca muito fina, medindo cerca de 50 a 58 μm de comprimento por 30 a 34 de largura, contendo uma larva rabditoide no seu interior.

Larva rabditoide

Também denominada de larva de primeiro estádio (*estágio* é a fase ou forma evolutiva de um organismo durante seu ciclo biológico, por exemplo, estágio de ovo, estágio de pupa etc.; *estádio* é a fase intermediária entre duas mudas da larva de helminto ou artrópode, por exemplo, larva de primeiro estádio, larva de terceiro estádio etc.). Medem cerca de 250 μm de comprimento por 15 de espessura, com as seguintes características: esôfago dividido em corpo, istmo e bulbo (esôfago rabditoide), vestíbulo bucal pequeno (2,0 μm), que representa um detalhe importante na diferen-

ESTRONGILOIDÍASE 343

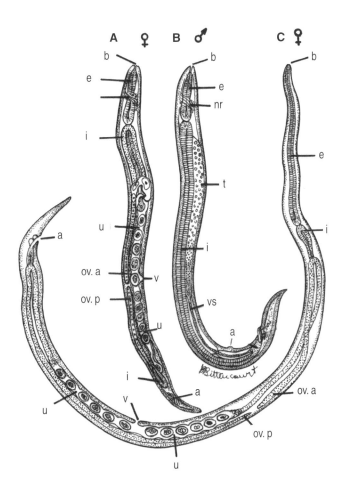

Figura 37.1 *Strongyloides stercoralis:* (A) fêmea de vida livre; (B) macho de vida livre; (C) fêmea partenogenética parasita. (b) Vestíbulo bucal; (e) esôfago; (i) intestino; (nr) anel nervoso; (ov.a) ovário anterior; (ov.p) ovário posterior; (u) útero; (v) vulva; (a) ânus; (t) testículos; (vs) vesícula seminal.

ciação da larva rabditoide do ancilostomatídeos, quando o vestíbulo bucal é longo (10 μm). Na porção média do corpo nota-se o primórdio genital, representado por um conjunto ou massa de células (em ancilostomatídeos esse primórdio genital é pouco visível). Apresentam uma cauda ponteaguda e movimentam-se ativamente nas fezes. Antes de passar para o terceiro estádio (larva filarioide), a larva rabditoide de primeiro estádio sofre uma muda e se transforma em larva rabditoide de segundo estádio, muito semelhante à primeira, porém, com o esôfago mais alongado (essa larva de segundo estádio não é encontrada com frequência nas fezes de pacientes).

Larva filarioide

Também denominada larva de terceiro estádio ou infectante. É mais longa que a primeira, medindo cerca de 500 μm de comprimento por 10 de largura. Apresenta as seguintes características: esôfago cilíndrico e longo (o que indica "esôfago filariforme" e dá nome à larva), correspondendo à metade do tamanho da larva; vestíbulo bucal curto, seguido pelo intestino, que termina no ânus localizado próximo do final da larva. Essa extremidade se apresenta afilada, porém terminando com um característico v invertido, por isso é denominada de "cauda entalhada". Essa larva filarioide é encontrada no solo, mas pode ser observada também no intestino grosso de pacientes que padecem de prisão de ventre.

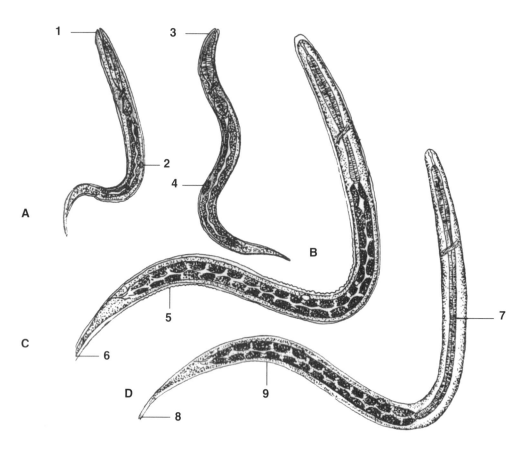

FIGURA 37.2 Larvas rabditoides e filarioides de *Strongyloides stercoralis* e de ancilostomídeos: (A) larva rabditoide de Ancylostomidae: (1) vestíbulo bucal longo (10 μm); (2) primórdio genital pouco visível; (B) larva rabditoide de *S. stercoralis*: (3) vestíbulo bucal pequeno (2 μm); (4) primórdio genital visível; (C) larva filarioide de Ancylostomidae: (5) presença de bainha; (6) cauda pontiaguda; (D) larva filarioide de *S. stercoralis*: (7) esôfago longo (quase metade do comprimento da larva); (8) cauda entalhada; (9) ausência de bainha.

Fêmea de vida livre

Também é muito pequena, sendo mais curta e mais larga que a fêmea partenogenética. Mede de 0,8 a 1,2 mm de comprimento por 0,05 a 0,07 mm de largura. Apresenta a extremidade anterior romba, onde existe uma cápsula bucal seguida de um esôfago do tipo rabditoide, que continua pelo intestino. Este termina em um ânus localizado antes do final da fêmea, extremidade ponteaguda. Na porção média do corpo se encontra a vulva, a partir da qual existem dois ramos uterinos divergentes (anfidelfos), repletos de ovos quando a fêmea está madura. Na extremidade de cada ramo uterino encontra-se o ovário, o oviduto e o receptáculo seminal.

Macho de vida livre

São menores que as fêmeas de vida livre, medindo cerca de 0,7 mm de comprimento por 0,04 mm de largura. A extremidade anterior é romba, com uma cápsula bucal, seguida pelo esôfago rabditoide e intestino, que se abre em uma cloaca localizada na curvatura caudal. O aparelho genital é constituído pelos testículos, vesícula seminal e vaso deferente, que se abre na cloaca, onde se encontram dois espículos, sustentados pelo gubernáculo.

ESTRONGILOIDÍASE 345

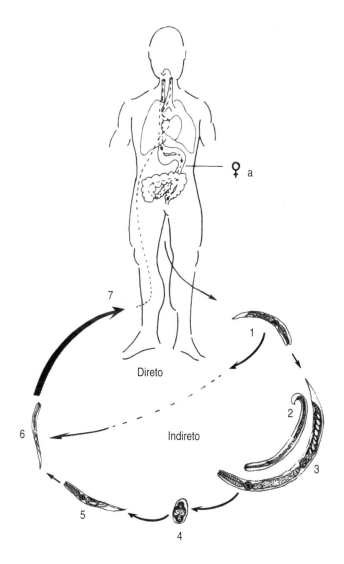

Ciclo biológico do *Strongyloides stercoralis*: (1) humano eliminando larvas rabditoides nas fezes, que podem originar dois ciclos — indireto, formando machos e fêmeas de vida livre, ou direto, onde a larva rabditoide origina diretamente a larva filarioide; (2) e (3) macho e fêmea de vida livre; (4) ovos oriundos desse casal; (5) larva rabditoide oriunda desse ovo; (6) larva filarioide; penetração dessa larva na pele.

FIGURA 37.3

▬ Biologia

Esses helmintos são os únicos nematódeos humanos que possuem um ciclo partenogenético e outro, sexuado, de vida livre. As fêmeas partenogenéticas são sempre triploides (3n), produzindo larvas triploides (3n), diploides (2n) e haploides (1n). Cada uma dessas larvas terá um destino biológico diferente, conforme a composição de sua carga genética. Assim, as larvas triploides irão dar continuidade ao "ciclo direto", originando larvas rabditoides e depois larvas filarioides infectantes; as larvas diploides e haploides irão dar continuidade ao "ciclo indireto", no qual as larvas diploides irão transformar-se em fêmeas de vida livre e as larvas haploides em machos de vida livre. Após o acasalamento, as fêmeas de vida livre produzirão ovos que darão origem a larvas triploides (alguns pesquisadores verificaram que pelo acasalamento há uma pseudofertilização, uma vez que os espermatozoides não se fundem com os ovócitos, mas apenas os ativam).

Ciclo partenogenético ou direto

As larvas rabditoides eliminadas com as fezes alcançam o meio exterior e em condições favoráveis de temperatura (20 a 30 graus centígrados), umidade elevada, ausência de luz solar direta (sombra) e de solo (areno argiloso e rico em matéria orgânica), continuam o ciclo. Em condições ambientais desfavoráveis irão morrer rapidamente ou retardar expressivamente o ciclo, especialmente sob baixas temperaturas. As larvas rabditoides passam a se alimentar e sofrem duas mudas. Após 24 a 36 horas se transformam em larvas filarioides infectantes. Estas não se alimentam, vivem às custas de reservas de glicogênio, permanecendo na superfície do solo por uma a três semanas e aguardando o momento de penetrar em algum novo hospedeiro. Por ação mecânica (movimentação) e química (melanoproteases), penetram no hospedeiro através da pele, da mucosa bucal e esofágica. Auxiliados pelas enzimas proteolíticas, atravessam os tecidos e alcançam a corrente sanguínea ou linfática, dirigindo-se para o coração e pulmões. Nos capilares pulmonares se transformam em L4, atravessam a membrana alveolar e chegam aos brônquios, de onde migram para a faringe. Nesse ponto podem ser expelidas com a secreção produzida ou ser deglutidas, deslocando-se para o intestino delgado, onde se fixam e se transformam em fêmeas partenogenéticas parasitas. Poucos dias depois elas iniciam a eliminação de larvas rabditoides pelas fezes do paciente. O tempo decorrido entre a penetração de larvas filarioides e a eliminação de larvas rabitoides varia entre 15 e 30 dias.

Sabe-se que os pacientes normais, com uma boa resposta imune, especialmente aquela mediada por células, apresenta uma boa capacidade de defesa, eliminando grande quantidade de larvas filarioides durante sua migração, não apenas na primoinfecção, mas em possíveis reinfecções.

Ciclo sexuado ou Indireto

Nesse ciclo, quando as larvas rabditoides diploides e haploides encontram um ambiente adequado, irão dar continuidade ao ciclo, passam por quatro mudas e originam respectivamente fêmeas e machos de vida livre, que se acasalam. As fêmeas fazem a postura de ovos triploides, que darão origem a larvas rabditoides, que sofrem duas mudas e se transformam em larvas filarioides infectantes. A partir dessa fase, o ciclo é semelhante: não se alimentam, possuem sobrevida de uma a três semanas, período em que estão aptas a infectar novo hospedeiro.

▪ Transmissão

Os mecanismos pelos quais uma pessoa se infecta ou continua infectada com o *S. stercoralis* são:

Heteroinfecção

É o mecanismo pelo qual uma pessoa se infecta pela primeira vez com esse parasito. Por essa razão também é chamado de primoinfecção. Representa a penetração das larvas filarioides infectantes pela pele, mucosa bucal ou esofagiana, de onde continuam o ciclo pulmonar até o intestino. A partir dessa primoinfecção, o paciente pode continuar infectado pelos seguintes mecanismos:

Autoinfecção externa ou exógena

Pacientes com maus hábitos higiênicos podem permanecer com resíduos de fezes na região anal, onde larvas rabditoides se transformariam em larvas filarioides, que penetrariam pela pele da região perineal.

Autoinfecção interna ou endógena

Pacientes com prisão de ventre ou apenas lentidão no trânsito intestinal podem dar tempo para que as larvas rabditoides se transformem em larvas filarioides ainda no intestino delgado ou grosso, onde penetram, continuando o ciclo com grande rapidez. Parece que esse mecanismo, associado à depressão do sistema imune (doenças intercorrentes, AIDS, medicação imunossupressora etc.), permite que a quase totalidade das larvas filarioides continuem seu ciclo, dando ao paciente um quadro grave, denominado de hiperinfecção ou estrongiloidíase disseminada.

▪ Imunidade

A penetração de larvas filarioides e a presença de fêmeas partenogenéticas por longos períodos no paciente, são os elementos estimuladores do sistema imune, que responde com uma efetiva imunidade celular e humoral. Assim, anticorpos específicos das classes IgG, IgM, IgA e IgE, são facilmente detectáveis nos pacientes humanos, sendo que o IgG4 encontra-se sempre muito elevado. Com relação à imunidade celular, podem ser encontrados dois tipos de células T helper: Th 1 e Th 2, com predominância desta última, que secretam interleucinas IL-4, IL-5, IL-10 e IL-13, induzindo as células B a produzir anticorpos IgE e IgG4. O mecanismo T-independente estimula a produção pelos macrófagos de TNF-alfa, IL-1 e células inflamatórias inespecíficas, que auxiliam na eliminação das fêmeas partenogenéticas (nesse caso, há grande produção de muco que reveste os parasitos, contribuindo para sua eliminação). A eliminação das larvas filarioides infectantes se dá principalmente por ação das células T CD4+. Apesar de bem conhecida, a interação entre as fases do parasito e o hospedeiro apresenta ainda muitos aspectos obscuros, que não permitem interpretar corretamente a variabilidade da resposta imune, assim como a razão pela qual alguns pacientes se curam espontaneamente e outros apresentam um bom nível da resposta imune, embora os parasitos estejam presentes e provoquem sintomatologia típica.

▪ Patogenia e sintomatologia

Pessoas infectadas com o *S. stercoralis* podem ter uma evolução da doença completamente diferente da outra, dependendo do número de formas infectantes adquiridas e do nível da resposta imunológica. Dessa forma, podemos observar pessoas com infecções abortadas na fase migratória das larvas infectantes, pacientes que chegaram a apresentar fêmeas partenogenéticas produzindo larvas rabditoides, mas que se curaram espontaneamente e pacientes com fortes alterações pulmonares, intestinais ou até disseminadas.

As principais alterações na estrongiloidíase são decorrentes de ação mecânica, traumática, irritativa, tóxica e antigênica. Assim, acompanhando o ciclo biológico desse parasito, podemos observar as seguintes fases nas alterações no paciente:

Fase cutânea

É decorrente da penetração das larvas infectantes na pele ou mucosas. Geralmente discreta, passa totalmente desapercebida pelo paciente. Em pacientes sensíveis ou nos casos de reinfecção, pode haver uma reação no local da penetração do parasito, representada por prurido, edema, eritema, pápulas e até reações urticariformes.

Fase pulmonar

É decorrente da passagem de larvas infectantes dos vasos para o interior de brônquio e bronquíolos, bem como do processo de muda de L3 para L4. Nessa fase, as manifestações mais comuns são: febre variável, tosse (geralmente com expectoração), dispneia, edema. Nos casos disseminados, fêmeas partenogenéticas podem se estabelecer nos pulmões, desenvolvendo um quadro de broncopneumonia, síndrome de Löefler, edema pulmonar e intensa dificuldade respiratória.

Intestinal

É decorrente da presença de fêmeas partenogenéticas mergulhadas nas criptas da mucosa do duodeno e do jejuno, e de larvas movimentando-se e lesando a mucosa do intestino delgado e grosso. Além da dor local, as alterações mais comumente encontradas são:

- enterite catarral, onde se vê uma reação inflamatória com grande produção de muco;
- enterite edematosa, onde se observa um processo inflamatório, com infiltração edematosa na submucosa, que reflete no aspecto externo da mucosa e reduz a capacidade de absorção no seguimento atingido (síndrome da má absorção);
- enterite com ulceração, quando ocorre um processo inflamatório com formação de úlceras e invasão bacteriana; posteriormente, nessas úlceras, pode haver a reparação cicatricial, com substituição da mucosa por tecido fibroso que, dependendo da extensão, pode promover redução do peristaltismo levando ao quadro de íleo paralítico.

Essas alterações levam a uma sintomatologia variável, mas é bem conhecida a dor no hipocôndrio direito, simulando uma úlcera gástrica; além disso, é frequente o paciente queixar-se de diarreia, fraqueza, emagrecimento, irritabilidade, insônia etc. O quadro hematológico se altera, podendo haver anemia hipocrômica, com redução da taxa de hemoglobina e do número de hemácias e eosinofilia.

Disseminada

É decorrente da presença da infecção juntamente com um estado de imunodepressão. Além de encontradas em grande quantidade nos locais usuais (pulmões e intestinos), as larvas podem ser observadas nos rins, fígado, vesícula biliar, coração, cérebro, pâncreas, próstata, linfonodos etc. As alterações inflamatórias provocadas pelas larvas podem ser complicadas nos casos de invasão bacteriana secundária, podendo levar o paciente rapidamente à morte.

▬ Diagnóstico

O diagnóstico dessa parasitose também pode ser clínico, parasitológico e imunológico, conforme mostraremos a seguir:

Clínico

O diagnóstico clínico é pouco preciso pois grande parte dos pacientes não apresenta nenhum sintoma. Entretanto, talvez 50% deles podem apresentar alguns sintomas sugestivos, como tosse contínua, com expectoração; dor no hipocôndrio direito, assemelhando-se a uma úlcera duodenal; diarreia e urticária. Esses sintomas, por sua vez, ajudam muito na solicitação correta dos exames parasitológicos.

Parasitológico

Como no paciente com estrongiloidíase usualmente encontra-se larvas nas fezes, o exame de fezes de rotina costuma não acusar essas larvas. Dessa forma, havendo suspeita clínica de estrongiloidose, deve-se solicitar exames específicos para larvas, especialmente os métodos de Baerman-Moraes ou o de Rugai (cujas descrições se encontram na Parte Técnica deste livro). Para um boa eficiência desses métodos, é fundamental que as fezes sejam frescas e não colocadas em conservador.

Pode-se também proceder à cultura das fezes quando existe forte suspeita clínica e os exames de fezes acima mostram-se repetidamente negativos. Para proceder à cultura, os métodos mais usados são: de Loos, feito em carvão vegetal; de Brumpt, feito em papel de filtro colocado em placa de Petri, e de Harada & Mori, feito em papel de filtro colocado em tubos. Na coprocultura o objetivo é a reprodução do helminto, onde podem ser vistas as diferentes fases biológicas. A coprocultura é pouco empregada porque apresenta a desvantagem da demora de mais de cinco dias para realizar a primeira leitura. Porém, é bastante sensível, eliminando as dúvidas dos exames de fezes falso-negativos.

Exame de secreções

Podem ser feitas pesquisas de larvas nas secreções orgânicas (escarro, urina, lavado broncopulmonar, endoscopia duodenal etc.), as quais devem ser centrifugadas, buscando-se o parasito no sedimento. Recomenda-se também recolher material do duodeno através de tubagem ou pelo "enterotest", através do qual o paciente ingere uma cápsula de gelatina ligada a um cordão. Quatro horas após a ingestão, a cápsula é recolhida para o exame de possíveis helmintos nela aderidos.

Imunológicos

São métodos altamente indicados em pacientes que apresentam sintomatologia e sucessivos exames de fezes específicos persistem negativos. Vários métodos imunológicos podem ser empregados, destacando a reação de ELISA, por ser altamente sensível, embora apresente especificidade limitada, pois pode dar resultados falso-positivos em pacientes com esquistossomose, ancilostomose e filariose. Nesse caso, recomenda-se a caracterização das frações proteicas específicas de *Strongyloides*, usando-se a técnica de Western Blotting ou técnicas de eletroforese em gel de poliacrilamida e seu emprego como antígeno purificado. O antígeno usado para essas reações é obtido de cultura de *Strongyloides ratti, S. venezuelensis* ou de *S. cebus*.

Outras técnicas que permitem detectar a resposta imune humoral, isto é, os anticorpos das classes IgG, IgM, IgA e IgE, são: hemaglutinação indireta, radioimunoensaio, imunofluorescência direta e indireta etc. Essas técnicas podem ser usadas para o diagnóstico individual e também para o diagnóstico epidemiológico, especialmente a reação de ELISA.

▪ Epidemiologia

A estrongiloidíase tem distribuição geográfica mundial, ocorrendo tanto em regiões de clima quente como nas de clima temperado. Apresenta incidência mais elevada na população que tem maior contato com o solo: crianças, agricultores etc. A taxa de prevalência é muito variável, de inferior a 1,0% até 40,0%, decorrente da temperatura ambiente (20 e 30 graus centígrados), do tipo do solo (areno-argiloso), da umidade e insolação do solo e, principalmente, dos hábitos higiênicos da população, associados à existência ou não de fossas e serviços de esgoto sanitário domiciliar. Assim, a estrongiloidose é encontrada nas regiões quentes da África, Ásia, Europa e das Américas, assim como nas regiões temperadas da Europa, da América do Norte etc.

Outro aspecto importante na epidemiologia da estrongiloidose é que apesar dos humanos serem os únicos hospedeiros efetivos do parasito, foi verificado que cães, gatos e macacos podem albergar o S. *stercoralis*, suspeitando-se que os mesmos poderiam ter uma importância secundária na contaminação dos solos peridomésticos.

Resumo da epidemiologia

- Distribuição geográfica: mundial.
- Fonte de infecção: humanos.
- Forma de transmissão: larvas filarioides infectantes.
- Veículo de transmissão: solo úmido e sombreado.
- Via de penetração: pele.

▬ Profilaxia

A profilaxia dessa helmintose depende de medidas gerais já amplamente discutidas nos demais capítulos apresentados nesse livro: educação sanitária, educação ambiental, educação cívica, adoção de serviços de abastecimento de água e de esgotos. Enfim, depende diretamente da melhoria da qualidade de vida da população. Como isso, entendemos, é uma questão de *evolução* e amadurecimento de conceitos e posturas, tanto da população em geral, como da classe dirigente em particular, a parcela consciente da população precisa atuar para acelerar o processso... percebemos que estamos caminhando nessa direção, mas "estamos longe ainda do grande salto para a saúde"...

Com relação específica à estrongiloidíase, deve ser enfatizado que como o foco de contaminação ambiental é familiar, uma medida profilática imprescindível é o tratamento do doente, além dos portadores assintomáticos que convivem na mesma moradia.

▬ Tratamento

O tratamento da estrongiloidose comum, com sintomatologia discreta, é relativamente fácil de ser feita, pois o helminto é muito suscetível ao arsenal terapêutico atual. Entretanto, nos casos de hiperinfecção e de estrongiloidose disseminada, a terapêutica torna-se bem mais difícil e complexa, necessitando a adoção de condutas medicamentosas complementares como dieta leve, controle da prisão de ventre, repouso, soroterapia etc.

O medicamento de escolha é o tiabendazol (atua sobre as fêmeas partenogenéticas), na posologia de 50 mg/kg para adultos e 30 mg/kg para crianças, durante três dias. Os efeitos colaterais dessa droga são: náuseas, vômitos, diarreia, cefaleia, sonolência e erupções cutâneas. É contra-indicado na gravidez, lactação e insuficiência renal. O cambendazol já se mostrou eficiente não só contra as fêmeas partenogenéticas como nas larvas, atingindo um percentual de cura melhor que o tiabendazol. O cambendazol é usado na dosagem de 5 mg/kg/dia, durante 3 dias para adultos e crianças. Os poucos efeitos colaterais dessa droga são: astenia, sonolência, cólicas abdominais, diarreia e cefaleia. A ivermectina, na dose única de 200 microgramas/kg, tem se mostrado eficiente na estrongiloidíase disseminadas, atuando tanto contra as fêmeas, como contra as larvas teciduais.

AULA PRÁTICA ▬

Para se desenvolver uma boa aula prática, pode-se mostrar o *S. ratti* ou o *S. venezuelensis*, com resultados excelentes. Essas espécies podem ser mantidas em laboratório através da infecção em ratos, nos quais o ciclo se processa perfeitamente, pois são os hospedeiros habituais. Gerbil e camundongo também podem ser utilizados como hospedeiros, sendo que no gerbil a infecção se mantém por mais de ano, enquanto nos camundongos não passa de trinta dias. As fezes desses animais podem ser cultivadas em carvão ou papel de filtro (ver Parte Técnica), obtendo-se larvas filarioides em três dias, além de machos e fêmeas de vida livre. As larvas filaroides são recolhidas da cultura através do método de Baerman ou Rugai, com as quais se infecta novos roedores, usando-se 500 a 1000 larvas inoculadas subcutaneamente. Aproximadamente 5 a 10 dias depois, os animais já estão eliminando ovos larvados nas fezes. Existe uma diferença no ciclo biológico dessas espécies que necessita ser enfatizada: as fêmeas partenogenéticas parasitas eliminam ovos e não larvas, razão pela qual no exame das fezes dos ratos, usualmente vão ser encontrados ovos larvados. A coprocultura será iniciada com esses ovos.

Para a obtenção das fêmeas partenogenéticas parasitas é necessário proceder à necropsia do rato infectado. O roedor deve estar comprovadamente positivo e aí ser sacrificado pelo éter ou pelo clorofórmio. Abre-se a cavidade abdominal do mesmo, retirando-se o estômago e intestinos; separa-se o intestino delgado, aberto com auxílio de uma tesoura fina, e colocado dentro de uma cuba de vidro ou pirex transparente, contendo um pouco de água ou salina no fundo. Passa-se o dedo (as mãos devem estar protegidas por luvas cirúrgicas) cuidadosamente na mucosa intestinal para retirar as fêmeas, que serão pescadas com estilete ou pincel no fundo do recipiente com água. Para se visualizar melhor o parasito, é importante que o recipiente esteja bem iluminado e colocado sobre um fundo escuro. A fêmea pode ser recolhida diretamente sobre alguma lâmina para observação imediata ao microscópio ou conservada para trabalhos posteriores.

capítulo 38

Tricuridíases

resumo do capítulo

- Apresentação
- Morfologia
- Biologia
- Patogenia
- Diagnóstico
- Epidemiologia
- Profilaxia
- Tratamento

– Apresentação

Na Ordem *Trichurida* estão presentes duas Famílias com espécies que ocorrem em animais e em humanos: a Família *Trichuridae*, com duas Subfamílias – *Trichurinae* (com a espécie *Trichuris trichiura*) e *Capillarinae* (com a espécie *Capillaria hepatica*); a Família *Trichinellidae*, com a Subfamília *Trichinellinae* (com a espécie *Trichinella spiralis*).Denominamos de tricuridíases as doenças provocadas pelos helmintos pertencentes a essa Ordem, assim discriminadas: tricuríase, capilaríase e triquineliíase (de acordo com a etimologia das palavras, o correto é acrescentar o sufixo "ose" ao nome do agente etiológico, mas na literatura internacional tem sido usado o sufixo "íase", formando tricuríase, capilaríase e triquineliíase. Usaremos a palavra mais eufônica e mais empregada no linguajar científico. Veja final do Capítulo 11).

A denominação do Gênero *Trichuris* foi motivo de grande confusão; na descrição original. Acreditava-se que "a cauda possuía a forma de cabelo" (tricho = cabelo e uris = cauda), mas posteriormente observou-se que,na realidade, esse helminto possui "a cabeça em forma de cabelo" passando a denominar-se *trichocephalus* (tricho = cabelo e cephalus = cabeça). Portanto, em decorrência da lei da prioridade, o nome correto desse Gênero é *Trichuris* (Roederer, 1761) e a espécie que nos atinge é a *Trichuris trichiura* (Linnaeus, 1758). Algumas pessoas ainda insistem em falar *Trichocephalus*, o que não é correto. Entre os alunos esse helminto é chamado de "verme chicote".

O Gênero *Trichuris* apresenta diversas espécies que parasitam o intestino grosso de animais e não possuem interesse direto para nós, mas possuem grande importância biológica e terapêutica, pois graças a elas que experimentos sobre o ciclo biológico e ensaios medicamentosos são desenvolvidos. Essas espécies são: *T. vulpis*, do cão; *T. suis*, do suíno; e *T. muris*, do camundongo.

Nos itens seguintes estudaremos as espécies de *Trichuridea* que ocorrem em humanos.

Trichuris trichiura (Linnaeus, 1758)

– Morfologia

Esse helminto possui três fases distintas: adultos (machos e fêmeas), ovos e larvas. Estas geralmente não são vistas, pois estão presentes apenas no interior do intestino do hospedeiro, razão pela qual descreveremos apenas os adultos e os ovos.

Adultos

Medem cercae 4,0 cm, sendo os machos usualmente menores que as fêmeas. Apresentam duas características marcantes:

- o aspecto de "chicote", no qual o cabo seria a porção posterior e a tira flexível seria a porção anterior do helminto;
- o dimorfismo sexual, através do qual nota-se que na fêmea a extremidade do corpo é reta e no macho, recurvada.

A boca situa-se na extremidade anterior, seguida de um longo esôfago, que ocupa 2/3 do comprimento total do helminto. Esse órgão (ou esticossomo) é formado por células longas, especiais, denominadas esticocitos, que se estendem até o intestino, que se abre no ânus, localizado próximo da extremidade da cauda. A porção alargada ou posterior do helminto contém o intestino e os órgãos reprodutivos. No macho encontramos um testículo, seguido pelo canal deferente e canal ejaculador, que termina em um espículo protegido por uma bainha; na fêmea, observamos um ovário e um útero, que se abre em uma vulva, localizada na intersecção das partes fina e larga.

Ovos

Os ovos dos tricurídeos são semelhantes nas várias espécies, sendo muito característicos e fáceis de serem identificados ao microscópio, pois possuem o aspecto de um barril, de cor marrom, com dois tampões hialinos nas extremidades. Medem em torno de 50 μm de comprimento por 22 de largura. A casca é formada por três camadas, sendo que a mais externa tem a cor marrom ou castanha por estar impregnada de pigmentos fecais. Nas extremidades essa casca é interrompida, dando lugar a dois tampões hialinos salientes. Quando o ovo é expelido junto com as fezes, apresenta apenas uma massa de células no seu interior.

■ Biologia

A biologia desse helminto apresenta vários aspectos interessantes, com um ciclo biológico muito simples ou direto. Tem como hábitat o intestino grosso humano, especialmente o ceco e o colo ascendente, onde são encontrados poucos vermes, em torno de dez. Nas infecções maciças (de cem a mil vermes) podem ser encontrados no colo descendente, reto e até no íleo. Vive com a porção anterior mergulhada na mucosa, de onde retira seus nutrientes, representados por glicose e pelos produtos de digestão enzimática (enzimas proteolíticas) das células locais.

Esses helmintos têm grande longevidade, estimada em mais de cinco anos. Porém sabe-se que a grande maioria dos vermes morre ao fim de dois ou três anos.

Ciclo biológico

Machos e fêmeas vivem mergulhados na mucosa em posições próximas para permitir a fecundação. As fêmeas liberam enorme quantidade de ovos: alguns cálculos dizem que a ovoposição alcança o número de 7.000 ovos por dia por fêmea!

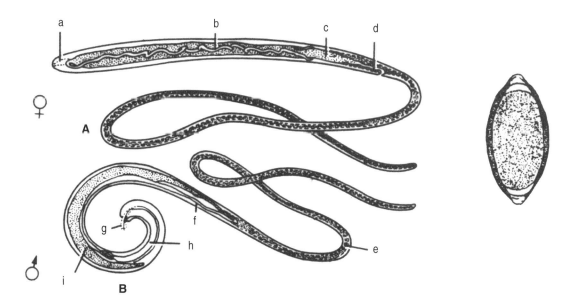

FIGURA 38.1 *Trichuris trichiura:* (A) fêmea com extremidade posterior reta; (B) macho com extremidade posterior recurvada; (C) ovo típico, com dois tampões polares hialinos e uma massa de células; (a) ânus; (b) útero; (c) ovário; (d) vagina; (e) faringe filiforme (nos dois sexos); (f) canal deferente; (g) espículo; (h) cloaca; (i) testículo. (Adaptado de Rey, 1973)

Esses ovos chegam ao meio exterior contendo apenas uma massa de células, que estando em ambiente sombreado, úmido e sob temperatura ambiente variando entre 20 e 30 graus centígrados, inicia a embriogênese, que se completa em torno de 30 dias (sob temperatura de 34 graus centígrados a embriogênese ocorre em 14 dias). Esses ovos larvados, L1, permanecem infectantes no solo por um ano, sendo que em laboratório podem permanecer infectantes por até cinco anos. Esses ovos larvados podem ser disseminados por moscas, poeira etc., sendo que a infecção dos humanos se dá por ingestão desses ovos larvados (L1) junto com alimentos, mãos sujas etc. Após a ingestão, os ovos são semidigeridos pelo suco gástrico, permitindo a eclosão das larvas próxima ao intestino delgado, de onde migram para o intestino grosso, onde se fixam. Nesse local, as larvas sofrem quatro mudas e se transformam em vermes adultos cerca de dois a três meses após a ingestão dos ovos larvados.

▪ Patogenia

A grande maioria dos pacientes com tricuríase não apresenta sintomas ou alterações significativas. As lesões traumáticas provocadas por esse helminto são muito discretas, com um resposta inflamatória pequena e restrita ao epitélio e lâmina própria, no ponto onde os vermes estão mergulhados. Além dessas alterações discretas, é provável que ocorra um processo irritativo das terminações nervosas locais, estimulando o aumento do peristaltismo e dificultando a reabsorção de líquidos ao nível de todo o intestino grosso.

A grande intimidade entre o parasito e os tecidos humanos, e a presença constante de antígenos parasitários e células degeneradas, devem resultar em uma forte resposta imune do hospedeiro, que entretanto é pouco conhecida. Sabe-se que nos pacientes a IgA é elevada, havendo uma resposta imune protetora associada ao estabelecimento precoce da resposta imune mediada pelo Th-2, que por sua vez é regulada pelas interleucinas IL 4, IL 5, IL 9 e IL 13, com aumento de Ig E e IgG1 ou IgG4. Esses conhecimentos foram obtidos em camundongos, supondo-se que em humanos aconteça algo semelhante, porém, sem conhecermos exatamente os mecanismos de expulsão dos parasitos.

Nos pacientes sintomáticos, as manifestações clínicas mais comuns são: diarreia, nervosismo, insônia e emagrecimento, que tendem a se agravar quando o parasitismo é mais intenso. Nesses pacientes tem sido relatado uma eosinofilia elevada, assim como tenesmo e até prolapso retal. Em pediatria podem ser encontrados casos de crianças com parasitismo elevado e crônico, apresentando má nutrição, desidratação, anemia e retardamento do desenvolvimento corporal. Estudos diversos feitos com crianças subdesenvolvidas mostraram que apenas com a eliminação medicamentosados tricurídeos, as crianças voltaram a ganhar peso e estatura.

▪ Diagnóstico

O diagnóstico dessa helmintíase é feito pelo exame de fezes e achado de ovo típico. A quantidade de ovos eliminados por fêmea é tão elevada, que qualquer método de exame de fezes de rotina pode ser utilizado para fazer o diagnóstico.

▪ Epidemiologia

É um parasito de distribuição geográfica mundial, muito semelhante à do *Ascaris lumbricoides*, que também apresenta exigências similares quanto ao ambiente para o desenvolvimento do ovo e nas

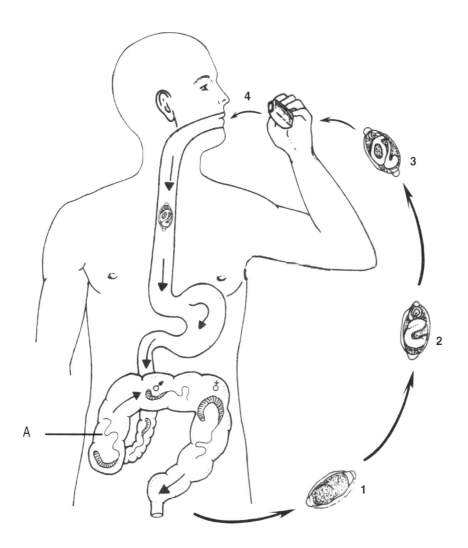

Ciclo biológico do *Trichuris trichiura*: (A) vermes adultos no intestino grosso humano; (1) ovos eliminados pelas fezes contendo uma massa de células; (2) ovo embrionado no meio exterior; (3) ovo contendo larva infectante L1, contaminando alimentos; (4) ingestão de ovos com L1 infectantes; sem desenvolver ciclo pulmonar, as larvas se desenvolvem até ficarem adultas no trajeto intestinal, fixando-se no intestino grosso.

FIGURA 38.2

formas de transmissão. Como nas demais verminoses, em decorrência da falta de higiene própria da idade, as crianças são as mais acometidas. Entretanto, na população em geral, a prevalência é de 30%, mas em algumas localidades na periferia de grandes centros, onde a falta de serviços de esgoto e água tratada é permanente, a prevalência alcança um índice de 80%. Em todas as situações, as crianças são as maiores responsáveis pela disseminação dessa parasitose, bem como as maiores vítimas, tendo o peridomicílio como foco.

O *T. trichiura* é morfologicamente idêntico ao *Trichuris suis*, parasito habitual de suínos, também de distribuição cosmopolita, sendo que alguns autores supõem ser a mesma espécie, inclusive com a possibilidade dos suínos atuarem como fonte de infecção para os humanos. Essa ideia, entretanto, não obteve até hoje nenhuma comprovação, motivo pelo qual a maioria dos especialistas não concorda com ela.

Resumo da epidemiologia

- Distribuição geográfica: mundial.
- Fonte de infecção: humanos.
- Forma de transmissão: ovos.
- Veículo de transmissão: mãos sujas/alimentos.
- Via de penetração: boca.

▬ Profilaxia

Conforme foi dito, os fatores epidemiológicos da tricuríase e da ascaridíase são muito semelhantes, baseando-se no saneamento básico, educação sanitária e medidas complementares, que serão discutidas no capítulo referente à essa segunda helmintíase. Como os humanos são os únicos hospedeiros do *Trichuris trichiura*, é fundamental, além das medidas gerais citadas, proceder ao tratamento das pessoas infectadas, com ou sem sintomatologia, pois elas podem atuar como fonte de contaminação do peridomicílio.

▬ Tratamento

Até cerca de quinze anos atrás, o tratamento da tricuríase revestia-se de grande dificuldade, pois os medicamentos disponíveis eram tóxicos e pouco eficientes. Nos últimos anos as drogas que se mostraram mais eficientes foram o albendazol e o mebendazol. Em 2001 foi lançada a nitazoxanida, um derivado do nitrotiazol, com resultados muito bons contra protozoários e helmintos intestinais, inclusive contra o *T. trichiura*. O albendazol é usado na dosagem de 400 mg durante três dias e o mebendazol na dosagem de 100 mg, duas vezes ao dia durante três a cinco dias.

Capillaria hepatica (Bancroft, 1893)

Na família *Trichuridae* ainda temos a subfamília *Capillarinae*, com o gênero *Capillaria*, que reúne diversas espécies presentes em animais, sendo que a *C. hepatica* pode acometer os humanos, causando a capilariose ou capilaríase.

Esse parasito vive no parênquima hepático de vários animais, especialmente do rato, do esquilo, da lebre, do cão, do gato, do macaco e, esporadicamente, dos humanos, ocorrendo no mundo todo. No Japão, Filipinas, Tailândia e Egito, foi encontrada outra espécie atingindo roedores e humanos, denominada *C. philippinensis*.

A *C. hepatica* é semelhante ao *T. trichiura*, porém é menor, pois a fêmea mede cerca de dois centímetros e o macho apenas um. Os ovos, semelhantes aos dos demais tricurídeos, são depositados no parênquima hepático, possuem uma massa celular, permanecendo concentrados em determinados pontos. Quando o animal parasitado morre e entra em decomposição no meio ambiente, os ovos podem ser liberados. Entretanto, a forma mais comum para completar o ciclo é quando o hospedeiro é ingerido por algum predador e os ovos presentes no fígado chegam no meio ambiente através das fezes desse predador. De uma forma ou de outra, esses ovos no exterior se tornam embrionados cerca de um ou dois meses depois, tornando-se infectantes. Ao serem ingeridos por algum hospedeiro suscetível, as larvas eclodem no intestino delgado e, por via sanguínea, migram para o fígado, onde se transformam em vermes adultos cerca de um mês depois.

Existem pouco mais de duas dezenas de casos humanos descritos no mundo (apenas um no Brasil), quase todos com diagnóstico pós-mortem. A patogenia dessa helmintose está associada aos vermes adultos e ao acúmulo de ovos, resultando em uma intensa hepatite, com infiltração eosinofílica, áreas de necrose, perda de hepatócitos e das funções hepáticas. Os pacientes apresentam febre elevada, anorexia, vômitos, extrema debilidade orgânica e apatia, associados a anemia, leucocitose, eosinofilia e hipergamaglobulinemia elevadas.

O diagnóstico pode ser feito pela biopsia hepática e encontro dos ovos.

Trichinella spiralis (Owen, 1835)

A doença causada por esse helminto é denominada triquinelose, triquinose, triquinelíase ou triquiníase, não ocorrendo no Brasil. Tem ampla distribuição geográfica, está relacionada com o hábito de se ingerir carne de porco e seus derivados, crus ou mal cozidos. É comum na Europa Oriental e Meridional, América do Norte (do Centro do México ao Canadá), parte da América do Sul (Argentina, Chile e Uruguai), da África e da Ásia. É encontrada em suínos, ratos, cães, humanos e alguns animais silvestres (javalis, lobos).

Possui o esôfago alongado, formado pelos esticócitos, são vermes bem pequenos e delgados: o macho mede 2,0 mm, apresentando uma dilatação na extremidade posterior denominada pseudobolsa copuladora; a fêmea mede 4,0 mm, com a vulva localizada no terço anterior do corpo.

A biologia desse helminto é interessante, pois apresenta um ciclo biológico monoxeno, quando o hospedeiro definitivo é também o hospedeiro intermediário. Os vermes adultos vivem mergulhados na mucosa do intestino delgado, especialmente duodeno e início do jejuno. Após o acasalamento, os machos morrem e são eliminados; as fêmeas, cerca de 15 dias depois, iniciam a parição de 350 a 1500 larvas (são vivíparas) de primeiro estádio, durante três a quatro meses, quando morrem e também são eliminadas. Algumas larvas podem ser eliminadas nas fezes, porém, a maioria penetra nos tecidos e alcança a corrente sanguínea, dirigindo-se para o coração direito, depois para os pulmões e o coração esquerdo, seguindo a circulação geral uma ou mais vezes até se encistarem nos músculos esqueléticos. Na fibra muscular, durante trinta dias, sofrem três mudas e alcançam 1,0 mm de comprimento, quando então enrolam-se em espiral e são envolvidas por uma cápsula fibrosa. Nos animais, permanecem vivas por vários meses até serem ingeridas, mas nos humanos parece que podem viver encistadas por vários anos. Quando novo hospedeiro ingere a carne contendo as larvas encistadas (carne triquinada), há digestão da carne no estômago e a liberação das larvas no intestino delgado, onde sofrem a quarta muda, transformam-se em vermes adultos que reiniciam o ciclo.

A patogenia da triquinelose é discreta ou assintomática. Alguns pacientes podem apresentar alterações, que vão depender do número de formas presentes, bem como de sua localização. Assim temos:

- Fase de implantação dos vermes adultos: pode haver um processo inflamatório da mucosa intestinal, provocando náuseas, cólicas e diarreia;
- Fase de migração larvária: podem ocorrer manifestações as mais variadas, desde perturbações circulatórias, pulmonares, cerebrais, viscerais até inflamações e lesões musculares onde as larvas estão se encistando (especialmente os músculos de maior movimentação: masseteres, lombares, diafragmáticos, linguais); febre, mal-estar, dores generalizadas e eosinofilia elevada são manifestações comuns;

Fase de encistamento: cerca de trinta dias depois das larvas se estabelecerem nos músculos, os cistos já estão formados, medindo cerca de 0,4 mm de diâmetro, quando então as alterações musculares se acentuam, inclusive podendo haver dificuldade respiratória, miocardite, encefalite, debilidade geral e até morte.

O diagnóstico parasitológico dessa helmintíase não é fácil de ser feito, daí a grande importância do diagnóstico clínico. Com o diagnóstico parasitológico pode ser feita a biopsia de nódulos musculares e encontro da larva encistada. Um teste diagnóstico eficiente e bastante usado é o imunológico, destacando-se a reação de ELISA; a imunofluorescência indireta e a hemaglutinação indireta também são usadas.

O tratamento é feito empregando-se o mebendazol ou o albendazol, que matam as larvas e os vermes adultos. Os anti-inflamatórios auxiliam na redução da inflamação muscular, melhorando o quadro do paciente.

A profilaxia básica consiste na educação sanitária da população exposta a não ingerir produtos de origem animal, especialmente carne suína, crua ou mal cozida.

AULA PRÁTICA

Essa aula pode ser montada apenas mostrando ovos do *T. trichiura*, obtidos em fezes colhidas de crianças residentes na periferia das cidades, mas ficará muito mais interessante se for possível obter vermes adultos de animais. Dentre esses, os melhores e de mais fácil obtenção são o cão, hospedeiro do *T. vulpis* (que é um pouco maior que o parasito humano) ou o porco, hospedeiro do *T. suis*, que é idêntico à espécie que ocorre nos humanos. Esses animais podem ser obtidos nos Serviços de Controle de Zoonoses Municipais, em Escolas de Veterinária ou mesmo nos abatedouros de suínos. O intestino grosso deve ser cuidadosamente recolhido e transportado para a sala de aula, onde parte da peça ficará preservada em formol 10% e na outra os helmintos serão retirados para observação e montagem em lâminas, conforme metodologia mostrada na Parte Técnica desse livro.

capítulo 39

Ancilostomíase e Necatoríase

resumo do capítulo

- Apresentação
- Morfologia
- Biologia
- Patogenia
- Resposta imune
- Diagnóstico
- Epidemiologia
- Profilaxia
- Tratamento

■ Apresentação

Na família *Ancylostomidae* (ou *Ancylostomatidae*) temos duas subfamílias importantes, com diversas espécies ocorrendo em animais domésticos e em humanos: *Ancylostominae*, com espécies munidas de dentes na cavidade bucal, como o *Ancylostoma duodenale* (Dubini, 1843), *A. brasiliense* (Gomes de Faria, 1910), *A. ceylanicum* (Looss, 1911) e *Bunostominae*, com espécies apresentando placas cortantes na cavidade bucal, como por exemplo o *Necator americanus* (Styles, 1902). A palavra *ancylostoma* significa "boca curva" (ankylos = curvo e tomma = boca) e necator significa matador (matador das Américas).

Esses helmintos continuam representando um dos grandes problemas de saúde pública, uma vez que estima-se em 740 milhões o número de pessoas parasitadas no mundo, a grande maioria jovens, com mais de 65 mil mortes anuais, além das gravíssimas sequelas observadas nas crianças parasitadas. Aliás, essas helmintíases, assim como a grande parte das parasitoses, acometem principalmente a população de baixa renda, que não possuem representatividade na política autêntica ou conscientização para reclamações, razão pela qual são sistematicamente negligenciadas pelos poderes constituídos ou pelos representantes exclusivos das classes dominantes. Essas classes, por estarem afastadas do problema, se esquecem que essas parasitoses representam causa importante da violência urbana, que por sua vez é consequência da violência social reinante... Não podemos esquecer que pobreza gera revolta, revolta gera violência e violência gera "a guerra civil não declarada"...

O *A.duodenale* ocorre principalmente no Hemisfério Norte, mas é muito encontrado na América Latina também. Já o *N. americanus* é mais comum nas Américas, África tropical e ilhas do Pacífico, inclusive Austrália. No sudeste da Ásia (Índia, Japão, Malásia, Indonésia, Taiwam, Tailândia, Filipinas) existe ainda o *A. ceylanicum* (Loss, 1911), parasito frequente de cães e gatos, mas que pode acometer humanos, alguns casos inclusive contabilizados em nosso país. O *A caninum* (Ercolani, 1859) e o *A. braziliense* (Gomes de Faria,1910) são parasitos de cães, frequentes em nosso meio, com larvas que podem atingir a pele de humanos, desenvolvendo uma dermatite. Esses dois últimos helmintos serão mostrados no capítulo 41.

A origem desses helmintos nas Américas é um fato instigante, pois sabe-se que populações pré-incaicas (em coprólitos e em múmias preservadas) estavam parasitadas pelo *A.duodenale* e pelo *T. trichiura*, colocando em dúvida a possibilidade dessas populações terem chegado nas Américas atravessando as terras geladas entre a Sibéria e a América do Norte. Por outro lado, parece que o *N. americanus* teve origem na África e chegou nas Américas junto com o tráfico de escravos negros.

A doença provocada por esses helmintos é popularmente conhecida como amarelão ou apilação.

■ Morfologia

Os ancilostomídeos são vermes muito parecidos entre si no que se refere às dimensões, ciclo biológico, patogenia, epidemiologia, profilaxia e tratamento, porém, diferem na morfologia da cápsula bucal, conforme já foi dito. Os *Ancylostominae* possuem dentes na periferia de sua cavidade bucal, sendo que o número, a forma e a posição dos dentes distinguem as diversas espécies. Os *Bunostominae* (ou *Necatorinae*) apresentam placas cortantes na periferia da cápsula bucal.

A morfologia dos ancilostomídeos deve ser estudada conforme as diversas fases existentes em seu ciclo biológico, que são:

Vermes adultos

Esses helmintos são cilíndricos, medindo em torno de 1,0 cm. São revestidos por uma cutícula resistente, de cor esbranquiçada quando fixados ou rósea quando vivos. A extremidade cefálica é recurvada dorsalmente, dando ao verme um aspecto de gancho (ankylos). A cápsula bucal é uma expansão oca, globular, existente entre a boca e o esôfago, com a qual o helminto se prende à mucosa do duodeno, onde vive. O dimorfismo sexual é nítido, podendo ser visto a olho nu, pois as fêmeas terminam em uma cauda ponteaguda e o macho em uma bolsa copuladora (com essa bolsa, o macho se prende à fêmea para fecundá-la). O aparelho digestivo é constituído pela boca, esôfago e intestino, que na fêmea termina no ânus, localizado próximo da cauda. No macho aparelho digestivo termina na cloaca, localizada na bolsa copuladora.

Os órgãos genitais femininos são representados por dois ovários, dois ovidutos e dois úteros, que se unem formando a vagina. Esta se abre na vulva, localizada na porção média do corpo da fêmea. Já o aparelho genital masculino é formado por um testículo, um canal deferente que se dilata na sua porção final para formar a vesícula seminal (reservatório de espermatozóides), continuada pelo canal ejaculador, que se abre na cloaca. Como órgãos auxiliares da cópula os machos apresentam dois espículos e uma bolsa copuladora desenvolvida.

Ovos

Os ovos dos ancilostomídeos são muito semelhantes entre si e eliminados pelas fêmeas nas fezes. Apresentam uma massa de células envolvidas por uma membrana escura e delicada. Algumas vezes os ovos podem ser eliminados apresentando uma larva de primeiro estádio no seu interior. Os ovos são ovais, muito típicos e medem 40 por 60 µm em cada diâmetro.

Larvas

No ciclo biológico dos ancilostomídeos encontramos cinco estádios larvares, porém, descreveremos apenas as larvas de primeiro e segundo estádio ou rabiditoides, e as larvas de terceiro estádio ou filarioides infectantes.

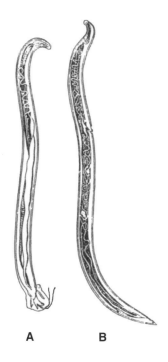

Casal de Necator americanus: (A) macho, com bolsa copuladora terminal típica; (B) fêmea, terminando em ponta; observar a curvatura da extremidade anterior de ambos os sexos.

FIGURA 39.1

- Larva rabditoide: se assemelha à larva do *Strongyloides stercoralis*, com um típico esôfago rabditoide. Porém, possui as seguintes características: comprimento de 400 μm, vestíbulo bucal longo (10 μm) e primórdio genital pouco nítido. A larva rabditoide de segundo estádio difere desta por medir 500 μm e iniciar a diferenciação do esôfago.
- Larva filarioide: também se assemelha à larva infectante dos estrongiloides, com um típico esôfago filariforme, que é mais curto, além das seguintes características: comprimento cerca de 500 μm, apresentando uma típica bainha, isto é, a membrana da larva de segundo estádio permanece protegendo a larva de terceiro estádio, que possui a cauda terminando em uma ponta fina (em estrongiloides a larva filarioide não apresenta bainha e a cauda termina em uma bifurcação).

A seguir, as características básicas para a diferenciação das espécies que serão estudadas nesse capítulo:

A. duodenale

A cápsula bucal é profunda, apresentando dois pares de dentes ventrais na margem interna da boca e um par de dentes triangulares (ou lancetas), subventrais, localizados no fundo da cápsula bucal. O macho é menor, medindo 8,0 a 11,0 mm de comprimento por 360 μm de largura. A fêmea é maior, medindo 10,0 a 18,0 mm de comprimento por 440 μm de largura.

A. ceylanicum

A cápsula bucal apresenta dois pares de dentes ventrais, sendo um par de dentes bem desenvolvidos e o outro de dentes diminutos. O macho mede 8,0 mm de comprimento por 360 μm de largura e a fêmea 10,0 mm de comprimento por 440 de largura.

Necator americanus

Os vermes adultos apresentam o aspecto geral parecido ao *A. duodenale*, porém, a cápsula bucal apresenta duas lâminas ou placas cortantes, semilunares na margem interna da boca, subventralmente, e duas outras placas cortantes na margem interna da boca, subdorsalmente. No fundo da cápsula bucal existe um dente ou cone dorsal longo, sustentado por duas lancetas ou dentículos triangulares. As fêmeas medem entre 9,0 e 11,0 mm de comprimento por 350 μm de largura e os machos 5,0 a 9,0 mm de comprimento por 300 μm de largura.

▬ Biologia

A biologia desses helmintos é muito interessante, se assemelhando bastante quanto à fisiologia, reprodução e, consequentemente, quanto à patogenia e demais aspectos de interesse na parasitologia. Dessa forma, continuaremos a estudar as duas espécies em conjunto.

Desenvolvimento das larvas

Assim que os ovos alcançam o meio exterior contendo uma massa de células, apenas continuarão o desenvolvimento aqueles que alcançarem um ambiente adequado, representado por um solo areno-argiloso, com bastante matéria orgânica e umidade (acima de 90%), sob temperatura variando entre 25 e 30 graus centígrados, além da ausência de luz solar direta. Nessas condições, 24/48 horas depois de eliminados, os ovos já se embrionaram apresentando a larva de

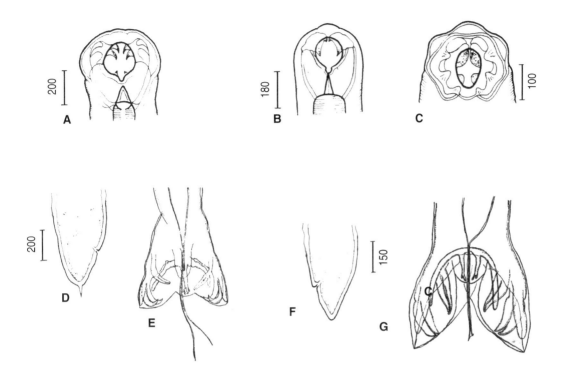

Morfologia de Ancylostomidae humanos. *Ancylostoma duodenale*: (A) cápsula bucal, vendo-se dois pares de dentes ventrais e um par de dentes triangulares subventrais; (D) extremidade posterior da fêmea; (E) extremidade posterior do macho (bolsa copuladora); (B) *Ancylostoma ceylanicum*, vendo-se dois pares de dentes ventrais, sendo um par bem desenvolvido e um par muito pequeno; *Necator americanus*: (C) cápsula bucal, vendo-se um par de lâminas subventral e um par de lâminas subdorsal; (F) extremidade posterior da fêmea; (G) extremidade posterior do macho (bolsa copuladora — muito aumentada). (Segundo Leite ACR, 2000 *Parasitologia Humana*, 10ª edição)

FIGURA 39.2

primeiro estádio (L1) no seu interior, que imediatamente eclodem e começam a se alimentar de matéria orgânica. Cerca de três dias depois sofrem a primeira muda, perdem a cutícula inicial e se transformam em L2; continuam se alimentando e crescendo. Quatro ou cinco dias depois essas larvas sofrem nova muda, agora se transformando em L3, ou seja, larvas filarioides infectantes, que mantêm a cutícula anterior e não se alimentam. Essas larvas embainhadas possuem uma longevidade muito dependente das condições ambientais: em laboratório vivem anos, mas na natureza favorável (moitas de bananeira, plantação de cacau etc.) vivem cerca de seis meses e, em ambientes pouco favoráveis, morrem em um mês.

Hábitat

Machos e fêmeas dos ancilostomídeos vivem na mucosa do intestino delgado, preferencialmente do duodeno, onde se prendem firmemente à mucosa, sugada para dentro da cápsula bucal. Nesse particular, a curvatura cefálica é importante para possibilitar aos casais a realização da cópula, mesmo porque como os machos são menores, podem encontrar mais facilmente a vulva no meio do corpo da fêmea. Muitas vezes, para possibilitar a cópula, os machos se deslocam do ponto de fixação inicial, o qual pode se tornar um ponto hemorrágico, aspecto importante na patogenia da doença, conforme veremos adiante.

Ciclo biológico

O ciclo biológico desses helmintos é do tipo monoxeno, mas necessitam de uma fase no solo para a transformação das larvas rabditoides (L2) em larvas filarioides infectantes (L3). A infecção humana por essas larvas pode ocorrer de duas formas:

- por penetração das larvas filarioides na pele ou na mucosa bucal, completando o ciclo pulmonar e o intestinal;
- por ingestão oral, isto é, as larvas filarioides infectantes são ingeridas junto com alimentos ou água e se desenvolvem apenas ao nível intestinal, sem ocorrer o ciclo pulmonar. Vamos detalhar essas informações:

As larvas infectantes das espécies antes descritas, ao entrar em contato com a pele (preferencialmente junto do folículo piloso) ou com as mucosas, perdem a bainha e através de atividades mecânicas (movimentação, perfuração com as lancetas bucais) e líticas (enzimas), penetram no local e caem na corrente sanguínea ou linfática, sendo então levadas para o coração direito e daí para os pulmões. Cerca de cinco dias depois que penetraram no organismo, a grande maioria das larvas já está nos pulmões, quando iniciam a passagem ativa para os brônquios e bronquíolos, onde sofrem a terceira muda (M3), transformando-se em L4. Essas larvas de quarto estádio migram (por movimentação própria e por movimentação ciliar da árvore brônquica) em direção à traqueia e laringe, chegando à faringe. Nesse ponto podem ser expelidas junto com a secreção mucoide que as envolve ou serem deglutidas. Para percorrer o trajeto dos pulmões ao intestino delgado demoram cerca de três dias. Ao chegarem no intestino delgado iniciam a hematofagia e quinze dias depois sofrem a quarta muda (M4), transformando-se em larvas de quinto estádio (L5), já com as características de adultos, porém ligeiramente menores. Quinze dias depois essas L5 se diferenciam para vermes adultos, quando iniciam a cópula e a postura. Dessa forma, o período pré-patente, isto é, desde a penetração das larvas na pele até a eliminação de ovos pelas fezes, varia de 35 a 60 dias.

Com relação à ingestão de larvas junto com alimentos ou água, o ciclo é o seguinte: as larvas infectantes atravessam incólumes o estômago e se dirigem para o duodeno, onde sofrem a terceira muda (M3), transformando-se em L4. Estas penetram na mucosa do intestino, permanecendo aí por

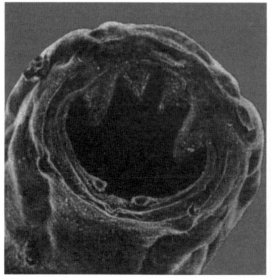
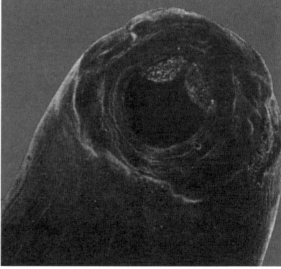

FIGURA 39.3 Detalhes da cápsula bucal de *Ancylostoma duodenale*, com dentes e de *Necator americanus*, com placas cortantes.

três ou quatro dias, retornando à luz intestinal, onde depois de mais três ou quatro dias sofrem a quarta muda (M4), transformando-se em L5. Nessa fase se fixam à mucosa do intestino e iniciam a hematofagia; quinze dias depois já se diferenciaram para vermes adultos, iniciando a cópula e a oviposição. Através da infecção oral o período pré-patente é menor, em torno de 30 dias.

Essa forma de infecção oral ocorre comprovadamente em *A. duodenale* e em *A. ceylanicum*, havendo fortes indícios que aconteça também em *N. americnus*.

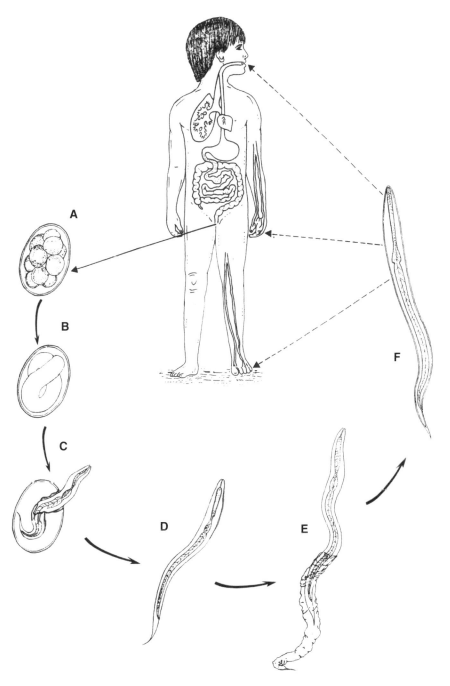

Ciclo biológico dos ancilostomídeos humanos: (A) ovos recém-eliminados nas fezes, apresentando uma massa de células; (B) ovos no exterior iniciam a formação de embrião (L1), dentro do ovo; (C) eclosão da L1; (D) L2 no meio ambiente; (E) L3 ou larva infectante, perdendo a bainha no momento de infectar novo hospedeiro; (F) infecção humana pode se dar através da pele ou oralmente: transcutânea — larva L3, pele, circulação, coração, pulmões, traqueia, faringe, deglutição, intestino delgado, vermes adultos; ingestão — larva L3, esôfago, estômago, intestino delgado, vermes adultos. (Segundo Leite ACR, 2000, *Parasitologia Humana*, 10ª edição)

FIGURA 39.4

Ao contrário de *N. americanus*, as larvas de *A. duodenale* apresentam a capacidade de interromper o desenvolvimento quando em tecidos humanos e, sob determinadas circunstâncias, penetram nas glândulas mamárias durante a gravidez e podem, assim, ser transmitidas pelo leite materno. A ocorrência de infecção neonatal em humanos tem sido registrada em algumas regiões da África e da Ásia. Esse tipo de transmissão intrauterina em *A. duodenale* também ocorre em *A. caninum* nas cadelas infectadas.

Outra característica biológica do *A. duodenale* é que o desenvolvimento das larvas em humanos não é simultâneo, havendo alguns que deram cerca de oito meses para se transformar em verme adulto.

Número de ovos e longevidade

Os ancilostomídeos expelem grande quantidade de ovos durante sua vida, estimando-se que o *A. duodenale* elimine de 20 a 30 mil ovos/dia, podendo viver cerca 6 a 8 anos e o *N. americanus* cerca de 10 mil ovos/dia, podendo viver cerca de 4 a 5 anos.

▬ Patogenia

A ancilostomíase (aqui em seu significado mais amplo, incluindo a necatoríase) é uma doença local (intestinal) e sistêmica (em todo o organismo), decorrente de uma causa primária, representada pelos helmintos, e de uma causa secundária, representada pela deficiência nutricional e fenômenos bioquímicos e hematológicos. Os helmintos promovem três tipos de agressão ao organismo: o primeiro é a penetração e a migração das larvas; o segundo é a expoliação sanguínea, uma vez que um *N.americanus* retira cerca de 0,06 ml de sangue por dia e o *A. duodenale* retira de 0,15 a 0,30 ml de sangue por dia! É importante lembrar que é frequente pacientes apresentarem centenas de vermes, inclusive podendo albergar as duas espécies simultaneamente. E o terceiro tipo é a lesão da mucosa, onde diversas úlceras podem ser formadas e abandonadas para permitir melhor posição dos casais para a cópula, nas quais podem ser perdidas gotículas de sangue (úlceras hemorrágicas).

A carga parasitária tem grande importância na patogenia, havendo a seguinte correlação do parasitismo em adultos: menos de 50 vermesconsidera-se infecção benigna; entre 50 e 200 vermes há significação clínica, podendo desenvolver anemia; entre 200 e 500 parasitos considera-se infecção média; entre 500 e 1000, temos infecção intensa e acima de 1000, muito intensa.

Em seguida, vamos acompanhar a evolução da doença em um paciente que se infectou transcutaneamente com grande número de larvas.

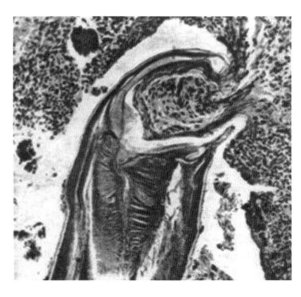

FIGURA 39.5 Detalhe de um Ancylostoma preso à mucosa duodenal.

Pode passar desapercebido, mas é muito frequente pacientes se queixarem de forte reação urticariforme cutânea, após a penetração das larvas na pele. As manifestações cutâneas mais frequentes são erupções pápulo-eritematosas, edema e prurido intenso; linfoadenopatias também podem ocorrer. Alguns dias depois essas manifestações cutâneas cessam, porém, o paciente passa a queixar-se de alterações pulmonares, decorrentes da presença das larvas migrando pelo órgão, e representadas por febre, tosse produtiva (isto é, com produção de muco, semelhante ao que ocorre nos outros helmintos que possuem ciclo pulmonar, como o *S. stercoralis* e o *Ascaris lumbricoides*) e até a síndrome de Löeffler (pneumonite alérgica). Cerca de trinta dias depois da infecção, as manifestações pulmonares podem decrescer, porém, têm início as alterações intestinais. Nas infecções maciças, o paciente pode repentinamente entrar em uma fase de forte indisposição abdominal e febre, acompanhadas de diarreia sanguinolenta, que se agrava nos dias ou semanas seguintes. A fraqueza, indisposição, dor abdominal e anemia caracterizam esse quadro agudo. Próximo à mucosa nota-se intensa área atingida, com numerosas úlceras hemorrágicas, que podem ser invadidas por bactérias, provocando infecções secundárias graves e edema com infiltração leucocitária. A espoliação sanguínea é muito elevada, pode chegar a 15,0 mg/dia, levando o paciente a uma anemia ferropriva, que perdura enquanto persistir o parasitismo. A eosinofilia também é uma alteração significativa, que tem início com as alterações gastrointestinais e permanece durante todo o período de postura dos vermes.

Quando a infecção ocorre por via oral, a migração das larvas pode resultar em náuseas, vômitos, irritação faringeana, tosse e dispneia. Alterações pulmonares também podem ocorrer, embora não esteja certo se elas ocorrem em função da migração das larvas pelos pulmões ou são decorrentes de uma resposta alérgica resultante da ingestão das L3.

A carga parasitária tem grande importância na patogenia. Por outro lado, parece que a maior prevalência e a intensidade da infecção ocorrem em períodos diferentes. A ancilostomíase (incluindo a necatoríase) é uma doença local (cutânea e intestinal) e sistêmica (todo o organismo).

Um agravante da anemia é a dieta pobre em ferro, que por isso é incapaz de complementar a perda de ferro causada pelo consumo dos vermes e pelas úlceras hemorrágicas. É verdade que parte desse ferro consumido pelos vermes ou perdido pela hemorragia é reabsorvido no trajeto intestinal, mas geralmente está associado à dieta pobre desse mineral, insuficiente para equilibrar as perdas e a demanda diária de 0,5 a 2,0 mg para adolescentes. Os pacientes que padecem dessa anemia também são carentes de uma dieta rica em proteínas, agravando o quadro com uma hipoproteinemia, edema das pernas e debilidade orgânica. Em razão dessa deficiência de ferro na alimentação e a necessidade orgânica do mineral, em zona endêmica é frequente o fato das crianças comerem terra para se suprirem, chegando em alguns locais do nordeste brasileiro a se fabricar pequenos tijolos e vendê-los nas feiras, para serem roídos lentamente...

O paciente apresenta-se, nessa fase crônica (daí o nome de amarelão), com mucosas pálidas, fraco, cansado e com debilidade geral. Em crianças, o desenvolvimento corpóreo e do Sistema Nervoso Central é afetado, inclusive com baixo rendimento escolar. O quadro final é grave, pois gera um adulto subdesenvolvido físico e mental, com consequências irreversíveis para o paciente e para a comunidade que o cerca, pois grande parte dela também sofre do mesmo problema. "A inteligência do amarelado atrofia-se e a triste figura, incapaz de ação, incapaz de vontade, incapaz de progresso, torna-se escravo dos vermes" (Monteiro Lobato, 1919, Urupês).

▪ Resposta imune

Assim como para a grande maioria dos helmintos, a resposta de anticorpos direcionada contra os ancilostomídeos consiste em um perfil de anticorpos predominantemente do tipo Th2, com elevação dos isotipos IgG1, IgG4 e principalmente IgE. Durante a infecção, os níveis de IgE aumentam até 100 vezes, conduzindo a uma degranulação de células (mastócitos, basófilos e eosinófilos) e subsequente atividade tóxica contra os ancilostomídeos. Apesar da elevação nos níveis de anticorpos durante a infecção, não existem evidências conclusivas que promovam uma atividade protetora relacionada à diminuição no número de larvas, adultos ou ovos.

Uma outra característica das infecções helmínticas, também observada em humanos infectados por ancilostomídeos, é a eosinofilia periférica. Esta pode ter início com a penetração de um grande número de L3 e é exacerbada com o início da hematofagia, iniciada pelas L4 e mantida pelos vermes adultos. A contribuição dos eosinófilos na destruição dos helmintos ainda é investigada, mas estudos *in vivo* têm demonstrado que os eosinófilos podem matar larvas, mas não os helmintos adultos.

Assim, a eosinofilia, a mastocitose e a estimulação de IgE são as três principais alterações observadas durante a infecção por ancilostomídeos. Essas alterações são resultado de uma resposta predominantemente Th2, com produção de IL-4, IL-5, IL-9, IL-10 e IL-13.

▪ Diagnóstico

O diagnóstico clínico da ancilostomose não é difícil de ser feito, quando na anamnese se faz uma boa associação entre os sintomas cutâneos, pulmonares, intestinais e gerais com a origem ou mesmo as atividades do paciente nos últimos trinta dias. De toda forma é recomendável que se faça um exame de fezes para proceder a comprovação clínica e instituir uma terapêutica correta capaz de orientar o paciente a evitar novas reinfecções.

O exame de fezes pode ser feito com o objetivo de diagnóstico individual ou coletivo (epidemiológico), devendo-se salientar que como os ovos de ancilostoma e necátor se assemelham muito, deve-se dar o diagnóstico para família, isto é, ovos de ancilostomídeos. Caso haja necessidade se fazer o diagnóstico específico, deve-se proceder a cultura das fezes, que possibilita a identificação das larvas das duas espécies. Os métodos abaixo estão descritos na Parte Técnica deste Livro, sendo os seguintes os mais usados:

- Método de Willis: como os ovos de ancilostomídeos são muito leves, esse método de flutuação de ovos em solução saturada de açúcar ou sal é o mais específico;
- Métodos de sedimentação espontânea ou por centrifugação (LHPJ ou MIFC): apesar da característica de leveza dos ovos de ancilostomídeos, esses métodos são eficazes, desde que o material recolhido esteja na superfície do sedimento, local em que os ovos leves se concentram;
- Método de Stoll: indicado quando se deseja quantificar o número de ovos e, por consequência, o número de parasitos. O resultado desse exame é expresso em OPG (ovos por grama de fezes).

Quando se deseja examinar a positividade de algum possível foco, recolhe-se cerca de 30 g da terra e faz-se o método de Baerman; as larvas recolhidas devem seridentificadas por um especialista.

▪ Epidemiologia

A epidemiologia da ancilostomíase (e de diversas outras parasitoses) foi magistralmente estudada no Brasil por Samuel Pessoa, o grande parasitologista brasileiro, e publicada em 1963 no seu famoso livro "Endemias Parasitárias da Zona Rural Brasileira". Antes dele, a epidemiologia dessa doença foi também exaustivamente estudada nas regiões onde se apresentava como grande problema de saúde pública: nas minas de carvão da Inglaterra, no Sul dos Estados Unidos, nos países mediterrâneos, na Índia e vários países asiáticos. Em todos esses estudos, os fatores epidemiológicos essenciais descritos foram os seguintes:

- os humanos são a real fonte de infecção dos parasitos envolvidos;
- o hábito de defecar no solo ou adubar plantações de hortaliças com fezes humanas são fundamentais para se processar a transmissão;
- as condições ambientais de temperatura e de textura do solo são fundamentais para o desenvolvimento do ciclo infectante, assim discriminadas: temperatura variando entre 23 e 30 graus centígrados é a ideal para o *A. duodenale* e entre 30 e 35 graus centígrados a ideal para o *N. americanus*; solos muito ácidos, muito alcalinos ou muito argilosos (retêm muita água) são prejudiciais ao desenvolvimento das larvas; o solo ótimo é do tipo argilo/arenoso, com umidade acima de 90%;
- cerca de cinco a oito dias após a contaminação do solo por fezes humanas, já funciona como foco, permanecendo assim por cerca de um mês se não houver reinfestações, pois esse é o período máximo da longevidade das larvas filarioides. Ação direta da luz solar, bem como desidratação ou alagamento matam rapidamente as larvas;
- a prevalência na população é diretamente proporcional às condições de saneamento local; no Brasil, os seguintes dados ilustram essa afirmativa: prevalência zero - nos centros urbanos; prevalência variando entre 3,0 e 20,0% - periferia de centros urbanos; prevalência variando entre 30 e 80% - comunidades rurais;
- os focos peridomiciliares e o hábito de andar descalço completam os fatores epidemiológicos da doença.

Resumo da epidemiologia

- Distribuição geográfica: mundial.
- Fonte de infecção: humanos.
- Forma de transmissão: larvas filarioides infectantes.
- Veículo de transmissão: solo areno/argiloso, úmido e sombreado.
- Via de penetração: pele e boca.

▬ Profilaxia

A profilaxia dessa geo-helmintose consta basicamente do tratamento em massa da população, instalação de serviços de esgoto, educação sanitária, ambiental e cívica. A parte filosófica a respeito da adoção dessas medidas esperamos já tenha sido suficientemente comentada nos capítulos anteriores, deixando o leitor à vontade para desenvolver aqui sua própria interpretação e indignação...

Em 2008/2009, pesquisadores americanos e do Centro de Pesquisas Renné Rachou (Fiocruz, Belo Horizonte) iniciaram os testes da vacina em humanos, em duas pequenas cidades do nordeste mineiro. Pelos resultados já obtidos, tudo indica que é uma vacina eficiente. Mas permanece a pergunta: o volume de dinheiro empregado para proteger a população contra ancilostomose/necatorose não teria melhor retorno se empregado em saneamento básico e educação sanitária, que promovem a profilaxia de inúmeras parasitoses? O avanço científico obtido é lindo, mas maravilhoso seria ver grandes regiões saneadas.

▬ Tratamento

O tratamento da ancilostomíase deve ser feito procurando-se atingir dois objetivos: a eliminação dos helmintos e a reposição de ferro. Quanto aos helmintos, os medicamentos indicados são os derivados do benzimidazol (mebendazol e albendazol) e da pirimidina (pamoato de pirantel). Esses medicamentos podem ser usados não apenas como terapia individual, mas como terapia coletiva, ressalvando-se as limitações das contra-indicações (não devem ser usados durante a gravidez, pois são teratogênicos). Assim, as dosagens desses medicamentos são as seguintes:

- albendazol: possui ação contra larvas e vermes adultos. Deve ser usado na dosagem de 400 mg divididos em 2 doses por dia em crianças acima de 2 anos e 400 mg em dose única para adultos. Possui poucos efeitos colaterais, entre eles o desconforto gastrointestinal, cefaleia e erupções cutâneas. Contra-indicado na gravidez.
- mebendazol: possui ação contra vermes adultos. Deve ser usado na dose de 100 mg, duas vezes ao dia, durante três dias em crianças ou adultos. É contra-indicado na gravidez.
- pamoato de pirantel: atua contra os vermes adultos. É usado na dose de 10 mg/kg/dia, em dose única. É contra-indicado na gravidez e em pacientes com disfunção hepática.

A ferroterapia (sulfato ferroso) é uma medida importante, pois permite ao paciente com anemia uma recuperação clínica mais rápida. A medicação deve prolongar-se por alguns meses após a terapêutica específica. Associado a essa terapêutica é importante recomendar ao paciente uma correção da dieta, enriquecendo-a com verduras e frutas cruas, o que geralmente pode ser feito com vários alimentos existentes na comunidade e, frequentemente, negligenciados por tabus culturais.

Paralelamente à terapêutica, deve-se estar sempre atento para a orientação do paciente quanto a adoção de medidas profiláticas simples, para que ele e seus familiares não se reinfectem. Quer no consultório, no posto de saúde ou na associação comunitária, o profissional de saúde tem uma enorme importância na conscientização e aculturamento das pessoas e que transcende a medicação exclusiva.

AULA PRÁTICA ▬

A aula prática de ancilostomose é dessas aulas nas quais a imaginação do professor pode ir longe, exercendo na plenitude a sua função maior: despertar o interesse do aluno...

Os ovos podem ser obtidos em laboratórios ligados à rede de postos de saúde situados na periferia de qualquer cidade da América Latina. Com as fezes recolhidas, pode-se fazer exames específicos, cultura em carvão ou papel filtro para obtenção de larvas rabditoides e filarioides. Vermes adultos podem ser obtidos nos pacientes positivos, solicitando ao médico que receite o mebendazole na metade da dosagem, pois assim haverá apenas a expulsão do helminto, sem dissolvê-lo. Deve ser um paciente especial, orientado para recolher todas as fezes em um recipiente e remeter o material o mais rápido possível para o laboratório, onde as fezes devem ser dissolvidas em água e filtradas em peneira de malha fina para o recolhimento dos vermes (as fezes podem ser conservadas em geladeira ou no formol 10% e posteriormente dissolvidas e filtradas). Os vermes recolhidos devem ser conservados em AFA ou formol 10%. Havendo Escola de Veterinária próxima, ovos e vermes adultos de A. caninum podem ser obtidos da mesma forma ou através de necropsia. Nesse caso, seria interessante a participação de alunos na necropsia do cão, observando os vermes presos à mucosa duodenal e as alterações aí presentes.

Outra modalidade seria fazer exames de fezes de estudantes de primeiro grau e acompanhar o desempenho escolar dos mesmos, comparando os parasitados com os não-parasitados etc.

capítulo 40

Enterobiose

resumo do capítulo

- Apresentação
- Morfologia
- Biologia
- Patogenia
- Diagnóstico
- Epidemiologia
- Profilaxia
- Tratamento

capítulo 40

– Apresentação

A Família *Oxyuridae* possui várias espécies de interesse veterinário e apenas uma que ocorre em humanos, o *Enterobius vermicularis* (Linnaeus, 1758; Leach, 1853). A razão de dois autores na descrição da espécie é a seguinte: Linneu, em 1758, a descreveu como *Ascaris vermicularis*, mas em 1803, Rudolphi criou o gênero *Oxyuris* e então Lamarck, em 1816, passou a denominar o verme de *Oxyuris vermicularis*. Entretanto, em 1853, Leach verificou que o verme pertencia a um gênero diferente, denominando-o de *Enterobius*; assim, em razão das regras internacionais de nomenclatura, ele passou a ter o nome grafado com dois autores. Como é um verme popularmente conhecido desde remotas eras e o nome *Oxyuris* teve grande divulgação, até hoje existem pessoas que erroneamente o chamam de "oxiurus" e oxiurose a doença. A palavra *oxyuris* significa "cauda aguda" e *enterobius*, significa "vive no intestino".

O Gênero *Enterobius* apresenta 17 espécies que são parasitos de macacos na Ásia, África e América, e que não ocorrem em humanos. A única espécie que ocorre em humanos, com distribuição geográfica mundial, é a *E. vermicularis*. Esse helminto é encontrado em humanos há milhares de anos, pois estudos feitos em coprólitos (fezes petrificadas, fósseis) de mais de 10.000 anos acusaram a presença de ovos desses helmintos em diferentes pontos das Américas e de outros continentes.

Em seguida, estudaremos o *Enterobius vermicularis*, agente da enterobiose humana.

– Morfologia

É um helminto pequeno, com características morfológicas muito típicas: apresenta cor branco leitosa, tem a forma cilíndrica, é recoberto por uma cutícula fina e estriada transversalmente. Apresenta na extremidade anterior, lateralmente à boca, duas expansões vesiculosas, denominadas "asas cefálicas". A boca é pequena, formada por três pequenos lábios retráteis, seguida de um esôfago musculoso típico, com aspecto claviforme na porção inicial e terminando em um bulbo arredondado, denominado "bulbo esofagiano". Este continua com o intestino, que se abre no ânus, localizado próximo da cauda. Apresenta um nítido dimorfismo sexual, assim caracterizado:

- **Fêmea**: mede cerca de 1,0 cm de comprimento por 0,4 cm de diâmetro. Apresenta cauda longa e ponteaguda. A vulva está localizada entre o terço médio e o anterior, seguida por uma vagina, que se bifurca em dois ramos uterinos, sendo que na extremidade de cada um dos ramos existe um oviduto e um ovário tubular, bem fino. A fecundação dos óvulos se dá próximo aos ovidutos, sendo que os machos morrem após a fertilização. Os ovos se acumulam nos ramos uterinos, transformando a fêmea em um saco de ovos; usualmente a fêmea não faz postura, podendo romper-se no trajeto entre o ceco e o ânus ou, o que é mais frequente, rompendo-se na região perianal. Alguns autores afirmam que a postura ao nível perianal é mais frequente do que o rompimento da fêmea nesse local.

- **Ovo**: tem o aspecto característico, assemelhando-se a um D, pois apresenta um lado sensivelmente achatado e o outro convexo. Mede cerca de 50,0 µm de comprimento por 20,0 de largura, apresentando uma membrana dupla, lisa e transparente. No momento que sai da fêmea, já apresenta uma larva em seu interior (portanto a fêmea é ovovivípara).

- **Macho**: mede cerca de 0,5 cm de comprimento por 0,2 mm de diâmetro. Apresenta cauda fortemente recurvada no sentido ventral, possibilitando a visualização da cloaca, onde se exterioriza um único espículo, continuado pelo canal ejaculador, canal deferente e testículo. A curvatura caudal é formada por duas pregas ou duas pequenas asas laterais da cutícula, que protegem a cloaca e em torno da qual existem papilas sensoriais. É com essa curvatura que o macho se fixa à fêmea para a fecundação.

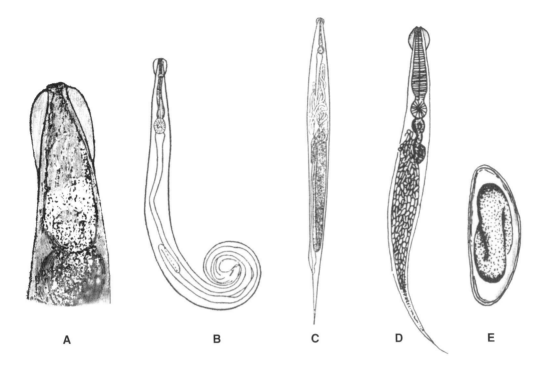

Enterobius vermicularis: (A) detalhe da extremidade anterior, notando-se as asas cefálicas e o esôfago com o bulbo posterior dilatado; (B) macho, com a extremidade posterior recurvada; (C) fêmea jovem, com a extremidade posterior pontiaguda; (D) fêmea grávida, repleta de ovos; (E) ovo larvado, típico.

FIGURA 40.1

▬ Biologia

A biologia do *E. vermicularis* é muito simples e largamente estudada, pois esse helminto é reconhecido pelos pacientes desde a mais remota antiguidade.

Hábitat: os vermes adultos vivem no ceco dos humanos, podendo ocorrer também no apêndice cecal. Os machos possuem longevidade muito curta, talvez uns quinze dias, pois assim que fecundam as fêmeas, eles se desprendem da mucosa e são eliminados pelas fezes. As fêmeas vivem pouco mais de um mês (40 a 60 dias), tempo suficiente para ocorrer a maturação dos ovos até que se transformem em larvas de segundo estádio; aí se desprendem da mucosa, contendo mais de 10 mil ovos larvados, dirigindo-se ativamente para o ânus. Essa migração se dá preferencialmente à noite; na região anal as fêmeas podem descarregar os ovos pela vulva ou simplesmente rompem-se neste trânsito. Raramente ocorre a liberação dos ovos no interior do intestino grosso, com eliminação dos mesmos pelas fezes.

Em mulheres adultas ou crianças, esse parasito pode ser encontrado na vagina, útero e bexiga.

Ciclo biológico: é do tipo monoxênico, quando os humanos são os únicos hospedeiros definitivos e a maturação dos ovos se passa no exterior. Assim que os ovos larvados são eliminados, eles se tornam infectantes em poucas horas. Existe alguma controvérsia quanto ao estádio infectante. Algumas observações indicam que os ovos só se tornam infectantes quando as larvas atingem o quinto estádio, porém, a grande maioria dos autores descreve o ciclo da seguinte forma: após quatro a seis horas no exterior, especialmente quando os ovos estão fixados na região perianal, sob temperatura de 30 a 32 graus centígrados, as larvas rabditoides (de segundo estádio) sofrem uma segunda muda (no interior dos ovos) e se tornam infectantes. Os ovos com essas larvas, ingeridos, atravessam o estômago e chegam ao intestino delgado, onde as larvas eclodem, dirigindo-se para o ceco. No trajeto, sofrem duas mudas e transformam-se em machos e fêmeas, que se fixam na região cecal. Os machos fecundam as fêmeas e poucos dias depois são eliminados; cerca de 50 a 60 dias depois as fêmeas se desprendem do ceco e se dirigem para a região anal. Se não houver reinfecção, a parasitose se extinguirá neste ponto.

Possibilidades de transmissão: as pessoas podem se infectar de quatro formas diferentes:

- primoinfecção ou heteroinfecção: quando os ovos infectantes presentes na poeira, alimentos ou através de mãos sujas, atingem novo hospedeiro. Essa é a forma usual de disseminação do parasito;
- autoinfecção externa, oral: quando os ovos presentes na região anal são levados à própria boca. Consiste no principal mecanismo responsável pelas reinfecções e manutenção da cronicidade da doença. É mais frequente em crianças, mas pode ocorrer também em adultos;
- autoinfecção interna, retal: parece ser um mecanismo raro, no qual as larvas infectantes eclodiriam ainda dentro do reto e depois migrariam até o ceco, transformando-se em vermes adultos;

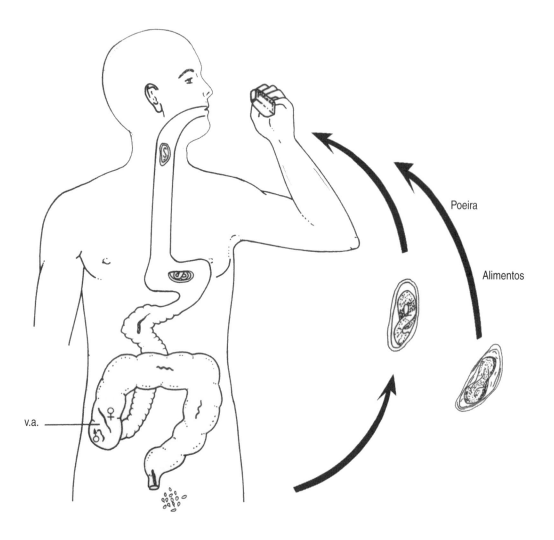

FIGURA 40.2 Ciclo biológico do *Enterobius vermicularis*: (v.a.) vermes adultos no intestino grosso humano e ovos na região perianal; ovos larvados (L3) contaminando alimentos e poeira, capazes de infectar novos pacientes; sem fazer ciclo pulmonar, as larvas L3 eclodem no intestino delgado, sofrem duas mudas e transformam-se em vermes adultos até chegar na região cecal, onde se acasalam.

- autoinfecção externa, anal ou retroinfecção: as larvas eclodem na região perianal (externamente), penetram pelo ânus e migram pelo reto até a região cecal, onde se transformam em vermes adultos. Essa forma parece não ser muito rara e em mulheres as larvas poderiam penetrar pela vulva e atingir os órgão genitourinários.

Patogenia

Usualmente o parasitismo pelos enteróbios é assintomático, não havendo nenhuma alteração na região cecal ou anal. Em pacientes sintomáticos, as queixas podem concentrar-se em dor na região do ceco, às vezes semelhante à apendicite ou mesmo desencadeando um processo inflamatório nesse órgão. Em infecções maciças, pode haver um desconforto abdominal, acompanhado de uma enterite catarral, em decorrência da ação mecânica e irritativa provocada pela presença de milhares de vermes. A alteração mais frequente e patognomônica da enterobiose é o prurido anal, provocado pela presença das fêmeas grávidas. A mucosa local mostra-se congesta, recoberta de muco, contendo milhares de ovos e, às vezes, fêmeas inteiras. O ato de coçar a região anal pode irritar e lesar o local ainda mais, abrindo uma importante porta de entrada para infecção bacteriana secundária. O prurido constante pode provocar perda de sono, nervosismo e, devido à proximidade dos órgãos genitais, estimular o erotismo e a masturbação, especialmente em meninas.

Caso ocorra penetração de larvas pela vulva, as mesmas podem provocar vaginite, metrite, salpingite e ovarite.

Outras complicações produzidas pelo *E. vermicularis*, ainda que raras, mas citadas na literatura são: formação de granulomas por ovos do helminto na parede do ceco, na próstata e no fígado; perfuração do intestino e localização do verme no peritônio.

Diagnóstico

O diagnóstico clínico da enterobiose pode ser feito quando o paciente apresenta queixas de prurido anal, especialmente à noite ou ao amanhecer e insônia. Esse diagnóstico fica ainda mais simples quando o paciente diz ter encontrado um verme semelhante a uma "lagartinha" na região anal.

Parasitológico: o diagnóstico pelo exame de fezes de rotina raramente se mostra positivo, pois como foi dito não é da biologia desse helminto depositar seus ovos no interior do intestino. Assim, o diagnóstico de certeza é feito pelo exame especial denominado "método da fita gomada ou método de Graham", descrito em seguida:

- cortar um pedaço de 8,0 a 10,0 cm de fita adesiva transparente;
- colocar a mesma com a parte adesiva para fora, sobre um tubo de ensaio ou dedo indicador protegido por luvas;
- aplicar a fita várias vezes na pele da região perianal;
- em seguida aderir a fita sobre uma lâmina de vidro (como se fosse uma lamínula), fixando-a e comprimindo-a bem para eliminar as bolhas de ar;
- levar ao microscópio, examinando-se com aumento 10 ou 40 X, quando podem ser vistos os ovos característicos e, às vezes, fêmeas.

Essa técnica deve ser feita ao amanhecer, antes da pessoa banhar-se, repetindo-se dias sucessivos caso seja necessário. As lâminas assim preparadas podem ser conservadas na geladeira por vários meses.

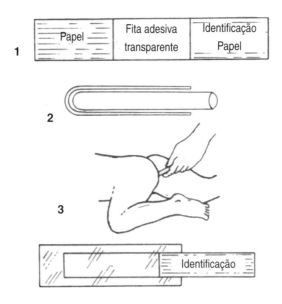

FIGURA 40.3 Diagnóstico do *Enterobius vermicularis* através do método da fita gomada (ou método de Graham): (1) preparação da fita adesiva transparente; (2) colocar a fita com a parte colante para fora, sobre um tubo de ensaio ou dedo indicador protegido por luva; (3) colocar ou apor a fita na região perianal; (4) aderir a fita em uma lâmina de vidro, levar ao microscópio e examinar sob aumento 10 e 40× (essa lâmina pode ser conservada em geladeira por vários dias).

■ Epidemiologia

Esse helminto tem distribuição geográfica mundial, acompanhando os humanos onde quer que eles estejam. Por prescindir de um desenvolvimento no solo, mas apenas no meio exterior fora do corpo humano, as condições ambientais das residências, creches, acampamentos etc. se encaixam perfeitamente para que os ovos se tornem infectantes e atinjam novos hospedeiros. Os principais fatores da epidemiologia dessa helmintíase são:

- apenas os humanos são hospedeiros do *E. vermicularis*;
- as fêmeas eliminam milhares de ovos na região perianal durante a noite;
- os ovos se tornam infectantes em poucas horas, podendo atingir o mesmo paciente ou novos hospedeiros por diferentes mecanismos;
- o hábito de sacudir pijamas e roupa de cama pela manhã pode disseminar grande quantidade de ovos pelo domicílio, possibilitando a infecção de outras pessoas aí residentes;
- os ovos podem resistir até três semanas em ambientes domésticos, contaminando os alimentos, travesseiros etc. através da poeira.

Resumo da epidemiologia

- Distribuição geográfica: mundial.
- Fonte de infecção: humanos.
- Forma de transmissão: ovos.
- Veículo de transmissão: mãos sujas/poeira.
- Via de penetração: boca.

Profilaxia

Como a transmissão desse helminto se dá de forma peculiar, a profilaxia do mesmo requer medidas especiais, como:

- diagnóstico e tratamento de todos os pacientes da família ou do ambiente coletivo;
- a roupa de cama e o pijama dos pacientes não podem ser sacudidas pela manhã, mas sim enroladas cuidadosamente e fervidas diariamente;
- usar aspirador de pó nos dormitórios ou áreas coletivas de creches, enfermarias etc.

Tratamento

O tratamento da enterobiose é bastante fácil de ser feito, pois o helminto é muito sensível às drogas usuais, aliás as mesmas indicadas contra a ascaridíase. As mais recomendadas são:

- albendazol, na dose de 400 mg, sendo dose única para adultos e divididas em duas vezes para crianças;
- mebendazol, na dose de 100 mg duas vezes ao dia, tanto para adultos como para crianças;
- pamoato de pirvínio, na dose de 10 mg/kg/dia em dose única;
- ivermectina, na dose de 200 microgramas para pacientes (crianças) até 15 kg ou 12 g para pacientes adultos, em dose única.

É importante que a administração do medicamento seja repetida mais de uma vez, com intervalo de quinze a vinte dias, pois é comum haver reinfecção nesse período.

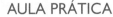
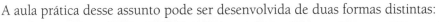

AULA PRÁTICA

A aula prática desse assunto pode ser desenvolvida de duas formas distintas:

- proceder a colheita de depósitos de detritos subungueais de crianças, dissolvê-los em água destilada por agitação, seguida de centrifugação e exame do sedimento para pesquisa de ovos de helmintos, especialmente do *E. vermicularis*;
- proceder o exame de fezes de camundongos ou ratos de biotério ou de residência, frequentemente parasitados por um *Oxyuridae* denominado *Syphacia obvelata* (Rudolphi, 1802). Aos roedores positivos pode ser administrado algum anti-helmíntico, preferencialmente a piperazina, que promove o desprendimento e expulsão dos helmintos, os quais serão recolhidos e examinados. São muito semelhantes ao enteróbius, apresentando as asas cefálicas e o esôfago com bulbo esofageano dilatado. O macho mede 1,3 mm de comprimento e a fêmea 4,5 mm.

Um aspecto interessante e complementar para estudar nessa espécie, é o fato dela ser cosmopolita e já ter sido encontrada parasitando humanos em vários países.

capítulo 41

Ascaridíase

resumo do capítulo

- Apresentação
- Morfologia
- Patogenia
- Diagnóstico
- Epidemiologia
- Profilaxia
- Tratamento

- Apresentação

A ascaridíase, ascaridiose, ascariose ou ascaríase é a doença provocada pelo *Ascaris lumbricoides*, popularmente conhecido como lombriga ou bicha. Esses diferentes nomes da doença se devem à formação da palavra, acrescentando-se o sufixo "ose" ou "íase" ao Gênero *Ascaris* ou à Família *Ascarididae*. A palavra "áscaris" vem do grego "askaris" e significa "certo verme intestinal".

Essa família possui duas subfamílias, com espécies de grande importância na parasitologia médica e na veterinária: na Subfamília *Ascaridinae*, encontramos as espécies *A. lumbricoides* (Linneu, 1758) e *A. suum* (Goeze, 1882), parasito comum em suínos e que pode acometer os humanos também. Na Subfamília *Toxocarinae*, encontramos o *Toxocara canis* (Werner, 1782), parasito comum em cães e que pode causar em humanos a síndrome denominada "larva migrans visceral", que será apresentada no Capítulo 42.

A ascaridiose, juntamente com a tricurose e a enterobiose, são as três helmintíases mais frequentes da espécie humana, ocorrendo no mundo todo. Esse fato se deve a uma peculiaridade do ciclo, no qual os três helmintos apresentam alta capacidade de oviposição e infectam os humanos através de ovos contendo larvas infectantes no seu interior, o que facilita sobremaneira a complementação do ciclo biológico. Entretanto, das três espécies acima, a que atinge maior número de pessoas é o *A. lumbricoides*, pois é o parasito que expele maior número de ovos, os quais possuem maior longevidade e infectividade.

Há algumas décadas, calculava-se que mais de 30% da população mundial apresentava-se parasitada por esse helminto, alcançando a prevalência de 80% das crianças até 10 anos, em determinados países ou regiões subdesenvolvidas; desses parasitados, estimava-se que mais de 10% apresentavam sintomas, dos quais 0,03% faleciam da doença. Esses números atualmente foram reduzidos nos países ou regiões que conseguiram adotar melhoria geral do sistema de saneamento básico, mas nas demais áreas onde o subdesenvolvimento não se alterou, a prevalência da doença continua a mesma. Em recente publicação sobre doenças negligenciadas, a Organização Mundial de Saúde – OMS (2008) estimou em 1.2 bilhões o número de pessoas infectadas pelo *A. lumbricoides*, das quais 400 milhões apresentavam sintomatologia, com aproximadamente 100 mil óbitos concentrados nos países subdesenvolvidos da África, Ásia, Oceania e Américas. Esses dados indicam a redução da prevalência na população geral para 25% e redução de doentes para 6%. No Brasil, as porcentagens relacionadas ao parasitismo, doença e morte pelo *A. lumbricoides* são muito semelhantes ao quadro mundial, com concentração dos casos nas crianças da periferia de cidades de grande, médio ou pequeno porte e nas vilas ou comunidades rurais. Conforme será mostrado na patogenia, esses números não podem ser negligenciados, pois apesar da ascaridiose não ser responsável por graves alterações patológicas no paciente, é responsável por sérios transtornos na patologia da comunidade atingida. Ou seja: é um grande problema de saúde pública.

Existe certa controvérsia em relação às espécies de *Ascaris* que ocorrem nos humanos. Quanto ao *A. lumbricoides*, sabe-se que ocorre em humanos, chimpanzé, gorila, rhesus etc. e também pode ocorrer em suínos. Já o *A. suum* ocorre em suínos, ovinos, caprinos, bovinos e em humanos, fato que gera uma grande controvérsia ou dúvida: esses helmintos pertencem a duas espécies ou a uma só, com pequenas diferenças biológicas e morfológicas, mas com grande semelhança fisiológica e imunológica? A espécie que ocorre em suínos expele mais ovos, é ligeiramente maior e apresenta dentículos, que envolvem a boca, maiores e de borda reta. Em vista disso, alguns autores até propõem que o correto seria denominá-la de *A. lumbricoides*, variação *suum*. Essa controvérsia não permite afirmar se a ascaridiose é uma zoonose ou não, fato que tem enorme significado na epidemiologia e profilaxia da doença. Em vista do exposto e apesar da possibilidade de haver infecções cruzadas, a maioria dos autores prefere considerar as duas espécies válidas e não aceitar essa doença como uma zoonose.

Morfologia

Os áscaris são helmintos longos, medindo acima de 20 cm de comprimento, cilíndricos, recobertos por uma cutícula ligeiramente estriada transversalmente e apresentando duas linhas longitudinais ao longo do corpo, brilhante e de cor branco-rosada quando no interior do intestino do hospedeiro, tornando-se amarelada quando conservada em formol 10% ou AFA. Na extremidade anterior encontra-se a boca, formada por três lábios fortes, providos de papilas sensoriais; em continuação à boca temos o esôfago musculoso, cilíndrico, seguido pelo intestino, retilíneo e achatado, que se prolonga no reto e se abre no ânus, localizado próximo da extremidade posterior.

Fêmea: mede de 35 a 40 cm de comprimento por 5,0 mm de largura, apresentando a extremidade posterior cônica e retilínea, o que a difere facilmente do macho, que apresenta a cauda afilada e encurvada ventralmente.

A vulva é pequena, situada na altura da união do terço anterior e médio do corpo, seguida pela vagina, que se bifurca em dois ramos uterinos; cada um deles continua por um oviduto e por um ovário (o comprimento total dos órgãos genitais femininos alcança um metro!). Uma fêmea pode conter 27 milhões de óvulos, chegando a expelir 200 mil ovos por dia, durante um ano.

Macho: mede de 20 a 30 cm de comprimento por 3 a 4 mm de largura, apresentando um nítido dimorfismo sexual pelo encurvamento da cauda. Nesse encurvamento encontra-se a cloaca, com numerosas papilas pré-cloacais e dois espículos curvos e grossos; daí segue-se o canal ejaculador, o canal deferente e o testículo, longo e enovelado.

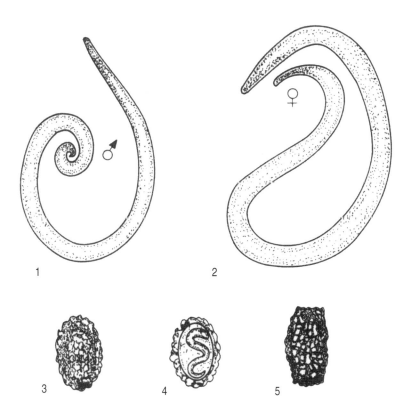

Ascaris lumbricoides: (1) macho, com a extremidade posterior recurvada; (2) fêmea, com a extremidade posterior reta; (3) ovo normal, coberto por uma membrana mamilonada (semelhante a um abacaxi), recém-eliminado nas fezes; (4) ovo larvado; (5) ovo infértil.

FIGURA 41.1

Ovos: são eliminados ainda apresentando apenas uma massa de células, envolvidas por três membranas protetoras: uma interna, impermeável, constituída por 25% de proteína e 75% de lipídios, que confere grande resistência ao ovo contra dessecação; uma membrana média, constituída por quitina e proteínas, e a membrana externa, constituída por mucopolissacarídeos, dando ao ovo o inconfundível aspecto mamilonado, semelhante a um "abacaxi arredondado". Os ovos férteis são arredondados e medem cerca 60 μm de comprimento por 45 μm de largura; os ovos inférteis são mais alongados e com a membrana mamilonada irregular. Assim que os ovos são postos pelas fêmeas no interior do intestino delgado, possuem a cor acinzentada, porém, no trajeto adquirem pigmentos biliares, e são eliminados com a cor castanha.

Hábitat

Os vermes adultos vivem especialmente no jejuno e íleo, mas nos pacientes com parasitismo elevado podem ter todo o intestino delgado ocupado. Usualmente se mantêm presos à mucosa intestinal pelos fortes lábios, mas podem mudar de local com frequência, inclusive realizando migrações ou se mantendo enovelados, fixando-se um verme no outro.

Para manter a enorme produção de ovos férteis, esses helmintos consomem grande quantidade de nutrientes, espoliando o hospedeiro. Nutrem-se basicamente de proteínas, carboidratos, lipídios e vitaminas A e C.

Ciclo biológico

As fêmeas expelem grande quantidade de ovos férteis e alguns inférteis diariamente. No exterior, apenas os ovos férteis continuarão o ciclo sob certas condições: temperatura em torno de 20 a 30 graus centígrados, umidade e oxigênio elevados. Nesse ambiente, o embrionamento, com a formação da larva de primeiro estádio, se dá em quinze dias; uma semana depois sofre a primeira muda, transformando-se em larva de segundo estádio; uma semana a mais e essa larva rabditoide sofre a segunda muda, transformando-se na larva de terceiro estádio ou filarioide infectante, no interior do ovo (existe certa controvérsia no estádio infectante, pois alguns autores citam como sendo larvas de segundo estádio, mas pesquisas bem conduzidas verificaram que as larvas infectantes são realmente de terceiro estádio). Esses ovos infectantes resistem no meio ambiente por vários meses, talvez ultrapassem um ano, concluindo o ciclo quando forem ingeridos.

Chegando ao intestino delgado, as larvas eclodem, estimuladas pela temperatura, presença da bile e concentração de CO_2. Da luz do intestino delgado migram para o intestino grosso, onde penetram na parede da região cecal, caindo na circulação sanguínea ou linfática. Se dirigem ao fígado, onde depois de atravessar o parênquima, alcançam a veia cava superior e quatro a cinco dias depois da ingestão dos ovos larvados, chegam ao coração direito, quando são levadas aos pulmões. Alguns pesquisadores observaram uma rota diferente, pela qual as larvas atravessam a parede do ceco, caem na cavidade peritoneal e se dirigem para o fígado, perfurando a cápsula hepática. Após migrarem pelo parênquima, alcançam o sistema porta intra-hepático e depois chegam aos pulmões. Por uma via ou por outra, cerca de oito dias depois sofrem a terceira muda, transformando-se em L4; estas rompem os capilares e caem nos alvéolos pulmonares, onde sofrem a quarta muda, transformando-se em L5. Essas larvas (como as de estrongiloides e de ancilostomídeos) alcançam a árvore brônquica, dirigindo-se pela traqueia até a laringe e faringe. Nesse ponto podem ser expelidas junto com o muco que as acompanha ou ser deglutidas. Atravessam o estômago incólumes e chegam ao intestino delgado, onde cerca de 30 dias depois transformam-se em vermes adultos jovens. Sessenta dias após a ingestão dos ovos infectantes, as fêmeas iniciam a eliminação de ovos pelas fezes do paciente. Os vermes adultos vivem aproximadamente dois anos.

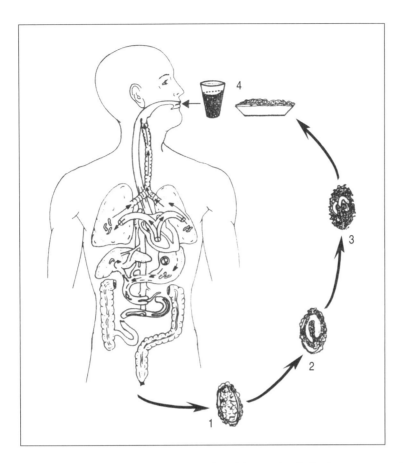

Ciclo biológico do *Ascaris lumbricoides*: (1) ovos com massa de células sendo eliminados para o exterior com as fezes; (2) ovos tornam-se embrionados no exterior; (3) L3 infectante dentro do ovo; (4) alimentos contaminados com ovos contendo L3 infectante; larvas eclodem intestino delgado, vão ao ceco, penetram a mucosa e alcançam sistema porta, indo ao fígado; pela veia cava vão ao coração e depois aos pulmões, faringe, laringe e são deglutidas, chegando ao intestino delgado onde se transformam em vermes adultos.

FIGURA 41.2

Os vermes que ocorrem em humanos e que possuem ciclo pulmonar são os seguintes: ancilostomídeos, estrongiloides e áscaris. O ciclo pulmonar é denominado Ciclo de Looss, em homenagem ao pesquisador que o descobriu.

▬ Patogenia

A patogenia e as manifestações clínicas associadas ao *A. lumbricoides* são dependentes da fase do helminto, do número de formas presentes no organismo e do estado nutricional do paciente.

Larvas: conforme foi dito, as larvas liberadas no intestino podem perfurar a parede desse órgão e migrar pelo fígado, alcançam assim a veia cava superior, passam pelo coração direito e se fixam temporariamente nos pulmões.

As manifestações clínicas sobre essa fase migratória pré-pulmonar são muito variáveis, nem sempre observáveis e dependentes do número de formas migrantes. Quando o número de larvas é elevado, pode causar alterações no intestino grosso, semelhantes a uma enterite hemorrágica, geralmente não detectável em pacientes comuns, mas apenas em pesquisas, especialmente desenvolvidas em suínos. No fígado, a migração maciça de larvas pelo parênquima irá causar pequenos pontos ou túneis hemorrágicos e necróticos, além de processos inflamatórios em torno das larvas retidas pelo sistema imune e mortas. Esses pontos necróticos e inflamatórios serão mais tarde substituídos por tecido fibroso.

Nos pulmões, onde a interação das larvas com o órgão é maior e pode haver uma resposta imunológica mais intensa, as alterações patológicas podem ser mais pronunciadas, assim como as manifestações clínicas. Podem ser observadas hemorragias petequiais nos brônquios e bronquíolos, com edema das paredes, infiltrado de células defensivas e presença de exsudato na luz dos alvéolos, semelhante a uma pneumonite difusa. Em crianças, é comum o aparecimento da síndrome de Löeffler, que nelas se desenvolvem em decorrência de uma reação alérgica às larvas e seus produtos metabólicos, caracterizada por tosse, febre, dispneia, eosinofilia elevada e anorexia, que pode perdurar por uma ou duas semanas.

Vermes adultos: as manifestações decorrentes da presença de vermes adultos no intestino delgado do paciente variam conforme o número de parasitos presentes: de três a quatro vermes por paciente, considera-se como infecção baixa e geralmente incapaz de produzir manifestações clínicas; nas infecções médias, com 30 a 40 vermes, ou nas elevadas, com 100 vermes ou mais, podem ser encontradas diversas alterações, que serão descritas em seguida.

Alguns pacientes só sabem que estão parasitados quando eliminam um ou dois vermes espontaneamente, junto com as fezes ou sentem um prurido anal e os encontra na roupa íntima. É interessante observar que muitas vezes são pessoas adultas, assintomáticas, que eliminam esses vermes, pois quando crianças provavelmente eram portadores do parasito e desenvolveram uma boa imunidade específica. Ao se infectar acidentalmente, eliminam os vermes espontaneamente. Outra forma de pacientes assintomáticos saber se estão parasitados é através da realização do exame de fezes rotineiro...

Já os pacientes sintomáticos queixam-se de desconforto abdominal, às vezes cólicas, perda de apetite ou, ao contrário, apetite alterado, com grande vontade de ingerir açúcar, irritabilidade, insônia, ranger de dentes à noite, manchas brancas na pele (vulgarmente denominadas de "pano"). Em crianças subnutridas e altamente parasitadas, é comum o aumento exagerado do volume abdominal (abdome proeminente), além do aspecto geral de depauperamento físico, palidez e tristeza.

Essas manifestações da ascaridiose se devem aos seguintes fatores:

- ação espoliadora: os vermes consomem grande quantidade de proteínas, carboidratos, lipídios e vitaminas A e C, competindo com a frequente subnutrição crônica do paciente;

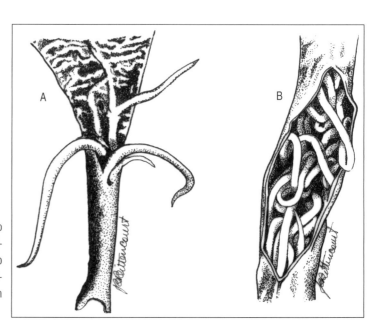

FIGURA 41.3 Aspectos do *Ascaris lumbricoides* dentro do intestino delgado humano: (A) parasitismo pequeno, com vermes na posição usual; (B) vermes enovelados, responsáveis pela oclusão intestinal, levando a um quadro de abdome agudo, fatal.

- ação mecânica: os vermes causam irritação na parede do intestino, provocada não só pelos lábios, mas também pela migração constante ou enovelamento de casais ou grupos de parasitos. A irritação e a obstrução intestinal são manifestações frequentes, que podem levar a duas consequências graves:
  - obstrução do íleo – ao exame físico nota-se distensão da porção anterior do ponto obstruído (à percussão, o som é timpânico e à palpação nota-se uma massa endurecida abaixo da cicatriz umbilical ou no quadrante inferior direito), com peristaltismo acentuado no início, porém perigosamente silencioso se o quadro for adiantado (íleo paralítico). Ocorre isquemia da alça intestinal, que pode causar necrose da parede intestinal caso se prolongue, com dor violenta, característica de "abdome agudo";
  - a irritação da parede intestinal pode desencadear as manifestações nervosas do paciente, inclusive com ataques epileptiformes, especialmente em crianças.
- ação ectópica: vermes migratórios (áscaris errático) podem, espontaneamente ou após medicação, atingir locais indevidos, tais como o apêndice cecal, causando apendicite; o canal colédoco, causando obstrução do mesmo; o canal de Wirsung, causando pancreatite aguda ou eliminação do verme pela boca.

As manchas cutâneas", claras e circulares, denominadas pelo leigo de "pano", costumam ser imputadas à ascaridiose, sem comprovação. Parece que essas manchas seriam causadas pelo alto consumo de vitamina A e C pelos vermes, provocando as despigmentações circunscritas.

Vê-se, portanto, que as alterações mais graves decorrentes da ascaridiose se devem ao maior número de vermes presentes no paciente, cujo reflexo da doença será a debilidade do indivíduo e da comunidade a que pertence.

▬ Diagnóstico

O diagnóstico da ascaridiose é usualmente feito pelo exame de fezes, pois como a fêmea elimina diariamente milhares de ovos no interior do intestino, é fácil encontrá-los nos exames de rotina. A grande maioria dos ovos são viáveis ou férteis e uma pequena quantidade é inviável ou infértil. As diferenças morfológicas entre esses ovos são as seguintes:

- ovos férteis: são semiesféricos, com estruturas internas e externas normais e intactas;
- ovos inférteis: são mais alongados, com estruturas internas e externas mal definidas, vacuolização da massa celular interna e contração, ruptura e perda de continuidade da membrana mamilonada. Qualquer que seja o tipo do ovo presente no exame, o mesmo deve ser considerado positivo.

Os métodos para o exame de fezes mais indicados no diagnóstico da ascaridiose são: sedimentação espontânea – método de Lutz e Hoffman, Pons e Janner e sedimentação por centrifugação – método de MIFC. O método de Kato-Katz também é muito utilizado tanto para inquéritos epidemiológicos, com quantificação do parasitismo, como para o diagnóstico individual.

▬ Epidemiologia

A epidemiologia da ascaridiose, como das demais geo-helmintoses, é uma interdependência de fatores humanos (sociais, econômicos e culturais), fatores ambientais (temperatura, umidade, tipo de solo etc.) e fatores ligados à biologia do helminto.

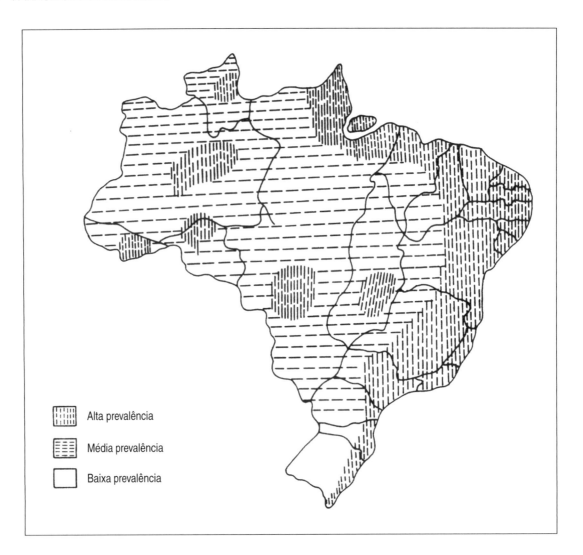

FIGURA 41.4 Mapa da distribuição geográfica da ascaridiose no Brasil. (Fonte: Ministério da Saúde)

Com relação aos fatores humanos, pode-se afirmar que a ascaridiose é uma doença desencadeada ou mantida pela nossa própria espécie e totalmente dependente do ser humano, pois nos países ou regiões nos quais as ações para o saneamento básico são adequadas, a incidência da doença reduziu-se drasticamente. Portanto, a falta de serviços de esgoto ou o hábito de defecar no solo, juntamente com a concentração de habitações de péssima qualidade (favelas, vilas etc.), fazem do peridomicílio um foco perfeito, fechando o ciclo parasito/meio ambiente/hospedeiro.

Com relação aos fatores ambientais, nada pode nem precisa ser feito, pois nas regiões saneadas o ambiente permaneceu o mesmo, apenas mais bonito...

Quanto ao helminto, os fatores biológicos importantes são:

- fêmeas botam milhares de ovos diariamente;
- ovos permanecem infectantes no solo por vários meses (até um ano);
- ovos podem ser transportados por poeira, moscas e enxurradas, promovendo a disseminação do parasito.

Resumo da epidemiologia

- Distribuição geográfica: mundial.
- Fonte de infecção: humanos.
- Forma de transmissão: ovos larvados.
- Veículo de transmissão: poeira, moscas, mãos sujas, alimentos.
- Via de penetração: boca.

▬ Profilaxia

As medidas profiláticas contra a ascaridiose podem ser específicas e gerais. As medidas específicas são: tratamento em massa da população positiva durante ao menos três anos consecutivos, procurando esgotar a fonte de infecção que são os próprios portadores sintomáticos ou assintomáticos; proteção dos alimentos contra poeira ou moscas sinantrópicas (moscas que frequentam o domicílio humano).

As medidas gerais, conforme já abordado, apresentam um resultado mais abrangente e mais efetivo do que apenas o uso das ações específicas. Essa afirmação não é gratuita, mas fruto de observações e pesquisas realizadas em diferentes partes do mundo, com resultados excelentes. Essas medidas gerais se baseiam nos seguintes pontos:

- educação sanitária em massa das comunidades, dando aos moradores tempo e oportunidade para mudanças de hábitos e atitudes culturais retrógradas;
- incentivo para a participação das pessoas na busca de soluções para os problemas e para o lazer da comunidade;
- busca de novas oportunidades econômicas, criando cooperativas comunitárias de produção e venda, aumentando a criatividade e a confiança no trabalho, na produção, em si próprio e no país;
- instalação de serviço de água e esgoto tratados, com destino correto dos efluentes sanitários. Quanto a este item, lembramos que o Brasil é hoje o país que apresenta o maior volume de conhecimento sobre tratamento de esgoto, graças a um projeto patrocinado pelo CNPq, FINEP e Caixa Econômica Federal. Denominado PROSAB - Programa de Pesquisa em Saneamento Básico, o projeto teve início em 1993 e está sendo desenvolvido em parceria com algumas universidades brasileiras. Através dessa iniciativa foram desenvolvidos modelos de remoção biológica de matéria orgânica, por processo anaeróbico, onde a decomposição ocorre em reatores, na ausência de oxigênio e com produção de energia (biogás).O efluente (a saída do esgoto tratado) apresenta menos de 1 ovo de helminto por litro. Em geral, os ovos que resistem ao tratamento e podem continuar viáveis no efluente são os de Ascaris, de Trichuris e de Toxocara. Entretanto, essa baixíssima positividade pode ser reduzida a zero quando o efluente é tratado por aquecimento (pelo gás produzido pelo próprio sistema) ou tratado nas lagoas de polimento, por ação dos raios solares ultravioleta. Portanto, o esgoto assim tratado, presta-se para irrigação ou para reutilização em córregos e açudes. É um projeto tecnicamente viável e economicamente exequível, com excelentes resultados para a saúde humana e ambiental nas diversas cidades onde já foi instalado. Se a água é considerada um dos bens naturais mais preciosos atualmente, todos os esforços devem ser desenvolvidos para preservá-la e para melhorar a qualidade de vida no planeta. Mais informações sobre o projeto, consulte: www.finep.gov.br/prosab.

Tratamento

Existem várias drogas altamente eficientes contra o *A. lumbricoides*, cuja seleção vai depender do preço no caso de uso individual ou coletivo e da sensibilidade do paciente ao princípio ativo. Os medicamentos devem ser utilizados em pacientes que não apresentam quadro de obstrução intestinal. As drogas mais utilizadas atualmente são: albendazol, mebendazol, levamizol, pamoato de pirantel e, mais recentemente, a nitazoxanida:

- albendazol: possui ação contra larvas e vermes adultos. Deve ser usado na dosagem de 400 mg divididos em 2 doses por dia em crianças acima de 2 anos e 400 mg em dose única para adultos. Devido a existência da fase pulmonar, toda medicação contra o *A. lumbricoides* deve ser repetida 15 dias após a primeira administração. Os efeitos colaterais dessa droga são: desconforto gastrointestinal e cefaleia. É contra-indicado na gravidez;
- mebendazol: usado na dose de 100 mg duas vezes ao dia durante 3 dias, tanto em crianças como em adultos. Os efeitos colaterais são dores abdominais e diarreia. É contra-indicado na gravidez;
- levamizole: usado na dose de 40 mg para lactentes, 80 mg para crianças de 1 a 7 anos, 150 mg para crianças acima de 7 anos e adultos, sendo tomado em dose única. Os efeitos colaterais incluem náuseas, vômitos, cólicas abdominais, tonturas, mal-estar, falta de coordenação motora. É contra-indicado na gravidez;
- pamoato de pirantel: é indicado na dose de 10 mg/kg/dia em dose única. Os efeitos colaterais são náuseas, vômitos, cólicas, diarreia, anorexia, cefaleia, tontura, sonolência, erupção cutânea. É contra-indicado na gravidez e para pacientes com disfunção renal ou hepática.

Nos pacientes com obstrução intestinal pelo *A. lumbricoides*, deve-se suspender a dieta, corrigir o equilíbrio ácido-básico, realizar a aspiração gástrica e utilizar óleo mineral (Nujol ou Purol) na dose de 15 a 30 ml de 4 em 4 horas, até a eliminação do óleo pelo ânus. Medicar o paciente com piperazina, na dose de 100 mg/kg/dia; se o quadro não apresentar reversão, encaminhar o paciente para cirurgia com rapidez.

AULA PRÁTICA

Para a aula prática de ascaridiose podem ser obtidos ovos em qualquer laboratório de análises clínicas. É recomendável que todo e qualquer material usado em sala de aula esteja conservado em formol 10% ou SAF, isto é, os ovos, as larvas e os cistos devem estar mortos, evitando-se assim a contaminação acidental. Os vermes adultos podem ser obtidos em postos de saúde, tendo-se o cuidado de solicitar previamente que o paciente seja tratado com medicamento que elimine o helminto inteiro, como por exemplo, a piperazina. Em matadouros municipais de suínos podem ser conseguidos diversos exemplares do *A. suum*, especialmente se os suínos forem criados em condições de fundo de quintal. Os helmintos adultos devem ser conservados em formol 10% ou em AFA, e posteriormente mostrados em sala de aula. Deve-se chamar a atenção para as dimensões do verme, o dimorfismo sexual e, se houver oportunidade, podem ser feitos cortes histológicos de machos e fêmeas ou dissecação do helminto, mostrando a anatomia interna e a cor acinzentada dos ovos retirados diretamente do útero das fêmeas.

Para a dissecação do helminto, proceder da seguinte maneira:

- colocar o verme sobre uma superfície macia (isopor, tábua de cortiça etc.) e fixar com alfinetes suas extremidades, distendendo-o;
- com uma tesoura de ponta fina, cortar longitudinalmente a cutícula, tendo o cuidado de não aprofundar a tesoura para não seccionar as estruturas internas;
- rebater a cutícula para os lados, fixando-a com alfinetes;
- afastar cuidadosamente para os lados, com pinças ou estiletes, os órgãos genitais e o aparelho digestivo, procurando identificar cada parte, conforme a Figura 29.4.

capítulo 42

Larva Migrans

resumo do capítulo

- Apresentação
- Larva migrans cutânea
- Larva migrans visceral
- Patogenia e sintomatologia
- Diagnóstico
- Epidemiologia e profilaxia
- Tratamento

▪ Apresentação

Entende-se por "larva migrans" a síndrome provocada por larvas de helmintos parasitos de animais que migram na pele ou nas vísceras de humanos. Portanto, podemos ter dois tipos de larva migrans: cutânea e visceral. A síndrome cutânea já é conhecida desde 1926, denominada popularmente de "bicho geográfico" ou "bicho de praia"; a síndrome visceral só foi descrita em 1952, quando foram associadas alterações hepáticas e pulmonares em crianças às larvas do *Toxocara canis*, parasito de cães, encontrado em vários países.

Portanto, se a larva de um helminto animal que completa o ciclo por infecção cutânea, ao invés de atingir seu hospedeiro habitual, atingir a pele de humanos, poderá penetrar mas não completará o ciclo, migrando entre a derme e a epiderme, fato que dá origem à larva migrans cutânea. Quando o parasito infecta o animal por ingestão de ovos larvados e se esses forem ingeridos por humanos, as larvas eclodirão no intestino desse hospedeiro anômalo e ficarão migrando apenas no fígado e pulmões sem completar o ciclo, causando a larva migrans visceral.

▪ Larva migrans cutânea

Essa síndrome é também conhecida como dermatite serpiginosa ou dermatite pruriginosa. As duas principais espécies responsáveis pela larva migrans cutânea são o *Ancylostoma caninum* e o *A. braziliense*, parasitos comuns do intestino delgado de cães e gatos. Outras espécies de nematódeos que podem causar essa síndrome são: *Uncinaria stenocephala* e *A. tubaeforme*, parasitos de cães e gatos; *Bunostomum phlebotomum*, parasito de bovinos.

Ciclo biológico

Descrevemos, a seguir, o ciclo biológico dos ancilostomídeos: os animais eliminam nas fezes grande quantidade de ovos contendo uma massa de células. Ao chegar ao meio exterior e havendo umidade do solo acima de 70% e temperatura entre 20 e 30 graus centígrados, essas células se transformam em larvas de primeiro estádio ou larvas rabditoides, que eclodem em 24 horas e se alimentam de matéria orgânica. Alguns dias depois, as larvas sofrem nova muda e transformam-se em L2, ainda rabditoide; em três dias sofrem a segunda muda e transformam-se em L3 ou larvas filarioides infectantes. Se essa larva penetrar na pele ou for ingerida por cão ou gato, completará o ciclo nesses hospedeiros, transformando-se em vermes adultos cerca de um mês depois. Caso essas larvas filarioides infectantes penetrem ativamente na pele de humanos, vão permanecer migrando entre a derme e a epiderme durante meses, quando morrem. Se essas larvas forem ingeridas, podem penetrar na parede do intestino, migrar pelo fígado e pulmões, causando a larva migrans visceral. Se a larva se fixar no intestino delgado, pode dar origem a vermes adultos que chegam a fazer oviposição (os ovos dos ancilostomídeos são muito semelhantes entre si, o que torna impossível diferenciar a verdadeira espécie presente no intestino. Nesse caso, apenas o exame do verme adulto permite identificá-lo pelo número e forma dos dentes presentes na cápsula bucal).

Patogenia e sintomatologia

Na primeira vez que uma pessoa é atingida por larvas desses ancilostomídeos, pode não ocorrer nenhuma manifestação, porém, em pacientes que já foram sensibilizados por larvas das espécies acima ou por ancilostomídeo de humanos, poderá haver manifestações já no local da penetração. Nessa situação, haverá no ponto de penetração a formação de pápulas eritematosas e pruriginosas.

A partir desses pontos as larvas iniciam uma migração sinuosa e lenta, avançando cerca de 1 a 2 mm por dia, provocando intenso prurido e deixando atrás de si como um túnel saliente na epiderme. Na parte mais antiga do trajeto, a estria é mais escura e menos pruriginosa; na parte mais próxima da larva, a estria é mais saliente, mais avermelhada e pruriginosa. Podem ocorrer infecções múltiplas, com diversas larvas migrando próximas umas das outras, ou haver uma única larva promovendo a lesão. Qualquer parte descoberta do corpo pode ser atingida, mas as áreas mais afetadas são as nádegas e os pés, regiões que mais frequentemente entram em contato com a areia da praia, longe da arrebentação e onde geralmente cães e gatos defecam.

Diagnóstico

O diagnóstico dessa patologia é realizado clinicamente, a partir das informações obtidas na anamnese (origem do paciente, histórico de andar descalço ou ter sentado com roupas curtas na terra ou areia sombreada, especialmente na proximidade de praias ou em caixas de areia de parques infantis etc.) e avaliação do aspecto dermatológico da lesão.

Tratamento

O tratamento pode ser local ou sistêmico. Quando a lesão é única, indica-se a aplicação local do medicamento, sob a formulação de pomada. Quando as lesões são múltiplas, pode-se associar a aplicação tópica do medicamento à dosagem oral. O medicamento mais indicado é o tiabendazol, na dose de 50 mg/kg para adultos e 30 mg/kg para crianças, durante três dias. Também são indicados o albendazol, na dose de 400 mg/dia, durante 3 dias; e a ivermectina (ou ravectina, em formulação especial para humanos), na dose de 200 mg/kg em dose única ou dividida em duas vezes. A ivermectina não deve ser administrada em crianças menores de 5 anos ou com menos de 15 kg.

▬ Larva migrans visceral

Denomina-se larva migrans visceral a migração prolongada de larvas de nematódeos animais em vísceras humanas. Algumas espécies de nematódeos podem desenvolver essa síndrome, entretanto é a larva do *Toxocara canis*, um ascaridídeo de cães, gatos e raposas, com distribuição geográfica mundial, que mais freqüentemente atinge os humanos. Os orgãos mais visados são: fígado, pulmões e globo ocular.

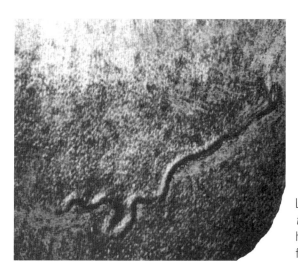

Larva migrans cutânea: aspecto de uma larva de *Ancylostoma caninum* migrando na pele da região glútea de um homem adulto, que apresentou uma forte reação imunoinflamatória no trajeto da larva.

FIGURA 42.1

O *T.canis* é um verme cilíndrico, robusto, claro, apresentando na sua extremidade anterior uma asa cervical e um esôfago com bulbo posterior distinto. O macho mede cerca de 6 a 8 cm de comprimento e a fêmea 10 a 18 cm de comprimento. Vive no intestino delgado de seus hospedeiros, apresentando um ciclo biológico interessantíssimo, descrito a seguir.

Ciclo biológico

A fêmea desse parasito elimina milhares de ovos diariamente, que saem para o exterior juntamente com as fezes do hospedeiro. Esses ovos apresentam apenas uma massa de células, que em condições favoráveis de temperatura (entre 20 e 30 graus centígrados), umidade do solo (acima de 70%), oxigenação e ausência de luz solar direta, se tornam larvados, sofrendo depois mais duas mudas, de tal forma que 28 dias após sua eliminação já contém uma larva infectante no seu interior (L3). Os ovos nessas condições podem resistir vários meses. Quando cães novos ingerem os ovos com larvas infectantes, essas eclodem no intestino delgado, atravessam a parede do órgão, caem na corrente sanguínea e se dirigem pelo sistema porta ao fígado. Ao migrar nesse órgão, dirigem-se para a veia cava superior, alcançando o coração direito e os pulmões, onde sofrem a terceira muda, transformando-se em L4. Essas larvas atravessam os alvéolos pulmonares e migram pela árvore brônquica em direção à traqueia, laringe e faringe, quando são deglutidas. Ao chegar ao intestino sofrem mais uma muda e se transformam em vermes adultos. Depois que os cães novos ingerem os primeiros ovos infectantes e as larvas circulam pelo fígado e pulmões, elas estimulam uma forte resposta imune nesses animais, de tal forma que a partir do segundo mês de vida, o cão adquire uma forte resistência ao parasito. Nessa fase, as L3 presentes nos pulmões não sofrem nova muda e nem se dirigem para árvore brônquica, mas caem na circulação arterial e se dirigem para vários tecidos, onde permanecem quiescentes por vários meses.

Se for um cão macho, essas larvas permanecerão assim por muitos meses, quando poderão morrer nos tecidos do animal; porém, se for uma cadela e ela entrar em gestação, as larvas quiescentes serão ativadas e se dirigirão para o fígado do feto. Quando o filhote nascer, as larvas completarão o ciclo pulmonar, dirigindo-se para o intestino delgado. Com três semanas de idade, o filhote já estará eliminando ovos em suas fezes.

Os humanos se infectam quando ingerem ovos contendo a L3 no seu interior. Quando chegam no intestino delgado, as larvas eclodem e passam a penetrar na mucosa do intestino, procurando alcançar a circulação. Algumas ficarão retidas no fígado e outras, via sanguínea ou linfática, completarão o ciclo pulmonar e serão disseminadas por tecidos e órgãos diversos.

▬ Patogenia e sintomatologia

As larvas não sofrem mudas nos humanos e podem permanecer migrando por semanas ou meses. Assim que as larvas migrantes estacionam em determinado ponto, estimulam o desenvolvimento de um processo imunoinflamatório, granulomatoso, que impedirá a continuação da migração larvária, determinando alterações e sintomas. Portanto, a síndrome da larva migrans visceral pode ocorrer em diferentes órgãos, com manifestações clínicas diferentes, razão pela qual alguns autores preferem denominá-la de larva migrans hepática, larva migrans ocular, larva migrans muscular etc. As manifestações clínicas são autolimitadas (variando de 6 a 18 meses), pois assim que as larvas são destruídas, há regressão do processo imunoinflamatório e, consequentemente, dos sintomas.

Nos órgãos atingidos, as larvas são envolvidas por eosinófilos e monócitos, com formação de um tecido epitelioide, com presença de fibroblastos que procuram circunscrever e destruir a larva, formando um granuloma. Na porção central encontra-se a larva morta, degenerada e sendo absorvida por gigantócitos.

O número de larvas presentes no paciente, bem como sua localização, irá determinar o tipo e a intensidade da sintomatologia. Os órgãos mais afetados são: fígado, pulmões, olhos, cérebro e os linfonodos, onde podemos encontrar infecções assintomáticas, subagudas e agudas. Usualmente as crianças são as mais atingidas, pois pelos hábitos dessa faixa etária, se infectam com grande facilidade.

- fígado: a grande maioria dos casos é assintomática, havendo apenas febre, acompanhada de eosinofilia, de leucocitose e de gamaglobulinemia (IgE, IgM) elevadas. Nos pacientes sintomáticos, nota-se hepatomegalia dolorosa, podendo estar acompanhada de esplenomegalia.
- pulmões: as alterações e manifestações clínicas pulmonares se assemelham muito às provocadas pelas larvas de outros helmintos que possuem ciclo pulmonar, como o *Ascaris*, o *Strongyloides*, os ancilostomídeos. Basicamente o paciente apresenta febre, tosse, síndrome de Löefler etc.
- ocular: as larvas são mais encontradas no segmento posterior, com manifestações variadas da endoftalmia crônica estabelecida como deslocamento da retina, opacificação do humor vítreo, catarata, iridociclites etc.
- sistema nervoso central (SNC): a presença de larvas no cérebro pode levar a quadros clínicos variados, desde apenas a uma cefalalgia (ou cefaleia) constante até ataques epileptiformes, distúrbios de comportamento etc.

Em todas essas manifestações clínicas é frequente o enfartamento ganglionar localizado (satélite) ou generalizado (disseminação e retenção de larvas). A eosinofilia e a leucocitose sanguíneas são também sempre elevadas.

Diagnóstico

O diagnóstico clínico da larva migrans não é fácil de ser realizado, mas associando-se as alterações no órgão com as alterações sanguíneas e a uma boa anamnese, podemos obter uma orientação do raciocínio clínico.

O diagnóstico específico pode ser feito através da biopsia de linfonodos ou hepática e encontro de larvas, mas não é recomendado pela maioria dos autores pelos riscos e dificuldade de se encontrar a larva no fragmento obtido. Em oftalmologia, dependendo da posição da larva, é possível observá-la ao exame oftalmoscópico, inclusive presenciar seus movimentos no fundo do olho atingido. A radiografia e a tomografia podem ser métodos diagnósticos úteis na localização dos granulomas.

Para o diagnóstico imunológico tem sido recomendada a reação de ELISA, que permite observar a presença de anticorpos anti-*Toxocara* nos pacientes. Essa técnica utiliza antígenos de secreção e excreção de larvas de *Toxocara* após absorção do soro com antígenos de adultos ou larvas de *A. suum*, o que aumenta a sensibilidade e a especificidade da reação. Essa reação pode ser empregada também com o líquido cerebroespinhal e com o humor aquoso.

As técnicas de Western Blotting, em soros, imuno-histoquímica e biopsias estão em desenvolvimento, podendo vir a auxiliar muito no diagnóstico específico dessa parasitose.

Epidemiologia e profilaxia

A larva migrans visceral ocorre no mundo todo, com prevalência relativamente baixa. Em decorrência do grande número de cães e gatos infectados e de cada vez maior o relacionamento desse animais com os humanos, esperava-se que essa prevalência fosse muito mais elevada. Alguns autores até sugerem que ela realmente seja elevada, apenas que o diagnóstico não é realizado, pois a grande maioria dos infectados seria assintomática.

Assim, os fatores epidemiológicos preponderantes são:

- criação de cães e gatos dentro e no peridomicílio;
- presença de fezes infectadas desses animais em caixas de areia, praias, no peridomicílio etc.
- hábito de crianças de brincarem em caixas de areia ou com esses animais, que podem portar ovos em seus pelos etc.

A profilaxia consiste basicamente em:

- tratar os cães e gatos positivos;
- incinerar ou depositar em privadas as fezes desses animais;
- proteger as caixas de areia para que os animais não defequem nesses locais;
- conscientizar os criadores para a necessidade de tratamento e cuidados sanitários com os animais;
- recolher cães vadios, sem dono.

Tratamento

O tratamento da larva migrans visceral em pacientes assintomáticos não é recomendado, pois como o parasitismo se extinguirá espontaneamente, não há nenhuma justificava de se adotar terapêutica nesses casos. No paciente sintomático, recomenda-se a terapia medicamentosa, representada por anti-helmínticos administrados pela via oral. Os mais usados são: albendazol, tiabendazol, dietilcarbamazina e a ravectina. Conforme o quadro clinico do paciente, recomenda-se associar a medicação específica com anti-histamínicos, corticosteróides e até oxigenoterapia. Na larva migrans ocular os anti-helmínticos não têm ação; é preciso estabelecer uma terapêutica especial, baseada especialmente em corticóides e, às vezes, cirurgia e retirada do granuloma e respectiva larva ou, ainda, realizar vitrectomias.

capítulo 43

Filariose Bancroftiana

resumo do capítulo

- Apresentação
- Classificação
- Morfologia
- Biologia
- Patogenia e sintomatologia
- Diagnóstico
- Epidemiologia
- Profilaxia
- Tratamento

▪ Apresentação

As filarioses, ou filaríases humanas, são doenças causadas por helmintos e/ou suas larvas que vivem nos vasos linfáticos, na pele ou no globo ocular, sempre transmitidas por algum artrópode. Existem cerca de 200 espécies de filária, das quais a grande maioria ocorre nos animais; nos humanos ocorrem apenas dez espécies. Dessas, três são encontradas nas Américas: *Wuchereria bancrofti*, *Onchocerca volvulus* e *Mansonella ozzardi*; a *Dirofilaria immites* está presente nos cães e pode acometer os humanos raramente; as outras seis espécies que atingem os humanos não ocorrem nas Américas: *Brugia malayi*, *B. timori*, *Mansonella perstans* (= *Dipetalonema perstans*), *Mansonella streptocerca* (= *Dipetalonema streptocerca*), *Loa loa* e *Dracunculus medinensis*. Todas as espécies de filária são vermes finos, delgados e cilíndricos, daí o nome "filária", que significa "semelhante a fio".

▪ Classificação

A classificação desses helmintos tem sido objeto de diversas alterações e propostas, não havendo um consenso entre os autores. Dessa forma, adotaremos aqui a mais aceita, que além de ser bastante didática, atende perfeitamente aos objetivos deste livro. É a seguinte:

Ordem Spiruridae
    Família Onchocercidae: fêmea 3 a 4 vezes maior que o macho, vulva na região anterior do corpo.
        Subfamília: Onchocercinae
- Gêneros: *Wuchereria, Onchocerca, Brugia* e *Mansonella*

        Subfamília: Dirofilarinae
- Gêneros: *Dirofilaria* e *Loa*

    Família Dracunculidae: fêmea muito maior que o macho e sem vulva
        Subfamília: Dracunculinae
- Gênero: *Dracunculus*

As filarioses são doenças típicas de regiões subdesenvolvidas, sendo o espelho da desinformação, da pobreza e da falta de saneamento básico. Estimativas indicam que mais de um bilhão de pessoas vivem em áreas onde está presente a *W. bancrofti* e que mais de 120 milhões vivem em áreas de ocorrência da *O. volvulus*, apontando as duas espécies como as mais importantes sob o ponto de vista médico e social.

No Brasil, a filariose bancroftiana ou elefantíase, era encontrada em diversas regiões litorâneas do país, responsável por grandes problemas de saúde pública, com os seguintes focos remanescentes: Belém, Maceió, Recife e Olinda. Já ao final de 2008, graças aos intensos trabalhos de profilaxia realizados, Belém e Maceió foram considerados livres dessa parasitose, restando ainda focos residuais em Recife e Olinda. A *O volvulus*, agente da "cegueira dos rios" está restrita à região de Roraima e norte do Estado do Amazonas, onde têm sido desenvolvidos trabalhos de epidemiologia e controle. A *M. ozzardi* ocorre na Amazônia, mas não é considerada patogênica.

Em seguida, estudaremos a *W. bancrofti* e a doença por ela causada.

Wuchereria bancrofti (Cobbold, 1877)

A *W. bancrofti* é a filária responsável pela filariose bancroftiana ou filaríase linfática humana ou ainda elefantíase. A história do descobrimento do agente dessa doença é muito interessante, pois mostra uma típica associação de conhecimentos, ideias e cooperação. Em 1863, Demarquay encontrou pela primeira vez uma microfilária em um paciente com quilocele, o que levou Otto

Wucherer, na Bahia, a estudar a doença e encontrar, em 1866, outra microfilária em um paciente com quilúria. Em 1876, Cobbold encontra a filária adulta e, depois de receber da Austrália mais exemplares enviados por Bancroft, descreve o helminto como *Filaria bancrofti*. Em 1877, Silva Araújo percebe que é um helminto diferente e descreve o gênero *Wuchereria*, em homenagem ao seu colega. Em 1878, Manson, estudando essa doença e baseado nas descobertas anteriores, descreve o ciclo do parasito, sua periodicidade e as várias formas da doença.

A denominação "elefantíase", na verdade, representa uma síndrome, onde o aumento do volume do órgão é causado pelo edema linfático e pela fibrose ou hipertrofia da pele e do tecido subcutâneo. É uma manifestação provocada pela estase crônica da linfa e pode ter causas diversas, associadas a estafilocócias, lepra e filárias. Entre essas, as que podem causar elefantíase, além da I, são a *Brugia malayi* e a *B. timori*, que não ocorrem em nosso país. Dessa forma, nesse livro, sempre que falarmos sobre elefantíase, estaremos nos referindo à *W. bancrofti*.

▬ Morfologia

Essa filária apresenta um ciclo heteroxeno, onde podem ser encontradas diversas formas ou fases biológicas. Nos humanos, temos os vermes adultos nos vasos linfáticos e as microfilárias nos vasos sanguíneos; as demais formas ocorrem em mosquitos vetores representados, no Brasil, pelo *Culex quinquefasciatus* ou pernilongo noturno. Assim, a seguir, algumas dessas formas:

Vermes adultos

Apresentam o corpo cilíndrico, delgado, de cor esbranquiçada e translúcida, revestidos por uma cutícula lisa. Na extremidade anterior pode ser observada uma pequena dilatação, no centro da qual temos a boca, rodeada de minúsculas papilas sensoriais, seguida por um esôfago longo e retilíneo. A extremidade posterior é fina, sendo que a fêmea termina em ponta reta e o macho com um forte enrolamento ventral.

A fêmea mede de 7 a 10 cm de comprimento por 0,3 mm de diâmetro, apresentando uma vulva localizada próximo da extremidade anterior; em seguida surge a vagina, da qual partem dois ramos uterinos que exibem ovos larvados ou microfilárias.

O macho mede 3,5 a 4,0 cm de comprimento por 0,1 mm de diâmetro. Na porção ventral enrolada localiza-se a cloaca, com dois espículos copuladores.

Os vermes adultos vivem nos vasos linfáticos, antes dos linfonodos, especialmente nas regiões abdominal, pélvica e mamária.

Microfilárias

Conforme dissemos acima, as fêmeas apresentam na porção inicial do útero os ovos larvados e, na porção final, as microfilárias, eliminadas para a circulação linfática para depois alcançar a circulação sanguínea. Essas microfilárias ou embriões são formas interessantes, pois apresentam uma bainha, que na realidade é a casca do ovo, representada por uma delicada membrana ovular que acompanha (e protege) os movimentos do embrião. Daí o termo "microfilária embainhada", típica da *W. bancrofti*. Essa bainha é lisa e apoia-se sobre a hipoderme ou cutícula do embrião, exibindo núcleos ou pontos bem corados, correspondentes às células subcuticulares (que irão dar origem à hipoderme e musculatura do verme adulto) e às células somáticas (que irão dar origem aos órgãos digestivos e reprodutivos). O número e a disposição dessas células são importantes para o diagnóstico diferencial específico entre as microfilárias, conforme mostrado na figura 43.1.

A microfilária mede 250 a 300 μm.

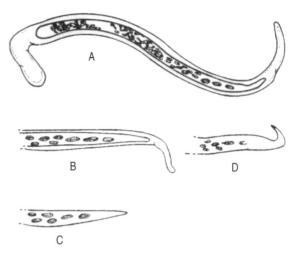

FIGURA 43.1 Microfilárias humanas mais frequentes no Brasil: (A) microfilária inteira de *Wuchereria bancrofti*, vendo-se a bainha; (B) extremidade posterior de *W. bancrofti*, vendo-se a bainha e os núcleos irregulares, não atingindo a extremidade; (C) *Mansonella ozzardi*, sem bainha e com núcleos regularmente dispostos; (D) *Onchocerca volvulus*, mostrando ausência de bainha e núcleos irregulares não atingindo a cauda, que é recurvada. (Segundo Fontes G, 2000, *Parasitologia Humana*, 10ª edição)

Larvas no inseto

No inseto vetor podem ser encontradas larvas em diferentes estádios, assim denominadas:

- L1, larva de primeiro estádio ou larva salsichoide: mede 300 μm de comprimento e pode ser observada no tórax do inseto;
- L2 ou larva de segundo estádio: mede 800 μm e também pode ser encontrada no tórax do inseto;
- L3 ou larva infectante: mede cerca de 2,0 mm de comprimento, acomoda-se em diversas partes do inseto, principalmente no aparelho bucal do mosquito.

— Biologia

A biologia das filárias apresenta uma característica peculiar que é a periodicidade da microfilariemia, isto é, a variação do período em que as microfilárias se encontram no sangue periférico do paciente. Nas regiões onde o transmissor pica durante a noite, as microfilárias estão presentes no sangue periférico também no período noturno (durante o dia as microfilárias permanecem quiescentes no sangue presente nos capilares profundos, especialmente dos pulmões). Nas regiões onde o inseto vetor pica durante o dia (Ásia e Pacífico Sul, onde o inseto vetor é um *Aedes*), a microfilariemia é diurna. A explicação dessa periodicidade ainda é motivo de controvérsia, mas fazendo-se uma analogia e uma associação biológica sobre o que ocorre entre as espécies envolvidas, pode-se inferir que a saliva do vetor durante a hematofagia seria o fator mais importante, pois na natureza nada ocorre por acaso, sempre havendo uma interação e interdependência entre os elos da cadeia biológica. Conforme citado, é fundamental o encontro da microfilária com o vetor. Essa suposição carece de comprovação científica, mas acreditamos ser muito plausível...

Ciclo biológico

Uma fêmea do *Culex quinquefasciatus* (antigamente denominado de *Culex fatigans*), ao picar uma pessoa durante a noite, especialmente entre as 22 horas e 2 horas da madrugada, quando exis-

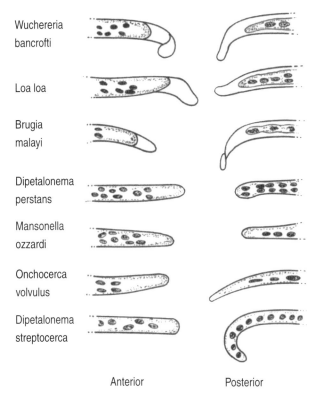

Figura 43.2 — Detalhes da diferenciação das microfilárias que podem ser encontradas em humanos: notar a presença de bainha nas três primeiras espécies e ausência de bainha nas quatro últimas; o posicionamento dos núcleos nas extremidades anterior e posterior também é de grande importância para o diagnóstico específico. (Adaptado de Markell E & Voge, *Medical Parasitology*, Saunders Co., 1981)

te o pico da microfilariemia, pode ingerir microfilárias. Parece que se um inseto ingerir grande quantidade de microfilárias, as mesmas podem matá-lo precocemente; assim, cerca de meia dúzia dessas formas seria um número compatível. Duas a seis horas depois de ingeridas, as microfilárias perdem a bainha, atravessam a parede do estômago do vetor e se dirigem para a cavidade geral, de onde migram para o tórax, se alojando nos músculos torácicos. Neste ponto as microfilárias transformam-se em L1 ou larva salsichoide e seis a dez dias após o repasto infectante essas L1 sofrem a primeira muda, transformando-se em L2. Cerca de 10 a 15 dias depois, sofrem a segunda muda e transformam-se em L3 ou larva infectante, que apresenta o dobro do tamanho da L2 (passa a medir 1,5 a 2,0 mm). As formas L3 iniciam a migração pelo inseto, procurando dirigir-se para a probóscida do vetor, onde se concentram no lábio do mosquito. Quando a fêmea refaz o repasto sanguíneo, ao se aproximar da probóscida da pele do hospedeiro, o calor do corpo (e talvez o odor e a umidade da pele) estimulam as larvas, que saem rapidamente do lábio do inseto (essas formas infectantes não são inoculadas pelo mosquito) e alcançam a pele, onde ficam migrando até conseguir penetrar ativamente por alguma solução de continuidade (inclusive o próprio orifício da picada ou alguma arranhadura provocada pela coçagem originada do prurido), alcançando os vasos linfáticos. Os parasitos dirigem preferentemente para os vasos linfáticos das seguintes regiões do corpo: abdominal, pélvica (atingindo pernas e genitais externos), mamas e braços. Cerca de sete a doze meses depois as fêmeas iniciam a parição de microfilárias, podendo fazê-lo durante sete a oito anos, quando morrem.

Portanto, o ciclo completo no mosquito demora cerca de 20 dias sob a temperatura ótima de 20/25 graus centígrados. Temperaturas mais baixas podem retardar o ciclo e temperaturas em torno de trinta graus podem reduzir o ciclo para 12/15 dias. Nos humanos, o período patente é de sete a doze meses.

402 PARASITOLOGIA DINÂMICA

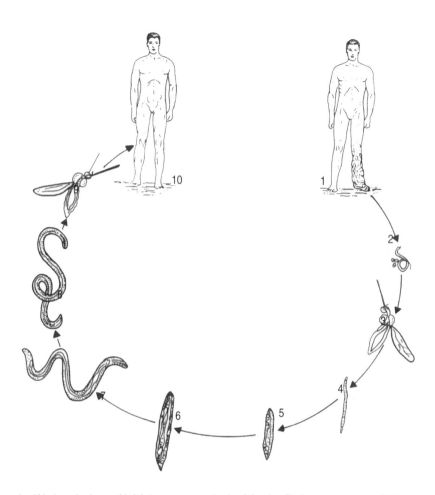

43.3 FIGURA Ciclo biológico da *Wuchereria bancrofti*: (1) humano parasitado; (2) microfilária no sangue periférico entre 23 horas e 1 hora da madrugada; (3) *Culex quinquefasciatus* ingerindo microfilária; (4) microfilária sem bainha no estômago e hemolinfa do inseto; (5) e (6) larvas salsichóides nos músculos torácicos do inseto; (7) larva infectante L3 no inseto; (8) L3 se dirigindo para a probóscida do inseto; (9) L3 na probóscida do inseto, que sairá daí para penetrar ativamente na pele lesada do novo hospedeiro humano (10); do sangue, essas L3 atingem a circulação linfática, transformando-se em vermes adultos e cerca de oito meses depois iniciam a eliminação de microfilárias que se dirigirão para o sangue.

▬ Patogenia e sintomatologia

As manifestações clínicas da filariose bancroftiana são de evolução lenta, com portadores totalmente assintomáticos ou pacientes com sintomas leves a graves. Essas manifestações podem ser devidas à reação inflamatória provocada pelos vermes adultos presentes no sistema linfático ou a uma hiper-reação imunológica provocada pelas microfilárias e antígenos circulantes do helminto. Vê-se, portanto, que essas manifestações podem ser variadas, usualmente de evolução crônica, mas ocorrendo de forma aguda em alguns pacientes. Atualmente é controverso o uso do termo portador assintomático nessa filariose, pois através de métodos de diagnóstico de imagem (ultrasonografia, linfocintilografia), é possível observar precocemente alterações no endotélio de vasos linfáticos ou nos glomérulos renais, que na verdade necessitam de cuidados especiais, inclusive com terapêutica precoce.

As manifestações agudas são representadas por febre, mal-estar, linfadenite e linfangite. Nos pacientes masculinos pode haver funiculite (inflamação do cordão espermático) e orquiepididimi-

FILARIOSE BANCROFTIANA 403

te (inflamação testicular e do epidídimo). Os linfonodos atingidos mostram-se hipertrofiados, dolorosos, mas não aderentes à pele, com células inflamatórias envolvendo e procurando destruir o novelo de vermes adultos presentes.

Os vasos linfáticos atingidos mostram-se dilatados (linfangiectasia), com paredes espessadas pelo edema e o endotélio também mostra-se espessado, com alterações proliferativas não apenas no local onde estão os vermes adultos enovelados, mas ao longo de todo o vaso. Essas manifestações, apesar de não serem patognomônicas da filaríase bancroftiana, são muito sugestivas dessa doença, especialmente em pacientes residentes ou visitantes de áreas endêmicas.

As manifestações crônicas são representadas por linfedema (mais frequente em uma das pernas, seguida dos órgãos genitais, mamas e braços), linfocele ou quilocele (distensão e espessamen-

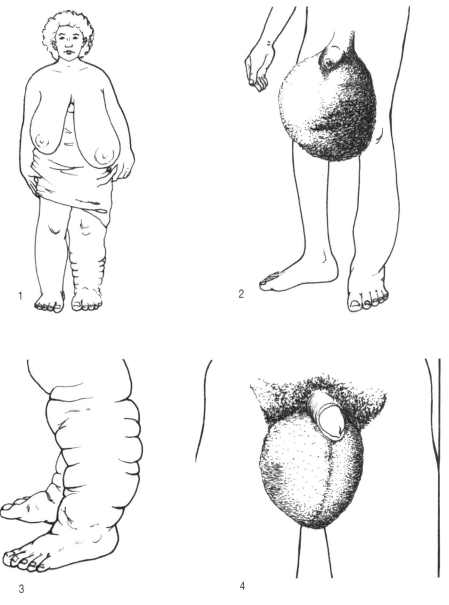

Manifestações clínicas da filariose bancroftiana: (1) mulher com elefantíase das mamas e da perna esquerda e edema linfático da perna direita; (2) e (4) homem com elefantíase do escroto e edema da perna esquerda; (3) mulher com elefantíase da perna esquerda. (Desenhos segundo figuras de Rocha E & Fontes G, 2000, *Parasitologia Humana*, 10ª edição)

FIGURA 43.4

to da túnica vaginal do testículo e acúmulo de linfa na área), linfotórax, ascite linfática, quilúria (derramamento de linfa pela urina) e elefantíase. Costumam aparecer em pacientes que estão infectados há alguns anos, que já apresentaram alguma manifestação aguda e cujos sintomas surgem ou complicam-se com o passar do tempo. Os fenômenos obstrutivos provocados às vezes por um único casal de vermes, ocorre em vasos linfáticos de menor calibre. Daí a grande frequência dessas alterações nos órgãos genitais masculinos.

A elefantíase, portanto, surge como uma manifestação crônica da filariose bancroftiana, manifestando-se oito a dez anos depois da infecção. Usualmente há uma sucessão de fatos e sintomas: linfadenite, linfangite, linfangiectasia, edema linfático, hipertrofia e fibrosamento do tecido epitelial e subcutâneo, com queratinização e rugosidade da pele. Ocorre com maior frequência em uma das pernas, mas pode acometer os dois membros e mais raramente os braços ou as mamas.

Outra manifestação pouco frequente na filariose bancroftiana é a "eosinofilia pulmonar tropical", representada por uma hiper-reatividade do paciente a todos os antígenos da filária, especialmente os originados das microfilárias. Nesses pacientes, os anticorpos de todas as classes estão muito elevados, principalmente a IgE e a IgG e os esosinófilos, havendo uma forte infiltração de histiócitos no tecido e espaços pulmonares, o que resulta em um quadro de broncopneumonia. É interessante observar que a microfilariemia é ausente (provavelmente pela ação da IgG). As manifestações asmatiformes pulmonares ocorrem pela ação da IgE ligadas aos mastócitos pulmonares, com liberação de histamina. A evolução crônica desse quadro costuma ser grave, com fibrose pulmonar e redução da capacidade respiratória do paciente.

Ainda decorrente da resposta imune do paciente aos antígenos parasitários, podem ser vistos na zona endêmica casos de artrite e glomerulonefrite.

▬ Diagnóstico

O diagnóstico clínico da filariose bancroftiana é bastante difícil de ser feito, mesmo em pacientes oriundos de regiões endêmicas, pois as manifestações clínicas podem apresentar etiologias diversas. Dessa forma, é importante associar um bom exame clínico aos métodos de exames laboratoriais, que conjugados podem levar ao desejado diagnóstico de certeza.

Laboratorial

Método direto: o método mais usado na rotina é o exame de sangue colhido por punção digital entre 22 e 23 horas. Com a gota (20 microlitros) de sangue obtida, faz-se imediatamente um esfregaço espesso (espalha-se a gota sobre uma lâmina de vidro em uma superfície de 1,0 cm^2), deixando-a secar por 12 a 15 horas. Findo esse tempo, promover a desemoglobinização (mergulha-se a lâmina com o esfregaço em um recipiente com água durante dez minutos), deixar secar ao ar e, em seguida, corar pelo Giemsa ou pelo método Panótico Rápido (ver Parte Técnica ao final deste livro). Leva-se em seguida a lâmina corada ao microscópio, sob aumento 10 e 40 X, para observar a possível presença de microfilárias. Esse exame deve ser repetido mais de uma vez no caso de haver suspeita clínica e o mesmo se apresentar negativo.

Métodos de concentração: caso o método anterior permaneça negativo ou seja necessário fazer o controle de cura, pode-se empregar métodos de concentração capazes de detectar o parasito em baixas microfilariemias. Para executar a concentração, deve-se colher cerca de 10 ml de sangue, preferencialmente entre 22 e 23 horas, e submeter a amostra a um dos seguintes exames:

- filtração do sangue em membranas de policarbonato, com 3 ou 5 µm de porosidade, obtendo-se um sangue filtrado, sem hemólise, que permite testes imunológicos posteriores;
- técnica de Knott, que consiste em hemolisar 1 a 5 ml de sangue em formol 2% ou ácido acético 2%, na proporção de 1:10 e centrifugá-lo. As microfilárias estarão mortas e depositadas no sedimento do tubo, onde serão recolhidas, fazendo-se esfregaços e corando-os pelo Giemsa ou pelo método Panótico Rápido.

Caso haja impossibilidade de se colher o sangue no horário noturno, pode-se induzir a microfilariemia diurna através da administração de subdosagens da dietilcarbamazina, uma das drogas usadas na terapia. Cerca de 45 minutos antes de se colher o sangue para o exame desejado, administra-se oralmente 50 mg para crianças ou 100 mg para adultos. A sensibilidade é menor do que no sangue colhido à noite.

Em casos de quilúria, linfocele etc., as microfilárias podem ser encontradas após centrifugação.

Em pacientes que não apresentam a microfilariemia, pode-se empregar o exame de ultrassom, através do qual é possível observar os casais enovelados movimentando-se no interior dos vasos linfáticos, especialmente quando se examina as mamas ou a bolsa escrotal. Em pacientes tratados, esse exame também verifica a eficiência medicamentosa, uma vez que os vermes mortos estarão imóveis.

Os testes imunológicos só recentemente se mostraram eficientes, sensíveis e de fácil aplicação, inclusive independente do horário da microfilariemia, permitindo a coleta de amostras de sangue a qualquer hora do dia, pois é feito pesquisando-se o "antígeno filarial circulante" no soro do paciente. Neste soro, os exames são realizados pela técnica imunoenzimática (ELISA), com resultado semiquantitativo, ou pela técnica de imunocromatografia (ICT), com resultado qualitativo apenas (positivo/negativo).

Ainda em fases de estudo, a reação em cadeia de polimerase (PCR) está se mostrando bastante eficiente para detectar o DNA da *W. bancrofti* no sangue, na urina ou na saliva dos pacientes. Esta técnica também é eficiente para detectar o parasito no vetor, o que antes só era possível pela trabalhosa dissecação do inseto e encontro das larvas filarioides.

Epidemiologia

Conforme dissemos no início deste capítulo, a filariose bancroftiana é doença típica de regiões ou países subdesenvolvidos, aparecendo principalmente nas regiões, cidades ou bairros onde o desnível social se mostra mais aviltante. É verdade que existe uma distribuição tropical, mas não é o clima o fator determinante para o aparecimento da parasitose, pois em uma mesma cidade, os bairros melhores e mais bem servidos de sistemas sanitários não possuem a doença. Já nos bairros pobres e sem infraestrutura sanitária, essa helmintose (e outras parasitoses) se apresenta com índices elevados de incidência e prevalência. Esse aspecto é fundamental para todo e qualquer cidadão preocupado ou responsável pelos destinos de uma comunidade ou país.

A filariose bancroftiana é encontrada em 73 países, distribuídos pela Ásia, África, ilhas do Pacífico e Américas: Haiti, Costa Rica, República Dominicana, Trinidad e Tobago, Guiana, Suriname e Brasil. Em nosso país, por volta de 1950, essa doença foi encontrada em Manaus, Belém, São Luís,

406 PARASITOLOGIA DINÂMICA

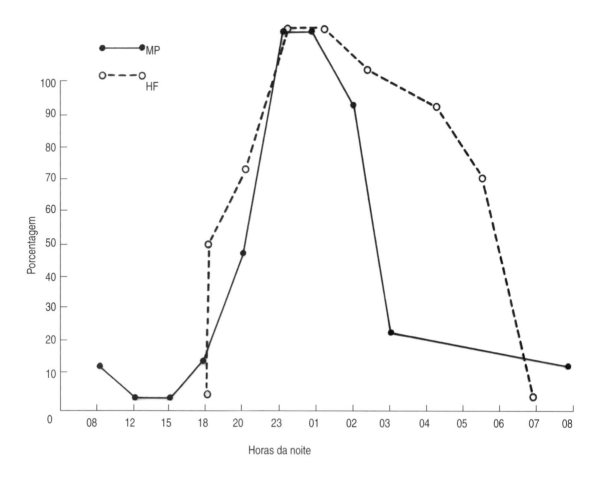

FIGURA 43.5 Periodicidade noturna da microfilariemia periférica da *W. bancrofti*: entre 8 horas da manhã e 18 horas a positividade dos exames sanguíneos é muito baixa; entre 23 e 6 horas, a positividade varia de 100% a 80% (segundo dados de Rocha EM & Fontes G, 1991); horário da hematofagia das fêmeas de *Culex quinquefasciatus* no Brasil. (Segundo dados de Deane e Rachou, 1951 e 1953) (MP) microfilariemia periférica; (HF) horário de hematofagia.

Recife, Maceió, Salvador, Castro Alves (BA), Florianópolis, Ponta Grossa, Barra de Laguna (SC) e Porto Alegre. Após vários anos de profilaxia e melhoria dos serviços sanitários em várias dessas cidades, a doença atualmente se apresenta como periurbana e focal, sendo encontrada apenas em Pernambuco: Recife, Paulista, Jaboatão dos Guararapes e Olinda com índices de prevalência variando entre 0,06% e 2%. Os focos do Pará e de Alagoas foram extintos recentemente.

Além dessas informações gerais, é importante mostrar alguns aspectos da cadeia epidemiológica dessa filariose:

- os humanos são a única fonte de infecção, especialmente os pacientes assintomáticos e com microfilariemia patente;
- o transmissor em nosso país é o *Culex quinquefasciatus*, mosquito de hábitos noturnos, que tem como criadouro a água poluída por matéria orgânica (córregos com esgoto a céu aberto) existentes no peridomicílio;
- as condições ambientais ótimas são: temperatura entre 25 e 30 graus centígrados, umidade relativa do ar entre 80 e 90%, pluviosidade mínima de 1.300 mm cúbicos por ano e baixa altitude (quase sempre ao nível do mar).

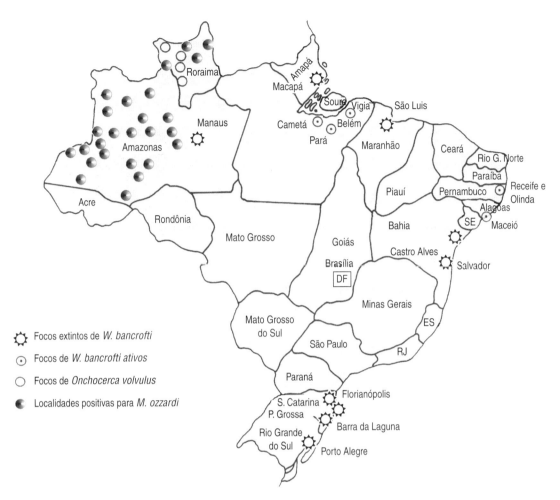

Mapa da distribuição geográfica das filarioses no Brasil. (Segundo Fontes G, 2000, *Parasitologia Humana*, 10ª edição)

43.6 FIGURA

Resumo da epidemiologia

- Distribuição geográfica: Ásia, África e Américas.
- Fonte infecção: humanos.
- Forma de transmissão: larva (L3) infectante.
- Veículo de transmissão: depositada na pele pelo *Culex quinquefasciatus*.
- Via de penetração: pele.

▬ Profilaxia

Em vista do exposto, as medidas profiláticas devem ser as seguintes:

- melhoria dos sistemas de abastecimento de água e de tratamento do esgoto urbano (ver item Profilaxia, nos capítulos 13 e 40);
- educação sanitária e ambiental, associada ao desenvolvimento social da comunidade;
- tratamento das pessoas portadoras, com ou sem sintomas, usando preferencialmente a dietilcarbamazina, em dose única (6 mg/kg) a cada seis meses;

- combate ao vetor, principalmente através das duas primeiras medidas acima, e secundariamente, pelo uso de inseticidas nos criadouros ou nos domicílios (o combate ao inseto urbano se faz, antes de tudo, com a melhoria das condições sociais, alcançada votando-se em pessoas e partidos políticos engajados na melhoria e progresso da comunidade, com mudança de atitudes e criação de oportunidades).

Tratamento

O tratamento da filariose bancroftiana deve ser considerado a partir de dois objetivos básicos: a eliminação do parasito e a correção das sequelas ou lesões. O tratamento antiparasitário, além de melhorar o quadro do paciente, exerce também, conforme foi dito acima, uma função profilática importante.

Entre as drogas antiparasitárias mais indicadas, citamos:

- citrato de dietilcarbamazina (DEC) – pode ser usada individualmente ou coletivamente. Ela atua sobre as microfilárias cerca de duas horas após a medicação e sobre os vermes adultos mais lentamente. É usada na dose de 6 mg/kg de peso corporal, por um período de 12 dias, podendo-se estender por até 30 dias. Esse medicamento pode causar sonolência, náuseas, vômitos e tonturas.
- revectina (substância produzida pelo actinomiceto *Streptomyces avermectilis*, cuja formulação para animais é denominada ivermectina) – tem sido usada, porém, só é eficiente contra as microfilárias, não atuando contra os vermes adultos. É administrada na dose de 400 miligramas/kg.
- albendazole – tem sido administrado, apresentando bom efeito contra os vermes adultos. Em algumas situações, os vermes adultos presentes no escroto ou nas mamas podem ser removidos cirurgicamente, quando acompanhados pela ultrassonografia.

Dependendo das manifestações clínicas do paciente, com frequência é necessário empregar uma terapêutica geral, usando-se anti-inflamatórios e antialérgicos.

A Organização Mundial de Saúde (OMS) tem recomendado o tratamento do paciente com a administração de duas drogas simultaneamente: o DEC, mais ivermectina ou albendazol. Este último medicamento também atuará em outros helmintos intestinais, parasitos comuns nas áreas pobres onde ocorre a filariose bancroftiana.

As correções das sequelas presentes nos casos crônicos avançados (elefantíase, linfocele, quilúria etc.) geralmente requerem tratamento cirúrgico.

capítulo 44

Oncocercose e Outras Filarioses

resumo do capítulo

- Apresentação
- Morfologia
- Biologia
- Patogenia e sintomatologia
- Diagnóstico
- Epidemiologia
- Profilaxia
- Tratamento

- Apresentação

Neste capítulo descrevemos a oncocercose e mostramos as outras filárias que ocorrem em humanos, não apenas no Brasil, mas em outros países e continentes. Achamos necessário apresentar as diversas espécies para ter uma ideia da diversidade e importância desse grupo de helmintos. Observamos aqui a sequência das espécies apresentadas na Classificação e descrita no início do capítulo anterior, razão pela qual a *O. volvulus* será a sexta espécie a ser comentada.

Brugia malayi (Buckley & Edeson, 1956) e *Brugia timori* (Partono, 1977)

Essas duas espécies de filária não ocorrem nas Américas e são agentes de uma filariose linfática.

A *B.malayi* ocorre no sul e sudeste da Ásia e Pacífico Oriental, atingindo a China, a Índia, a Indonésia, a Malásia, as Filipinas, a Tailândia, o Vietnã. É um parasito de humanos, diversos primatas e felinos. Ocorre principalmente nas áreas de plantação de arroz ou certas regiões montanhosas.

Os vermes adultos vivem nos vasos linfáticos de seus hospedeiros, sendo bastante finos e apresentando uma cor branco-leitosa. Os machos medem 2,0 cm e as fêmeas 5,0 cm. As microfilárias possuem bainha e apresentam periodicidade variável: nas áreas de criação dos mosquitos transmissores (*Mansonia* e *Anopheles*), como nas plantações de arroz, e picam durante a noite, a microfilariemia é noturna. Nas áreas onde os transmissores são mosquitos do gênero *Coquilletidia*, que picam durante o dia, a microfilariemia é diurna.

O ciclo biológico é semelhante ao da *W. bancrofti*, porém a patogenia é diferente, uma vez que as alterações são mais precoces, com sintomatologia surgindo cerca de um mês após a picada infectante: febre, linfangite e linfedema acima dos joelhos.

A *Brugia timori* ocorre nas ilhas Sonda (Flores, Timor, Alor e Roti) do arquipélago indonésio. Os vermes se assemelham ao anterior, assim como o ciclo biológico e a patogenia, diferindo nos seguintes aspectos: é um parasito exclusivo de humanos, as microfilárias têm periodicidade apenas noturna e os transmissores são mosquitos do gênero *Anopheles*.

Mansonella ozzardi (Manson, 1897)

Essa filária é endêmica em diversos países das Américas, já tendo sido encontrada na Argentina, Brasil, Bolívia, Colômbia, Peru, Venezuela, Guiana, Suriname, Panamá, Guatemala, México e algumas ilhas do Caribe. No Brasil, foi assinalada nos Estados do Amazonas e Roraima, especialmente no alto Rio Negro e ao longo do rio Solimões, entre os índios Ticunas, nos quais a prevalência é elevada.

Os vermes adultos vivem no mesentério e nas membranas serosas da cavidade peritoneal de humanos, praticamente sem provocar nenhuma alteração ou sintomatologia, e por essa razão considerados apatogênicos. Entretanto, alguns autores não concordam com essa afirmação, pois encontram raros pacientes apresentando febre, cefaleia, dores articulares, sensação de frio nas pernas, linfadenite inguinal e placas avermelhadas e pruriginosas dispersas na pele.

As microfilárias medem 200 μm, não possuem bainha e não apresentam periodicidade no sangue periférico. A transmissão dessa filária é interessante, pois enquanto na América Central e Caribe realiza-se por insetos do gênero *Culicoides* (família *Ceratopogonidae*, popularmente conhecidos como maruins ou mosquito pólvora), na América do Sul a transmissão é feita por insetos do gênero *Simulium* (família *Simuliidae*, popularmente conhecidos como borrachudos). No Brasil, as espécies transmissoras são o *Simulium guianense* e o *S. oyapockense*.

Mansonella streptocerca (Macfie & Corson, 1922)

Essa filária foi primeiramente descrita como *Acanthocheilonema*, depois como *Dipetalonema* e atualmente passou a pertencer ao gênero *Mansonella*. Ocorre nas florestas da África Ocidental, acometendo chimpanzés, gorilas e humanos. Nesses hospedeiros, provoca uma dermatite papulosa. As fêmeas medem 2,5 cm e os machos 1,5 cm, vivendo na pele e tecido subcutâneo. As microfilárias medem cerca de 210 μm, não possuem bainha, não circulam pelo sangue, e permanecem na pele, nas proximidades dos vermes adultos. Os transmissores são *Culicoides*.

Mansonella perstans (Manson, 1891)

Como a espécie anterior, era antigamente inserida em outros gêneros e agora pertence ao gênero *Mansonella*. Ocorre na África Central (especialmente no Zaire, Serra Leoa, Nigéria, Gana, Costa do Marfim, Zâmbia e Uganda) e nas Américas (Panamá, Venezuela, Guiana e Suriname). Os vermes adultos se alojam no mesentério de humanos e de alguns macacos. A fêmea mede cerca de 8,0 cm e o macho 4,0 cm. As microfilárias medem cerca de 200 μm, não possuem bainha e são encontradas no sangue dos hospedeiros, sem apresentar periodicidade, isto é, podem ser encontradas durante a noite e durante o dia no sangue periférico. A transmissão é feita por *Culicoides*.

É considerada uma espécie apatogênica, porém, alguns pacientes podem apresentar eosinofilia, pleurite, dor abdominal discreta e edemas cutâneos transitórios.

O diagnóstico das filárias que apresentam microfilariemia é feito pelo exame de sangue em gota espessa (tendo-se o cuidado de colher o sangue no horário mais adequado para cada espécie). Faz-se a diferenciação das espécies pela morfologia de cada uma, conforme figura apresentada no capítulo anterior. Já para as espécies cujas microfilárias permanecem na pele, o diagnóstico é feito retirando-se um pequeno retalho cutâneo nas áreas com dermatite, conforme descrito para a *O. volvulus*, a seguir.

Onchocerca volvulus (Leuckart, 1893)

No gênero *Onchocerca* estão incluídas várias espécies que ocorrem em animais e uma que atinge os humanos, denominada *O. volvulus*. Essa espécie é responsável pela filariose cutânea ou "cegueira dos rios", doença que ocorre em 35 países, dos quais 28 se encontram da África ao Sul do Saara, um no sudeste da Península Arábica e seis na América, atingindo 18 milhões de pessoas, das quais cerca de 300 mil sofrem de cegueira. Nas Américas foi encontrada pela primeira vez na Guatemala, em 1915, e depois no México, na Venezuela e na Colômbia. Em 1967 foi descrito o primeiro foco no Brasil, na região de Roraima, entre os índios Yanomamas. Depois da *W. bancrofti*, é a filária mais importante sob o ponto de vista de saúde pública. A palavra "onchocerca" significa "quase ou semelhante a um tumor".

▬ Morfologia

Os vermes adultos estão presentes em tumores fibrosos subcutâneos, denominados "oncocercomas" e como as demais espécies de filária, são filiformes de cor branco-leitosa, recobertos por uma cutícula com finas estriações transversais. Na extremidade anterior encontra-se a boca, cercada por papilas sensoriais; a extremidade posterior é afilada, onde se localiza a abertura anal. Apresenta nítido dimorfismo sexual: o macho mede 3 a 4 cm de comprimento por 0,2 mm de diâmetro, tendo a extremidade posterior enrolada ventralmente, onde se abre a cloaca. A fêmea mede 50 a 80 cm de comprimento por 0,4 mm de diâmetro, apresentando a vulva próximo da extremidade anterior e a abertura anal na extremidade posterior do corpo. As microfilárias medem entre 150 e 350 μm de comprimento, não possuem bainha e estão presentes na pele, geralmente próximas dos oncocercomas. Não apresentam periodicidade, podendo ser encontradas tanto durante o dia como à noite.

- Biologia

Os vermes adultos vivem enovelados dentro dos oncocercomas, usualmente com um casal em cada nódulo. A localização desses nódulos é variável: na África, Venezuela e Colômbia, são vistos no tronco, nádegas e cotovelos; no México e Guatemala são encontrados na cabeça; no Brasil, a posição dos nódulos depende do hábito hematofágico do inseto vetor, pois nas regiões montanhosas, onde o vetor é o *Simulium guianense*, que pica da cintura para baixo, os nódulos podem ser vistos neste local. Já na região do rio Tootobi, onde o *S. oyapockense* pica do tórax para cima, os nódulos podem ser vistos no pescoço ou na cabeça do paciente.

Os vermes adultos vivem cerca 10 anos e as microfilárias estima-se que vivem de seis meses a dois anos na pele do paciente.

O ciclo biológico se passa em dois hospedeiros: nos humanos e em algumas espécies do gênero *Simulium* (borrachudo ou pium). As fêmeas geram grande quantidade de microfilárias, calculando-se em torno de 2000 por dia. Essas formas saem ativamente dos nódulos e migram pelo tecido subcutâneo, dirigindo-se para as camadas superficiais do derma, permanecendo no líquido tissular. Podem permanecer migrando por vários meses, geralmente nas proximidades dos oncocercomas, algumas vezes distanciando-se vinte centímetros ou mais. São sugadas durante a hematofagia por alguma fêmea de espécie adequada de *Simulium*; seis a doze dias depois se transformam em L3 ou larvas infectantes. Essas formas se dirigem para a probóscida do inseto, concentrando-se no labium. No momento da hematofagia penetram (não são inoculadas) na pele e em 3 a 4 dias transformam-se em L4 nas proximidades do ponto que as L3 penetraram. Cerca de um a dois meses depois transformam-se em vermes adultos; em um ano as primeiras microfilárias produzidas podem ser encontradas na derme do paciente.

- Patogenia e sintomatologia

As alterações encontradas na oncocercose podem ser bastante variadas, existindo desde pacientes com sintomatologia muito discreta, até aqueles com manifestações graves. As alterações visuais são mais frequentes nos pacientes africanos do que nos pacientes latinoamericanos, talvez devido às raças fisiológicas distintas dos parasitos. Outro aspecto interessante dessa parasitose é que as microfilárias vivas pouco dano causam ao paciente, pois conseguem escapar das defesas específicas, parecendo que as alterações são decorrentes dos processos imunoinflamatórios em torno das formas mortas. As lesões típicas dessa parasitose são: nódulos fibrosos ou oncocercomas, provocados pelos vermes adultos; dermatite oncocercosa, e lesões oculares, provocadas pelas microfilárias.

Oncocercomas: os helmintos adultos vivem enovelados no tecido subcutâneo, sendo envolvidos por um tecido fibroso, cujo conjunto forma o oncocercoma. Esse tecido fibroso apresenta três camadas, mas os vermes permanecem mergulhados na camada interna, formada por células inflamatórias e tecido conjuntivo. Mede de poucos milímetros até 8,0 cm de diâmetro, são bem delimitados, firmes e móveis. Usualmente não são doloridos e o paciente pode possuir um ou vários nódulos que representam uma forte alteração estética.

Dermatite oncocercosa: a oncodermatite pode ter início com a migração das microfilárias vivas, mas são as microfilárias mortas pelos mecanismos de defesa, com afluxo de linfócitos, plasmócitos, macrófagos eosinófilos e mastócitos, que a dermatite toma seu aspecto peculiar. A primeira manifestação é um prurido intenso, localizado, com a pele avermelhada. Depois, torna-se uma dermatite eczematoide, extremamente pruriginosa, notando-se ainda que a pele apresenta-se edematosa, congesta e dolorida; nos casos mais avançados observa-se hiperqueratose, acantose, fibrose, liquenificação, perda de pigmento e atrofia da pele. As manifestações da oncodermatite,

ONCOCERCOSE E OUTRAS FILARIOSES 413

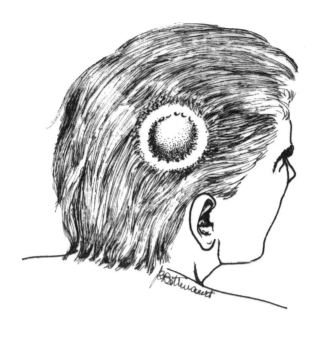

Índio ianomami com um oncocercoma na cabeça. (Desenho segundo foto de Moraes, M. e Fraiha, H. & Chaves, G.)

FIGURA 44.1

segundo a OMS, poderiam ser assim classificadas: papular aguda, papular crônica, pele liquenificada, atrofia cutânea e despigmentação cutânea.

Lesões oculares: são as alterações mais graves dessa doença, geralmente ocorrendo em regiões de alta endemicidade. Todos os tecidos, exceto o cristalino, podem ser atingidos pelas microfilárias, inclusive na câmara anterior do globo ocular, onde microfilárias vivas podem ser vistas ao exame oftalmoscópico. Entretanto, enquanto essas formas estiverem vivas, não há desenvolvimento de lesões. Essas aparecem quando microfilárias mortas e degeneradas, cercadas de células inflamatórias, desencadeiam uma inflamação que posteriormente irá promover alterações progressivas do globo ocular. As principais áreas atingidas são: córnea, íris, coroide e retina. As alterações na córnea se iniciam por opacificações punctiformes, que tendem a se expandir com o tempo, promovendo a cegueira total do paciente. A opacificação parcial ou total da córnea forma manchas brancas, denominadas "pannus". Essas alterações oculares, conforme explicado, são frequentes na África, mas na Venezuela, mais de 30% dos pacientes crônicos de oncocercose apresentam anomalias da visão (opacificações).

Lesões linfáticas: em pacientes crônicos, com dermatite oncocercosa, pode haver o aparecimento de adenite de linfonodos satélites, acompanhada de obstrução de vasos linfáticos, podendo desencadear edema linfático cutâneo e até fibrose da região afetada.

Os pacientes de oncocercose sempre apresentam uma eosinofilia sanguínea elevada, variando entre 20 a 75%.

▬ Diagnóstico

O diagnóstico clínico da oncocercose nos pacientes oriundos de regiões endêmicas não é difícil de ser feito, pois os sintomas são característicos e os médicos já estão habituados com a patologia. Entretanto, muitas vezes é necessário realizar exames parasitológicos para confirmação.

Os seguintes exames parasitológicos são recomendados:

- biopsia de pele: escolhe-se um ponto da pele onde haja manifestação de oncodermatite e, após anestesia local, retira-se um pequeno retalho cutâneo, de meio centímetro quadrado.

Esse fragmento de pele é colocado sobre uma lâmina de vidro e coberto com algumas gotas de salina, deixando-se em repouso por 30 minutos. Após esse tempo, cobre-se o retalho cutâneo com uma lamínula e leva-se ao microscópio, quando então as microfilárias em movimentação podem ser observadas sob aumento 10 ou 40 X. Caso se encontrem microfilárias de *M. ozzardi*, recomenda-se corar as mesmas pelo Giemsa para proceder o diagnóstico diferencial entre as duas espécies.

- exame oftalmoscópico: o médico especialista experiente, com recursos simples do oftalmoscópio, pode observar microfilárias movimentando-se no humor aquoso.
- nódulos cutâneos: a biopsia de nódulos ou preferencialmente a nodulectomia e encontro de vermes adultos e microfilárias, é um método diagnóstico bastante usado e confirmatório.
- Teste de Mazzoti: em pacientes que não apresentam manifestações típicas, mas há suspeita clínica de oncocercose, pode-se fazer o teste de Mazzotti, que consiste no seguinte: administrar oralmente 50 mg de dietilcarbamazina, aguardar algum tempo (de 15 minutos a 24 horas), quando irão aparecer sintomas de dermatite, provocada pela destruição rápida e maciça de microfilárias, que desencadeiam o processo imunoinflamatório cutâneo, comprovando a presença do helminto no paciente.

Testes imunológicos ainda não estão disponíveis para o diagnóstico da oncocercose.

– Epidemiologia

Além da África, a oncocercose é um importante problema de saúde pública em alguns países latinoamericanos, especialmente México (Estados de Chiapas, Oaxaca e Soconusco), Guatemala (fronteira com o México e ao sul do país) e Venezuela (com focos em diversos Estados no norte, centro e sul do país). Na Colômbia (o foco existente no Estado de Cauca já foi controlado), no Equador (foco importante no Estado de Esmeralda) e no Brasil, a parasitose foi diagnosticada em quase 50% das comunidades indígenas (Yanomami) e de mineradores de ouro e diamante, localizadas no norte do Estado do Amazonas e em Roraima, no limite com a Venezuela. Apesar de serem focos novos, pois a doença foi pela primeira vez detectada no Brasil em 1973, as taxas de prevalência encontradas nos levantamentos recentes têm variado entre 11 e 97%.

Os principais fatores epidemiológicos da oncocercose são:

- os humanos são a única espécie que se infecta e que atua como fonte de infecção do helminto para os vetores; na África a *O. volvulus* já foi encontrada em chimpanzés e gorilas, mas nas Américas só ocorre em humanos;
- os vetores são sempre insetos do gênero *Simulium*, vulgarmente denominados de borrachudos ou piuns. Na África os principais vetores são o *S. damnosum* e o *S. neavei*; no México são o *S. ochraceum* e o *S. metallicum*; na Venezuela são o *S. metallicum* e o *S. exiguum*; no Equador e na Colômbia é o *S. exiguum*; nas terras baixas do Brasil é o *S. oyapockense* e nas áreas montanhosas são o *S. guianense* e o *S. yarzabali*;
- o maior ou menor contato de humanos com os borrachudos aumenta ou reduz o risco de contaminação, razão pela qual os focos hiperendêmicos da doença são sempre próximos de criadouros desses insetos;
- os *Simuliidae* têm como criadouros preferidos águas encachoeiradas (ver a biologia desses insetos no capítulo sobre *Simuliidae*, neste livro);
- atividades agrícolas, como plantação de café, de frutíferas ou pastoreio, atividades de garimpo e residências ou acampamentos próximos de criadouros aumentam a exposição e o risco de infecção;

- os riscos de uma pessoa se infectar está diretamente associado ao número de vezes em que ela foi picada, também relacionado a maior carga parasitária e maior gravidade das alterações clínicas e sintomatologia.

Resumo da epidemiologia

- Distribuição geográfica: África, Ásia e Américas.
- Fonte de infecção: humanos.
- Forma de transmissão: larvas (L3) infectantes.
- Veículo de transmissão: picada de fêmeas de *Simuliidae* (borrachudos).
- Via de penetração: pele.

▬ Profilaxia

Pela simplicidade da cadeia epidemiológica da oncocercose, era de se esperar que sua profilaxia fosse fácil de se conseguir, pois seria baseada no tratamento das pessoas doentes, na proteção das pessoas sadias e no combate ao vetor. Acontece que, na prática, esses objetivos são muito difíceis de serem alcançados, pelas seguintes razões:

- tratamento dos doentes: não existe ainda uma medicação eficiente e de baixa toxicidade, que possa ser usada em larga escala;
- proteção de pessoas sadias: não existe vacina, os repelentes contra borrachudos são pouco eficientes e sem possibilidade de uso ou distribuição nas remotas áreas de ocorrência da doença;
- combate ao borrachudo: conforme será mostrado no capítulo sobre *Simuliidae*, o combate a esses insetos é muito difícil, podendo-se usar em situações muito especiais alguns inseticidas químicos (piretroides) ou biológicos (*Bacillus thuringiensis*) e até raspagem das pedras onde as larvas desses insetos se desenvolvem. Mas, são métodos pouco eficientes e de uso muito restrito.

Dessa forma, em áreas importantes para a agricultura ou em locais com população elevada e alta taxa de transmissão, as medidas acima podem ser empregadas, com resultados satisfatórios em algumas dessas localidades especiais. Infelizmente não são medidas aplicáveis em grandes extensões.

▬ Tratamento

Os medicamentos disponíveis para o tratamento da oncocercose são três: a dietilcarbamazina (atua contra as microfilárias), a suramina (atua contra os vermes adultos e as microfilárias) e a revectina ou ivermectina (atua contra as microfilárias). As duas primeiras drogas apresentam grande número de efeitos colaterais, e por essa razão estão em desuso atualmente (a dietilcarbamazina ainda é prescrita apenas para o teste de Mazzotti). A revectina, além de eliminar as microfilárias existentes no paciente, impede a formação de novos embriões pelas fêmeas durante vários meses, sendo portanto uma droga de grande ajuda na profilaxia da doença ao eliminar a fonte de infecção para os vetores. Logo após a administração da droga, o paciente pode apresentar febre e aumento das reações cutâneas e oculares, que se reduzem em pouco tempo até a cura parasitológica do paciente. Entretanto, a opacificação da córnea persiste.

No México e na Guatemala, os serviços de saúde pública adotaram uma medida interessante e complementar ao uso da revectina que é a nodulectomia, realizada por profissionais que visitam periodicamente as regiões afetadas. Ao extrair os nódulos subcutâneos visíveis, etc. procedimento aumenta a chance de controle da doença. A ivermectina é usada uma vez por semestre, na dose única de 150 microgramas/kg, durante 10 anos. Não deve ser usada em crianças com menos de 5 anos, em grávidas e lactantes.

Dirofilaria immitis (Leidy, 1856)

É um parasito de cães e gatos (domésticos e silvestres), sendo que os humanos são hospedeiros acidentais. Ocorre em diversos países, tanto nas áreas tropicais como subtropicais e temperadas. Os vermes adultos vivem no ventrículo direito e na artéria pulmonar. Os machos medem 16 cm de comprimento e as fêmeas 30 cm. As microfilárias, que não possuem bainha, estão presentes no sangue periférico do hospedeiro definitivo, sem apresentar periodicidade, porém, são mais numerosas durante a noite. Os hospedeiros intermediários são mosquitos dos gêneros *Culex*, *Aedes*, *Mansonia*, *Anopheles* e *Psorophora*. Quando os mosquitos infectam os humanos, as microfilárias podem ficar presas no tecido subcutâneo formando nódulos, ou se dirigirem, via sanguínea, para os pulmões, onde podem desenvolver uma "dirofilariose pulmonar humana". No pulmão, um ou mais vermes podem formar um nódulo inflamatório, semelhante a um tumor, provocando dor, mal-estar, tosse, hemoptise. Em geral, essas manifestações duram um mês, quando os vermes são destruídos e absorvidos e o paciente volta à normalidade. Em decorrência disso, é importante realizar o diagnóstico diferencial com alguma neoplasia para evitar cirurgia.

Quando os insetos picam o hospedeiro normal, as formas infectantes migram pelo animal durante dois meses, quando se alojam no coração ou artéria pulmonar e iniciam a eliminação de microfilárias. Nos animais, essa filária produz endocardite, endarterites, tromboses etc. O tratamento dos animais é feito com a ivermectina.

Loa loa (Cobbold, 1864)

A loaíase humana não ocorre no Brasil, apesar de alguns raros casos terem sido diagnosticados em pacientes que vieram infectados da África. Os vermes adultos vivem em nódulos subcutâneos, denominados "tumores de Calabar". Algumas vezes podem migrar e ser encontrados no globo ocular, especialmente na câmara anterior do olho, podendo atingir a conjuntiva ou a córnea. Os machos medem 3,0 cm de comprimento e as fêmeas cerca de 7,0 cm. As microfilárias possuem bainha e são encontradas no sangue periférico durante o dia, uma vez que os hospedeiros intermediários, as moscas do gênero *Chrysops* (família *Tabanidae*, popularmente conhecidas como mutucas), picam durante o dia. Essas moscas se tornam infectantes cerca de dez dias depois de picarem um paciente. A infecção humana se dá pela picada do vetor. Cerca de um ano depois (período pré-patente) as microfilárias podem ser vistas no sangue do paciente. Os vermes adultos vivem em torno de dez anos. As manifestações da loaíase são: reações inflamatórias localizadas, com formação de edema e tumor doloroso, além de intensa conjuntivite quando presentes no globo ocular. O diagnóstico é realizado pelo esfregaço sanguíneo e identificação das microfilárias típicas.

A doença é encontrada no oeste e centro da África, nas regiões de florestas e próximas de coleções hídricas, criadouro do vetor. Interessante que no Brasil esse gênero de moscas é muito comum: durante o tráfico de escravos devem ter desembarcado no país grande número de parasitados, que poderiam ter atuado como fonte de infecção para as moscas locais. Felizmente, parece que um único foco de loaíse ocorreu na Bahia nessa época, tendo se extinguido rapidamente. Em 1979, foram diagnosticados em Pirapora, MG, alguns casos de loaíse em estrangeiros, sem nenhum caso autóctone identificado posteriormente.

Dracunculus medinensis (Lineu, 1758)

Essa filária é muito conhecida pelo povo e pelos curandeiros ou médicos, desde a mais remota antiguidade, graças a uma característica do parasito: a exteriorização da fêmea, em orifícios cutâneos do paciente, para a eliminação das microfilárias na água. É conhecida como Filária de Medina; o termo "dracunculus" significa "pequena serpente".

É a maior filária que ocorre no organismo humano: a fêmea mede até um metro de comprimento por 2,0 mm de diâmetro e o macho apenas 5,0 cm. Vive no tecido subcutâneo, especialmente abaixo dos joelhos, mas pode ser encontrada em outras partes do corpo, formando tumorações.

Ocorre na África e na Ásia. No Brasil, durante a época do tráfico de escravos, apareceu um foco na região de Feira de Santana, felizmente extinto pouco tempo depois.

O ciclo biológico é interessante e diferente, pois a fêmea quando está madura, migra do tecido subcutâneo para a camada superficial da pele onde se forma uma pequena pápula. Esta se rompe em um orifício, por onde a fêmea exterioriza sua parte anterior, durante o tempo que o paciente está na água; nesse momento, ela deixa escapar milhares de microfilárias, que saem por hérnias uterinas que se rompem. Assim que o paciente sai da água, a fêmea se retrai e o processo se repete por vários meses. As microfilárias nadam e são ingeridas por crustáceos do gênero *Cyclops* (estes medem cerca de 1,0 a 2,0 mm), onde migram para seus músculos e se tornam infectantes 10 a 15 dias depois. Os humanos se infectam ao ingerir esses hospedeiros intermediários contendo as larvas infectantes.No trato digestivo humano, essas larvas penetram na mucosa e passam a migrar em direção ao tecido subcutâneo, onde um ano depois se tornam vermes adultos.

A patogenia da dracunculíase está relacionada com a migração das formas infectantes e adulta, provocando dor extrema, febre, vômitos. Durante a perfuração da pele pela fêmea, quando o paciente está dentro da água, os pacientes queixam-se de uma forte sensação de queimação local. Nas úlceras formadas é frequente a invasão bacteriana ou micótica secundária, formando feridas dolorosas e de grande porte. Nas regiões onde essa filária ocorre, é comum encontrar pessoas pacientemente enrolando as fêmeas em pauzinhos, tentando retirá-las; acontece que se há rompimento da mesma, o restante que está dentro da tumoração morre, formando processos inflamatórios muito graves. Produtos do metabolismo dos helmintos, assim como formas mortas, desenvolvem diversas manifestações urticariformes no paciente.

O diagnóstico é fácil de ser realizado, pois nas áreas atingidas, as manifestações clínicas e o aspecto das tumorações nas pernas são características.

O tratamento com tiabendazole, por via oral, expulsa as fêmeas ou facilita sua extração com pinças.

A profilaxia consiste basicamente na utilização de água filtrada pelos moradores de áreas endêmicas e tratamento das pessoas positivas, inclusive orientando-as para não entrar em contato com a água e assim não contaminá-la. Como esse parasito só ocorre em humanos, trabalhos bem conduzidos pela OMS, permitiram a erradicação desse helminto em 109 países, estando atualmente essa parasitose restrita a 17 países, dos quais 16 localizados na África, ao sul do Saara e um na Ásia, o Iêmem.

capítulo 45

Outras Helmintoses

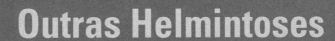

- Apresentação

▬ Apresentação

Neste capítulo descrevemos três helmintos pouco comuns entre nós, mas que necessitam ser mais conhecidos, pois diversos casos novos têm sido diagnosticados, o que os coloca dentro do grupo de helmintoses emergentes. Por essa razão, algumas universidades passaram a pesquisá-los, descobrindo aspectos importantes de sua biologia, patogenia e epidemiologia, apresentados a seguir.

Esses helmintos são: *Angiostrongylus costaricensis*, *Lagochilascaris minor* e *Syngamus laringeus*.

Angiostrongylus costaricensis (Morera & Céspedes, 1971)

Esse helminto pertence à família *Angiostrongylidae*, na qual encontramos parasitos de mamíferos, tais como, marsupiais, insetívoros e roedores. Os moluscos terrestres são os hospedeiros intermediários. Na subfamília *Angiostrongylinae*, encontramos espécies que parasitam artérias pulmonares, mesentéricas ou cardíacas de roedores, insetívoros e carnívoros. Das 19 espécies conhecidas, duas podem acometer humanos: *Angiostrongylus contonensis* (Chen 1935), causador da meningite eosinofílica da Ásia e do Pacífico e *A. costaricensis* (Morera & Céspedes, 1971), causador da angiostrogilíase abdominal das Américas. Essa doença era conhecida desde 1952, porém, apenas em 1971 é que o parasito foi descrito em crianças da Costa Rica. Posteriormente foi encontrado em vários países da América, desde o sul dos Estados Unidos até o norte da Argentina, em algumas ilhas do Caribe e um caso na África. No Brasil, já foram diagnosticados mais de 45 casos de angiostrongilíase abdominal humana, com uma média de 4 a 6 casos por ano. Os casos relatados concentram-se nas regiões sul e sudeste do país, sendo o Rio Grande do Sul o principal deles; os outros casos foram encontrados em Santa Catarina, São Paulo, Distrito Federal, Minas Gerais e Espírito Santo. É possível que havendo mais médicos alertados para essa parasitose, maior número de casos sejam encontrados.

Morfologia

O *A. costaricensis* é um helminto filiforme, com a extremidade cefálica arredondada, apresentando uma boca com três pequenos lábios. A fêmea mede 32 mm, possui cauda cônica e reta; o macho mede 20 mm, e exibe na extremidade posterior uma bolsa copuladora reduzida.

Biologia

Esse helminto é um parasito habitual de ratos silvestres, sendo o *Sigmodon hispidus*, o hospedeiro usual na América Central e o *Oryzomys nigripes* e *O. ratticeps*, no sul do Brasil, vivendo nas artérias mesentéricas da região ileocecal dos roedores, onde realiza as posturas. Nos humanos (considerados hospedeiros acidentais) a localização dos vermes adultos é a mesma. Os hospedeiros intermediários são lesmas da família *Veronicellidae*.

O ciclo biológico desse parasito se processa da seguinte forma: os ovos contendo uma massa de células são arrastados pela corrente sanguínea até a parede intestinal, onde ficam presos, dando início à formação de larvas (L1) no seu interior. Estas eclodem na parede intestinal e migram até a luz do intestino, alcançando o exterior juntamente com as fezes. Os roedores, enquanto procuram alimento, defecam pelo terreno úmido, local onde também vivem as lesmas, que se alimentam de vegetais e fezes recentes dos roedores, permitindo a ingestão das larvas. Nas lesmas, as larvas migram para o tecido muscular e sofrem duas mudas, produzindo cerca de 18 dias depois as L3 infectantes. Essas larvas podem permanecer vários meses no interior das lesmas, quando são eliminadas lentamente, junto com a secreção mucosa. Aderem à vegetação úmida e podem sobreviver aproximadamente por oito dias. Os roedores e os humanos se infectam ao ingerir as lesmas ou vegetais contendo as L3 infectantes. Ao chegar no intestino, essas larvas invadem a parede da região ileocecal, atingindo as vias linfáticas mesentéricas, onde sofrem a terceira muda, transformando-se em L4. Essas formas podem atingir as artérias mesentéricas da região ileocecal, após passarem pela circulação geral ou passando pelo fígado. Nesse trajeto sofrem a quarta muda e se transformam em L5, alcançando o hábitat usual, onde se transformam em vermes adultos. Cerca de 24 dias depois da infecção (período pré-patente), o roedor inicia a eliminação de larvas junto com as fezes.

Patogenia e sintomatologia

A patogenia dessa helmintose em humanos atualmente está bem conhecida, podendo ocorrer dois processos. O primeiro é mecânico, decorrente da trombose secundária originada das lesões endoteliais pela presença dos vermes adultos na luz dos vasos, o que leva à necrose dos tecidos irrigados pela artéria obstruída. O segundo é inflamatório, decorrente da presença de ovos, embriões, larvas e antígenos de excreção e/ou secreção dos helmintos. A associação desses fatores, combinada com o número de parasitos, sua localização e suscetibilidade do paciente aos antígenos, determina a intensidade das alterações, assim como as manifestações clínicas e a sintomatologia.

Tanto crianças como adultos podem ser atingidos, mas o maior número de casos ocorre entre escolares. As manifestações clínicas usualmente aparecem de forma aguda, permanecem por três a vinte dias, podendo durar até dois meses ou mais. As manifestações mais frequentes são: dor abdominal difusa ou localizada na fossa ilíaca direita e que à palpação se assemelha a um tumor; febre, astenia, anorexia, emagrecimento e vômitos. Alguns pacientes podem apresentar sangue nas fezes. O quadro hematológico indica leucocitose e eosinofilia; os exames radiológicos podem indicar a redução da luz do ceco e cólon em decorrência do espessamento das paredes intestinais atingidas. Apesar de ser pouco frequente, há relatos de lesões hepáticas (hepatomegalia, dor) e testiculares (necrose do parênquima, inflamação e dor) que acompanham os processos intestinais.

Diagnóstico

Nos roedores o diagnóstico é feito pelo exame de fezes com os métodos de Baerman-Moraes ou de Rugai para encontro das larvas. A necropsia para identificação das lesões intestinais e dos vermes adultos também é utilizada.

Nos humanos não há eliminação de larvas pelas fezes, razão pela qual o exame de fezes nos pacientes suspeitos não traz qualquer informação. Sendo assim, para o diagnóstico devem ser considerados os achados clínicos, o conjunto de dados epidemiológicos (anamnese bem feita), laboratoriais e anatomopatológicos. Na verdade, o diagnóstico de certeza só é feito após a intervenção cirúrgica, quando são achadas formas evolutivas do parasito (adultos e ovos), associados a infiltrados eosinofílicos, arterite eosinofílica e granulomas nas arteríolas mesentéricas ou na parede intestinal.

Testes imunológicos como ELISA e a aglutinação em látex, têm sido utilizados como ferramentas no diagnóstico da infecção, principalmente na fase aguda.

Terapêutica

Em roedores, a terapêutica pode ser feita usando-se o mebendazol, o albendazol e o tiabendazol; em humanos, os medicamentos citados são contra-indicados, pois como os vermes adultos podem migrar pela ação da droga e as larvas produzidas não são eliminadas para o exterior, podem ser mortas simultaneamente em pontos diferentes do organismo, complicando o quadro. Assim, nos pacientes humanos, a única terapêutica existente é a cirurgia.

Angiostrongylus cantonensis (Chen, 1935)

Outra espécie de Angiostrongilidae, o *Angiostrongylus cantonensis*, é parasito das artérias pulmonares de roedores, podendo atingir os humanos, nos quais causam lesões no Sistema Nervoso Central, levando a um quadro conhecido como 'meningite eosinofílica'. Esse parasito tem caramujos e lesmas terrestres como hospedeiros intermediários. A infecção humana ocorre por ingestão de larvas infectantes (L1) presentes nos moluscos, por contato pela mucosa oral com secreções dos moluscos ou eventualmente por fômites (verduras). As larvas, após serem ingeridas, atingem a corrente sanguínea e, pelo seu tropismo, migram para o Sistema Nervoso Central e se desenvolvem nas meninges ou em tecidos encefálicos. Dessa forma, em função do processo infeccioso que se desenvolve nesses locais, ocorre a instalação do quadro típico da meningoencefalite.

O período de incubação é de um a seis dias após a ingestão das L1. Dentre os sinais observados destacam-se a cefaleia, náuseas, rigidez da nuca, febre, dor abdominal, sinais neurológicos como parestesias e hipotonia.

A maioria dos casos de meningite eosinofílica tem sido registrada no sul da Ásia e no Baixo Pacífico. Contudo, em meados de 2007, foi feito o primeiro registro de *A. cantonensis* no Brasil, no Estado do Espírito Santo.

Para o diagnóstico é essencial a coleta do líquido cefalorraquidiano (LCR), onde é possível observar leucocitose com eosinofilia acima de 10%, que permanece às vezes por meses. Larvas podem ser observadas no LCR. Normalmente observa-se eosinofilia no sangue periférico, concomitantemente ao quadro neurológico. As provas sorológicas ainda não estão padronizadas no mercado. A confirmação do agente etiológico tem sido feita por Reação de Polimerase em Cadeia (PCR) em líquido cefalorraquidiano dos pacientes.

O uso de anti-helmínticos não se mostrou eficaz em nenhum momento do curso da doença. As punções de alívio são recomendadas para a redução de sintomas (cefaleia e outros sinais de hipertensão intracraniana), bem como o uso de analgésicos e antieméticos. Geralmente o quadro evolui em dois meses, embora em alguns casos a evolução seja mais prolongada.

Lagochilascaris minor (Leiper, 1909)

Na família Ascarididae existe um gênero chamado *Lagochilascaris*, que apresenta cinco espécies conhecidas, ocorrendo em animais silvestres tais como felídeos e marsupiais. Uma dessas espécies, a *Lagochilascaris minor*, foi descrita em humanos, não se conhece até hoje o hospedeiro silvestre, suspeitando-se que seja algum felino.

Esses helmintos apresentam uma história interessante. Em 1909, Leiper recebeu em Londres, exemplares de um parasito diferente, recolhido de abscessos cutâneos de um jovem residente em Trinidad. Examinando atentamente, observou que se assemelhava a um pequeno *Ascaris*, porém, possuía o hábitat e um detalhe diferente: além dos três pequenos lábios, apresentava um espessamento ou dobra cuticular junto deles, dando ao verme um aspecto de boca fendida, semelhante ao lábio leporino, razão pela qual foi denominado de *Lagochilascaris* (lago = lebre).

Nos humanos o parasito tem sido sempre encontrado em lesões purulentas subcutâneas, localizadas na região cervical ou próximas do ouvido. Todos os pacientes são pessoas de baixo poder aquisitivo, que vivem no meio rural e se alimentam com frequência de animais silvestres. Até o momento, esse parasito foi encontrado nos seguintes países: México, Costa Rica, Venezuela, Colômbia, Trinidad-Tobago, Suriname, Bolívia e Brasil. Em nosso país já foi encontrado nos Estados do Pará, Rondônia, Tocantins, Mato Grosso, Acre e Roraima. Também há um relato de caso em cada um dos seguintes Estados: Goiás, Mato Grosso do Sul, São Paulo e Paraná.

A morfologia do *L. minor* é a seguinte: possuem uma cor branco-leitosa e, na extremidade anterior de ambos os sexos, encontra-se a boca, formada por três lábios distintos, separados do resto do corpo por um anel cuticular, denominado sulco pós-labial. Neste sulco se originam os interlábios. O corpo é revestido por uma fina cutícula, levemente estriada, apresentando duas asas laterais que percorrem longitudinalmente todo o organismo. Os machos medem entre 6 e 11 mm de comprimento, possuem a extremidade posterior recurvada ventralmente, mostrando 30 papilas sensitivas e a cloaca, na qual podem ser vistos os espículos. As fêmeas medem entre 6 e 13 mm, apresentam a vulva na posição posterior ao meio do corpo, e o útero geralmente encontra-se repleto de ovos. As demais estruturas internas, digestivas e reprodutivas se assemelham aos demais ascaridídeos.

O ciclo biológico desse helminto é interessante e foi descrito pela Profa. Dulcinéa Campos, da UFGO, usando o camundongo como hospedeiro intermediário e o gato como hospedeiro definitivo. Dessa forma, alguns gatos foram infectados, ingerindo camundongos contendo larvas infectantes (L3), encistadas nos músculos. Ao chegar no estômago do gato, essas larvas saem de seus cistos e após três a seis horas migram para as porções superiores do trato digestivo, chegando até a região do orofaringe, seios nasais, ouvidos etc. Nesses órgãos sofrem a terceira muda e se transformam em L4. Em seguida sofrem a quarta muda e se transformam em L5 e em adultos, cerca de vinte dias depois que os gatos se infectaram com os camundongos contendo as L3 infectantes. Nesses gatos, posteriormente, desenvolvem-se lesões tumorais contendo vermes adultos, que passam a eliminar os ovos, facilmente identificados nas lesões ou nas fezes, quando os abscessos têm ligação com o aparelho digestivo. Esses ovos são semelhantes aos dos *Ascaris*, contendo uma massa de células no seu interior. Sob temperatura de laboratório variando entre 20 e 33 graus centígrados, a massa celular dentro dos ovos se transforma em L1, sofre mais duas mudas, transformando-se em larva infectante (L3). Os camundongos se contaminam ingerindo ovos infectantes, cujas larvas eclodem próximo do intestino, penetram na parede intestinal e caem na corrente sanguínea ou linfática. Em 24-48 horas alcançam o fígado e os pulmões. Posteriormente se encistam na musculatura esquelética ou tecido subcutâneo dos camundongos, onde permanecem viáveis por um ano.

A patogenia e a sintomatologia em humanos é bem estudada atualmente. No início da infecção aparecem nódulos e pseudocistos subcutâneos, especialmente na região cervical ou próximo do ouvido, que depois evoluem para abscessos crônicos e dolorosos. A pele se rompe no centro da tumoração ou abscesso, deixando vazar um material purulento, onde podem ser encontrados vermes adultos, assim como ovos e larvas. A evolução dessa doença é crônica, mantendo os pacientes infectados por 5 a 10 anos. Os vermes podem alcançar o sistema nervoso central e os pulmões, apresentando sintomatologia típica de encefalite ou pneumonia, geralmente evoluindo para óbito, antes do diagnóstico.

O diagnóstico é fácil de ser realizado nos abscessos fistulados, para encontro do helminto em diferentes fases de desenvolvimento. Porém, nas demais localizações o procedimento é complexo e ainda não se dispõe de técnicas imunológicas para o diagnóstico preciso.

A terapêutica é difícil, podendo ocorrer recidivas. Os medicamentos usados são o cambendazol, o albendazol, o levamizol e a revectina (ivermectina).

A epidemiologia é pouco conhecida, mas sabe-se que do total de casos humanos conhecidos, 90% ocorrem no Brasil, especialmente na Amazônia Legal. Quanto à cadeia epidemiológica, supõe-se que felinos e roedores silvestres, ainda desconhecidos, podem ter grande importância na manutenção dessa parasitose na natureza e infectar os humanos que vivem no mesmo ambiente.

Syngamus laringeus (Railliet, 1899)

Na família Syngamidae existem duas espécies muito próximas e bem conhecidas na veterinária: *Syngamus trachea* (Montagu, 1811), parasito de traqueia de aves e *S. laringeus*, também denominada *Mammomonogamus laryngeus*, parasito de laringe e brônquios de bovinos, de búfalos, de caprinos e ocasionalmente de humanos.

É um parasito de distribuição cosmopolita, com diversos casos humanos diagnosticados nos mais diferentes países. No Brasil foram encontrados, até o momento, 22 pacientes. Em razão de sua grande disseminação entre os animais e dificuldade de diagnóstico no paciente, é provável que o número de casos em humanos seja bem mais elevado.

A morfologia do *S. laringeus* é a seguinte: apresentam cor avermelhada, sendo o macho bem menor que a fêmea. Esta mede cerca de 8,0 mm e o macho apenas 3,0 mm. Vivem permanentemente acasalados, pois o macho "segura" a fêmea com auxílio de uma forte bolsa copuladora. A cápsula bucal é bem desenvolvida, munida de oito dentes em sua base. Os ovos se assemelham aos de ancilostomídeos, porém apresentam membrana dupla.

O ciclo biológico é bem simples: as fêmeas eliminam grande quantidade de ovos envoltos por uma massa de células, que são deglutidos e chegam ao meio exterior junto com as fezes do animal infectado. No meio externo tornam-se embrionados em poucos dias, sendo que a L3 produzida rompe a casca do ovo, apresentando um bainha. Essa larva infectante embainhada pode penetrar em algum molusco ou artrópode e aí permanecer quiescente até ser ingerida por novo hospedeiro ou ser ingerida diretamente por esse novo hospedeiro. Ao chegar ao tubo digestivo, perfura a parede e cai na corrente sanguínea, atingindo em seguida os pulmões e a laringe.

Os pacientes com singamose queixam-se de tosse crônica, que pode durar quatro a seis meses, algumas vezes com acessos fortíssimos e eliminação de muco sanguinolento, especialmente à noite, quando o paciente já está em repouso. A presença de vermes adultos nos pulmões, bem como antígenos de seus catabólitos, pode desencadear um quadro pneumônico ou asmatiforme e febre.

O diagnóstico tem sido feito, até o momento, pelo encontro de vermes expelidos durante acessos de tosse ou ao exame rinolaringológico. É provável que se for realizado um exame de fezes do paciente, talvez possam ser encontrados ovos semelhantes aos de ancilostomídeos, porém com casca dupla.

A epidemiologia dessa helmintose é pouco conhecida, carecendo de maiores estudos. Sabe-se, porém, que todos os pacientes revelaram contato constante com bovinos, búfalos ou caprinos.

O tratamento é desconhecido, pois nos pacientes houve supressão da sintomatologia pouco depois da remoção dos vermes. É provável que o tiabendazole ou albendazole tenham boa ação terapêutica.

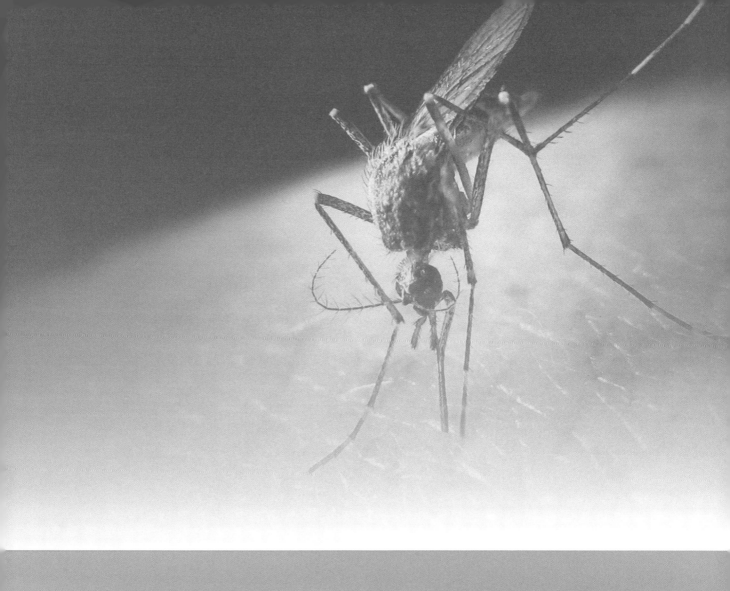

Seção ▪ 4

Artrópodes

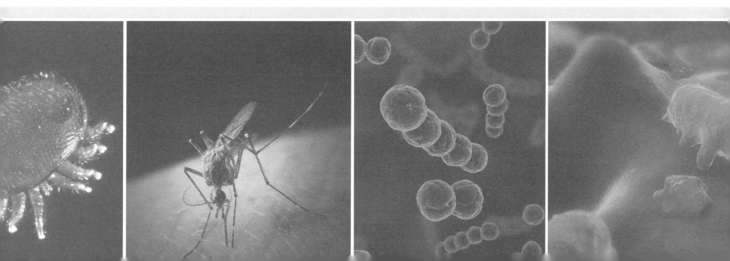

capítulo 46

Filo Arthropoda
Profa. Roseli La Corte dos Santos

resumo do capítulo

- Apresentação
- Morfologia
- Classificação

▬ Apresentação

Desde longa data o estudo do mundo dos insetos fascina a humanidade, quer pela quantidade de formas e espécies, quer pela sua beleza ou bizarrice. Mas também fascina os cientistas pela sua fabulosa capacidade de adaptação às variações ambientais e resistência às pressões evolutivas, assim como pela sua importância no equilíbrio da natureza e na sobrevivência da humanidade. Por outro lado, apresentam um papel determinante na saúde pública, pois algumas doenças só ocorrem porque o inseto vetor está aí, presente e ativo. Mas, vamos comentar, há no início deste capítulo a ideia, muito divulgada e totalmente errada, de que os insetos são bichos nocivos. Longe disso, mas muito longe disso mesmo: conforme foi dito acima, os insetos são fundamentais para a existência da vida no planeta. Milhares de espécies participam dessa cadeiae apenas cerca de duas centenas são nocivas para a saúde pública! E mais: essas espécies transmissoras de doenças estão presentes entre nós por quase total responsabilidade humana. Se mantivermos nossas habitações e cidades bem cuidadas e com bom serviço de higiene e limpeza, dificilmente teremos insetos nocivos nos rodeando. Portanto, repetindo o que foi apresentado no Capítulo 1: a forma como construímos nossa sociedade determina a nossa qualidade de vida.

Pensando bem, veremos que, na verdade, toda e qualquer praga que cerca os humanos (analfabetismo, fome, violência, falta de oportunidades, preconceitos, corrupção, concentração aviltante de riqueza etc.) é sempre decorrente da nossa ação ou de nossa omissão.

▬ Morfologia

A palavra *Arthropoda* significa pés articulados (podos = pés e arthro = articulação). É o filo mais numeroso do reino animal, possuindo cerca de 1.500.000 espécies descritas. Apresentam simetria bilateral, com o exoesqueleto ou esqueleto externo formado pelo tegumento, constituído pela epiderme, que por sua vez secreta a cutícula. Esta tem a capacidade de produzir quitina, que logo depois de produzida torna-se enrijecida ou esclerotisada, conferindo ao artrópode rigidez, sustentação e protegendo-o contra a perda de água. Em alguns pontos articulares, a cutícula não secreta a quitina e sim a resilina, que é elástica e permite movimentações.

A quitina rígida (exoesqueleto) impede o crescimento contínuo do artrópode, razão pela qual ele necessita fazer mudas ou ecdises, reguladas por hormônios e outros processos endócrinos. Assim, a cada muda, o artrópode se torna um pouco maior do que a forma anterior, deixando uma casca ou exúvia, que é a quitina antiga.

Os apêndices locomotores e alimentares são articulados e dispostos aos pares. O corpo é dividido em duas ou três partes, dependendo da classe: entre os Arachnida, encontramos duas partes

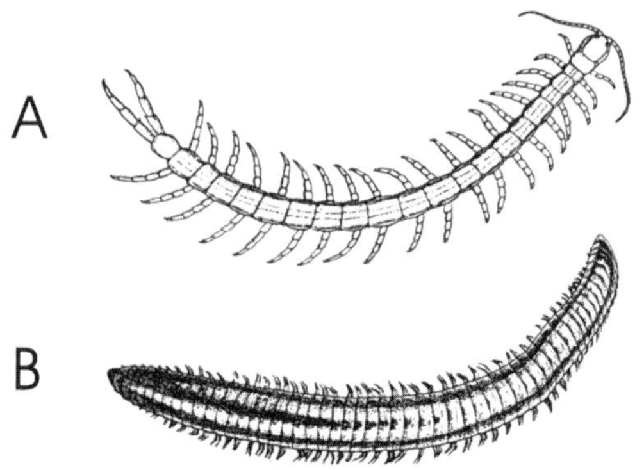

FIGURA 46.1 Dois Arthropoda típicos: (A) classe Chilopoda: um par de patas por segmento (lacraias); (B) classe Diplopoda: dois pares de patas por segmento (gongolôs).

– cefalotórax e abdome; entre os Insecta, encontramos três partes – cabeça, tórax e abdome. Internamente todo artrópode possui uma cavidade geral (hemocele), cheia de líquido (hemolinfa), além dos órgãos componentes do sistema respiratório, digestivo, excretor, reprodutor e nervoso. A superfície do corpo dos artrópodes é formada pela união de várias placas ou escleritos, unidos por suturas ou sulcos, que formarão anéis ou metâmeros, assim denominados: dois escleritos dorsais ou tergitos que compõem o tergo ou noto, dois escleritos ventrais ou esternitos que compõem o esterno ou ventre, e dois escleritos laterais ou pleuritos, que compõem a pleura. Ainda são encontrados na superfície do corpo numerosas cerdas, acúleos, tubéculos e esporões, que exercem a função de proteção, mas são muito úteis na classificação.

Classificação

Segundo Barnes (2004), a classificação do filo Arthropoda é a seguinte:

- Subfilo Trilobitamorpha: artrópodes fósseis, todas as espécies extintas.
- Subfilo Chelicerata: com três classes:
  - Xiphosura – maiores quelicerados modernos, podendo atingir até 75 cm de comprimento; não possuem antenas; as quelíceras são desenvolvidas; a maioria das espécies está extinta e as quatro remanescentes são todas marinhas: límulos ou caranguejo pata-de-cavalo;
  - Arachnida – corpo apresentando quatro pares de patas, todos terrestres: escorpiões, aranhas, carrapatos;
  - Pycnogonida – animais exclusivamente marinhos, conhecidos como aranhas marinhas.
- Subfilo Mandibulata: mandíbulas desenvolvidas, com seis classes:
  - Crustacea – possuem dois pares de antenas e são recobertos por carapaça: camarão, lagosta, pitu;
  - Insecta – apresentam três pares de patas, um par de antenas e corpo dividido em cabeça, tórax e abdome: moscas, mosquitos, baratas, barbeiros;
  - Chilopoda – corpo com um par de patas por segmento: centopeia, lacráias;
  - Diplopoda – corpo com dois pares de patas por segmento: milipé, "piolho de cobra", gongolôs;
  - Symphyla – sínfilos ou pequenas lacrais de terra vegetal;
  - Pauropoda – artrópodes minúsculos de húmus.

Os Onychophora, no qual se encontra a espécie *Peripatus acacioi*, frequente no Parque do Tripui, em Ouro Preto, Minas Gerais, e o filo Pentastomida ou Linguatulida, atualmente são colocados em filos independentes e separados dos Arthropoda.

Dessa forma, dentre todos os artrópodes conhecidos, a classe que apresenta maior número de espécies de importância médica, veterinária e agrícola é a Insecta. Mas, é preciso repetir que essa importância aumenta ou aparece quando as atividades humanas são desenvolvidas de tal forma que favorece a presença e a multiplicação de alguma espécie adaptada àquele ambiente. Na classe Arachnida existem espécies que também possuem importância para nós e serão estudadas nesse livro.

TABELA 46.1 Quadro Sinóptico do Filo Arthropoda

Filo	Classe	Ordem	Subordem	Família
Arthropoda	Insecta	Diptera	Nematocera	Psychodidae, Culicidae, Ceratopogonidae, Simuliidae
			Brachycera	Tabanidae, Calliphoridae, Sarcophagidae, Muscidae, Oestridae
		Hemiptera	Heteroptera	Reduviidae, Cimicidae
		Siphonaptera		Tungidae, Pulicidae, Rhopalopsylidae
		Anoplura		Pediculidae, Pthiridae
	Arachnida	Acari	Ixodides	Argasidae, Ixodidae
			Sarcoptiformes	Sarcoptidae, Pyroglyphidae
			Trombidiformes	Demodecidae, Trombiculidae
		Scorpiones		
		Araneida		

Filo Pentastomida

No filo Pentastomida ou Linguatulida encontramos alguns endoparasitos vermiformes, porém, de conformação bastante peculiar: corpo segmentado, alongado, recoberto de cutícula quitinosa; próximo da boca apresenta dois pares de ganchos ventrais; não possui antenas, nem patas, exceto na fase larval, quando observa-se quatro patas curtas. Em geral os adultos são parasitos de pulmões e fossas nasais de carnívoros, répteis e raramente de humanos; as larvas são encontradas em vísceras de pequenos herbívoros e roedores.

FILO ARTHROPODA 431

Artrópodes venenosos mais comuns no Brasil* **46.2 TABELA**

Nome Vulgar	Gênero ou Espécie	Modo de Agressão	Reação ou Sintomas	Tratamento
Aranha armadeira	*Phoneutria* sp.	Picada	Dor forte; sudorese; distúrbios respiratórios	Analgésico; compressa de gelo no local
Viúva-negra	*Latrodectus* sp.	Picada	Dor forte no corpo todo; sudorese; palpitação; calafrios, cãibras, convulsões, dispneia, morte	Analgésico; calmante, soro antilatrodectus; compressa de gelo no local; injeção intravenosa de gluconato de cálcio
Aranha-marrom	*Loxosceles* sp.	Picada	Dor forte; necrose ou gangrena; hemoglobinúria	Analgésico; soro antiloxoscílico; gelo no local; excisão cirúrgica da área picada
Escorpião-amarelo	*Tityus serrulatus*	Ferroada	Dor forte; contrações musculares, hiperestesia, agitação, mal-estar, angústia, vertigens, edema pulmonar, morte	Analgésico (ou anestésico local); enviar para o hospital para: controle das funções vitais, tratamento sintomático, aplicar soro antiescorpiônico
Escorpião-negro	*Tityus bahiensis*	Ferroada	Dor forte; sudorese, mal-estar	Analgésico; soro antiescorpiônico
Lacraia	*Scolopendra* sp.	Picada	Dor no local da picada	Analgésico
Abelhas Marimbondos Formiga tocandira	*Apis* sp. *Polybia* sp. *Paraponera clavata*	Ferroada Ferroada Ferroada	Dor forte e edema no local da ferroada; em pessoas hipersensíveis pode ocorrer edema generalizado, inclusive da glote; manifestações urticariformes	Analgésico; quando presente, retirar a glândula de veneno do local da ferroada com pinça fina ou faca, forçando de baixo para cima (nunca tirar com os dedos, pois aí haverá compressão da glândula e mais inoculação do veneno); no caso de edema generalizado, anti-histamínicos potentes e injeção intravenosa de gluconato de cálcio
Lagartas cabeludas	*Podalia* sp. *Megalopyge* sp.	Contato	Dor local ou em todo o membro atingido; edema local; íngua; febre	Analgésico: friccionar no local folhas de dália ou aplicar "Andolba"
Potó, "besouro urticante"	*Paederus* sp.	Contato	Dor local; queimação na pele, edema, prurido, vesiculações e úlceras	Analgésico: pomadas com anti-histamínicos e cicatrizantes

*Há grande controvérsia quanto ao significado correto dos termos venenoso e peçonhento. Alguns autores dizem desta forma: venenoso é todo e qualquer animal que possui glândula produtora de veneno, podendo ser:
   a) venenífero: quando é capaz de inocular o veneno — cascavel, abelha;
   b) peçonhento: quando não é capaz de inocular o veneno — sapo, taturanas.
Outros autores preferem assim:
Venenoso ou peçonhento são palavras sinônimas que se referem a todo e qualquer animal que possui veneno (zootoxina), podendo ser:
   a) peçonhento vulnerante: cascavel, escorpião, abelha;
   b) peçonhento por contato: sapo;
   c) peçonhento por projeção: lança o veneno — *Naja nigricolis* e o potó (*Paederus* sp.).

TABELA 46.3 Principais doenças transmitidas por Artrópodes aos humanos, em nosso meio

Nome Comum	Agente Etiológico	Reservatório	Espécie(s) Vetora(s)	Transmissão
Tifo murino ou esporádico	*Richettsia mooseri* (*R. typhi*)	Ratos	*X. cheopis*	Fezes
Peste bubônica	*Yersinia pestis* (*Pasteurella pestis*)	Roedores domésticos e silvestres	*X. cheopis*	Picada
Tifo exantemático ou epidérmico	*Rickettsia prowazeki*	Humanos	*P. humanus*	Fezes e esmagamento
Febre das trincheiras ou dos cinco dias	*Rochalimaea quintana* (doença em desapareci-mento, antigamente vista na Europa)	Humanos	*P. humanus*	(Picada?) Fezes
Febre recorrente	*Borrelia recurrentis*	Humanos	*P. humanus, P. captis*	Esmagamento
Febre maculosa americana (Minas, São Paulo, Colômbia, México e Estados Unidos)	*Borrellia recurrentis* *Rickettsia rickettsi*	Humanos Roedores, cães e o próprio carrapato	*P. humanus,* *P. capitis* *Amblyomma cajennense,* *Rhipicephalus sanguineus*	Esmagamento Picada
Doença de Chagas	*Trypanosoma cruzi*	Tatu, gambá, humanos, cão, gato etc.	*Triatoma infestans,* *Panstrongylus megistus*	Dejetos
Calazar	*Leishmania*	Raposa, cão	*Lutzomyia longipalpis*	Picada
Leishmaniose tegumentar americana	*Leishmania braziliensis,* *L. mexicana*	Roedores, cão, preguiça	Várias espécies de *Lutzomyia*	Picada
Malária	*Plasmodium vivax, P. falciparum,* *P. malariae*	Humanos	*Anopheles darlingi,* *A. aquasalis,* *A. cruzi, A. bellator*	Picada
Febre amarela	Vírus	Macacos e humanos	*Aedes aegypti,* *Haemagogus sp.*	Picada
Dengue	Vírus	Humanos	*Aedes aegypti*	Picada
Enterites	Bactérias	Humanos	*Musca domestica,* *Calliphoridae,* *Sarcophagidae*	Mecanicamente e regurgitação
Elefantíase	*Wuchereria bancrofti*	Humanos	*Culex quinquefasciatus*	Picada
Oncocercose	*Onchocerca volvulus*	Humanos	*Simulium guianense*	Picada
Mansonelose	*Onchocerca volvulus*	Humanos	*Simulium guianense*	Picada

As espécies que apresentam interesse em parasitologia médica, são:

- *Linguatula serrata* (Fröhlich, 1779)

    Corpo esbranquiçado, em forma de língua ou lanceolado, com cerca de 90 anéis curtos. O macho mede 2,0 cm e a fêmea 10 cm. Os adultos são encontrados em fossas nasais de cão, lobo e raposa em diversos países do mundo. As larvas são encontradas nas vísceras de pequenos roedores e coelhos e raramente em humanos, equinos ou caprinos. Esse parasito já foi encontrado em humanos no Panamá, Suíça, Alemanha e em um caso no Brasil, com larvas no intestino.

    O ciclo biológico é bem simples. Os vermes adultos produzem ovos que atingem o meio exterior junto com o espirro do hospedeiro, fixando-se em vegetais. Posteriormente os hospedeiros intermediários, inclusive os humanos, se infectam ao ingerir o ovo embrionado; as larvas eclodem no intestino delgado, atravessam sua parede, caem na corrente sanguínea e vão se fixar no fígado ou pulmões, tornando-se infectantes cerca de nove meses depois. Nessa fase, se o hospedeiro intermediário for ingerido por algum animal carnívoro, as larvas migrarão do tubo digestivo para as fossas nasais, onde se transformarão em vermes adultos; estes vivem cerca de quinze meses.

    A patogenia da larva é pouco conhecida. Nos cães, ocorre irritação no trato respiratório superior, com produção de secreção purulenta.

    A profilaxia consiste em somente ingerir legumes e verduras quando bem lavadas ou cozidas.

- *Armillifer armillatus* (Wyman, 1847)

    Esse parasito é também denominado de *Porocephalus sub clavatus*. O adulto vive na traqueia e pulmões de serpentes e as larvas são encontradas no fígado, intestino e peritôneo de vários animais, podendo atingir os humanos também. No Brasil existem várias espécies de *Armillifer* (= *Porocephalus*) em nossas serpentes, mas ainda não foi encontrado nenhum caso humano. Na África, entretanto, o parasito adulto é frequente entre as serpentes de lá e as larvas já foram encontradas em vários pacientes humanos.

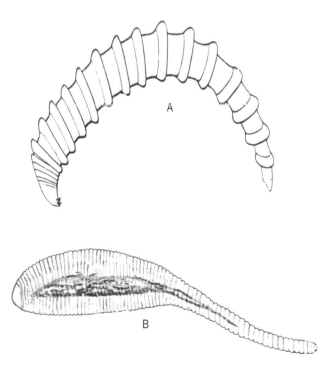

FIGURA 46.2 Pentastomida: (A) adulto de *Armillifer armilatus*, mostrando um par de dentes (existem dois pares); (B) larva de *Linguatula Serrata*.

capítulo 47

Classe Insecta

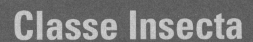

resumo do capítulo

- Apresentação
- Morfologia
- Biologia
- Ecologia
- Sistemática

Apresentação

Essa classe é também conhecida como hexápoda, em razão de sua característica maior: a presença de seis patas. O estudo dos insetos ou entomologia é um dos mais fascinantes ramos da biologia, tal a variedade de espécies, de formas, de comportamentos, de adaptação e de variabilidade genética existente nessa classe. Além disso, diversas doenças humanas, animais e vegetais são veiculadas por insetos, necessitando um conhecimento profundo de sua ecologia, etologia (comportamento) e ciclo biológico para realizar um controle eficiente e duradouro. Outra abordagem que é desenvolvida na entomologia em profundidade é sobre os insetos úteis (que felizmente são a grande maioria), especialmente os polinizadores e os controladores biológicos, esses últimos responsáveis por controle de inúmeras pragas agrícolas, mas carecendo ainda de maiores estudos para o uso no controle das espécies de importância médico-veterinária.

Pode-se dizer que a entomologia teve duas fases áureas. A primeira foi em 1.900, quando se descobriu que várias doenças eram transmitidas por insetos, indo até o final da década de 40, quando se descobriu o fantástico efeito inseticida dos clorados, dos fosforados e dos carbamatos. Era só aplicar um desses inseticidas que a praga estava liquidada; sendo assim, para que se estudar entomologia? Essa fase de uso indiscriminado e insensato de inseticidas durou até o início da década de 60, quando se descobriu várias espécies de insetos resistentes ao inseticida e, mais grave ainda, o terrível efeito nocivo que esses produtos estavam causando ao meio ambiente.

A segunda fase áurea teve início no final da década de 60 (permanecendo até hoje), quando se percebeu que para controlar um inseto é fundamental, antes de tudo, conhecer profundamente sua biologia e sua ecologia, levando ao uso de medidas estratégicas e integradas, ou seja:

- adotar medidas de proteção pessoal, melhorar as condições de higiene e limpeza das casas, usar alguma forma de controle biológico e aplicar inseticida no local e momento correto;
- usar alguma forma de controle biológico;
- melhorar as condições de higiene e limpeza das casas. No Brasil, essa fase áurea demorou um pouco a chegar, ocorrendo só mais recentemente, após as primeiras epidemias do dengue e de leishmaniose visceral urbana, quando percebemos que sem entomologistas e só usando inseticidas, nunca iríamos conseguir o controle dos vetores.

Aliás, é importante dizer que os governos federal, estaduais e municipais estavam despreparados para enfrentar essas epidemias, pois não possuíam estrutura e nem pessoal técnico, ficando à mercê dos interesses dos grandes fabricantes de inseticidas, que ditavam as ordens da estratégia para combater o vetor: só usar inseticida... Na realidade, para fazer o combate sério e duradouro de algum vetor, é necessário adotar medidas específicas e enérgicas de controle, associadas a um intenso trabalho de educação sanitária e de participação da comunidade. Com relação à leishmaniose visceral urbana, a situação foi pior, pois além de ser essencial combater o vetor, era necessário eliminar o cão positivo, principal reservatório da *Leishmania chagasi* (ver Capítulo 18, Profilaxia). Na verdade, essas e outras doenças só serão verdadeiramente combatidas com a participação ativa e efetiva da população (ver Capítulo 1).

Atualmente, diversos e interessantes estudos na entomologia estão sendo desenvolvidos, destacando-se a fisiologia e a bioquímica dos insetos, pesquisas que podem ter aplicações múltiplas, desde a identificação exata da espécie, de sua filogenia e respectiva classificação, até o uso de medidas de controle por atração sexual ou social (feromônios) e o emprego medicinal de componentes químicos de sua saliva.

▪ Morfologia

Nesse item mostraremos de forma bastante simplificada alguns caracteres morfológicos da classe Insecta, pois maiores detalhes deverão ser buscados em livros especializados de entomologia. Assim, iremos mostrar aspectos da morfologia externa e depois da interna.

Morfologia externa

- Cabeça: é formada pela fusão de cinco ou seis segmentos, tendo o aspecto de uma "caixa globosa", na qual se localizam órgãos sensoriais e alimentares. Na cabeça existem cinco áreas bem definidas: o *vértex* ou vértice, que é o alto da cabeça; o *occipício*, localizado atrás do vértex; a *fronte*, na parte entre o aparelho bucal e o vértex; o *clípeo*, junto e acima do aparelho bucal e as *genas* ou bochechas, localizadas lateralmente, abaixo dos olhos compostos. Na cabeça podemos ter ainda as seguintes estruturas:
- Olhos: a maioria dos insetos possui um par de olhos compostos, formado pela união de centenas de omatídeos, e dois ou três olhos simples, denominados de ocelos. Estes estão localizados atrás de cada olho ou agrupados no vértex da cabeça. Em alguns Díptera, pode-se distinguir o sexo pelo formato dos olhos compostos: no macho são holópticos, isto é, se tocam na parte superior e nas fêmeas, são dicópticos, isto é, são separados.
- Antenas: existe sempre um par de antenas, que apresentam formato muito variado, sendo um bom caráter para separar ou distinguir alguns grupos e os sexos. Têm a função olfativa, estão implantadas junto e adiante dos olhos. O número de segmentos que forma uma antena é muito variável, mas todas têm a seguinte estrutura básica: o primeiro segmento (de implantação) é o escapo, o segundo é o pedicelo e o terceiro é o flagelo, o somatório de diversos segmentos.
- Peças bucais: a forma e a dimensão variam muito, dependendo do hábito alimentar (hematófago, mastigador, lambedor etc.), mas apresentam os seguintes componentes básicos: o labro ou lábio superior, a epifaringe, um par de mandíbulas, um par de maxilas, o lábium ou lábio inferior, os palpos labiais e a hipofaringe.
- Tórax: é formado por três segmentos ou metâmeros - protórax, mesotórax e metatórax. Frequentemente, o mesotórax é o mais desenvolvido, em detrimento dos outros dois. Cada segmento possui um par de patas; quando o inseto é alado, o par de asas anterior apoia se no mesotórax e o par posterior apoia-se no metatórax (na ordem Díptera o par posterior é atrofiado e denomina-se balancim, que também se apoia no metatórax).

Os órgãos locomotores têm a seguinte estrutura:

- Pernas: apresentam grande variação de formatos e dimensões, mas sempre apresentam os seguintes componentes: coxa, trocânter, fêmur, tíbia e tarsos; nos dípteros encontramos cinco segmentos tarsais, enquanto nos hemípteros são três, cuja morfologia e cor têm papel importante na taxonomia genérica ou específica. Na extremidade do último segmento tarsal encontramos duas garras ou unhas, junto (e abaixo) das quais se localizam os empódios (ou almofadas), órgãos que auxiliam a fixação do inseto ao substrato e têm função sensorial (olfativa) também.
- Asas: algumas ordens de insetos não as possuem, como os *Siphonaptera*, os *Anoplura* etc.; outras ordens possuem apenas um par de asas e algumas apresentam dois pares. Nas ordens com dois pares de asas, o par anterior é implantado no mesotórax e o par posterior no metatórax. O par anterior apresenta-se, em algumas ordens, mais enrijecida – hélitros – pois além de exercer a função de equilíbrio durante o vôo, exerce a importante função protetora,

como nos coleópteros e hemípteros (hemélitros). As asas são formadas por uma membrana delgada, sustentada por nervuras ou veias, ao conjunto e disposição das quais se dá o nome de venação alar. Essa venação é extremamente importante para a identificação de famílias, gêneros e espécies de vários insetos. Os espaços existentes entre as veias é denominado célula, ocupado pela membrana. Nos Díptera, o aspecto das asas é interessante: geralmente existem duas asas (daí o nome Díptera = duas asas) funcionais, inseridas no mesotórax e duas asas atrofiadas, denominadas halteres ou balancins, inseridas no metatórax. Entretanto, algumas espécies não possuem asas, como no *Melophagus ovinus*, que é uma mosca de carneiros (é a transmissora do *Trypanosoma melophagium*) e as *Nycteribiidae*, moscas de morcegos.

- Abdome: externamente formado pela união de oito a dez anéis, sendo que o oitavo e o nono são modificados para formarem a genitália externa; o ânus abre-se no último segmento abdominal. Na grande maioria dos machos a genitália externa é adaptada para a apreensão da fêmea durante a cópula; nas fêmeas a genitália externa é mais simples, notando-se usualmente apenas o ovipositor.

Morfologia interna

A anatomia interna dos insetos foi objeto de estudos detalhados e muito bem conduzidos durante a primeira fase áurea da entomologia, que permitiram conhecer a morfologia e a função de cada órgão. Atualmente aprofundam-se os estudos sobre a bioquímica desses órgãos, complementando os conhecimentos da fisiologia e possibilitando o entendimento sobre o comportamento das espécies em diferentes fases da vida do inseto. Assim, nesse momento iremos apresentar aqui apenas a morfologia básica.

Sistema digestivo: é formado pelo intestino anterior ou estomodeu, pelo intestino médio ou mesênteron e pelo intestino posterior ou proctodeu. O estomodeu é revestido de quitina, formado pela boca, faringe, esôfago, papo e proventrículo; as glândulas salivares, existentes no tórax, se abrem na boca. O mesênteron ou estômago é formado por células secretoras e células para a absorção dos alimentos digeridos. Na verdade, em vários insetos hematófagos, assim que o sangue alcança o estômago, ele é envolvido por uma membrana produzida pelo epitélio do estômago, denominada "membrana peritrófica", onde se realiza a contém enzimas salivares aí produzidas). O proctodeu também é revestido de quitina, formado pelo intestino delgado, intestino grosso ou ampola retal, onde se encontram glândulas retais responsáveis pela reabsorção de água.

A excreção é feita pelo ânus, que recolhe os restos da digestão, e pelos tubos de Malpighi, localizados na cavidade geral do inseto e que se abrem no início do intestino posterior.

Sistema respiratório: é formado por um conjunto de tubos e traqueias que se ramificam por todo o inseto. Essa ramificação é bem desenvolvida, permitindo que as trocas gasosas sejam feitas em nível celular, sem auxílio da hemolinfa (sangue). As traqueias abrem-se para o exterior em cerca de 10 pares de orifícios localizados lateralmente no tórax e no abdome do inseto, denominados "espiráculos respiratórios". Estes apresentam uma válvula que regula a entrada de O_2 e a saída de CO_2, com quase nenhuma perda de água. A respiração é controlada pelo sistema nervoso central, inclusive permitindo ao inseto permanecer longo tempo sem respirar ou fazendo-o em volumes muito menores que o habitual, até que as condições ambientais se normalizem. Em insetos ou larvas aquáticas, as trocas gasosas são realizadas através de prolongamentos do abdome chamados de sifão respiratório, que permite a retirada do oxigênio diretamente do ar. Quando essa estrutura é originada do tórax recebe o nome de trompa respiratória. Além da respiração traqueal, existem trocas gasosas através da cutícula, que é permeável em alguns pontos do corpo.

Sistema circulatório: é formado por um tubo dorsal, denominado de coração, localizado na porção média do abdome, seguido por um tubo que se dirige para o tórax, denominado aorta. No sentido abdominal existem câmaras, isoladas por válvulas, que impedem o refluxo sanguíneo. O coração é formado por miofibrilas, que promovem pulsações do órgão. O sistema circulatório é aberto, pois o coração apresenta orifícios – ostíolos – através dos quais o sangue ou hemolinfa circula do abdome para o tórax. Os espaços da cavidade geral do corpo ou hemocele é preenchida pelos diversos órgãos, que permanecem mergulhados na hemolinfa, que circula por toda a hemocele, graças ao bombeamento cardíaco.

A hemolinfa é constituída de plasma e de hemócitos, que possuem funções de fagocitose, secreção (formação de tecido conjuntivo), coagulação, cicatrização etc. O plasma é responsável pelo transporte de alimentos, armazenamento, dispersão, dispersão de hormônios e transporte de resíduos aos tubos de Malpighi. Parece que a hemolinfa não se envolve no processo respiratório dos insetos.

Sistema nervoso – é representado por:

- um cérebro ou gânglio supraesofagiano, localizado acima do esôfago, recebe os nervos dos grandes órgãos dos sentidos localizados na cabeça (olhos, antenas), sendo o principal centro coordenador do comportamento do inseto;
- um gânglio subesofagiano, que inerva as peças bucais e
- uma cadeia de gânglios distribuídos por cada segmento do tórax e do abdome. Junto de cada órgão ou cerda sensitiva existe um neurônio sensitivo, ligado por axônios aos gânglios esofagianos, formando uma rede sensorial de alta eficiência (olfativos, gustativos, táteis, visuais e auditivos). As vísceras são reguladas por um sistema nervoso simpático.

Sistema reprodutor: usualmente os insetos se reproduzem sexuadamente, com participação de machos e fêmeas. Em algumas poucas espécies pode ocorrer hermafroditismo e partenogênese. O aparelho genital masculino é representado por dois testículos, ductos eferentes, vesícula seminal, ducto ejaculatório e pênis ou edeago. O aparelho genital feminino é constituído por dois ovários, ovidutos, vagina e espermateca, que é o reservatório de espermatozoides (recolhidos após a cópula). A ovogênese tem início na extremidade distal dos ovaríolos, pela diferenciação do oogônio em oócito, que então se desloca para o oviduto, em cujo trajeto são agregadas substâncias nutritivas (reservas de proteínas, carboidratos, lipídios) para a formação da casca. Esta é composta por camadas, que compõem o exocório e o endocório. A fecundação, isto é, a penetração do espermatozoide, é feita por um orifício diminuto, denominado micrópila. Para cada ovo produzido, permanece uma marca ou pequena cicatriz, que permite avaliar a idade fisiológica da fêmea. O estudo da idade fisiológica das fêmeas de mosquitos é muito usado, pois permite avaliar a estrutura da população. Os dados são importantes porque as fêmeas que já ovipuseram são mais velhas, já fizeram pelo menos um repasto sanguíneo na vida e podem estar infectadas. É possível saber, por exemplo, se a maioria das fêmeas é parida (com cicatrizes de oviposição) e potencialmente infectantes, ou jovens, com menor importância para transmissão. Esse estudo também é usado para se verificar a eficiência dos inseticidas: se as fêmeas capturadas forem velhas, indica que o inseticida não está sendo eficiente.

▬ Biologia

A grande maioria dos insetos é ovípara, existindo poucas espécies que capazes de parir larvas (moscas Sarcophagidae) ou pré-pupas (*Glossina* –tsé-tsé, moscas dos pombos – *Pseudolynchia*).O formato dos ovos e o local escolhido para a oviposição é muito variável, podemos mesmo afirmar que em qualquer lugar que procurarmos acharemos ovo ou larva de algum inseto.

Desde ovo até a fase adulta, todo inseto passa por várias modificações complexas, reguladas por hormônios. As modificações durante o desenvolvimento biológico diferem bastante, dependendo do grupo ou ordem. Assim temos:

- ametabolia: quando os insetos não apresentam mudanças distintas nas formas entre os estágios de ovo até adulto, isto é, as formas jovens são semelhantes aos adultos. Ex. os *Thysanura* ou traças;
- paurometabolia ou metamorfose gradual: quando os insetos passam pelas fases de ovo, ninfa e adulto, porém as ninfas têm um desenvolvimento gradual, vivendo no mesmo ambiente e possuindo o mesmo hábito alimentar do adulto. Ex. os *Hemíptera*, inclusive os barbeiros e percevejos;
- hemimetabolia: quando os insetos passam pelas fases de ovo, ninfa e adulto, porém as ninfas diferem dos adultos pelo hábitat (ambiente) e pela alimentação. Ex. os *Odonata* ou libélulas (as ninfas vivem dentro d'água);
- holometabolia ou metamorfose completa: quando os insetos passam pelas fases de ovo, larva, pupa e adulto. Ex. os *Díptera* (moscas e mosquitos), os *Siphonaptera* (pulgas).

No ciclo biológico existem duas formas ou fases cujos nomes geram grande confusão: larvas e ninfas. Denominamos "larvas" às formas oriundas dos ovos, porém completamente diferentes dos adultos, conforme ocorre com as lagartas das borboletas ou as larvas de moscas. As "ninfas" são formas oriundas dos ovos, porém semelhantes aos adultos, mas não possuem órgãos genitais e as asas, e quando presentes são rudimentares, conforme ocorre nos barbeiros.

Comportamento

Atualmente um dos capítulos mais estudados e mais fascinantes da moderna entomologia é o estudo do comportamento dos insetos ou etologia (etos = comportamento). É uma especialidade muito importante, pois em última análise permite a adoção de medidas de controle melhores e mais eficientes. O comportamento resulta da integração das respostas a estímulos externos, captados pelos órgãos sensoriais (antenas, olhos, cerdas, escamas etc.), modulados pelo sistema nervoso e resultando em uma resposta usualmente padronizada para cada espécie.

Dentre os fatores que interferem no comportamento dos insetos largamente estudados, temos os feromônios ou semioquímicos, isto é, substâncias produzidas por um inseto, que promoverão um estímulo e uma resposta em outro inseto. Assim, os feromônios mais conhecidos hoje (vários deles já produzidos sinteticamente) são: sexuais (promovem a aproximação dos sexos); de alarme (comum entre os insetos sociais e usados para a defesa coletiva); de recrutamento ou aglomeração (usado para reunir demais membros do grupo); de trilha (frequente entre as formigas); de competição ou marcação de território (para definir prioridade de ocupação) etc. Os feromônios são produzidos em glândulas bem conhecidas, geralmente localizadas no tórax ou final do abdome, sendo captados por "sensiliuns" localizados nas patas ou nas antenas.

Ecologia

O conhecimento da ecologia de uma espécie é fundamental para entender sua eficiência como vetor. Aspectos como dispersão, abundância e sazonalidade muitas vezes determinam o ciclo epidêmico de doenças transmitidas por vetores. A incidência de algumas enfermidades diminui e outras chegam mesmo a desaparecer quando secam nos períodos de estio ou são lavados no período de fortes chuvas ou de temperaturas inadequadas. Vetores com hábitos restritos, chamados esteno, são mais fáceis de controlar do que aqueles com grande amplitude ecológica. Porém, o fator de maior importância ecológica na transmissão vetorial é a relação do vetor com os humanos, que podem ser:

- sinantropia: é a habilidade que um vetor tem de frequentar ambientes rurais, silvestres e urbanos e sua ligação com as pessoas;
- domiciliação: é a habilidade que um vetor tem de ocupar o ambiente doméstico;
- antropofilia: é a preferência que um vetor tem de realizar a hematofagia em humanos;
- endofilia: é a capacidade que um vetor tem de adentrar no domicílio humano e aí realizar sua hematofagia, muitas vezes formando grande colônias intradomiciliadas.

Sistemática

A classe Insecta é subdividida em 34 ordens: *Protura, Collembola, Japygina, Campodeina, Archeognatha, Zygentoma, Ephemeroptera, Odonata, Orthoptera, Phasmida, Grylloblattaria, Dermaptera, Plecoptera, Embrioptera, Zoraptera, Isoptera, Mantodea, Blattaria, Hemiptera, Thysanoptera, Psocoptera, Phthiraptera, Coleoptera, Neuropetra, Megaloptera, Raphidioptera, Hymenoptera, Trichoptera, Lepidoptera, Siphonaptera, Mecoptera, Mantophasmatodea, Strepsiptera, e Diptera*. A ordem *Phthiraptera* agrega as subordens *Anoplura*, piolhos sugadores e *Mallophaga*, piolhos mastigadores. A ordem *Mantophasmatodea*, descrita em 2002, foi a primeira nova ordem de insetos descoberta desde 1914.

De todo modo, só estudaremos nesse livro as ordens que apresentam espécies importantes na parasitologia médica, quer como veiculadores de patógenos, quer como causadores de doenças. Assim, estudaremos os *Hemiptera* (barbeiros e percevejos), os *Diptera* (mosquitos e moscas), os *Siphonaptera* (pulgas) e os *Anoplura* (piolhos e chatos). Ou seja, iremos abordar algumas poucas espécies nocivas que ocorrem em nosso meio. Não iremos abordar os milhares insetos úteis, pouco conhecidos do grande público, mas fundamentais para o equilíbrio da natureza e da nossa sobrevivência. E quais são as utilidades dos insetos? Vou relatar algumas: polinização das flores, decomposição da matéria orgânica, participação ativa na predação de pragas e manutenção do equilíbrio biológico, produção de cera, de mel e de própolis, produção de seda, fonte de alimentos para milhões de peixes, anfíbios, répteis, pássaros etc.

Assim como o noticiário somente divulga notícia ruim, a imprensa também só fala sobre as poucas espécies nocivas dos insetos, deixando de lado as milhares que apresentam grande utilidade... É verdade que as espécies nocivas estão mais perto de nós e, portanto, mais fáceis de serem vistas e lembradas, mas não podemos esquecer nunca que essas espécies que nos rodeiam estão aí porque deixamos ... Ou seja, existem em quantidade porque criamos condições favoráveis para sua reprodução: falta de higiene, sujeira, falta de esgoto, caixa d'água aberta, promiscuidade, ignorância, submissão etc., etc.

■ AULA PRÁTICA

As aulas práticas sobre artrópodes podem ser facilmente montadas, despertando grande interesse entre os estudantes. O professor poderá escolher entre várias alternativas, tendo sempre em mente a associação da morfologia da espécie, sua biologia e seu comportamento no meio ambiente. As alternativas sugeridas são as seguintes:

- coletar insetos ao redor da faculdade, usando armadilhas luminosas ou simplesmente puçás ou birutas de filó e sacrificando-os em câmaras mortíferas (vidros de maionese contendo papel higiênico embo-

lado no interior, umedecido com acetato de etila, éter ou clorofórmio); levá-los para a sala de aula e identificar os de importância médica.
- coletar em poças de água e montes de esterco ou de lixo formas larvárias de dípteros de interesse médico, mantendo-as em laboratório até sua evolução completa, acompanhando as etapas do ciclo biológico e identificando o adulto.
- coletar ectoparasitos em crianças (piolhos, sarna) ou em cães (pulgas, sarna), sacrificá-los em câmara mortífera e depois identificá-los.
- se possível fazer a criação em laboratório de insetos de fácil reprodução e manutenção, tais como moscas, mosquitos, barbeiros. As técnicas básicas para criação estão descritas na parte final deste livro.
- adquirir do Departamento de Parasitologia do ICB-UFMG, Belo Horizonte, lâminas de larvas e adultos de insetos de importância médica, mostrando aspectos de sua morfologia, mas sempre associando-as com o comportamento e a biologia da espécie estudada.

capítulo 48

Hematofagia

resumo do capítulo

- Apresentação
- Tipos de hematofagia
- Interação inseto/hospedeiro
- Estruturas bucais e transmissão de patógenos
- A digestão
- Conclusão

Apresentação

"Um barbeiro, após sugar exaustivamente a sua vítima, defeca no seu rosto. O ato é presenciado por outros insetos, entre eles, uma pulga de cão.

- Mas que apetite, heim companheiro? Só não entendo uma coisa: a comida por acaso estava ruim? – perguntou a pulga.
- Pelo contrário, estava ótima! – respondeu o barbeiro." (Linardi, P. Fábulas Parasitológicas, Ed. Atheneu, 1998).

Esse trecho procura mostrar a grande importância que os estudos sobre a hematofagia de insetos vêm tomando nos últimos 25 anos. Até o início da década de 80, os estudos sobre hematofagia relatavam apenas a morfologia do aparelho bucal e a forma do inseto sugar. De lá para cá o avanço foi enorme e muito interessante, pois as pesquisas mostraram uma interação forte e dinâmica entre o hospedeiro e o inseto (que é um parasito temporário), com mútuo envolvimento bioquímico e imunológico. Na verdade, para entender a interação imunológica dessa associação, é preciso analisar cuidadosamente os fatores intervenientes dos dois lados. Com relação ao artrópode, temos: sua saliva, com moléculas imunogênicas e farmacologicamente ativas; duração da picada e número de insetos que atingem o hospedeiro. Com relação à imunocompetência do hospedeiro, temos: fatores genéticos; doenças intercorrentes; idade, dieta e uso de drogas. Todos esses fatores interferem na resposta imune humoral e celular do hospedeiro enquanto, por sua vez, estimulam mecanismos de escape do inseto.

Dessa forma podemos entender o trecho inicial: os insetos se arriscam tanto, só porque o sangue é um ótimo e saboroso alimento...

Tipos de hematofagia

Para localizar sua "presa", o inseto percebe ou recebe alguns estímulos, quais sejam:

- visual: a cor, o movimento e a imagem ou contorno exercem forte atração para o inseto;
- olfativo: o dióxido de carbono e o vapor d'água (oriundos da respiração do hospedeiro) e o ácido lático (comum no suor humano) exercem forte atração, especialmente durante a noite.

Associado a esses estímulos visuais e olfativos, existe o fator "calor radiante", que é um forte estimulante para os insetos em jejum (interessante que insetos alimentados não são atraídos para a fonte calórica de 36 graus centígrados). Assim que o hospedeiro está localizado, o inseto passa a buscar o ponto adequado para a hematofagia. Esse ponto é localizado com auxílio de quimiorreceptores existentes na ponta das peças bucais e nas antenas, com os quais tateia a pele até o local desejado. Inicia então a introdução do aparelho bucal na pele, existindo duas estratégias para localizar o sangue:

- **solenofagia ou sucção direta**: por esse processo, o inseto introduz as duas mandíbulas até a epiderme, enquanto as duas maxilas penetram até atingir a luz do vaso detectado previamente. Enquanto realiza essa penetração e localiza o vaso (etapa denominada de "sondagem"), há salivação e sucção de pequenas parcelas de líquidos, que são analisados nos quimiorreceptores epifaríngeos; aí, atingida a luz do vaso, a bomba cibarial, localizada na cabeça do inseto, inicia a sucção sanguínea. Os triatomíneos, os mosquitos e os flebótomos se alimentam dessa forma, sendo que os dois primeiros o fazem em vasos mais profundos e os flebótomos em vasos mais superficiais, pois possuem a probóscida muito curta. Um *Triatoma infestans* ingere 0,41 ml, um *Anopheles*, 0,002 ml e um flebotomíneo menos ainda.

- **telmofagia ou sucção indireta**: por esse processo, o inseto corta a pele do hospedeiro com suas peças bucais semelhantes à tesoura, ao mesmo tempo que deposita a saliva, sugando com auxílio do cibário o sangue que aflora na área atingida; esse processo alimentar é mais doloroso, muitas vezes provocando reações imediatas do hospedeiro. É o processo que ocorre entre os simulídeos (borrachudos), os ceratopogonídeos (maruins) e tabanídeos (mutucas), por exemplo.

Interação inseto/hospedeiro

Qualquer um dos processos acima faz com que o inseto hematófago, ao introduzir suas peças bucais na pele do hospedeiro em busca de sangue, produza concomitantemente alterações físicas e químicas, as quais induzem uma resposta reparadora, onde podem ser vistos: agregação plaquetária, vasoconstrição e coagulação sanguínea (os três componentes básicos da hemostasia), além do aumento da permeabilidade vascular e da quimiotaxia leucocitária. Pode ser observada também a exacerbação das reações inflamatórias, em decorrência do desenvolvimento de uma resposta imune contra os antígenos presentes na saliva do inseto. Dessa forma, durante a hematofagia, podemos encontrar algumas ou todas essas reações no hospedeiro e que dificultam a tomada de sangue. Assim, o inseto terá que dispor de mecanismos para contrapor a essa reação reparadora do organismo e isso ele consegue através dos componentes farmacológicos de sua saliva. Esta é inoculada durante o processo de sondagem e durante o repasto sanguíneo, de tal forma que exerce um papel fundamental no sucesso da hematofagia.

Entre as substâncias farmacológicas encontradas na saliva, uma das mais importantes é a apirase, uma enzima que quebra a ADP e a ATP (adenosina difosfato e adenosina trifosfato, cuja função é estimular o afluxo de plaquetas)) e que inibe a agregação plaquetária, além de substâncias anestésicas, anticoagulantes, anti-inflamatórias, imunossupressoras e vasodilatadoras que, em conjunto, se contrapõem aos mecanismos de defesa do hospedeiro e que poderiam interferir tanto no processo da procura do vaso, quanto na manutenção do fluxo sanguíneo durante a hematofagia (Sant'Anna, 2002). Na saliva de *Rhodnius prolixus* foram descritas recentemente as nitroforinas, hemeproteínas responsáveis pelas atividades vasodilatadora, antiagregação plaquetária e anti-histamínica, presentes na saliva desse barbeiro, não só durante a sondagem, como durante a hematofagia.

Estruturas bucais e transmissão de patógenos

Nos insetos hematófagos existem diferentes estruturas bucais para que possam conseguir esse difícil processo alimentar. Barbeiros e mosquitos possuem estiletes longos e flexíveis, que permitem sugar o sangue diretamente de vênulas e arteríolas ou mesmo de pequenas hemorragias (hematomas) decorrentes da laceração de vasos com derramamento sanguíneo no tecido próximo. Flebotomíneos, borrachudos e maruins possuem a probóscida muito curta e, assim, só conseguem se alimentar sobre vasos bem superficiais, em hematomas ou pequenas hemorragias formadas no tecido junto ao vaso dilacerado. Interessante que esses três tipos de insetos possuem forma semelhante de sugar, porém, formas diferentes de lacerar os tecidos e vasos: os flebotomíneos e os maruins "serram" os vasos e tecidos, com movimentos de vai-e-vem (serrote), e os borrachudos (e as moscas tsé-tsé') "cortam" os vasos e tecidos, com movimentos de tesoura.

Essas formas de alimentação também se refletem na transmissão de parasitos, havendo uma grande correlação entre o tipo do aparelho bucal do vetor, sua saliva e a transmissão do patógeno. Todas as doenças transmitidas por artrópodes apresentam parasitemia, bacteremia ou viremia, pois é nessa fase que o agente etiológico pode passar para o vetor. Por exemplo, os parasitos da malária invadem os eritrócitos no sangue periférico, os parasitos das leishmanioses invadem os macrófagos, os vírus podem estar livres no sangue e as microfilárias estão na circulação no momento da hematofagia. E isso tudo acontece por ação estimuladora da saliva do inseto envolvido na transmissão. É uma interação perfeita, elaborada cuidadosamente pela natureza, ao longo de milhões de anos de tentativas, erros, acertos e adaptações...

– A digestão

Cerca de 80% do sangue ingerido é constituído por água, grande parte eliminada logo após a hematofagia, pois pode reduzir a ação das enzimas, além de ocupar espaço e aumentar o peso desnecessariamente.

O sangue é um alimento rico em proteínas e aminoácidos essenciais, mas é deficiente em carboidratos, gordura e vitamina B. Assim, todos os insetos que se nutrem exclusivamente de sangue, tais como os triatomíneos, os percevejos de cama e os piolhos, possuem simbiontes no trato digestivo, que promovem a suplementação de vitamina B e convertem proteínas em carboidratos. Sem esses endosimbiontes, os insetos hematófagos exclusivos não se tornam sexualmente maduros.

Entre os *Diptera*, uma membrana inerte ou matrix peritrófica, é secretada em volta do sangue ingerido logo após o repasto sanguíneo. Essa membrana peritrófica é formada de quitina, sendo comum nos transmissores da malária –*Anopheles* sp. – e nos transmissores de leishmanioses – *Lutzomyia* e *Phlebotomus*. Verificou-se recentemente que tanto o oocineto do plasmódio, como a promastígota de leihsmânia, produzem uma quitinase, que permite o escape do parasito da membrana peritrófica e assim possa continuar o seu ciclo biológico.

Em piolhos e pulgas não há formação de membrana peritrófica, ocorrendo uma rápida lise dos eritrócitos. Parece que bactérias e riquétsias são mais resistentes à lise rápida, razão pela qual são transmitidas por esses insetos.

– Conclusão

A hematofagia é um processo alimentar perigoso para o inseto, pois o incômodo ou a dor provocada pela picada pode produzir uma reação rápida do hospedeiro, expulsando-o ou matando-o com um tapa certeiro. Assim, da rapidez com que conseguir a alimentação dependerá sua sobrevivência...

Nos primeiros estudos sobre anatomia do aparelho bucal, não era ou não foi possível avaliar os fascinantes mecanismos interativos que realmente ocorrem entre o inseto e o hospedeiro. Em vista desses conhecimentos atuais, muitos aspectos obscuros da transmissão de patógenos e da maior ou menor reação alérgica de certas pessoas às picadas estão melhor compreendidos. Entretanto, ainda falta muita para descobrir, especialmente quando estudamos uma possível inibição da hematofagia por parte do hospedeiro, a redução da fertilidade de insetos ou a indução da mortalidade de insetos por ação da resposta imunológica do hospedeiro. Ao se desvendar melhor esses mecanismos - quem sabe? - conseguiremos o desenvolvimento de uma vacina efetiva contra a picada de insetos hematófagos...

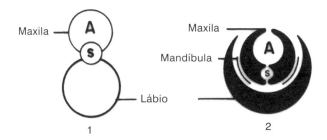
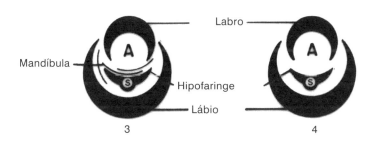

Hematofagia e diferentes tipos de aparelho bucal: (1) Anoplura (piolhos); (2) Hemíptera (barbeiros); (3) Culicidae (mosquitos); (4) moscas; (A) canal alimentar; (s) canal salivar.

FIGURA 48.1

capítulo 49

Ordem Hemiptera

resumo do capítulo

- Apresentação
- Classificação
- Subfamília Triatominae – barbeiros
- Morfologia
- Biologia
- Espécies principais
- Controle
- Família Cimicidae – percevejos

▬ Apresentação

Na ordem *Hemiptera* (= asas metade coriácea e metade membranosa) existem cerca de 40.000 espécies, das quais nos interessam apenas as pertencentes às famílias *Reduviidae* e *Cimicidae*, onde encontramos, respectivamente, os barbeiros e os percevejos de cama. Esses insetos são hematófagos e, portanto, importantes na parasitologia médica, quer como transmissores do *Trypanosoma cruzi*, quer como importunadores do repouso noturno.

▬ Classificação

A classificação dessa ordem é um pouco controvertida, porém, a maioria dos autores a divide em duas suborbens: *Heteroptera*: com asas heterogêneas, englobando os barbeiros, percevejos, marias-fedidas; *Homoptera*: com asas homogêneas, englobando as cigarras e cigarrinhas.

A subordem Heteroptera apresenta as seguintes características:

- asas: primeiro par de asas possui a metade basal rígida ou coriácea e a metade distal membranosa e, por isso, denominadas de "hemiélitros";
- asas anteriores se superpõem horizontalmente sobre o abdome, cobrindo totalmente as asas posteriores, que são membranosas;
- o aparelho bucal (tromba ou probóscida) é implantado na extremidade anterior da cabeça do inseto, denominada de "clípeo", sendo do tipo picador-sugador e constituído por um par de mandíbulas e um par de maxilas, envolvidos por um lábio trissegmentado (espécies de hemípteros fitófagos têm a probóscida quadrissegmentada).

Os percevejos de cama são ápteros, porém as demais características morfológicas e biológicas são suficientes para serem incluídos nessa ordem.

Assim, a subordem Heteroptera possui algumas famílias importantes:

- *Pentatomidae, Coreidae, Lygaeidae* etc., que não apresentam pescoço e possuem a probóscida longa, com quatro segmentos, sendo fitófagos, isto é, se alimentam de seiva de plantas;
- *Reduviidae* (barbeiros), *Cimicidae* (percevejos de cama) e *Polyctenidae* (percevejos de morcegos), que possuem a probóscida curta, com três segmentos e se alimentam de sangue ou hemolinfa de outros insetos;
- *Belostomatidae* (baratas d'água), que possuem antenas curtas e se alimentam de sangue ou hemolinfa de animais aquáticos (caramujos, girinos, insetos).

Nos interessam diretamente as famílias *Reduviidae* e *Cimicidae*, que podem ser assim distinguidas e separadas:

- *Reduviidae*, com pescoço e probóscida curta, trissegmentada, possuindo as seguintes subfamílias:
  - Triatominae: hemípteros com probóscida curta e reta, paralela à cabeça, se alimentando de sangue, isto é, são hematófagos (barbeiros);
  - Reduviinae: hemípteros com prosbóscida curta e curva, separada da cabeça; se alimentam de hemolinfa de outros insetos, isto é, são "predadores" (usualmente coloridos e possuem as patas anteriores mais fortes);
  - Apiomerinae: hemípteros com probóscida curta e reta, pouco separada da cabeça; se alimentam de hemolinfa de outros insetos, isto é, são predadores (usualmente escuros e possuem as patas anteriores mais fortes);

- *Cimicidae*, sem pescoço visível, probóscida trissegmentada, ápteros, se alimentam de sangue de aves, morcegos e humanos (são os percevejos de cama).

Subfamília Triatominae – barbeiros

Os barbeiros precisam ser bem conhecidos pelos profissionais que lidam com saúde, pois são transmissores do *Trypanosoma cruzi*, o agente da doença de Chagas. Apesar de algumas espécies ocorrer em outros continentes, é nas Américas que apresentam grande importância, pois aqui são os vetores do protozoário. Para não variar de outros insetos sinatrópicos ou doenças parasitárias, ocorrem nos domicílios humanos onde impera a sujeira e a pobreza, desde o México até a Argentina. É verdade que existem muitas espécies silvestres, totalmente independentes da ação humana, em equilíbrio com o seu hospedeiro e o seu ambiente natural; nos interessam as poucas espécies domiciliadas e que vivem dentro das casas, porque aí encontraram uma fonte segura de alimentos (os humanos) e bons abrigos (as frestas nas paredes, especialmente junto das camas).

No Brasil os triatomíneos são conhecidos por barbeiros, chupões, fincões e chupanças. Nos países de língua espanhola são denominados de vinchucas, chipos ou chinches.

Na subfamília *Triatominae* encontramos cinco tribos, das quais duas nos interessam: - Rhodniini, com dois gêneros importantes: *Rhodnius* (com 12 espécies) e *Psammolestes* (com três espécies, as quais usualmente não transmitem o *T. cruzi*, pois esses insetos só ocorrem em ninhos de Joãograveto, que como toda ave, é refratária a esse protozoário); - Triatomini, com sete gêneros, dos quais dois são importantes: *Triatoma* (com 68 espécies) e *Panstrongylus* (com 13 espécies). Assim, no total da subfamília teríamos 14 gêneros e 118 espécies, sendo que dessas, apenas cerca de seis apresentam-se domiciliadas e com boa capacidade vetorial.

Morfologia

Os barbeiros apresentam as seguintes características morfológicas:

- cabeça: alongada e fusiforme, iniciando atrás dos olhos, junto do pescoço e terminando na ponta do clípeo, onde ventralmente se implanta a probóscida;
- pescoço nítido, unindo a cabeça ao tórax;
- probóscida reta e trissegmentada, com a extremidade distal repousando em um sulco localizado na porção anterior do esterno (sulco estridulatório);
- abdome com grande capacidade de expansão, apresentando em sua borda uma estrutura denominada "conexivo", que nos insetos adultos mostra marcações coloridas, típicas de cada espécie.

TABELA 49.1 Classificação dos Hemípteros e Hábito Alimentar

Ordem	Subordem	Famílias	Subfamílias	Hábito alimentar
Hemiptera	Heteroptera	Pentatomidae		Fitófagos
		Coreidae		Fitófagos
		Reduviidae	Triatominae	Hematófagos
			Reduviinae	Predadores
			Apiomerinae	Predadores
		Cimicidae	Cimicinae	Hematófagos

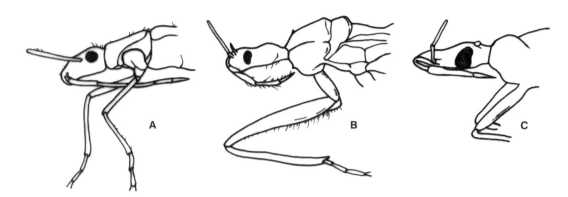

FIGURA 49.1 Hábitos alimentares dos Hemiptera: (A) fitófago: sem pescoço e com a probóscida longa, ultrapassando o primeiro par de patas; (B) predador: probóscida curta e curva; (C) hematófago ou barbeiro: probóscida curta e reta.

As características dos três gêneros mais importantes citados acima são:

- *Panstrongylus*: insetos robustos, com cabeça globosa ou subtriangular e antenas implantadas junto aos olhos;
- *Triatoma*: insetos um pouco mais delicados, com cabeça mais alongada e antenas implantadas entre os olhos e o clípeo (extremidade anterior da cabeça);
- *Rhodnius*: insetos bem delgados, com cabeça fina e alongada e antenas implantadas junto ao clípeo.

Portanto, ao se deparar com algum inseto semelhante ao barbeiro, os passos para sua identificação são os seguintes:

- examinar as asas para confirmar se é um hemíptero;
- examinar o tipo do aparelho bucal e a presença ou ausência de pescoço:
  - possuindo probóscida longa (quadrissegmentada) e reta e não apresentando pescoço, é um fitófago e ponto final para esse exemplar;
  - possuindo probóscida curta (trissegmentada) e curva, apresentando pescoço, é um predador (= entomófago) e ponto final para esse exemplar;
  - possuindo probóscida curta (trissegmentada) e reta e apresentando pescoço, é um hematófago; nesse caso deverá ser feita a identificação do gênero desse
- examinar a posição da implantação da antena: junto dos olhos, será um *Panstrongylus*; entre os olhos e o clípeo, será um *Triatoma* e no clípeo será um *Rhodnius*.

▬ Biologia

Os hemípteros são insetos hematófagos obrigatórios, alimentando-se de sangue logo que nascem do ovo até a fase adulta, não possuindo outra fonte alimentar. Em razão disso, mantêm um estreito relacionamento com os animais, usualmente formando colônias maiores ou menores no ninho de seu hospedeiro ou nas proximidades dele. O tamanho da colônia dependerá diretamente da dimensão e número dessa fonte alimentar, assim como das possibilidades de encontrar abrigo seguro, próximo e com amplitude suficiente para comportar todos os insetos. Dessa forma, os abrigos que apresentam maior número de barbeiros são as cafuas humanas; ninhos de gambás, galinheiros, pombais etc. podem servir de abrigo, alguns deles com muitos barbeiros presentes,

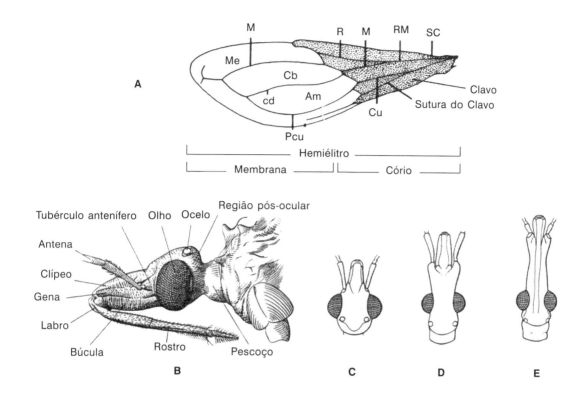

Morfologia geral dos Triatominae (barbeiros): (A) asa; (B) cabeça; os três gêneros mais comuns de Triatominae conforme a implantação das antenas: (C) Panstrongylus (antenas emergem junto dos olhos); (D) Triatoma (antenas emergem entre os olhos e o clípeo); (E) Rhodnius (antenas emergem junto ao clípeo).

FIGURA 49.2

mas nunca como nas cafuas, onde podem ser encontrados milhares deles nas paredes próximas das camas. Algumas espécies de barbeiro se adaptaram ao domicílio ou ao peridomicílio humano, vivendo em permanente contato com os animais domésticos ou os humanos, mas a grande maioria das espécies ainda possui hábitos silvestres, vivendo exclusivamente em contato com seus hospedeiros. Esporadicamente podem invadir os domicílios sem, contudo, formar colônias. Os barbeiros apresentam hábitos noturnos, quando se alimentam, copulam ou voam; durante o dia permanecem escondidos nos abrigos escolhidos.

Os ecótopos dos triatomíneos, isto é, locais onde podem ser encontrados colonizando são: silvestres (ninhos de gambás em palmeiras, buracos de tatus, ninhos de aves, cascas soltas de árvores, monte de pedras com tocas de roedores etc.), peridomiciliar (galinheiro, pombal, chiqueiro, canil, paiol, pilhas de lenha ou tijolos etc.) e domiciliar (frestas nas paredes de casas sujas, especialmente as construídas com taipa, pau-a-pique e barro, tijolo sem rebocar etc.).

A dispersão dos barbeiros é, em geral. feita passivamente, isto é, os barbeiros (adultos, ninfas e ovos) acompanham os humanos em suas mudanças, dentro de malas, de móveis e colchões etc. A dispersão ativa é reduzida, pois apenas os adultos conseguem voar, atingindo apenas curtas distâncias, cerca de 500 m por semana!

Um aspecto importante na transmissão da doença de Chagas é a capacidade que um barbeiro tem de eliminar dejetos durante ou logo após o repasto sanguíneo, isto é, enquanto está sobre o hospedeiro. Um barbeiro pode apresentar três tipos de dejeções, todas três com formas metacíclicas infectantes: urina cristalina, emitida logo após o repasto; urina amarela, emitida cerca de 24 a 48 horas após o repasto, e fezes escuras, emitidas logo após ou algumas horas após o repasto sanguíneo.

PARASITOLOGIA DINÂMICA

Os barbeiros são paurometábolos, isto é, tanto as ninfas como os adultos possuem o mesmo hábito alimentar e vivem no mesmo ambiente. Assim, o seu ciclo biológico apresenta três estágios: de ovo, de ninfa (com cinco estádios) e de adulto (macho e fêmea). O período de incubação é em torno de vinte dias; de ninfa I até ninfa V, demora cerca dois meses e o adulto vive em torno de um ano. Os insetos adultos possuem os órgãos genitais completamente formados, assim como as asas. A ninfa I se alimenta logo depois que nasce e já pode se infectar com o *T. cruzi*, mas como esse demora cerca de vinte dias para se desenvolver até as formas metacíclicas infectantes, a ninfa I já passou para o estádio de ninfa II, quando é capaz de infectar novo hospedeiro. Um barbeiro infectado nos estádios iniciais, permanece infectante toda sua vida (em torno de um ano).

■ Espécies principais

Existem cerca de 118 espécies de *Triatominae* conhecidos, mas aqui só serão relacionadas as principais espécies transmissoras do *T. cruzi* entre os humanos, e que apresentam as seguintes características: são domiciliadas e antropofílicas, urinam ou defecam logo após o repasto, apresentam boa suscetibilidade ao protozoário e possuem ampla distribuição geográfica.

Assim, as espécies mais importantes nas Américas são: *Triatoma infestans, Panstrongylus megistus, Rhodnius prolixus, Triatoma dimidiata, Triatoma brasiliensis* e *Triatoma sordida*. Além dessas, citaremos algumas que apresentam um comportamento peculiar e necessitam ser conhecidas.

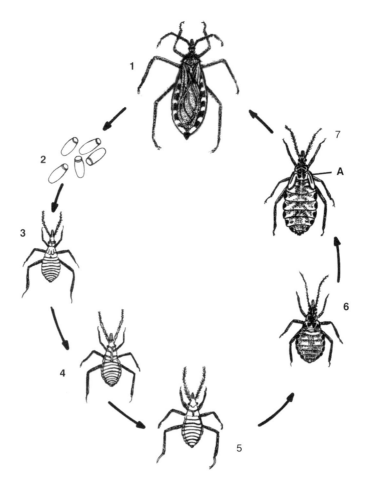

FIGURA 49.3 Ciclo biológico de um Triatominae: (1) fêmea de *Panstrongylus megistus*; (2) ovos soltos (os ovos de Rhodnius são colocados aderidos — cementados — ao substrato e os demais barbeiros os colocam soltos); (3) ninfa de 1º estádio; (4) ninfa de 2º estádio; (5) ninfa de 3º estádio; (6) ninfa de 4º estádio; (7) ninfa de 5º estádio, vendo-se em A o primórdio alar. A incubação demora cerca de 20 dias e de ninfa 1 a ninfa 5 demora cerca de dois meses.

ORDEM HEMIPTERA 455

Triatoma infestans (Klug, 1834)

Espécie de tamanho médio, com o macho medindo entre 2,1 a 2,6 cm e a fêmea entre 2,6 e 2,9 cm de comprimento. Possui cor geral negra, com marcações amarelo-pálido no conexivo, nos trocânteres e bases dos fêmures e na parte coriácea dos hemélitros. É espécie predominantemente domiciliar, colonizando-se em grande quantidade nas frestas das cafuas, podendo ser encontrada também no peridomicílio (especialmente na Bolívia, Argentina e Uruguai). Apresentou, no passado, ampla distribuição geográfica: Peru, Bolívia, Chile, Paraguai, Argentina, Uruguai e Brasil, onde era observado desde o Rio Grande do Sul até Alagoas, Pernambuco, Paraíba e Piauí, passando por Minas Gerais e Goiás. Atualmente (2009), devido aos intensos programas de controle, a eliminação da espécie é considerada possível a curto prazo no Uruguai e Chile e a médio prazo na Argentina e Brasil, onde a espécie é encontrada somente em focos residuais nos Estados de Minas Gerais, Bahia e Rio Grande do Sul. É uma espécie originária da Bolívia (onde ainda se encontram focos em biótopos silvestres), tendo se dispersado lentamente, principalmente junto com os pertences humanos durante suas constantes migrações.

Panstrongylus megistus (Burmeister, 1835)

Espécie grande, com os machos medindo entre 2,6 a 3,4 cm e as fêmeas entre 2,9 a 3,8 cm de comprimento. Apresentam cor geral negra, com marcações vermelhas no pescoço, pronoto, escutelo, cório e conexivo. É uma espécie que forma colônias menores que o *T. infestans*, apresentan-

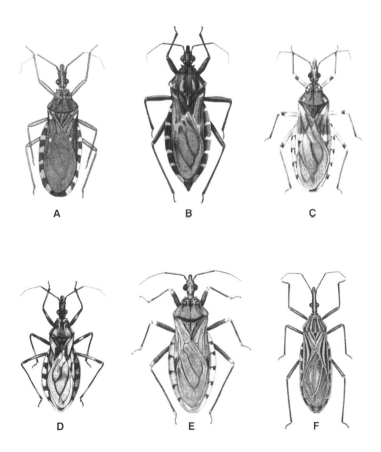

FIGURA 49.4 Espécies principais de triatomíneos: (A) *Triatoma infestans*; (B) *Panstrongylus megistus*; (C) *Triatoma sordida*; (D) *T. brasiliensis*; (E) *P. geniculatus* (mantém o Trypanosoma cruzi entre os tatus); (F) *Rhodnius prolixus* (espécie importante na Venezuela, Colômbia, Guiana e América Central). (Adaptado de Lent H & Wygodzinsky, 1979)

456 PARASITOLOGIA DINÂMICA

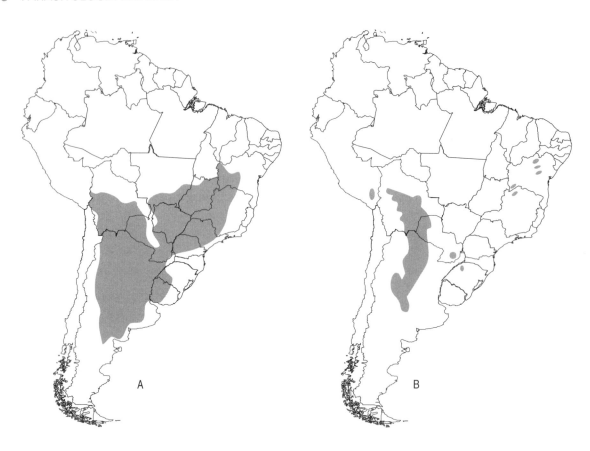

FIGURA 49.5 Mapa de distribuição geográfica do *Triatoma infestans*: (A) anterior a 1984, quando ocorreu a distribuição mais ampla; (B) distribuição atual, depois da campanha de controle. (Adaptado de Silveira, 1984 e Gorla, 2005)

do, entretanto, populações peridomiciliares e silvestres (em ninhos de bamba, aves ou de roedores). É encontrado nos seguintes Estados: Pará, Maranhão, Piauí, Ceará, Rio Grande do Norte, Paraíba, Pernambuco, Alagoas, Sergipe, Bahia, Espírito Santo, Rio de Janeiro, São Paulo, Paraná, Santa Catarina, Rio Grande do Sul, Minas Gerais, Goiás e Mato Grosso do Sul, sendo considerada importante transmissora nos Estados de Minas Gerais, Bahia, Alagoas e Pernambuco; de São Paulo para o sul é pouco encontrado em ambiente intradomiciliar. Já foi assinalado na Argentina, Uruguai, Paraguai e Bolívia.

Panstrongylus geniculatus (Latreille, 1811)

Espécie de porte médio, com o macho medindo entre 2,2 e 2,9 cm e a fêmea entre 2,3 e 3,0 cm de comprimento. Apresenta cor geral amarelada com manchas escuras na parte distal do pronoto e conexivo. Ocorre em toda a América do Sul e Central, vivendo em buracos ou ninhos de tatus, de tamanduás, de pacas, de ouriços e até morcegos. Dificilmente invade os domicílios humanos; é o principal mantenedor do *T. cruzi* em ambiente silvestre, especialmente entre o tatu, seu hospedeiro favorito.

Triatoma brasiliensis (Neiva, 1911)

Espécie de porte médio, com o macho medindo 1,7 a 1,9 cm e a fêmea 1,9 a 2,0 cm de comprimento. Apresenta cor geral que pode variar de marrom a negra, muito semelhante ao *T. infestans*, diferindo deste por apresentar base das coxas negras, além de marcações amareladas no meio dos fêmures e extremidades das tíbias. Conexivo com marcações amareladas subtriangulares. É a principal espécie transmissora no Nordeste do Brasil, particularmente na região da caatinga, sendo encontrado em ambiente domiciliar, peridomiciliar e silvestre.

Triatoma pseudomaculata (Correa e Espínola, 1964)

Espécie de porte médio, com o macho medindo entre 1,7 e 1,9 cm e a fêmea entre 1,9 e 2,0 cm de comprimento. Apresenta cor geral negra ou marrom escuro, com quatro manchas alaranjadas no pronoto; cório e conexivo com manchas alaranjadas. Juntamente com a espécie anterior, tem importância epidemiológica no Nordeste, especialmente no Ceará.

Triatoma sordida (Stal, 1859)

Espécie de porte médio a pequeno, com o macho medindo 1,4 a 1,9 cm e a fêmea 1,5 a 2,0 cm de comprimento. Apresenta cor geral marrom claro, com nítidas marcações escuras no conexivo, semelhantes à notas musicais. É encontrado na região do cerrado brasileiro, especialmente nos Estados de Minas, Goiás, Bahia e sul de Tocantins. É predominantemente peridomiciliar e raramente encontrado dentro de domicílios formando colônias, razão pela qual é considerado um transmissor secundário.

Triatoma vitticeps (Stal, 1859)

Espécie de porte médio a grande, com o macho medindo 2,7 a 3,3 cm e a fêmea 2,8 a 3,3 cm de comprimento. Cor geral negra, com nítida marcação longitudinal vermelha na cabeça e manchas avermelhadas no conexivo. É uma espécie silvestre, com frequentes achados de pequenas colônias em domicílios e anexos. É encontrado no Espírito Santo e leste de Minas Gerais.

Triatoma rubrofasciata (De Geer, 1773)

Espécie de porte médio, com o macho medindo entre 1,9 e 2,4 cm e a fêmea entre 2,0 e 2,5 cm de comprimento. Apresenta cor geral negra ou marrom escuro, com marcações avermelhadas na margem do pronoto, no cório e no conexivo. Essa espécie tem origem na Índia, sendo a primeira espécie de barbeiro conhecida. Da Índia se espalhou por todas as regiões costeiras e tropicais do mundo, estando sempre associado ao rato doméstico (*Rattus rattus*) transmitindo-lhe o *Trypanosoma conorrhini*. Infecta-se facilmente com o *T. cruzi*; é uma espécie estritamente domiciliar, mas como vive nos telhados das casas, junto dos ratos, não tem importância na transmissão do agente da doença de Chagas. É encontrada na Flórida, em todo o Caribe e nas áreas litorâneas da Venezuela, Guiana Francesa e Brasil.

Triatoma dimidiata (Latreille, 1811)

Espécie de grande porte, com os machos medindo entre 2,4 e 3,2 cm e as fêmeas entre 2,4 e 3,5 cm de comprimento. Cor geral negro a marrom escuro, com manchas de cor laranja no cório e conexivo. É uma espécie que tem a seguinte distribuição: México, Guatemala, Honduras, Belize, El Salvador, Nicarágua, Costa Rica, Panamá, Colômbia, Equador, Peru e Venezuela, sendo que nas regiões de baixa altitude dos países da América Central, do Equador e do Peru, é um importante vetor da doença de Chagas humana. Em ambientes silvestres é comum ser encontrado em tocas de tatu (armadillo).

Rhodnius prolixus (Stal, 1859)

Espécie de tamanho médio, com o macho medindo 1,7 a 2,0 cm e a fêmea 1,9 a 2,2 cm de comprimento. Cor geral marrom claro, com manchas amareladas na cabeça tórax e conexivo, como quase todas as espécies desse gênero, o que torna a identificação específica bem difícil; essa espécie, por exemplo é muito semelhante ao *R. neglectus*, da qual se diferencia pelas seguintes características: o *R. prolixus* é maior, não apresenta uma faixa longitudinal ventral no abdome e não apresenta os ângulos ântero-laterais do colar (pronoto) salientes (sem colar).

O *R. prolixus* é o principal vetor do *T. cruzi* na Venezuela, Colômbia e Guiana, tendo importância menor no México, Nicarágua, Guatemala, Honduras, El Salvador, Costa Rica e norte do Panamá. Na Venezuela e Colômbia é encontrado tanto em ambientes domiciliares, peridomiciliares como silvestres, em ninhos dos mais diversos animais, circulando ativamente nesses três ambientes, o que o coloca como tipicamente sinantrópico. No Brasil é encontrado em ambientes silvestres (palmeiras), nos Estados do Amazonas, Rondônia, Pará e Rio de Janeiro.

Rhodnius neglectu (Lent, 1954)

Espécie muito semelhante à anterior, porém de hábitos silvestres, mas ultimamente tem sido capturado no peridomicílio (pombais, galinheiros) e raramente em domicílios, podendo estar ocorrendo uma adaptação a esses novos ambientes antrópicos. É encontrado nos Estados de Minas Gerais, Bahia, Goiás, Mato Grosso, São Paulo, Paraná, Maranhão e Pernambuco.

Diversos outros triatomíneos mantêm o *T. cruzi* em ambientes silvestres, sem contudo atingir a espécie humana, conforme ocorre no sul dos Estados Unidos e na Amazônia; nessa região, onde tem havido extensos desmatamentos, algumas espécies de *Rhodnius* têm sido encontradas dentro das habitações humanas, mais como uma fuga da degradação ambiental e busca de alimento do que uma colonização domiciliar.

▬ Controle

O controle dos triatomíneos através do uso de inseticidas é a forma mais rápida para se combater a doença de Chagas, sendo denominado de "ação preventiva primária", pois impede a transmissão do *T. cruzi* ao indivíduo suscetível. Nos paises onde tem sido usado com continuidade, tais como Brasil e Venezuela, a taxa de transmissão caiu drasticamente, enquanto em países como Bolívia e Paraguai, onde essas medidas são descontínuas, os índices de transmissão permanecem elevados. O uso de inseticida está atualmente tecnicamente resolvido, dependendo, portanto, de decisão política e disponibilidade de recursos financeiros. Entretanto, deve-se dizer que o controle químico de barbeiros pelo emprego de inseticidas, requer medidas permanentes de vigilância epidemiológica e educação sanitária, pois o risco de repovoamento pela mesma espécie ou por outra silvestre é muito grande. Em virtude disso, muitos especialistas pregam uma efetiva melhoria da habitação, associada a uma ampla educação sanitária e ambiental como medidas eficientes e duradouras. Assim, o uso continuado desses três pilares (inseticida, melhoria da habitação e educação) são as medidas corretas e eficientes para se controlar os triatomíneos domiciliados e peridomiciliados, além de servir de suporte para despertar a população para a mudança de hábitos na busca de melhores padrões de vida.

Antigamente, os inseticidas mais usados foram: Clorados - BHC e Dieldrin; Fosforados - Malathion e Carbamatos - Baygon. Atualmente tem sido dado preferência aos Piretróides - deltametrina, alfacipermetrina, lambdacialotrina e cipermetrina -, por ser menos danosos ao meio

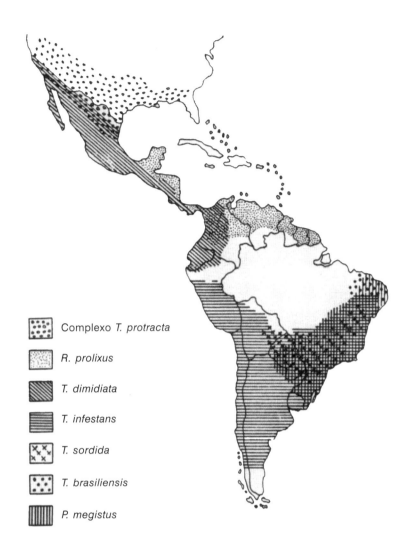

Mapa da distribuição geográfica das principais espécies de triatomíneos nas Américas.

FIGURA 49.6

ambiente e possuir elevada eficiência. São aplicados intradomiciliarmente e nos anexos (paiol, pombal, galinheiro etc.). No Brasil, o programa de controle foi realizado nas seguintes etapas.

- fase de ataque: faz-se uma aplicação em todas as casas do município, dependendo do índice de positividade para o *T. infestans*;
- segue-se a fase de borrifação seletiva, onde apenas as casas positivas são pulverizadas;
- segue-se a fase de "vigilância do morador", através da qual o próprio morador descobre o barbeiro em sua casa e solicita a pulverização ao serviço instalado em sua região.

Esse programa, estabelecido pela Fundação Nacional de Saúde, foi bem sucedido, reduzindo muito a transmissão vetorial da Doença de Chagas. Em 1991, os seis países do chamado Cone Sul (Brasil, Argentina, Chile, Bolívia, Uruguai e Paraguai), criaram a "Iniciativa de Saúde dos Países do Cone Sul", com o objetivo de eliminar o *T. infestans* e interromper a transmissão vetorial e transfusional de *T. cruzi*. As principais atividades do programa foram o controle químico do vetor com inseticidas, o controle físico com a melhoria das habitações e o controle da transmissão transfusional, assegurando a exclusão de todo chagásico entre os doadores.

Em 2006, o Brasil recebeu da Organização Pan-Americana da Saúde o certificado da eliminação da transmissão vetorial da Doença de Chagas no país. Todavia, cabe lembrar que a certificação não representa o controle efetivo da doença no Brasil, mas sim à transmissão pelo *T. infestans*. Assim, casos esporádicos de transmissão têm ocorrido por meio de ingestão de caldo de cana ou de açaí. Dessa forma, a vigilância da doença de Chagas, agora sob a responsabilidade dos municípios, necessita ser mantida. Esse aspecto é fundamental, pois a negligência pode destruir todo um trabalho já feito e a doença de Chagas retornar, como ocorreu com a malária e o dengue.

Existem outras medidas alternativas para controle de barbeiros, descobertas há mais de trinta anos, mas que na prática não são empregadas. São as seguintes: controle biológico baseado na predação de ovos de barbeiros domiciliados pelo micro-himenóptero *Telenomus fariai*, uso de feromônios para atrair barbeiros para armadilhas especiais, uso de hormônios juvenilizantes, impedindo a reprodução da espécie.

Família Cimicidade – Percevejos

Apresentação

Nessa família encontramos os percevejos de cama, muito disseminados no mundo todo até o final da década de 40. A partir da década de 50, foram quase que totalmente exterminados com o intenso uso de BHC e DDT nas residências. Atualmente, em decorrência da favelização da periferia das cidades brasileiras e piora das condições sociais e de higiene, tem havido um aumento de casas infestadas por esse inseto.

Os cimicídeos não foram encontrados naturalmente infectados, porém experimentalmente podem transmitir o *T. cruzi*, a *Borrelia recurrentis* e a *Yersinia pestis*. Portanto, sua importância está relacionada com a hematofagia e os danos a ela relacionados, tais como espoliação sanguínea, perturbação do sono noturno etc.

Classificação

A família *Cimicidae* possui seis subfamílias, com cerca de 40 espécies; a subfamília *Cimicinae* apresenta duas espécies que ocorrem em domicílios humanos: *Cimex lectularius* e *Cimex hemipterus*.

Morfologia

São insetos pequenos, ovais, de cor cinza-avermelhado, medindo cerca de 5,0 mm de comprimento por 3,0 mm de largura, de corpo achatado dorsoventralmente. Não possuem asas aparentes, isto é, suas asas são atrofiadas, representadas por duas escamas curtas, dorsais, correspondentes ao primeiro par de asas de um hemíptero normal. Na cabeça encontramos as antenas com quatro segmentos, implantadas entre os olhos e o clípeo, os olhos compostos (não existem ocelos) e a probóscida trissegmentada (curta e reta), implantada ventralmente e que permanece dobrada sob a cabeça quando está em repouso. Na parte ventral do abdome, ao nível do quinto segmento, encontra-se uma fenda peculiar, que é o "órgão copulador de Ribaga".

Cimex lectularius (Lineu, 1758): é encontrado no mundo todo, especialmente nas zonas temperadas e subtropicais, como o sul do Brasil, sul da África e em regiões de altitude maior, como Belo Horizonte (cerca de 1000m de altitude). Apresenta o protórax quatro vezes mais largo do que alto e cerdas denteadas em um dos lados.

Cimex hemipterus (Fabricius, 1803): são percevejos um pouco maiores que a espécie anterior (6,5 mm de comprimento), sendo mais frequentes nos países ou regiões mais quentes. Pode ocorrer a coabitação das duas espécies no domicílio, porém, não haverá reprodução cruzada entre elas. Apresenta o protórax duas vezes mais largo do que alto e com cerdas lisas.

A distinção entre as duas espécies é feita pelo aspecto do protórax e das cerdas, conforme descrito acima.

Biologia

São insetos de hábito noturno, isto é, picam e copulam durante a noite, mas durante o dia permanecem escondidos em frestas de paredes e de móveis localizados especialmente no quarto de dormir.

Assim que os insetos alcançam a fase adulta, o macho deposita os espermatozóides no órgão de Ribaga, os quais atravessam a hemocele do inseto e alcança os ovários, onde fecundam os óvulos. Uma semana depois iniciam a postura de ovos nas frestas onde vivem. Uma fêmea bota cerca de 6 a 10 ovos de cada vez, num total 350 a 500 durante sua vida, que é em torno de 15 a 18 meses. O período de incubação varia de 6 a 10 dias. Os insetos se desenvolvem por paurometabolia, da seguinte forma: ovo–eclosão–ninfa de primeiro estádio –muda–ninfa de segundo estádio –muda–ninfa de terceiro estádio –muda–ninfa de quarto estádio muda–ninfa de quinto estádio –muda–adulto. De ninfa 1 até adulto demora cerca de três meses, em ambiente variando entre 20 e 25 graus centígrados.

Controle

Medidas usuais de higiene doméstica, tais como trocar roupa de cama semanalmente, varrer a casa diariamente etc. são capazes de impedir a colonização desses insetos. Em casas infestadas é importante examinar galinheiros e pombais próximos, assim como possíveis ninhos de morcegos. Nessas situações é importante pulverizar o domicílio humano e os possíveis focos com um inseticida à base de piretoide.

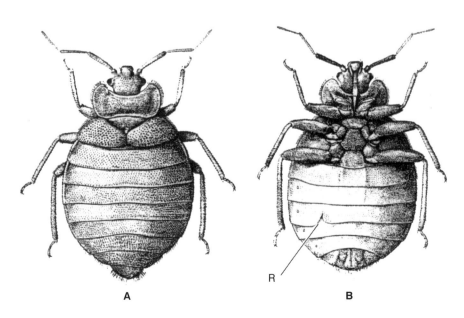

Cimex lectularius: (A) macho, vista dorsal; (B) fêmea, vista ventral; (R) órgão copulador de Ribaga.

capítulo 50

Ordem Diptera

resumo do capítulo

- Apresentação
- Morfologia
- Classificação

— Apresentação

Sem sombra de dúvida é a ordem mais importante na parasitologia médica, em decorrência do número de espécies que podem atingir os humanos, quer transmitindo doenças, quer importunando-os, quer produzindo doenças (miíases). Além disso, nessa ordem encontramos também grande quantidade de espécies úteis, quer como polinizadoras, quer como controladoras de pragas, quer como participantes ativas da cadeia alimentar e decompositoras de matéria orgânica.

A palavra díptera foi dada por Aristóteles, que na Grécia antiga se encantou com esses insetos de duas asas (di=duas e ptera=asas).

É uma ordem muito grande, apresentando 188 famílias, com mais de 150 mil espécies descritas. Em razão disso podemos encontrar uma enorme diversidade de formas, além de grande variedade de hábitats e hábitos.

Todos os Diptera são holometábolos, passando pelos estágios de ovo, larva (com 3 a 5 estádios), pupa e adulto.

— Morfologia

Como todo inseto, apresenta o corpo dividido em três partes bem distintas:

- **Cabeça**: geralmente subesférica, possuindo dois olhos compostos e três ocelos localizados no vértex da cabeça (os quais podem faltar em algumas famílias). Os olhos compostos são muito grandes e ocupam quase toda a cabeça; em algumas famílias os olhos dos machos se tocam no vértex e são denominados holópticos, enquanto nas fêmeas são separados – dicópticos.

- O aparelho bucal está localizado na porção ventral da cabeça, formando uma probóscida mais ou menos tubular, adaptado para sugar e, em algumas famílias, é capaz de perfurar a pele para sugar o sangue do hospedeiro. As antenas variam muito de forma e tamanho, sendo sempre constituídas pelos seguintes seguimentos: escapo ou primeiro segmento, pedicelo ou segundo segmento e o flagelo que pode apresentar vários segmentos (mosquitos) ou apenas um (moscas).

- **Tórax**: é formado quase que exclusivamente pelo mesotórax, uma vez que o pró e o metatórax são reduzidos. Dorsalmente, só se nota o mesonoto. As asas funcionais são implantadas no mesotórax e são providas de várias nervuras de sustentação e células, cuja morfologia é muito importante na identificação da família e até espécie; no metatórax estão implantadas as asas posteriores, que são atrofiadas, sendo denominadas de "balancins". As patas, em número de três pares, são compostas por coxa, trocânter, fêmur, tíbia e tarsos (formado por cinco tarsômeros). No último tarsômero encontramos duas garras, sendo que em muitos dípteros encontramos, abaixo de cada garra, um empódio (almofada).

- **Abdome**: constituído por 10 a 11 segmentos, sendo visíveis apenas quatro ou cinco deles. Os últimos segmentos abdominais estão modificados, compondo a genitália masculina (pênis ou edeago, que se encontra no final do nono esternito) ou feminina (cuja abertura – ovipositor – se encontra entre o oitavo e o nono esternito).

As formas imaturas apresentam grande variabilidade e serão descritas junto com as respectivas famílias de interesse na parasitologia médica.

Classificação

A classificação dessa ordem tem sofrido grandes modificações nos últimos anos, apresentando e reunindo várias propostas. Dentre essas, a que tem sido mais aceita é a seguinte, conforme MacAlpine, 1989:

Ordem Diptera
    Subordem
        Nematocera (antenas longas, mais de seis segmentos)
        Infraordens
- Psychodomorpha
   - Superfamília
   - Psychodoidea: família Psychodidae
- Culicomorpha
   - Superfamílias
   - Culicoidea: família Culicidae
   - Chironomoidea: famílias Simuliidae e Ceratopogonidae

    Subordem
        Brahcycera (antenas curtas, três segmentos)
        Infraordens
- Tabanomorpha
   - Superfamílias
   - Tabanoidea: família Tabanidae
   - Stratiomyoidea: família Stratiomyidae
- Muscomorpha
   - Seção
      - Aschiza (sem sutura frontal)
         - Superfamília
            - Syrphoidea: família Syrphidae
      - Schizophora (com sutura frontal)
   - Subseção
      - Acalytratae (sem calípteras)
         - Superfamília
            - Tephritoidea: família Tephritidae
      - Calyptratae (com calípteras)
         - Superfamílias
            - Hippoboscoidea: famílias Glossinidae, Hippoboscidae
            - Muscoidea: família Muscidae
            - Oestroidea: Calliphoridae, Sarcophagidae, Oestridae

Essa classificação é bastante lógica, pois agrupa os dípteros conforme sua morfologia, biologia e até formas de atingir os hospedeiros ou as formas de vida no meio ambiente. Quando falamos em "sutura frontal" nos referimos a uma sutura existente em torno das antenas e se refere à cicatriz formada pela retração da ampola frontal (ou ptilineal); "calíptera" é uma dobra da asa, usualmente escura ou leitosa, localizada na inserção da asa, cobrindo o balancim e bem visível nos dípteros caliptratos (moscas verdadeiras).

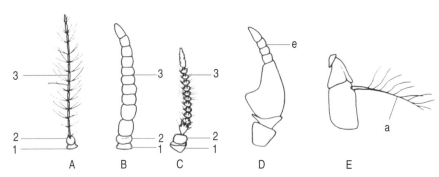

FIGURA 50.1 Tipos de antenas da ordem Diptera: (A), (B) e (C) subordem Nematocera (mais de seis segmentos); (D) e (E) subordem Brachycera (três segmentos); (1) escapo; (2) pedicelo; (3) flagelo; (e) anelações no "estilo"; (a) arista pectinada (cerdas presentes apenas de um lado).

capítulo 51

Psychodidae

resumo do capítulo

- Apresentação
- Classificação
- Morfologia
- Biologia
- Espécies principais
- Controle

- Apresentação

Nessa família temos um interessante grupo de insetos muito semelhantes entre si, pois são pequenos, densamente pilosos, apresentam as asas sempre abertas, lanceoladas e com as nervuras paralelas. Está dividida em seis subfamílias, das quais uma tem enorme importância para nós, a *Phlebotominae*, onde estão localizados os transmissores das leishmanioses. A subfamília *Psychodinae* é representada pelos pequenos e comuns "mosquitinhos peludos", que não são hematófagos e se criam em água parada, rica em matéria orgânica, presente na caixa sifonada (ralo) do banheiro ou no solo.

Os flebotomíneos apresentam ampla distribuição geográfica, sendo encontrados nas mais diversas condições climáticas e de altitudes, e em ambientes silvestres, rurais e urbanos, podendo invadir o domicílio e o peridomicílio, atacando vorazmente os humanos e os animais. Em vista desse ecletismo alimentar das fêmeas, podem ser vetores de vários agentes etiológicos, tais como:

- *Bartonella bacilliformes*, agente da Febre de Oroya, Verruga Peruana ou moléstia de Carrion, doença que ocorre nos vales andinos do Peru, Colômbia e Equador;
- diversas espécies de *Leishmania*, responsáveis por diferentes formas de leishmanioses, no mundo todo;
- arboviroses, tais como "febre dos três dias" (*Phlebovirus*), que ocorre no Velho Mundo e viroses animais. A própria picada das fêmeas pode desenvolver um processo alérgico grave, sendo que em Israel é comum a dermatite denominada "harara", desencadeada pela picada do *Phlebotomus papatasi*.

Os flebotomíneos recebem diversos nomes populares: cangalhinha, mosquito palha, birigui, freboti, flebótomo, "mosco blanco", "papolotilla", "papalomoyo", "sandflies" etc., indicando a familiaridade do povo com esses incômodos dípteros hematófagos.

- Classificação

A classificação da família *Psychodidae* também tem sido objeto de controvérsias, mas segundo Vianna Martins et al, 1978, é dividida em cinco subfamílias – *Phlebotominae, Trichomyinae, Sycoracinae, Psychodinae* e *Bruchomyinae*. Os *Phlebotominae* se distinguem dos demais pelas seguintes caracterísaticas: possuem os palpos com cinco segmentos (palpômeros), possuem o aparelho bucal preparado para exercer a hematofagia, apresentando o mesmo tamanho da cabeça e antena com segmentos cilíndricos.

Na subfamília *Phlebotominae* existem seis gêneros, sendo três no Velho Mundo –*Phlebotomus, Sergentomyia* e *Chinus* e três no Novo Mundo – *Lutzomyia, Warileya* e *Brumptomyia*. No mundo todo existem cerca de 700 espécies, das quais perto de 70 são oportunistas ou ecléticas, isto é, podem picar humanos e animais, transmitindo doenças entre eles. No Novo Mundo, as espécies de *Lutzomyia* apresentam uma sistemática ainda muito controvertida e complicada, sendo agrupadas em vários subgêneros, dos quais temos os seguintes com espécies importantes na transmissão de leishmanioses: *Lutzomyia, Nissomyia, Psychodopygus* e *Pintomyia*. Assim, por exemplo, a denominação correta do transmissor da leishmaniose visceral no Brasil é: *Lutzomyia (Lutzomyia) longipalpis*. A identificação das espécies, conforme mostraremos adiante, também não está clara, necessitando ainda de muitas e diversificadas pesquisas.

▪ Morfologia

A morfologia dos flebotomíneos será mostrada nas suas diversas fases evolutivas (adultos, ovos, larvas e pupas), porém, nos restringindo aos detalhes mais característicos, passíveis de serem vistos em sala de aula, não havendo o intuito de mostrar estruturas internas importantes para um especialista.

Adultos

Cabeça: é densamente pilosa e colocada abaixo do tórax, dando ao inseto um típico aspecto corcunda. Possui um par de olhos compostos iguais nos dois sexos. As antenas são longas e implantadas entre os olhos, sendo formadas por um escapo e um pedicelo globosos, seguido pelo flagelo formado por 14 "flagelômeros" cilíndricos. O aparelho bucal é do tipo pungitivo sugador, do mesmo comprimento da cabeça, permanecendo sob esta quando em repouso. É formado por um labro ventral, um par de mandíbulas (cujos dentes na extremidade distal cortam os tecidos como um serrote), a hipofaringe (com o canal salivar no seu interior), um par de maxilas (com as lacínias cortantes na extremidade distal) e o lábio. Entre o labro e as mandíbulas forma-se o canal alimentar, pelo qual passa o sangue ingerido. Nos machos as mandíbulas são rudimentares, não sendo capazes de perfurar a pele para exercer a hematofagia. No interior da cabeça, na cavidade pré-oral, entre a faringe e o clípeo, existe o cibário, que pode ser visto em exemplares clarificados. Ele exerce a função de bomba de sucção, sendo formado por uma estrutura quitinizada, provida de dentículos, cuja morfologia e posição é de grande importância na identificação de várias espécies.

Tórax: é densamente piloso, podendo apresentar-se bem escuro ou claro (amarelado). Nessa parte do corpo inserem-se as duas asas e as seis pernas, cuja coloração, presença e aspecto dos espinhos e cerdas é de grande importância na sua identificação. A forma lanceolada e a posição paralela das nervuras das asas diferencia a família, da subfamília e dos gêneros.

Abdome: apresenta-se também densamente piloso, sendo formado por 10 segmentos, com os três últimos modificados para formar a genitália externa. Nas fêmeas, os segmentos 8, 9 e 10 acham-se telescopados para dentro do sétimo segmento, dando um aspecto externo arredondado ou não saliente na porção final do abdome. Internamente encontra-se a espermateca, que é o reservatório de espermatozoides e cuja morfologia tem grande importância taxonômica. Nos machos, o nono segmento abdominal apresenta-se modificado, formando um braço dorsal, composto pelo basistilo e pelo dististilo, e um braço ventral, composto pelos "parâmetros". Internamente encontramos uma bomba genital e um par de filamentos genitais, cujo comprimento coincide com o das espermatecas.

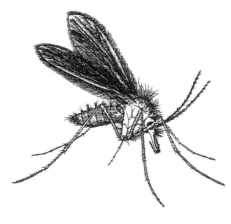

Morfologia de uma fêmea de *Lutzomyia*: notar o corpo todo coberto de "pêlos", as asas lanceoladas (isto é, terminando em ponta), a cabeça colocada sob o tórax e o abdome terminando sem projeções (as projeções ou digitações aparecem no macho).

FIGURA 51.1

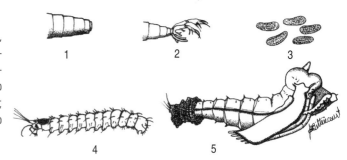

FIGURA 51.2 *Lutzomyia*: diferença entre macho e fêmea, formas jovens. (1) fêmea (extremidade posterior do abdome arredondada); (2) macho (extremidade posterior do abdome apresentando apêndices com aspecto de ganchos); (3) ovos; (4) larva de quarto estádio (notar os quatro filamentos caudais); (5) pupa.

Formas imaturas

Ovos: possuem cor esbranquiçada, tendo uma forma oval, alongada e ligeiramente recurvada, medindo cerca de 300 a 500 μm de comprimento. O exocório (envoltório externo do ovo), apresenta desenhos ou esculturas interessantes e que permitem a identificação da subfamília, mas não permitem o reconhecimento de gêneros ou de subgêneros.

Larvas: são esbranquiçadas e vermiformes, apresentando uma cabeça escura e quitinizada, com mandíbulas desenvolvidas, com as quais as larvas roem o alimento, basicamente de matéria orgânica (folhas, húmus ou esterco em decomposição). O corpo é formado por doze segmentos, sendo três torácicos e nove abdominais, que apresentam pseudopódios locomotores. Existem quatro estádios larvais, corpo e cabeça apresentam cerdas com a extremidade distal dilatada (semelhante a um palito de fósforo). A larva de primeiro estádio diferencia-se das demais pelo número de cerdas dorsais do último segmento abdominal: a de primeiro estádio possui um par e as demais, dois pares. Todas as cerdas são importantes na identificação. A larva madura ou de quarto estádio mede cerca de 2,0 mm de comprimento.

Pupas: são um pouco mais escuras que as larvas, tendo o corpo constituído por cefalotórax (que é mais largo e pode-se ver os esboços de asas) e abdome (que é mais delgado); no último segmento abdominal da pupa permanece aderido à exúvia da larva de quarto estádio, que a mantém aderida ao substrato. A pupa mede cerca de 2,0 mm de comprimento.

– Biologia

Os flebotomíneos continuam desafiando a argúcia humana, pois apesar de muito estudados, ainda possuem vários aspectos de sua biologia pouco conhecidos. Em verdade, o que se sabe, é fragmentado e incompleto, mostrando a necessidade de aprofundamento das pesquisas, com novas abordagens metodológicas. Assim, descreveremos em seguida as informações disponíveis:

Hábitat: os insetos adultos vivem usualmente em ambientes silvestres, tais como florestas, capoeiras, grutas e sopés de serra, sempre em locais úmidos (70 a 80%), sombreados e de temperatura moderada (20/25 graus centígrados). Algumas espécies se adaptaram ao domicílio e peridomicílio humano no meio rural e outras se adaptaram ao ambiente urbano, como acontece atualmente com o *L. longipalpis*, espécie transmissora da leishmaniose visceral, que ocorre em bairros do centro e da periferia de grande cidades.

Criadouros: pouco conhecidos na natureza, sabe-se que em laboratório a oviposição é feita em matéria orgânica rica em proteínas, úmida (mas não encharcada) e temperatura em torno de 25 graus centígrados. Na natureza só têm sido encontradas raras larvas ou ovos em ambientes ricos em húmus, tais como frestas de pedras ou de raízes, buracos em árvores, locas de grutas etc., nunca correspondendo ao grande número de adultos presentes no entorno. Já em ambiente urbano, há associação de flebotomíneos e quintais sujos e mal cuidados, muitas vezes junto com criação de galinhas ou porcos. Lotes vagos, cobertos de mato, também poderiam exercer o papel de criadouros urbanos.

Alimentação: apenas as fêmeas são hematófagas, usualmente se aproximando do hospedeiro à noitinha, entre 18 e 21 horas e depois ao amanhecer; em ambientes naturais mais escuros e sossegados, a hematofagia pode ocorrer a qualquer hora do dia ou da noite. Os machos se alimentam de substâncias açucaradas, obtidas talvez de plantas e de secreções de afídeos (pulgões). As fêmeas, além do sangue, também possuem essa dieta, fundamental para o desenvolvimento da leishmânia no inseto.

A hematofagia é rápida, porém dolorosa, pois a fêmea possui o aparelho bucal curto, necessitando cortar os tecidos em movimentos de serrote e de tesoura, ao mesmo tempo que deposita a saliva com seus componentes vasodilatadores e anticoagulantes, até conseguir sugar o sangue que aflora na área perfurada.

Algumas espécies são muito exigentes quanto ao hospedeiro, outras já são ecléticas, se alimentando sobre aves e mamíferos diversos, incluindo os humanos.

Vôo: é silencioso, mas não se conhece com exatidão a distância do vôo dos flebotomíneos, havendo grande discordância entre os dados. Sabe-se que quando as fêmeas estão próximas dos hospedeiros para exercer a hematofagia, apresentam vôos curtos, como que saltitantes, muitas vezes acompanhadas de machos que aproveitam desse acúmulo de fêmeas para copularem com as mesmas. Presume-se que os vôos desses insetos sejam curtos, em torno de 200 a 500m, mas há evidências que podem voar alguns quilômetros em busca de alimento ou de abrigo.

Ciclo biológico: cerca de três a oito dias após a hematofagia, as fêmeas fazem a postura de 46 a 47 ovos por desova, sendo que os ovos ficam aderidos ao substrato; o período de incubação é de 6 a 8 dias; o período larval é de 18 a 20 dias a fase de pupa dura de 10 a 12 dias. Assim, o ciclo completo em laboratório demora entre 34 e 40 dias. Em condições ambientais parece que esses períodos são muito mais longos, podendo demorar três a quatro meses um ciclo completo. Nos países de clima quente ocorrem três a quatro gerações por ano, enquanto nos países de clima frio ocorre apenas um geração, permanecendo em diapausa por vários meses. Os adultos possuem vida curta, variando de um a dois meses (no inverno têm menor atividade e vivem mais, isto é, dois meses).

▀ Espécies principais

Das cerca de 350 espécies de *Lutzomyia* conhecidas, cerca de doze estão associadas ao domicílio e peridomicílio humano, tendo maior responsabilidade na transmissão de leishmanioses entre os humanos e mais outras trinta espécies transmitem o protozoário apenas entre os animais. Assim, as espécies oportunistas, isto é, que se alimentam sobre animais e humanos é que possuem importância epidemiológica em saúde pública. As espécies mais importantes são as seguintes:

- Subgênero *Lutzomyia*:
    - *L. longipalpis* (Lutz & Neiva, 1912): é a principal espécie transmissora da *L. chagasi*, agente da leishmaniose visceral ou calazar americano. Ocorre desde o México até a Argentina, em regiões de vegetação rasteira ou arbustiva, assim como sopés de serra e grutas. Invade o domicílio e o peridomicílio humano, sugando com avidez as aves (galinhas, pombos, passarinhos), cães e humanos.

- *L. cruzi* (Mangabeira, 1938): foi incriminada como transmissora de *L. chagasi* no Estado do Mato Grosso do Sul.
- Subgênero *Nyssomyia*:

Nesse subgênero estão presentes os principais flebótomos responsáveis pela transmissão das leishmanioses tegumentares e mucocutâneas das Américas. A identificação das espécies, entretanto, ainda é motivo de controvérsias, sendo que muitas delas são hoje consideradas "complexos de espécies", necessitando seguramente de técnicas bioquímicas para identificação e separação das espécies envolvidas. Assim, dentro do que se conhece, citaremos algumas espécies consideradas importantes:

- *L. intermedia* (Lutz & Neiva, 1912) – Ocorre em matas e em ambientes modificados, tais como plantações de bananeira, café etc., podendo invadir domicílios e anexos. Ocorre em quase todo o Brasil, especialmente na Região Leste. A *L. neivai*, que muito se assemelha a esta, tem distribuição mais intensa de Goiás para o sul, inclusive no Paraguai, Argentina e Uruguai.
- *L. whitmani* (Antunes & Coutinho, 1939) – É uma espécie típica de florestas, porém suga os humanos avidamente; não gosta de ambientes modificados pelos humanos, mas se adapta em áreas de plantações mais fechadas e pode invadir domicílios e anexos. Tem ampla distribuição geográfica no Brasil, ocorrendo em alguns países vizinhos.
- *L. umbratilis* (Ward & Frahia, 1977 – É uma espécie frequente na Região Amazônica, sendo essencialmente silvestre. É encontrada também em Pernambuco e em vários países do norte da América do Sul. É associada a árvores de grande porte, permanecendo em repouso durante o dia na base do tronco de árvores ou descendo ao solo para ovipor. Durante a noite, sobe para a copa das mesmas, onde suga preguiças, gambás e tamanduás arborícolas. Os humanos se infectam quando durante o dia se encostam nas árvores para descansar. Esses insetos podem invadir casas ou acampamentos construídos dentro ou junto da floresta e aí picar as pessoas presentes. É o principal transmissor da *L. guyanensis* na região.
- *L. flaviscutellata* (Mangabeira, 1948) – É uma espécie frequente nas regiões alagadiças da Amazônia, se adaptando também em alguns cultivos fechados. Tem preferência por picar roedores ao nível do solo, raramente picando os humanos, não só pela preferência alimentar, como por viver em locais pouco frequentados por humanos. É transmissora da *L. amazonensis* (agente da leishmaniose difusa).
- Subgênero *Psychodopygus*

Nesse subgênero encontramos apenas espécies adaptadas ao ambiente florestal, com as seguintes espécies envolvidas na transmissão de leishmaniose tegumentar:

- *L. wellcomei* (Frahia, Shaw & Laison, 1971) – Ocorre em matas da Amazônia e do Nordeste do Brasil (Pernambuco), picando preferencialmente à noite, mas fazendo-o durante os dias nublados também, sendo atraída por humanos em grande intensidade. É incriminada como vetor de *L. braziliensis*. Uma espécie próxima, a *L. complexa*, tem hábitos e distribuição semelhantes, carecendo de estudos comprobatórios.

Outras espécies desse subgênero ainda carecem de mais pesquisas sobre hábitos, responsabilidade na transmissão e distribuição geográfica.

- Subgênero *Pintomyia*:

Duas espécies desse subgênero ocorrem na região sul do Brasil, vivendo em ambientes silvestres, porém, atacando os humanos com avidez, em florestas ou em suas proximidades; já foram encontradas infectadas com *Leishmania*, sem se saber ao certo a espécie desse protozoário. São elas: *L. pessoai* (Coutinho & Barretto, 1940), mais comum no interior e a *L. fischeri* (Pinto, 1926), mais encontrada no litoral.

- Grupo *migonei*:
  - *L. migonei* (França, 1920), muito comum no Brasil, pode ser um vetor secundário de *L. braziliensis* no Rio de Janeiro, Minas Gerais e Ceará.

Em vista do exposto e dentro dos atuais conhecimentos sobre a identificação dos flebótomos, as principais espécies transmissoras de leismanioses seriam:

a) No Velho Mundo: *Phlebotomus argentipes, P. sergenti* e *P. papatasi*;
b) No Novo Mundo: *Lutzomyia longipalpis, L. anduzei, L. flaviscutelata, L. intermedia, L. umbratilis, L. whitmani, L. pessoai, L. amazonensis, L. wellcomei* e *L. migonei*.

Controle

Conhecendo-se tão pouco sobre a biologia e comportamento dos flebótomos, fica realmente muito difícil a adoção de medidas concretas e efetivas para o controle desse inseto. Além disso, só poderiam ser usadas medidas contra as espécies que ocorrem em domicílios humanos e seus anexos, pois contra as espécies silvestres nada pode ser feito. Alguns grupos de pesquisa estão estudando o comportamento de flebótomos através de seus feromônios, mas esses conhecimentos ainda não estão suficientemente desenvolvidos para se promover o controle via uso de feromônios de atração sexual em iscas envenenadas, conforme ocorre em algumas pragas agrícolas. Dessa forma, as medidas cabíveis e usadas na prática são:

- Uso de repelentes em pessoas que têm que trabalhar na mata ou suas proximidades: medida pouco eficiente, cara e de uso muito restrito, pois o próprio suor desativa o repelente em pouco tempo. Em animais domésticos, tais como cães, o uso de repelentes (produtos ou coleira antipulgas) funciona muito bem, evitando que os animais sejam picados por flebótomos. O plantio de citronela (uma gramínea semelhante ao capim cidreira) junto de canis e casas ajuda a repelir os flebótomos;

- Uso de inseticida: os flebótomos são muitos sensíveis a vários inseticidas, mas esses só podem ser aplicados no domicílio e peridomicílio, quando há invasão desses locais por espécies transmissoras. Os piretoides são muito eficientes para essa prática. O uso de inseticidas em ambientes florestais é totalmente contra-indicado, exceto em situações especiais, como acampamentos, onde o produto seria aplicado no entorno da área e teria muito mais uma função repelente do que inseticida;

- Limpeza no entorno de casas e anexos: em ambientes rurais, a limpeza do ambiente peridoméstico ajuda a evitar a aproximação desses insetos, assim como a não criação de galinhas e cães dentro ou muito próximo da casa, pois esses animais exercem forte atração para esses insetos. A construção de habitações distantes (mais de 500 m) da mata, juntamente com a limpeza e ausência de aves e cães, pode evitar um pouco a presença de flebótomos, mas dentro da realidade rural de qualquer país, isso é muito pouco factível.

capítulo 52

Culicidae

resumo do capítulo

- Apresentação
- Classificação
- Morfologia
- Biologia
- Espécies principais
- Controle

– Apresentação

Nessa família encontramos os mosquitos, também popularmente denominados de muriçocas, pernilongos, sovelas, carapanãs e zancudos.

Os adultos são alados, possuindo o corpo delgado, com pernas e antenas longas; quase a totalidade das fêmeas são hematófagas, fazendo um zumbido característico com as asas quando se aproximam de seu hospedeiro temporário. As fases imaturas são aquáticas. Os culicídeos ocorrem no mundo todo, estando ausentes apenas na Antártida e algumas poucas ilhas, com cerca de 3.450 espécies conhecidas. No Brasil existem cerca de 500 espécies descritas, das pouco mais de vinte têm importância médico-veterinária; dessas faremos comentários apenas sobre as dez mais frequentes.

São insetos que apareceram na Terra há cerca de 50 milhões de anos, bem antes dos humanos, sendo, por isso, altamente resistentes às pressões evolutivas e muito bem adaptados aos mais diferentes ambientes.

O interesse de se estudar os mosquitos começou por volta de 1.700, quando se achava que a única importância desses insetos era o incômodo da hematofagia e do zumbido. Entretanto, no final do século XIX, descobriu-se que eram transmissores de filárias e de plasmódios e, no início do século XX, de diversos vírus. Em razão desses fatos, tornou-se o grupo de insetos mais estudados no mundo todo, o que permitiu conhecer detalhes de sua morfologia, biologia e comportamento. Atualmente, pesquisas bem conduzidas em nível bioquímico e molecular permitem desvendar alguns mistérios sobre a identificação de espécies e a relação delas com o hospedeiro e o agente etiológico veiculado.

É, portanto, uma família muito importante e interessante de se estudar.

– Classificação

A classificação da família *Culicidae* sofreu várias modificações nos últimos anos, em decorrência do aprofundamento dos estudos sobre a morfologia e biologia. Assim, apresentaremos a seguir a classificação mais aceita ultimamente: a família *Culicidae* pertence à ordem *Diptera* e subordem *Nematocera*, sendo dividida em três subfamílias: *Toxorhynchintinae, Anophelinae* e *Culicinae*; os *Toxorhynchintini* não são hematófagos e, portanto, não apresentam interesse na parasitologia; os *Anophelinae* têm uma tribo –*Anophelini*, com dois gêneros e os *Culicinae* possuem quatro tribos, com grande número de gêneros. Na lista seguinte apresentamos essa classificação, indicando alguns gêneros importantes:

Família *Culicidae*
    Subfamílias:
        Anophelinae
            Tribo Anophelini
                Gêneros: *Anopheles* e *Chagasia*;
        Culicinae
Tribos:
        Culicini
            Gêneros: *Culex, Deinocerites*;
        Aedini
            Gêneros: *Aedes, Psorophora* e *Haemagogus*;
        Sabethini
            Gêneros: *Sabethes, Limatus, Phoniomyia, Trichoprosopon;*
        Mansonini
            Gêneros: *Mansonia, Coquillettidia*

Toxorhynchintinae: sem interesse médico, pois se alimentam exclusivamente de substâncias vegetais. São grandes, coloridos (preto e vermelho) e possuem a probóscida recurvada para trás.

Um pouco mais adiante comentaremos sobre as principais espécies.

■ Morfologia

Estudaremos a morfologia desses insetos observando suas principais fases biológicas: adultos, ovos, larvas e pupas.

Adultos

Os mosquitos medem de 3 a 6 mm de comprimento, apresentando as seguintes características básicas: o corpo, as pernas longas e as asas recobertos por escamas de uma só cor ou de cores diferentes; as asas apresentam a terceira veia longitudinal (R4+5) reta e colocada entre duas veias forquilhadas; as antenas possuem 15 a 16 segmentos, sendo plumosas no macho e pilosas nas fêmeas.

Cabeça: é globosa recoberta por escamas claras e/ou escuras, formando desenhos ou manchas importantes no diagnóstico; olhos compostos grandes, formados por cerca de 400 a 500 omatídeos; não existem ocelos; na fronte (entre os olhos) emergem as duas antenas, formadas pelo escapo, depois o pedicelo (ou torus) seguido pelo flagelo, composto por 13 ou 14 flagelômeros. Na base das antenas existe um órgão altamente sensível, que é o "órgão de Johnston" e no flagelo existem numerosas "sensílias" ou quimiorreceptores, capazes de detectar feromônios e outros odores. Abaixo e entre as antenas existe o clípeo, onde se insere os dois palpos maxilares e o parelho bucal; os palpos apresentam tamanhos diferentes conforme a subfamília e o sexo, mas são recobertos de escamas e possuem numerosas "sensilias" ou quimioreceptores (CO_2, umidade etc.). O aparelho bucal ou probóscida é formado pelo lábio flexível (que recobre as demais estruturas e termina em duas labelas) e por um labrum dorsal, um par de mandíbulas (que terminam em pequenos dentes), um par de lacínias (que possuem pequenos dentes em sua porção terminal) e a hipofaringe (no interior da qual existe um canal por onde a saliva passa). Durante a hematofagia, as sensílias das labelas localizam o melhor ponto e se fixam aí; em seguida o lábio flexiona, enquanto a maxila, mandíbulas, labrum e hipofaringe perfuram e penetram na pele, injetando saliva, até alcançar um pequeno vaso sanguíneo.

Tórax: é composto pelo protórax, mesotórax e metatórax, sendo que em cada segmento se implanta um par de patas. Essas são recobertas por escamas, sendo que os cinco tarsômeros podem possuir escamas formando manchas importantes. As asas anteriores ou funcionais são implantadas no mesotórax e os halteres ou balancins são implantados no metatórax, abaixo das asas funcionais; estas são recobertas por escamas, que podem possuir cores diferentes formando desenhos típicos (os *Anophelinae*, por exemplo, possuem grupos de escamas escuras e grupos de escamas claras, típicas). O tórax é recoberto dorsal e lateralmente por escamas de uma ou mais cores, formando desenhos típicos para cada espécie. A parte final e dorsal do tórax é o escutelo, uniforme ou arredondado nos *Anophelinae* e trilobado nos *Culicinae*.

Abdome: é formado por dez segmentos, dos quais apenas oito são visíveis, pois os últimos são modificados para formar a genitália externa. O abdome é também todo recoberto por escamas, de uma ou duas cores, formando desenhos típicos para cada espécie.

478 PARASITOLOGIA DINÂMICA

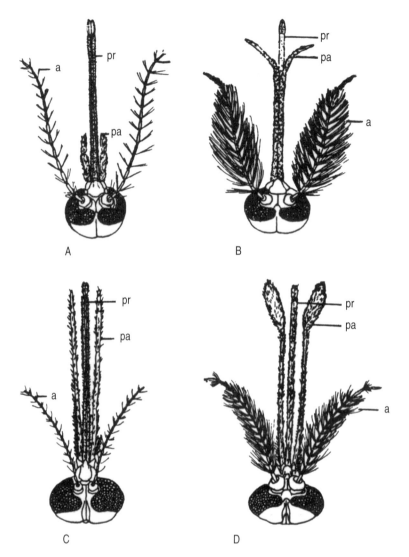

FIGURA 52.1 Detalhes da cabeça de três gêneros de *Culicidae*, mostrando a diferença entre machos (antenas plumosas) e fêmeas (antenas pilosas): (A) fêmea de *Culex* e de *Aedes* (pa = palpos curtos); (C) fêmea de *Anopheles* (pa = palpos longos); (B) macho de *Culex* e de *Aedes* (pa = palpos cilíndricos); (D) macho de Anopheles (pa = palpos em clava; pr = probóscida); (a) antenas pilosas ou plumosas.

Formas imaturas

Ovos: medem cerca de 1 mm de comprimento, sendo ovóides alongados ou subtriangulares. Apresentam uma cor pálida no momento da oviposição, tornando-se escuros alguns minutos depois. Possuem uma camada envoltora impermeável, denominada casca ou córi; essa possui o exocório, que apresenta ornamentações que auxiliam no diagnóstico específico. Em *Anophelinae*, esse exocório apresenta umas expansões laterais, denominadas flutuadores. A casca do ovo apresenta uma micrópila em uma das extremidades, cuja função é permitir a penetração do espermatozóide para a fecundação, no interior do mosquito. Os ovos são sempre colocados sobre a água ou junto dela, isolados ou em conjunto, conforme a espécie.

Larvas: são sempre aquáticas, apresentando um aspecto vermiforme e com movimentação muito ativa. O corpo é formado pela cabeça globosa, o tórax (formado por três segmentos pouco distin-

CULICIDAE 479

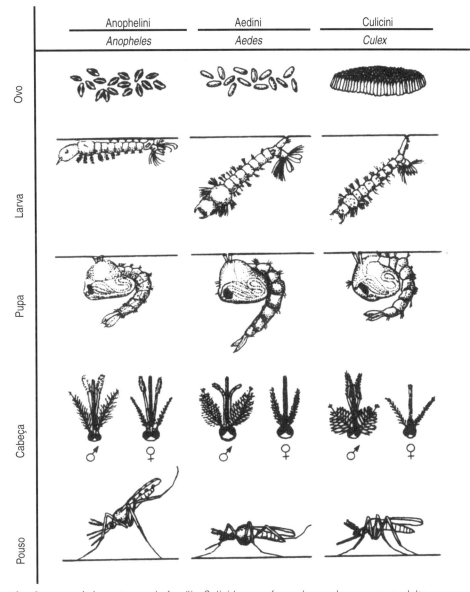

Detalhes de três gêneros mais importantes da família *Culicidae*, nas fases de ovo, larva, pupa e adulto.

FIGURA 52.2

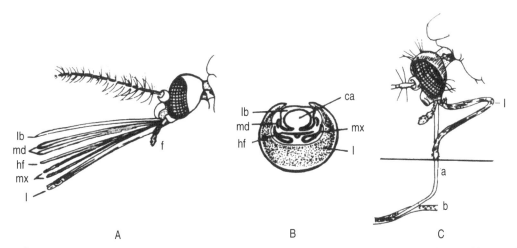

Aparelho bucal de *Culicidae*. (A) e (B): (lb) labro; (md) mandíbulas; (hf) hipofaringe; (mx) maxilas; (l) lábio; (f) palpo; (ca) canal alimentar; (C) posição do aparelho bucal durante a hematofagia: (l) labro retraído; (a) demais estruturas penetrando no capilar (b).

FIGURA 52.3

Tabela 52.1 Principais diferenças entre as subfamílias *Anophelinae* e *Culicinae*:

	Anophelinae	*Culicinae*
Pouso	Perpendicular à parede	Paralelo à parede ou inclinado
Asas	Manchadas	Uniformes
Palpos	Longo nas fêmeas	Curto nas fêmeas
	Claviformes nos machos	Cilíndricos nos machos
Ovos	Isolados, com flutuadores	Isolados, sem flutuadores ou unidos, formando jangada
Larvas	Paralelas à superfície da água e sem sifão	Perpendiculares à superfície da água e com sifão
Pupas	Sifão em funil e curto	Sifão cilíndrico e longo

tos) e o abdome (formado por dez segmentos, sendo que nos últimos, encontramos o espiráculo respiratórios – com ou sem sifão – o lobo anal e as escovas. Na cabeça da larva encontramos um par de antenas, uma mancha ocular e o aparelho bucal do tipo raspador-mastigador, ao lado do qual se encontram as escovas orais, cuja função é vibrar, formando correntes capazes de trazer o alimento até a boca da larva. A respiração é feita diretamente do ar, através dos espiráculos respiratórios existentes no último segmento abdominal. Existem quatro estádios larvais e a dimensão destas varia com o estádio: de 1,0 mm, no primeiro estádio a 5 ou 7,0 mm no quarto estádio.

Pupas: também são sempre aquáticas, em forma de vírgula, muito móveis e ativas. Apresentam o corpo formado pelo cefalotórax e abdome; no cefalotórax encontramos um par de sifão respiratório, que pode ser cilíndrico e longo nos *Culicinae* e afunilado e curto nos *Anopehelinae*, com os quais a pupa respira o oxigênio diretamente do ar, na superfície da água. As pupas não se alimentam.

Pelo exposto, podemos apresentar o seguinte quadro mostrando as diferenças morfológicas entre as subfamílias:

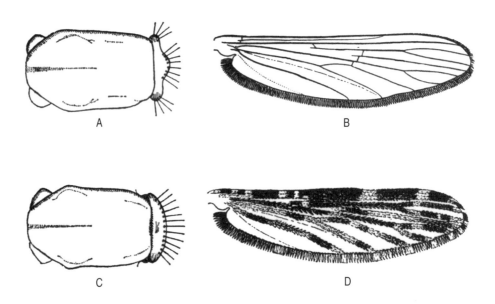

Figura 52.4 Mesonoto e asa de *Culicidae*: (A) e (B) Culicini e Aedini: escutelo trilobado e asa com escamas de uma só cor; (C) e (D) Anophelini: escutelo uniforme — meia-lua — e asa com escamas claras e escuras formando manchas.

▬ Biologia

A biologia dessa família é interessante, apresentando algumas características gerais e outras específicas, que serão comentadas junto com a descrição das espécies.

As fêmeas se alimentam de sangue e de substâncias açucaradas; os machos só possuem esse tipo de alimento, que é obtido de frutas e vegetais e, talvez, de secreções de afídeos (pulgões). O horário alimentar das fêmeas é muito variável conforme as espécies, sendo que algumas se alimentam apenas durante o dia, outras ao crepúsculo vespertino e matutino, e outras principalmente durante altas horas da noite. Quanto à preferência alimentar das fêmeas há grande diversidade: algumas espécies são ecléticas ou oportunistas, se alimentando sobre animais diversos e humanos; outras já são bastante exigentes, mais zoofílicas ou mais antropofílicas. A longevidade dos mosquitos adultos é muito variável, parecendo que em condições naturais, no verão, vivam cerca de vinte dias e no inverno vivam dois meses ou mais; essa sobrevida pode ser reduzida quando o mosquito estiver infectado por algum parasito, especialmente por filárias. Os ovos têm um período de incubação em torno de 2 a 5 dias, porém, nos países de clima frio ou nas espécies que ovipõem fora da água (*Aedes*), ocorre o fenômeno da diapausa, através do qual os ovos podem permanecer viáveis por meses.

Todos os mosquitos são holometábolos, passando pelas fases ou estágios de ovo, larva (4 estádios), pupa e adulto. O número de ovos por fêmea é bastante variável para cada espécie, mas geralmente cada fêmea ovipõe de 100 a 300 ovos por postura. Essa é sempre feita após o repasto sanguíneo, variando de duas a oito posturas por fêmea. A oviposição é feita de maneiras variáveis, conforme a espécie:

- *Anopheles*: isolados, com flutuadores e sobre a água;
- *Aedes aegypti*: isolados, sem flutuadores, na parede do recipiente;
- *Culex quinquefasciatus*: unidos, sem flutuadores, na superfície da água e formando "jangada".

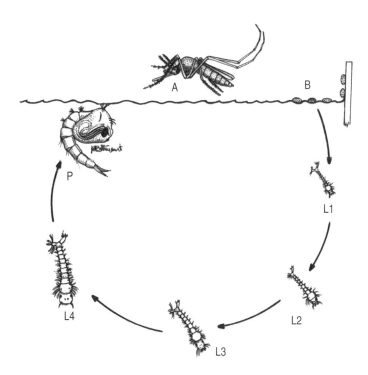

Ciclo biológico de *Culicidae*. (A) fêmea ovipondo; (B) ovos sobre a água (a grande maioria das espécies) ou na parede do recipiente (*Aedes*); (L1 até L4) estádios larvares; (P) pupa.

FIGURA 52.5

Criadouros

Os criadouros são variados, podendo ser permanentes ou temporários, naturais ou artificiais e, ainda, no solo ou em recipientes, contendo água limpa ou contendo muita matéria orgânica em suspensão. Assim, podemos ter os seguintes tipos de criadouros: lagoas, remansos de rios, pantanais, açudes, represas, cisternas, cacimbas; buracos em árvores, internódios de bambus, axilas de bromélias, caixas d'água sem tampa ou mal tampadas, latas, garrafas, pneus velhos, piscinas abandonadas ou mal cuidadas etc.

Ciclo biológico

Sob temperatura média de 25 a 28 graus centígrados, as larvas de primeiro estádio eclodem dos ovos após um período médio de dois a quatro dias. Estas movimentam-se ativamente, alimentando-se do plâncton; nos 5 a 20 dias seguintes as larvas vão passando por mudas sucessivas, até alcançar a fase de L4, transformando-se em pupa. Nessa fase não se alimenta, mas respira e se movimenta ativamente. Ao final do período pupal, que é de um a três dias, a pupa permanece quieta na superfície da água, quando o adulto rompe a quitina do cefalotórax, aguarda uns minutos sobre a casca da pupa (que funciona como uma boia) até o enrijecimento da quitina e das nervuras alares, quando voa até um abrigo próximo, onde haja pouca luz, ausência de ventos e umidade relativa do ar elevada. Cerca de 24 horas depois os mosquitos já são capazes de voar para realizar a cópula e buscar alimentos; a primeira refeição desses insetos é de açúcares e as fêmeas só vão exercer a hematofagia após a cópula. Podem sugar várias vezes, em hospedeiros diferentes, antes de oviporem. A oviposição é sempre feita no mesmo tipo de criadouro próprio para cada espécie, havendo uma preferência por criadouros já usados anteriormente (presença de feromônios).

▬ Espécies principais

Conforme dissemos no início deste capítulo, a importância dos *Culicidae* está relacionada com incômodo causado pela hematofagia, pelo zumbido produzido pelas fêmeas ao se aproximarem dos hospedeiros, especialmente durante o repouso noturno e pela transmissão de agentes etiológicos. Quanto a esse último item (que se superpõe aos outros dois), as espécies mais importantes são:

Transmissores de *Plasmodium*

Os transmissores de *Plasmodium*, agentes da malária humana, pertencem ao gênero *Anopheles*, que de acordo com a biologia e a morfologia, é dividido em dois subgêneros: *Nyssorhynchus* e *Kerteszia*. Os *Nyssorhynchus* são mosquitos de porte médio a pequeno, com os três últimos tarsômeros posteriores inteiramente brancos ou apenas possuindo um anel negro no tarsômero V. Os criadouros são localizados no solo; apesar de preferirem picar perto dos criadouros, podem voar dois a três quilômetros para exercer a hematofagia. Os *Kerteszia* são mosquitos delicados, com pernas listradas ou aneladas de branco e preto, e apresentam criadouros em água acumulada entre as folhas de bromélias. Preferem picar próximo dos criadouros, não se afastando de seu ambiente florestal. A palavra anopheles, significa "coisa imprestável".

Pela técnica do radioimunoensaio e da reação de ELISA é possível examinar os mosquitos e comprovar as espécies que realmente estão com plasmódios humanos. Até há alguns anos só era possível saber se um anófeles era vetor examinando-se a presença de oocistos no estômago ou esporozoítos nas glândulas salivares, mas sem ser possível afirmar se pertenciam a parasito humano ou animal. Hoje conhece-se com segurança os transmissores primários e os secundários. Os primários são os seguintes:

- *Anopheles (Nyssorhynchus) darlingi* (Root, 1926)

  É o principal transmissor de plasmódios humanos no interior do Brasil, alcançando também a Colômbia, as Guianas, a Venezuela, a Bolívia, o Peru, o Paraguai, a Argentina; é encontrado também no sul do México, em Belize, Honduras e Guatemala. No Brasil só não é encontrado nas regiões secas do Nordeste, em Santa Catarina, no Rio Grande do Sul e nas áreas de elevada altitude.

  É uma espécie nativa de nosso país, tendo como criadouro grandes coleções de água limpa e ensolaradas, representados por remansos de rios, lagoas e brejos. É altamente antropofílico e endófilo (isto é, gosta de picar humanos dentro de domicílios), preferentemente ao crepúsculo ou durante a noite. Após a hematofagia as fêmeas podem permanecer em repouso dentro das casas ou voar para a vegetação próxima. O intervalo entre as hematofagias e a oviposição é de três dias. Como pousa perpendicular à parede ou à pele, é denominado "mosquito prego". Como todo anófeles, apresenta as asas manchadas de escamas claras e escuras, com os tarsos posteriores brancos.

- *Anopheles (N) aquasalis* (Curry, 1932)

  É o principal transmissor de plasmódios humanos na região litorânea do Brasil. Conforme o nome indica, seus criadouros apresentam certo teor de salinidade. É encontrado desde o litoral sul de São Paulo até Costa Rica e pelo lado do Pacífico, desde esse país até Guaiaquil, no Equador. Seus criadouros são de pequeno e médio porte, sendo mais numeroso no período chuvoso, quase desaparecendo no período de seca. Pica preferentemente ao crepúsculo vespertino, tanto animais (bovinos, equinos) como os humanos, principalmente no lado externo das casas (exofílico), podendo entrar nos domicílios para exercer a hematofagia.

- *Anopheles (Kerteszia) cruzii* (Dyar& Knab, 1908)

  É encontrado no litoral brasileiro, desde o Rio Grande do Sul até Sergipe, acompanhando as bromélias naturais da Mata Atlântica e das matas de galeria do Sul. Tem como único criadouro a água acumulada no embricamento das folhas de bromélias epífitas e terrestres, protegidas da insolação direta, sendo muito comum dentro de matas úmidas das encostas litorâneas. Pica a qualquer hora do dia ou da noite, desde que apareça por perto alguma fonte alimentar, representada por humanos, outros mamíferos e aves; pode invadir as casas construídas próximas das matas, especialmente no crepúsculo vespertino e primeiras horas da noite. Na região sul do Brasil é considerado um vetor primário da malária.

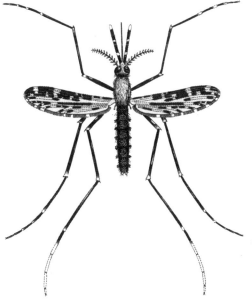

FIGURA 52.6 *Anopheles darlingi*: mosquito de cor geral escura, com os últimos tarsais brancos; notar as marcações brancas e negras das asas, as antenas pouco pilosas e os palpos longos. (Segundo Ministério da Saúde, Dep. Nacional de Endemias Rurais, 1968)

- *Anopheles (K) bellator* (Dyar & Knab, 1906)

    É encontrado no litoral brasileiro, desde o Rio Grande do Sul até a Paraíba e, depois, no litoral da Guiana, de Trinidad e do leste da Venezuela. É abundante nas áreas abertas das florestas, inclusive seus criadouros estão nas bromélias expostas ao sol. Prefere picar ao crepúsculo vespertino, atacando os humanos avidamente. É um vetor secundário da malária, tendo sido encontrado infectado apenas em Santa Catarina.

Transmissor da filária *Wuchereria bancrofti*

Culex (Culex) quinquefasciatus (Say, 1823)

Esse mosquito foi durante muito tempo denominado *Culex fatigans* ou *Culex pipiens fatigans*, mas pela lei da prioridade, o nome correto é este, mais difícil mesmo... Ocorre no mundo todo, na faixa tropical, sendo tropicopolitano: do sul dos Estados Unidos ao norte da Argentina, Ásia, África e Oceania. Foi descrito de exemplares oriundos de Nova Orleans, EUA. É considerado uma das pragas mais conhecidas onde ocorre, pois está sempre associado aos humanos, quer nos criadouros peridomésticos, quer como um importunador contumaz do repouso noturno. Em verdade, está presente tanto nas grandes cidades, como nas vilas e ambientes rurais onde haja precário serviço de esgoto, pois tem como criadouros preferenciais depósitos no solo de água contendo matéria orgânica em decomposição (esgoto). Pode picar aves ou outros animais, mas tem grande antropofilia e endofilia, picando dentro de casa principalmente entre 22 horas e meia noite e depois no amanhecer. Portanto, antes de ser o principal transmissor da filariose bancroftiana em nosso país, é o maior perturbador do sono, sendo um ótimo indicador da qualidade dos serviços sanitários locais...

Voa muito, cerca de três quilômetros em um dia, mas prefere ficar próximo da fonte alimentar e dos criadouros. Assim, machos e fêmeas permanecem escondidos dentro das casas e anexos durante o dia; à tardinha podem sair para realizar o vôo nupcial, mas tornam a entrar nas habitações antes do escurecer, onde permanecem até a hora que os moradores estão deitados com a luz apagada e iniciam a hematofagia; as fêmeas sairão um dois dias depois para fazer a oviposição.

O *C. quinquefasciatus* é um mosquito de porte médio, cor marrom escuro, apresentando os tarsos escuros e o abdome com anelações claras dorsais bem visíveis; larvas com sifão respiratório bem longo. A palavra "culex" significa "mosquito". (ver *Culex* ao final de "transmissão de viroses").

Transmissores de viroses (arboviroses)

Os mosquitos podem transmitir cerca de 170 vírus, sendo que alguns deles costumam provocar doenças graves e atingir grande número de pessoas. O termo "arbovirose" é de origem inglesa "*arthropod born vírus*", significando "vírus transportado por artrópode". Entre as principais arboviroses humanas transmitidas por mosquitos temos: dengue, febre amarela silvestre, febre amarela urbana e encefalites. Entre as encefalites existem sete vírus responsáveis: três alfavírus (encefalomielite eqüina do leste, encefalomielite equina do oeste e encefalomielite equina venezuelana) e quatro flavivírus (encefalite japonesa, encefalite de S. Luis, febre do Nilo Ocidental e encefalite do vale de Murray). Diversos outros vírus transmitidos por mosquitos, com manifestações clínicas variadas nos humanos, ocorrem na Austrália, África, Ásia, Europa e Estados Unidos; todas essas arboviroses têm animais silvestres como reservatórios, atingindo alguns animais domésticos (especialmente os equinos) e os humanos, provocando doenças graves e, muitas vezes, fatais.

As espécies de mosquitos mais importantes na transmissão de arboviroses são:

- *Aedes (Stegomyia) aegypti* (Linneu, 1762)

Esse mosquito foi descrito no Egito, sendo atualmente encontrado nas regiões tropicais e subtropicais do mundo todo. Vive sempre associado aos humanos: as fêmeas se alimentam preferentemente de sangue humano (exercem a hematofagia também sobre aves, cães, roedores) dentro dos domicílios e ovipondo em coleções de água limpa dentro ou nas proximidades das casas. Tem hábitos diurnos, picando especialmente ao amanhecer (entre 7 e 10 horas) e à tarde (entre 16 e 19 horas); ultimamente essa espécie tem sido vista picando as pessoas enquanto assistem televisão, entre 20 e 22 horas. Prefere picar nos pés, tornozelos e pernas; caso esses estejam protegidos por roupas, podem picar através de roupas finas ou picar nos cotovelos e antebraços.

Possuem um vôo rápido, em zig-zag, com zumbido discreto, sendo difíceis de serem apanhados; com freqüência é encontrado pousados no chão ou na parede próximo do piso, aguardando o momento de atacar as pessoas; são muito espertos, abandonando o hospedeiro a qualquer movimento desse, podendo voltar a atacar essa mesma pessoa ou outra. Esse detalhe de picar diversos hospedeiros, favorece a transmissão do agente etiológico entre várias pessoas.

O *A. aegypti* tem origem no Velho Mundo e se espalhou passivamente em navios, automóveis, trens, aviões. Nas Américas tudo indica que aqui chegou junto com o tráfico de escravos, nos tonéis dágua trazendo ovos e larvas da África ou da Europa. Atualmente, os adultos se dispersam dentro daqueles veículos e os ovos são dispersados principalmente através do comércio de pneus usados. Ativamente (pelo vôo), a dispersão é pequena, ocorrendo em nível de bairros e vilas, pois os adultos voam pouco, cerca de 200 a 500 metros no máximo. Por volta de 1955 esse mosquito foi erradicado do Brasil, mas permanecendo nas Guianas, Venezuela, Ilhas do Caribe (inclusive em Cuba) e Estados Unidos. Em decorrência disso, em 1967 ocorreu a reintrodução do mosquito em Belém do Pará, aparecendo em 1977 no Rio de Janeiro, depois em Roraima e, no final da década de 80 quase todos os Estados brasileiros estavam positivos. Atualmente (2002), em decorrência de camapanhas de combate erradas, esse mosquito tem causado graves epidemias de dengue, em diversas cidades do

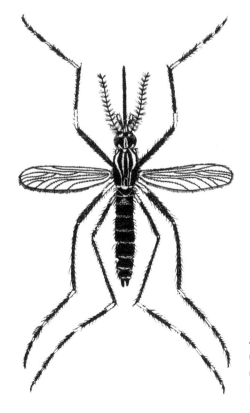

FIGURA 52.7 *Aedes aegypti:* mosquito recoberto por escamas escuras, com marcações brancas nas patas e quatro faixas brancas no tórax, formando uma típica figura de "lira". (Segundo Ministério da Saúde, Dep. Nacional de Endemias Rurais, 1968)

país. No final da década de 80 o A. aegypti foi erradicado de Cuba, graças a uma metodologia correta de controle, a qual será comentada adiante.

Os ovos são colocados em grupos de 10 a 30 por criadouro, na parede do recipiente, podendo permanecer aí por mais de um ano. Após entrarem em contato com a água, as larvas eclodem em 15 minutos, sofrem mudas, passando pelos estádios de L1, L2, L3, L4, durante um período de 6 a 7 dias sob temperatura ótima de 23 a 26 graus centígrados; em seguida transformam-se em pupas, que cerca de três a cinco dias depois libera o adulto, o qual vive cerca de 20 dias. Os criadouros são sempre recipientes contendo água limpa: pneus, latas, garrafas, pratos de vasos com plantas, copos de plástico, bromélias em jardins e, mais raramente, buracos em árvores, em bambus; já foram encontradas larvas em recipientes contendo água muito suja.

O *A. aegypti* é o principal transmissor do vírus do dengue (isso mesmo, dengue, substantivo masculino), do vírus da febre amarela urbana. Observações recentes comprovaram que fêmeas infectadas com o vírus do dengue e da febre amarela, podem transmitir via ovário (transmissão transovariana) o vírus para seus ovos, que darão origem a mosquitos infectados!

A transmissão do vírus do dengue está relacionada com o período chuvoso, aumentando geralmente no início da época das chuvas, quando o número de criadouros se torna muito grande (os ovos do mosquito foram colocados nas paredes do recipiente exatamente aguardando a chegada das águas...). Assim, de repente, a população do *A. aegypti* se torna muito elevada. O dengue é um flavírus, com 4 sorotipos, D1, D2, D3 e D4. A transmissão do vírus da febre amarela urbana sempre ocorre quando alguma pessoa se infecta em ambiente silvestre (picado por mosquito silvestre) com o vírus da febre amarela silvestre (o vírus é o mesmo, apenas muda de nome conforme o local da transmissão), e ao chegar no ambiente urbano funciona como fonte de infecção para o *A. aegypti*, que passa a infectar outras pessoas nas vilas ou cidades.

O *A. aegypti* é um mosquito muito típico e fácil de ser reconhecido: é bem escuro, quase negro, com duas marcações centrais, retas e duas laterais curvas, prateadas no tórax, formando um desenho com aspecto de "lira"; o abdome apresenta anelações prateadas e as patas também possuem marcações prateadas e negras, bem visíveis. A palavra aedes, significa "desagradável".

- *Aedes (S) albopictus* (Skuse, 1894)

É um mosquito encontrado em países de clima temperado ou tropical na Região Oriental, na Austrália, na Nova Guiné, Hawai etc. Em 1985 invadiu o continente americano e em 1986 foi encontrado pela primeira vez em Minas Gerais e no Rio de Janeiro. Parece que foi introduzido no país via porto do Espírito Santo, trazido por navios do Japão e depois se interiorizado pela via férrea Vitória-Minas. Hoje é encontrado em quase todo o país, dispersando-se de forma semelhante ao *A.aegypti*.

É uma espécie que ocorre em ambientes rural, silvestre e urbano, tendo criadouros semelhantes aos do *A. aegypti*, porém, se desenvolvendo muito bem nos criadouros naturais, tais como buracos de árvores, de bambus, folhas caídas com acúmulo de água. Resiste melhor a temperaturas mais baixas do que o *A. aegypti*, que prefere temperaturas mais elevadas.

Pica preferentemente durante o dia, tanto dentro como fora das habitações, preferindo os humanos e as aves, mas picando também cães e bovinos.

Na Ásia é um transmissor importante de arboviroses (dengue, encefalites), mas no Brasil tem se mostrado refratário aos vírus aqui existentes. Como vive em ambiente rural, silvestre e urbano, poderá se transformar em uma "ponte" do vírus amarílico entre esses três ambientes, daí sua grande importância epidemiológica.

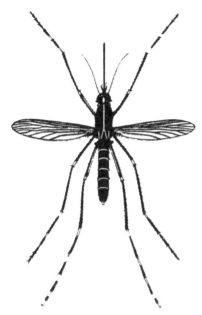

Aedes albopictus: mosquito recoberto por escamas negras, com marcações brancas nas patas e uma típica faixa branca no centro do tórax.

FIGURA 52.8

- *Haemagogus (Haemagogus) janthinomys* (Dyar, 1921)

  É um mosquito bonito, de cor verde metálico, silvestres, ocorrendo do norte da Argentina, atingindo todos os Estados brasileiros acima do Paraná e depois no Peru, Colômbia, Venezuela e Guianas, chegando até Costa Rica, Honduras e Nicarágua.

  Tem como criadouros os buracos de árvores contendo água de chuva, picando durante o dia (entre 09 e 14 horas), preferentemente na copa das árvores (acrodendrofilia). É a principal espécie transmissora do vírus amarílico entre os macacos, podendo picar os humanos quando esses entram dentro da mata.

- *Haemagogus (Conopostegus) leucocelaenus* (Dyar & Shannon, 1924)

  É um mosquito bonito, azul metálico quase negro, apresentando uma faixa prateada central no tórax. É silvestre e importante transmissor do vírus amarílico entre os macacos na região leste do Brasil. Pode picar os humanos quando esses entram na floresta durante o dia, horário habitual da hematofagia das fêmeas dessa espécie.

- *Haemagogus (Haemagogus) albomaculatus* (Theobald, 1903)

  É uma espécie restrita ao norte da América do Sul, sendo que no Estado do Pará é frequente encontrar esse mosquito ao nível do solo, picando os humanos e até entrando nos domicílios construídos nas proximidades da floresta. Tem buracos em árvores como criadouros e pica durante o dia. No Estado do Pará é um transmissor importante do vírus amarílico entre os humanos.

- *Haemagogus capricornii* (Lutz, 1904)

  É uma espécie só encontrada na região leste e sul do Brasil, tipicamente florestal e acrodendrófila, criando-se em buracos de árvores contendo água de chuva. Pode picar os humanos com avidez quando esses entram na mata durante o dia. É responsável pela transmissão da febre amarela silvestre entre primatas e pode transmiti-la aos humanos. É um mosquito bonito, coberto de escamas metálicas, com reflexos esverdeados.

- *Sabethini* (Robineau-Desvoidy, 1827)

  Nessa tribo temos vários gêneros, tais como *Sabethes, Wyeomyia, Limatus* etc. que são mosquitos silvestres, coloridos e bonitos, especialmente entre os *Sabethes*, que são dotados de colorido variado, com reflexos metálicos, cintilantes. Os *Sabethini* são comuns nas Américas Central e do Sul, sempre associados a florestas de médio a grande porte. Têm como criadouros preferenciais os buracos em árvores ou em bambus; picam durante o dia e na copa das árvores (acrodendrófilos), mas podem fazê-lo ao nível do solo.

São veiculadores de arboviroses, inclusive dos agentes de encefalites e secundários do vírus amarílico.

- *Culex* sp.

Algumas espécies de *Culex* são responsáveis pela transmissão do vírus do Oeste do Nilo (Flaviridae) agente da febre do Nilo. Esse vírus é comum no Norte da África tendo aves (corvos) como reservatórios. Em 1997 disseminou-se pela Europa; em 1999 apareceu em Nova York e na Califórnia, tendo provocado uma grande epidemia naquele país no verão de 2008. Em decorrência da migração de aves, esses vírus preocupa as autoridades sanitárias de todos os países. Os sintomas da doença se assemelham aos da dengue, não tendo ainda sido vista na América do Sul.

Outras espécies de mosquitos que podem transmitir alguns vírus são: *Aedes fluviatilis, Aedes scapularis, Psorophora ferox, Anopheles* sp. etc. todas essas espécies aguardam estudos detalhados sobre a biologia e a determinação de qual espécie é responsável pela transmissão de qual vírus.

– Controle

O controle dos *Culicidae*, assim como de quase todos os insetos, é uma tarefa que requer ainda muitos estudos e pesquisas. Os mosquitos possuem grande plasticidade genética, fazendo com eles rapidamente adquiram resistência a algum inseticida que esteja sendo usado continuadamente, pois o processo de seleção os torna imbatíveis. Assim sendo, algumas armas novas têm sido tentadas, mas ainda em fase de pesquisas, mas, por outro lado, novas abordagens de controle têm sido adotadas com sucesso, conforme mostraremos em seguida.

O controle dos mosquitos deve ser feito com metodologia apropriada para a biologia ou hábitos de cada espécie, que resumidamente seriam as seguintes:

- mosquitos silvestres: para os mosquitos que possuem criadouros e hábitos silvestres, a única defesa humana é o uso de repelente;
- mosquitos semissilvestres: para os mosquitos que possuem criadouros silvestres, mas picam dentro de domicílios (ex. *A. darlingi*), o combate só tem sido feito aplicando-se inseticida principalmente dentro do domicílio (e, conforme o caso, no peridomicílio) e, se possível, telando as janelas e portas. Essa metodologia funciona nos acampamentos bem estruturados, vilas ou cidades próximas de zona endêmica, conforme é feito em diversas áreas da Amazônia;
- mosquitos semissilvestres, mas que picam dentro de casa e apresentam criadouros nas proximidades (como por exemplo *A. darlingi, A.aquasalis*): para esses mosquitos, além das medidas anteriores, recomenda-se a busca dos criadouros e eliminá-los por aterro, desaterro, proteção com lona, com tampa apropriada, uso de inseticida;
- mosquitos domésticos: picam dentro de casa e tem os criadouros nos domicílios ou em suas cercanias. Para esses mosquitos (*A. aegypti, A. albopictus, C. quinquefasciatus* etc.) o uso continuado de inseticidas nos cridouros para combater as larvas ou o uso do popular "fumacê" (ultra-baixo-volume), está totalmente contraindicado, pois as despesas são enormes, os fracassos constantes e as endemias permanentes. Para esses mosquitos domésticos, o único procedimento que tem surtido efeito duradouro e eficiente é o seguinte:

- conscientizar os responsáveis pelo serviço de controle de insetos que o uso de inseticidas conforme tem sido feito, não resolve;
- conscientizar a população que cabe a ela o trabalho de cuidar de sua casa, eliminando os focos e criadouros (nesse item reside o sucesso do controle!);
- conscientizar os empresários e os políticos que um povo saudável trabalha mais, ganha mais, compra mais e enriquece a todos, portanto, pelo menos por egoísmo seria bom buscar novas alternativas para o progresso da comunidade.

E como conseguir tanta "conscientização"? Formando grupos na comunidade, discutindo os problemas, as soluções, insistindo na participação da maioria, instalando cursos de alfabetização, solicitando a presença de autoridades sanitárias nas reuniões, ministrando cursos esclarecedores e politizantes para os professores, lendo com atenção o Capítulo 1 deste livro.

Nos criadouros fora de casa, nas áreas públicas, lotes vagos, casas fechadas etc., aí sim, os guardas e o agentes sanitários municipais teriam a grande tarefa de eliminar esses criadouros. Os criadouros de *Culex* existentes em esgotos nas ruas de vilas ou periferia de cidades só serão efetivamente controlados promovendo-se a instalação de esgoto, conforme está mostrado nos capítulos sobre amebíase e ascaridíase, deste livro. Algumas pessoas vão dizer que isso é utopia ou pouco prático; sabemos disso, sabemos que não é fácil, pois para uma sociedade de alienados e reacionários, as mudanças estão fora de cogitação, mas nas sociedades evoluídas é assim que tem sido feito. E quais são essas sociedades evoluídas? Inglaterra, França, Estados Unidos, Cuba, China, independente da ideologia, mas dependente da vontade de promover o progresso da sociedade e deixá-la crescer.

Os inseticidas em uso atualmente podem ser químicos e biológicos. Os químicos são os fosforados, os carbamatos e, principalmente, os piretróides. Esses inseticidas podem ser usados nos domicílios e peridomicílios, principalmente para combater os alados, pulverizando-se as paredes das residências e seus anexos. Eventualmente podem ser usados como larvicidas, mas apenas em criadouros isolados, pois são tóxicos para a vida aquática.

Os inseticidas biológicos são: o *Bacillus thuringiensis* variedade *israelensis* e o *Bacillus sphaericus*. São bactérias de fácil produção, armazenamento, distribuição e aplicação, sendo muito úteis em criadouros naturais, cuja aplicação não provoca nenhum desequilíbrio ou poluição ambiental.

Pesquisas têm sido feitas buscando-se descobrir feromônios de atração (sexual, social ou alimentar) produzidos pelos insetos, nos seus criadouros ou pelos hospedeiros, com o objetivo de atrair e capturar os mosquitos em armadilhas adequadas. É uma ideia promissora, que já está sendo usada na entomologia agrícola.

Em setembro de 2009 houve uma homenagem ao Prof. Alvaro Eiras pelo sucesso nas pesquisas desenvolvidas por ele no Departamento de Parasitologia ICB/UFMG para o controle do Aedes Aegypti através de feromônios (armadilhas atrativas), com acompanhamento pela Internet. O sistema chama-se Monitoramento Inteligente do Dengue e tem se mostrado de grande eficiência nas cidades que o têm utilizado.

capítulo 53

Simulium e Culicoides

resumo do capítulo

■ Apresentação

− Apresentação

Nesse capítulo resolvemos colocar esses dois dípteros juntos, porque se assemelham em alguns aspectos: são pequenos, exercem a hematofagia sobre os humanos atacando em nuvens, aborrecem ou incomodam o hospedeiro atrozmente e são transmissores de filarioses. Os *Simulium* pertencem à família *Simuliidae* e são popularmente conhecidos como "borrachudos" ou "piuns"; os *Culicoides* pertencem à família *Ceratopogonidae*, sendo popularmente conhecidos por "maruins", "mosquito pólvora" ou "mosquitinhos do mangue".

Simulium − Borrachudos

Esses interessantes e pequenos dípteros ocorrem no mundo todo, sempre associados a água limpa e encachoeirada, onde se desenvolvem as larvas e pupas. Em torno ou nas proximidades desses locais se transformam em verdadeiras pragas, quer importunando as pessoas (conforme ocorre no litoral sul do Brasil, onde afugenta os moradores e os turistas), quer transmitindo as filárias *Onchocerca volvulus* e *Mansonella ozzardi* (conforme ocorre na Amazônia). Somente as fêmeas são hematófagas, picando durante o dia ou ao crepúsculo. A reação à picada costuma ser muito rápida, quando alguns pacientes desenvolvem forte prurido seguido de edema local, que pode atingir uma grande área e durar dois a três dias. Os machos se alimentam de substâncias açucaradas.

O adulto mede cerca de 1,2 a 5,0 mm de comprimento; possui corpo robusto, de cor escura (negro, marrom ou cinza), com as asas apresentando as primeiras nervuras bem fortes e as demais bem fracas. O dimorfismo sexual é notado nos olhos, que são grandes e se tocam nos machos (holópticos), sendo separados nas fêmeas (dicópticos). As antenas possuem 9 a 11 segmentos curtos, se assemelhando a um chocalho de cascavel.

Os ovos são subtriangulares, claros no momento da oviposição e tornando-se escuros depois. As larvas são vermiformes, de cor castanha ou esverdeada; a larva de sexto estádio mede de 3,5 a 6,0 mm de comprimento; as larvas apresentam um cabeça nítida e terminam em um "anel posterior" que as prendem ao substrato. As pupas são envoltas por um casulo protetor, apresentando um cefalotórax, de onde emergem dois filamentos traqueais ou respiratórios.

Ciclo biológico

As fêmeas são fecundadas assim que nascem; cerca de alguns dias depois fazem a oviposição, colocando cerca de 100 a 500 ovos por postura (variação dependente da espécie), sobre pedras, troncos ou folhas na superfície da água. Três a quatro dias depois (isso no verão, pois no inverno o tempo é maior) as larvas eclodem, migram para a água e se fixam em algum substrato, forrando-o como se fosse um tapete. Passam por quatro a nove estádios (durante 15 dias), quando se transformam em pupas, e cerca de três a cinco dias depois emerge o adulto. Esse pode voar longas distâncias, mas prefere picar próximo do criadouro. Os borrachudos adultos vivem cerca de vinte dias.

Classificação

A classificação da família *Simuliidae* tem sofrido várias alterações, especialmente com relação aos gêneros e subgêneros. Existem cerca de 1500 espécies no mundo, das quais 300 estão presentes na região neotropical. No Brasil ocorrem 81 espécies, distribuídas em diversos gêneros ou subgêneros, dependendo da classificação que o especialista adota. Nesse livro preferimos adotar o seguinte: família *Simuliinae*, tribo *Simuliini*, gênero *Simulium*, com 13 subgêneros e as espécies mais importantes:

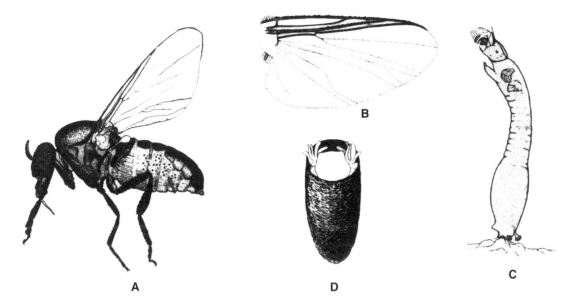

Simuliidae: (A) aspecto geral de uma fêmea; (B) detalhe da asa, mostrando as nervuras anteriores fortes e as demais nervuras fracas; (C) detalhe da larva de 5º estádio presa ao substrato pela ventosa; (D) casulo com a pupa no seu interior, podendo-se ver os filamentos traqueais da pupa.

FIGURA 53.1

- *Simulium pertinax*: encontrada em uma grande área do território brasileiro, representada pelos Estados Mato Grosso do Sul, Minas Gerais, Bahia, Espírito Santo, Rio de Janeiro, São Paulo, Paraná, Santa Catarina e Rio Grande do Sul. Esse borrachudo é visto tanto no litoral (praias próximas da Serra do Mar) como no interior.
- *S. perflavum*: encontrado em São Paulo, Rio de Janeiro, Minas Gerais e Mato Grosso do Sul.
- *S. orbitale*: frequente nos Estados de Minas até o Sul.
- *S. argentiscutum*: ocorre na Amazônia, sendo transmissor da *Mansonella ozzardi* ao longo dos Rios Solimões e Madeira.
- *S. amazonicum*: em verdade essa não é uma espécie, mas um complexo constituído por várias espécies, das quais as seguintes são importantes na transmissão de filarioses.
- *S. guianense*: é a mais importante e mais antropofílica, presente durante todo o ano, porém, mais numerosa na estação seca da Amazônia; ocorre na região do Rio Toototobi, picando as pessoas da cintura para baixo e transmitindo a *O. volvulus*.
- *S. oyapockense*: é o vetor primário da *O. volvulus* nos vales do Rio Toototobi; exerce a hematofagia durante todo o ano, especialmente após o meio dia; pica no tórax, pescoço e cabeça.
- *S. yarzabali*: mais frequente na estação chuvosa e na região montanhosa; pica o dia todo em qualquer parte do corpo.
- *S. amazonicum*: é transmissor da *Mansonella ozzardi* ao longo dos Rios Madeira e Solimões.

Fora do Brasil, as espécies importantes na transmissão da *O. volvulus*, são: na África: *S. damnosum*; no México e Guatemala: o vetor primário é o *S. ochraceum* e os vetores secundários são o *S. metallicum* e o *S. callidum*; na Colômbia e Equador, o vetor primário é o *S. exiguum* e o secundário é o *S. quadrivitatum*; na Venezuela, o vetor primário na região costeira é o *S. metallicum* e na região limítrofe com o Brasil (área dos índios Yanomami, onde se localizam os rios Orinoco e Toototobi), os vetores são *S. guianense* e *S. incrustatum* nas partes montanhosas, e *S. exiguum* e *S. oyapockense* nas partes baixas.

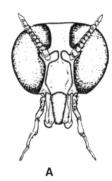 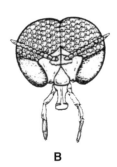

FIGURA 53.2 Cabeça de *Simuliidae* (notar as antenas com 11 segmentos, semelhante a chocalho de cascavel): (A) fêmea: olhos separados ou dicópticos; (B) macho: olhos juntos ou holópticos.

Controle

O controle dos borrachudos é difícil, pois as intervenções possíveis só são feitas contra as larvas e as pupas, as quais, conforme foi dito, existem em ambientes silvestres, em águas encachoeiradas de difícil acesso. Contra os adultos pode-se fazer uso de repelentes à base de dietiltoluamida (DEET).

Contra as formas imaturas, os recursos usados são os seguintes:

- escovação de pedras e paus existentes nas áreas encachoeiradas: medida só aplicável em áreas muito restritas;
- plantação de citronela nas margens dos criadouros, com o objetivo de afugentar as fêmeas durante a oviposição: medida também pouco prática, mas aplicável em ambientes especiais;
- uso de inseticidas químicos por gotejamento, nas partes altas dos rios e córregos, matando as larvas e pupas: medida cara, com risco de comprometer a fauna e de resultados muito discutíveis e duvidosos;
- uso de inseticidas biológicos, especialmente o *B. thuringiensis*,var. *israelensis*, aplicado nos córregos encachoeirados, tem dado bons resultados, mas ainda com dificuldades técnicas de aplicação, pois como o produto afunda rápido, apenas pequena quantidade de larvas consegue ingeri-lo;
- ainda em fase de pesquisas: a verificação de uso de inimigos naturais como predadores de larvas e pupas.

Culicoides – *Maruins* ou Mosquitos Pólvora

Esses dípteros diminutos ocorrem no mundo todo, sempre associados a mangues ou outro tipo de terrenos alagadiços, pois suas larvas se desenvolvem na lama ou terreno encharcado. Medem de 1,0 a 2,0 mm de comprimento, apresentam cor escura, com asas delicadas e transparentes; essas possuem as nervuras anteriores fortes e as posteriores fracas, com típicas manchas escuras. Têm uma picada desproporcionalmente dolorosa, pois as mandíbulas funcionam como tesoura, cortando os tecidos. Somente as fêmeas são hematófagas, sendo que os dois sexos se alimentam de substâncias açucaradas. Esses insetos são importantes não só pelo grande incômodo que causam em humanos e animais, pois costumam atacar em nuvens, como também pela transmissão de patógenos, tais como: *Mansonella ozzardi*, o vírus do Blue Tongue (doença de bovinos e ovinos) e protozoários de importância veterinária (*Haemoproteus, Leucocytozoon,* e *Hepatocystis*).

Ciclo biológico

Assim que copulam as fêmeas exercem a hematofagia sobre mamíferos ou aves e dois dias depois iniciam a oviposição. Cada fêmea faz cerca de sete oviposições, contendo 30 a 120 ovos cada uma; como vivem cerca de 40 dias, expelem um total de 700 a 800 ovos. Os ovos são sempre colocados sobre terra ou vegetais (frutos de cacau, troncos velhos de bananeira, buracos de árvores ou de bambus etc.), em decomposição e bem úmidos. Conforme a temperatura, entre dois e sete dias eclodem as larvas, que são ativas e se alimentam de plâncton ou atuam como predadoras de larvas de outros insetos. A larva sofre quatro mudas em três semanas, transformando-se em pupas, que são imóveis; três dias depois emergem os adultos, que voam pouco, dificilmente além dos mil metros.

Classificação

Na família *Ceratopogonidae* são conhecidas 5.500 espécies, distribuídas em 125 gêneros, com quatro subfamílias: *Ceratopogoninae, Leptoconopinae, Forcipomyinae* e *Dasyheleinae*. As espécies dos gêneros *Culicoides, Leptoconops* e *Forcipomyia*, podem sugar humanos e animais. Desses gêneros, o *Leptoconops* é muito comum entre nós, atacando com voracidade os humanos nos períodos quentes e chuvosos do ano. A espécie *L. bequaerti* é transmissora da *M. ozzardi* no Haiti. O gênero *Culicoides* apresenta 924 espécies distribuídas pelo planeta, sendo que 73 ocorrem no Brasil.

As espécies mais importantes são: *C. maruim, C. acatylus, C. reticulatus, C. amazonicum, C. insignis, C. debilipalpis* e *C. paraensis*. Dessas, uma das mais estudadas, é a *C. paraensis*, que possui ampla distribuição geográfica (da Argentina até os Estados Unidos) e é incriminada como vetora da febre de Oropouche (vírus), da *M. ozzardi* e da *M. perstans* (essa última filária não ocorre no Brasil, mas ao norte da América do Sul e nas Antilhas). O vírus Oropouche é muito frequente na Amazônia, ocorrendo tanto em ambiente silvestre como urbano (com milhares de casos humanos) e sempre transmitido pelo *C. paraensis*.

Controle

O controle de *Culicoides* continua sendo um grande problema para os especialistas, pois apesar de muito sensíveis aos inseticidas, o combate às larvas é impraticável pelo desequilíbrio biológico que acarreta e pela baixa eficácia no combate aos adultos. Telar janelas e portas não traz qualquer resultado, pois como é muito pequeno, atravessa qualquer filó. Em algumas situações, a aplicação de inseticidas piretroides nos domicílios pode funcionar como repelente, evitando a penetração do inseto no interior das casas, mas não impede o ataque nas pessoas e animais que estão fora. Assim, o controle efetivo desses diminutos insetos ainda depende de muitos estudos e pesquisas...

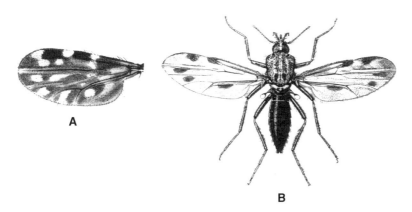

Ceratopogonidae, gênero Culicoides: (A) asa com manchas características; (B) aspecto geral do diminuto díptero (1 mm).

capítulo 54

Moscas

resumo do capítulo

- Apresentação
- Moscas hematófagas
- Moscas lambedouras
- Família Muscidae
- Moscas agentes de miíases
- Controle

– Apresentação

Nesse capítulo descrevemos as moscas, insetos importantes na saúde pública humana e animal, quer como veiculadores de vários patógenos (vírus, bactérias, protozoários e helmintos), quer como agentes de miíases (lesões teciduais), quer pela hematofagia de algumas espécies. Conforme já foi dito, as moscas têm também grande importância biológica, pois milhares de espécies participam ativamente da decomposição (reciclagem) da matéria orgânica, da polinização e do controle biológico na natureza. Portanto, existe grande número de moscas muito úteis.

Segundo a atual classificação da ordem Díptera, as moscas estão incluídas na subordem *Brachycera* (palavra que significa "antenas curtas", formadas por três segmentos básicos), com dois grupos: *Tabanomorpha*, onde temos as moscas com antenas apresentando o terceiro segmento anelado ou com um "estilo" em sua extremidade e *Muscomorpha*, com moscas apresentando uma "arista" na base do terceiro segmento (ver Classificação, capítulo 50).

Conforme o hábito alimentar, poderíamos dividir as moscas em duas categorias: moscas hematófagas e moscas lambedouras. As moscas lambedouras, por sua vez, podem ser divididas em: moscas silvestres (portanto, sem importância médico-veterinária), moscas sinantrópicas ou veiculadoras de patógenos e moscas causadoras de miíases. Assim, com relação às moscas de importância médico-veterinária, teríamos:

Hábito alimentar:

a) Hematófagas
b) Lambedouras – importância parasitológica:
- sinantrópicas ou veiculadoras de patógenos
- causadoras de miíases

Em seguida estudaremos as moscas de importância médico-veterinária.

– Moscas hematófagas

Entre essas moscas, a grande maioria é de importância em veterinária, mas algumas delas podem ser importantes para os humanos. Elas estão presentes nas duas infraordens *Tabanomorpha* e *Muscomorpha*, com as seguintes famílias:

Tabanidae (*Tabanomorpha*)

São moscas médias ou grandes, com distribuição geográfica mundial e essencialmente hematófagas. Popularmente são conhecidas como "mutucas". Picam os animais (equinos, bovinos, cães, além de várias animais silvestres), mas podem picar os humanos também. Não invadem os domicílios, exercendo a hematofagia em ambiente aberto (pastos, acampamentos, beira de piscinas etc.). Sua picada é muito dolorosa e sua saliva possui um forte anticoagulante, fazendo com que após a hematofagia escorra algumas gotículas de sangue na pele do hospedeiro.

Entre os animais é responsável pela transmissão do vírus causador da anemia infecciosa dos equinos, pela transmissão mecânica do *Trypanosoma eqüinum* (agente do mal-das-cadeiras em cavalos), pela veiculação de ovos de *Dermatobia hominis* (berne). Entre os humanos é o hospedeiro intermediário da filaria *Loa loa*.

Essas moscas apresentam uma morfologia bem típica: cabeça mais larga do que o tórax; olhos grandes, dicópticos nas fêmeas e holópticos nos machos. Tromba adaptada para picar, com tamanhos diferentes conforme o gênero. Tórax mais estreito do que a cabeça e o abdome, no qual se fixam as asas, que possuem nervação peculiar e podem apresentar manchas ou não.

A família *Tabanidae* possui mais de 4.000 espécies, das quais quase mil ocorrem no Brasil. Os gêneros mais importantes entre nós são:

- *Fidena*: moscas grandes, medindo mais de 1,0 cm de comprimento; apresentam as asas acinzentadas, com antenas curtas e aparelho bucal longo.
- *Chrysops*: moscas pequenas, medindo 0,8 cm de comprimento; apresentam asas manchadas, com faixas escuras; antenas longas e aparelho bucal curto; picam os humanos com facilidade.
- *Tabanus*: moscas de médias a grandes; apresentam asas claras com pequenas manchas ou pontos escuros; antenas relativamente longas e aparelho bucal curto; olhos usualmente com faixas de omatídios coloridos. Picam os humanos com facilidade.

A biologia dessas moscas é muito interessante, pois cada espécie apresenta um horário e um local preferencial para picar: umas picam apenas pela manhã, outras nas horas quentes do dia, outras à tarde e algumas poucas ao anoitecer. Quanto ao local, algumas espécies só picam dentro da mata e outras a céu aberto. Após a cópula, as fêmeas colocam seus ovos, aglomerando-os sobre pedras, folhas ou paus existentes acima de alguma água parada ou lama; três a sete dias depois emergem as larvas, que caminham para a lama, onde permanecem ligeiramente mergulhadas; alimentam-se pequenos animais aquáticos e vegetais. Cerca de um a três anos depois (o desenvolvimento é realmente muito lento) a larva migra para pontos mais secos e se transforma em pupa, que entre uma e duas semanas depois dá liberdade ao adulto. A emergência dos adultos ocorre principalmente nos meses quentes e chuvosos, vivendo cerca de um a dois meses. Prefere exercer a hematofagia próximo dos criadouros, mas pode voar vários quilômetros para fazê-lo.

O controle dessas moscas ainda é problemático, não havendo medidas eficientes. Em algumas regiões do sul dos Estados Unidos, nos meses de verão, os tabanídeos atacam vorazmente humanos e animais, quando tentaivas são realizadas para reduzir seu número aprisionando-as em armadilhas especiais, tipo pequenas barracas de pano branco com balão colorido preso no centro de sua base, capaz de exercer forte atração para elas.

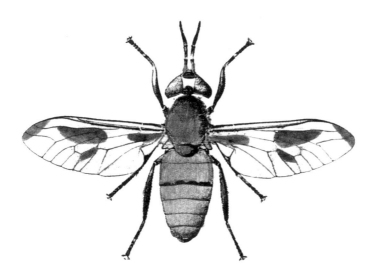

Tabanidae, gênero Chrysops: notar a cabeça da largura ou mais larga que o tórax, as antenas com três segmentos longos e as asas manchadas.

FIGURA 54.1

Muscidae (Muscomorpha)

Nessa família existem algumas espécies comuns entre nós, que picam com avidez os animais domésticos, especialmente os bovinos, equinos e cães, sendo verdadeiras pragas. Raramente picam os humanos. Essas moscas, aliás, ocorrem no mundo todo, em diferentes climas e altitudes.

As principais espécies são:

Stomoxys calcitrans (Geofroy, 1764)

O gênero *Stomoxys* apresenta 17 espécies, sendo que a única que ocorre nas Américas e em outras partes do mundo é a *S. calcitrans*, popularmente denominada de "mosca dos estábulos". É uma mosca muito semelhante à *Musca domestica*, porém possui o aparelho bucal picador, em ambos os sexos (tanto machos como fêmeas são hematófagos).

Tem como criadouros preferenciais fezes de equino ou de bovino, quando misturadas com palha e urina e "cama de galinheiro", umedecida. Nesses locais expele cerca de 50 ovos a cada um ou dois dias, num total de 800 ovos; as larvas eclodem um a quatro dias depois, passando por três estádios, durante 12 a 20 dias. A L3 se transforma em pupa, entre 6 a 20 dias depois libera o adulto, que então vive entre um e dois meses. Essas moscas preferem picar seus hospedeiros (equinos, bovinos, cães e, raramente, os humanos) próximos do criadouro, mas podem voar mais de um quilômetro para picar. Em algumas praias, essas moscas surgem nos acúmulos orgânicos próximos e as formas adultas costumam atacar os banhistas.

Alem da feroz hematofagia que essas moscas realizam, podem funcionar com hospedeiro intermediário de helmintos de animais (*Setaria*, *Habronema*) e transmitir outras doenças entre os animais domésticos.

Haematobia irritans (Lineu, 1758)

Essa mosca se assemelha à *S. calcitrans*, porém é bem menor e possui palpos grandes (a *S. calcitrans* possui palpos muito pequenos). É muito comum na Europa, Ásia, África, Estados Unidos, México e América Central. Foi introduzida no Brasil em 1978, em Roraima, e atualmente é encontrada em todos os Estados do país, além do Uruguai, Paraguai e Argentina. É denominada "mosca dos chifres", apesar de picar com frequência na base dos chifres dos bovinos, pica com avidez os

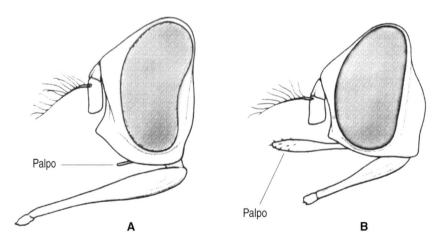

FIGURA 54.2 Moscas *(Muscidae)* hematófagas: (A) *Stomoxys calcitrans* (com os palpos pequenos); (B) *Haematobia irritans* (com os palpos longos). Antenas com três segmentos curtos, vendo-se apenas o segundo e o terceiro, no qual se insere a arista pectinada.

flancos dos animais. É uma praga terrível, pois tanto machos como fêmeas exercem a hematofagia, picando várias vezes, durante a noite e o dia. Não pica os humanos. Tem como criadouro as fezes frescas de bovinos, razão pela está sempre associada a esses animais, acompanhando-os inclusive nos caminhões de transporte.

Superfamília *Hipoboscoidea*

Nessa superfamília existem algumas moscas hematófagas que pertencem a diferentes famílias e que devem ser incluídas neste livro:

Família *Glossinidae*

Glossina palpalis, *G. pallidipes* e *G. morsitans*: são as famosas moscas tsé-tsé, que ocorrem na África, ao sul do deserto do Saara, onde são transmissoras do *Trypanosoma brucei rhodesiensis* e do *T. brucei gambiense*, agentes da doença do sono. Essas moscas são grandes, medindo mais de 1,0 cm de comprimento, de cor marrom claro, têm como característica a postura de larvas na fase de pré-pupa, que penetram rapidamente na terra fofa e sombreada, onde são colocadas; cada fêmea gera de 8 a 20 larvas em sua vida, em torno de 45 dias. Tanto os machos como as fêmeas são hematófagos; em geral voam apenas pequenas distâncias (cerca de 200 metros em uma semana).

Família *Hippboscidae*

Nessa família temos uma espécie muito comum entre nós, que é a *Pseudolynchia canariensis*, ou "mosca dos pombos". É uma mosca negra, achatada dorsoventralmente, muito ágil, que vive permanentemente escondida entre as penas dos pombos. Também elimina larvas na fase de pré-pupa, as quais são depositadas nos ninhos dos pombos. Tanto machos como fêmeas são hematófagos, exercendo a hematofagia quase que exclusivamente sobre pombos domésticos e silvestres; em pombais junto de casas, podem eventualmente picar os humanos, cuja picada é muito dolorosa. Entre os pombos funciona como hospedeiro intermediário do *Haemoproteus columbae* (um parasito de hemácias de columbiformes).

Outras moscas hematófagas (*Hippoboscoidea*) ocorrem em alguns animais, vivendo como ecctoparasitos sobre os mesmos: *Melophagus ovinus* (em carneiros), *Streblidae* e *Nycteribiidae* (em morcegos).

▪ Moscas lambedouras

Essas moscas possuem grande importância parasitológica, biológica e agronômica, pois encontramos entre elas as veiculadoras de patógenos, as que provocam miíses, as moscas úteis (polinizadoras, controladoras de outros insetos etc.) e as que são pragas agrícolas. São conhecidas cerca de 58 famílias, com milhares de espécies. Entre as de importância parasitológica podemos citar apenas algumas espécies, que podem ser sinantrópicas ou veiculadoras de patógenos e agentes de miíases. São elas:

Moscas Sinantrópicas

Sinantropia é a capacidade que algumas moscas têm de frequentar o ambiente rural, o silvestre e o urbano, inclusive penetrando nas habitações humanas. Esse termo foi a princípio criado para definir a característica de certas moscas de frequentar esses três ambientes, mas atualmente é usado para aves e mamíferos que apresentam comportamento semelhante. Assim, durante sua circulação pelos três ambientes, as moscas sinantrópicas podem veicular e disseminar patógenos, pois visita carcaças de animais mortos, dejetos, feridas etc. no meio externo e, depois pousa nos alimentos ou nas pessoas. Em geral as moscas sinantrópicas voam muito, cerca vários quilômetros por dia e como vivem um mês ou mais, podem veicular patógenos a grandes distâncias.

As principais moscas sinantrópicas são:

▬ Família Muscidae

Musca domestica (Linneu, 1758)

Essa mosca é cosmopolita, ocorrendo no mundo todo onde se encontrem baixas condições sociais, precários serviços de coleta de lixo ou ausência de tratamento do esterco de animais domésticos. O gênero *Musca* possui cerca de 26 espécies, das quais três são importantes: *M domestica* (cosmopolita), *M. sorbens* (região oriental e etiópica) e *M. automnalis* (região oriental e Estados Unidos); as demais espécies possuem hábitos silvestres.

A *M. domestica* possui alto índice de sinantropia e endofilia, ou seja, frequenta o interior dos domicílios humanos, quer em ambiente rural, silvestre ou urbano, invadindo também em grandes quantidades os chiqueiros, os galinheiros, as pocilgas, as baias e os currais.

Mede de 6 a 8 mm de comprimento e apresenta uma cor geral cinza escura, com quatro faixas longitudinais negras no mesonoto; abdome com reflexos amarelados e uma faixa mediana longitudinal dorsal, negra. Probóscida robusta, flexível, do tipo lambedor; arista plumosa, com cerdas longas dorsais e ventrais.

Ciclo biológico

Como todo Diptera é holometábola, passando pelas fases de ovo, larva, pupa e adulto. Os ovos são brancos, semelhantes a pequenos grãos de arroz (menos de 1 mm), colocados em conjuntos de 75 a 100 ovos de cada vez, num total de 500 a 800. São depositados em matéria orgânica em início de fermentação, como lixo, fezes etc. 24 horas depois eclodem as L1, que após três mudas

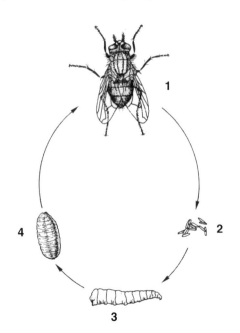

FIGURA 54.3 Ciclo biológico de *Muscidae*: (1) mosca adulta; (2) ovos depositados em lixo ou esterco, com eclosão de larvas 6 a 12 horas depois; (3) larva de terceiro estádio (L3) formada quatro a oito dias depois da eclosão; (4) pupa: quatro a oito dias depois dará origem à mosca.

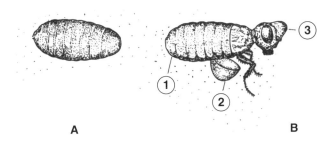

FIGURA 54.4 *Muscidae*: (A) aspecto geral da pupa; (B) emergência do adulto: (1) pupário; (2) calota ou tampa do pupário; (3) ptilíneo ou ampola frontal, com que a mosca ao nascer empurra a tampa do pupário (o ptilíneo após isso regride e forma a sutura ptilineal, uma linha escura, em forma de U invertido, que envolve a base das antenas).

em 5 a 8 dias transformam-se em L4; essas larvas de quarto estádio migram do criadouro úmido e quente e se dirigem para um ambiente seco e sombreado (partes altas do criadouro ou debaixo de folhas e detritos próximos), transformando-se em pupas; cerca de quatro a seis dias depois as moscas adultas emergem, levantando a "tampa ou calota do pupário" com o "ptilíneo ou ampola ptilineal" (é uma estrutura que tem função apenas nesse momento, quando então regride e transforma-se na "sutura ou cicatriz ptilineal", em forma de U invertido e localizado na fronte da mosca, em torno da inserção das antenas). Uma mosca adulta vive cerca de um mês, podendo voar um a três quilômetros por dia.

Veiculação de patógenos

As moscas sinantrópicas possuem duas formas de veicular patógenos:

a) pela veiculação mecânica nas patas e cerdas do corpo;
b) pela regurgitação alimentar, pois só se alimenta de substâncias líquidas e, assim, ao pousar sobre fezes, escarros, feridas, cadáveres, lixo etc. deposita um gota de saliva no local e absorve o que desejar; depois, ao voar e pousar sobre algum alimento humano (pão, bolo, salgadinhos etc.) deposita uma gota de saliva, aí contaminada com patógenos, infectando nossos alimentos.

Pelas fezes as moscas podem eliminar patógenos, mas como costumam defecar no teto, paredes ou fios, dificilmente contaminarão os humanos.

Os principais patógenos veiculados são: vírus – 64 tipos (gastroenterite, poliomielite etc.), bactérias – 112 espécies, fungos – 29 espécies, protozoários – 60 espécies (ameba, giárdia, coccídios etc.) e helmintos – 50 espécies (áscaris, tricuris, toxocara etc.).

Família Calliphoridae

Nessa família temos algumas espécies de moscas sinantrópicas, porém pouco endófilas, isto é, visitam domicílios humanos, sem contudo invadir o seu interior, permanecendo mais ao redor ou próximas de cozinhas e de áreas de serviços domésticos ou de restaurantes e de lanchonetes, quando eventualmente podem pousar sobre alimentos humanos em preparação. As principais espécies dessa família com esses hábitos são: *Chrysomya albiceps, C.megacephala* e *C. putoria*. Essas espécies são comuns na África, Ásia e Europa, tendo sido introduzidas em nosso país por volta de 1976, em Curitiba e, atualmente ocorrem em vários Estados brasileiros e em diversos outros países da América do Sul e do Norte.

Além da importância relativa como moscas veiculadoras de patógenos, podem ser responsáveis por miíases também, especialmente em animais, conforme mostraremos adiante.

Moscas agentes de miíases

Miíase é o desenvolvimento de larvas de moscas em tecidos humanos ou animais, alimentando-se de tecidos vivos ou mortos. Popularmente as miíases são conhecidas por "bicheira"; etimologicamente, miíase significa "doença causada por mosca" (myie = mosca e ase = doença).

De acordo com a biologia das moscas, as miíases podem ser:

- obrigatórias, primárias ou biontófagas: quando a mosca necessita de se desenvolver em tecido vivo para continuar seu ciclo;
- facultativas, secundárias ou necrobiontófagas: quando a mosca não necessita depositar seus ovos ou larvas sobre o hospedeiro, podendo desenvolver-se em feridas, cadáveres ou alguma matéria orgânica em decomposição (esterco, lixo etc.);
- acidental ou pseudomiíases: quando a mosca se desenvolve habitualmente sobre matéria orgânica em decomposição (frutos podres, lixo etc.) e acidentalmente se desenvolve em humanos ou animais.

Pelo que foi mostrado, as primeiras são as mais importantes em parasitologia; as segundas têm importância na denominada "entomologia forense", onde se estuda a fauna cadavérica e se avalia o intervalo pós-morte e outros fatos relacionados com a "causa mortis". Essas moscas necrobiontófagas também têm sido usadas na bioterapia (ou larvoterapia, recurso antigo e atualmente usada nos casos de feridas necrosadas em pacientes diabéticos).

Miíases primárias

Família Calliphoridae

Nessa família encontramos moscas responsáveis por miíases primária e secundária, que são:

- *Cochliomyia hominivorax* (Coquerel, 1858)

    É também erroneamente denominada de *Callitroga americana*. Ocorre desde o sul dos Estados Unidos até o norte da Argentina. É popularmente conhecida como mosca varejeira e muito confundida com a *Syrphidae*, uma mosca verde, grande, muito útil (por ser polinizadora e decompositora de matéria orgânica), que voa parada no ar. A mosca varejeira tem o tamanho aproximado dessa, porém, possui cor verde-azulado, com três faixas negras longitudinais no tórax. Pode ser vista pousada ou sobrevoando feridas recentes ou animais moribundos. Em tupi, as larvas dessa mosca são chamadas de "tapuru".

Ciclo biológico

A *C. hominivorax* voa longas distâncias, perfazendo mais de 10 quilômetros por dia. Após a única cópula, a fêmea procura um hospedeiro humano ou animal, no qual deposita um conjunto de 10 a 300 ovos no local escolhido: feridas recentes, aberturas naturais (narinas, vulva, ânus, gengivas, etc.), repetindo essa postura a cada quatro dias, ovipondo um total de 2.800 ovos ao longo de sua vida, que é de 60 dias. Cerca de dez horas depois nascem as larvas de primeiro estádio, que se alimentam vorazmente, iniciando a destruição dos tecidos; permanecem com o aparelho bucal mergulhado nos tecidos e a porção posterior, na qual estão presentes os estigmas respiratórios, fica voltada para fora, em contato com o ar. Cerca de seis dias depois se transformam em L3 ou larvas maduras (medindo 1,3 cm), quando esponta-

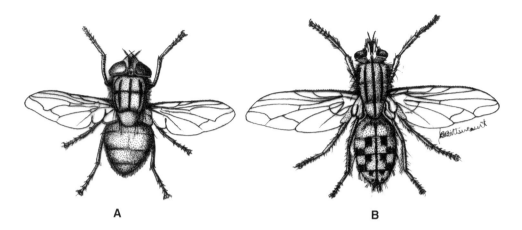

Moscas causadoras de míases: (A) *Cochliomyia hominivorax* ou mosca varejeira (de cor verde-azulada, metálica); (B) Sarcophagidae (de cor acinzentada).

FIGURA 54.5

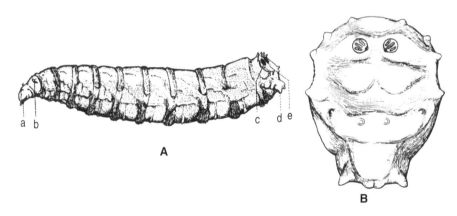

Larva de *Cochliomyia hominivorax* (varejeira), agente de míase primária: (A) aspecto geral da larva: (a) aparelho bucal na extremidade anterior; (b) espiráculo respiratório anterior; (c) espiráculo respiratório posterior; (B) vista frontal da parte posterior da larva, mostrando duas placas estigmáticas e cada uma com três espiráculos ou fendas, inclinados (a morfologia desses espiráculos permite identificar a espécie de mosca causadora da míase).

FIGURA 54.6

neamente caem no solo e se enterram, transformando-se em pupas. Cerca de oito a dez dias depois (no inverno essa fase de pupa pode demorar mais de dois meses) os adultos saem do pupário (usando o mesmo recurso da ampola ptilineal). Os adultos se alimentam de néctar, de frutos e de secreções de feridas.

Tratamento

As lesões provocadas pelas larvas dessas moscas são muito graves, chegando a mutilar a área afetada. Como se desenvolvem muito rápido, assim que for percebida a presença de larvas em qualquer parte do corpo, *elas necessitam ser removidas imediatamente*. A remoção é feita com pinça, cuidadosamente, sob forte iluminação, afastando-se os tecidos e procurando-se larvas nas áreas mais profundas, para onde costumam se refugiar quando são procuradas. Pode-se colocar algumas gotas de éter ou de fumo de rolo dissolvido em água fervida para imobilizar as larvas, tendo-se o cuidado de retirar todas.

Família Oestridae, subfamília Cuterebrinae

Nessa família encontramos várias moscas responsáveis por miíases primárias em animais, sendo que uma delas ataca também os humanos e será estudada em seguida:

- *Dermatobia hominis* (Linneu, 1781)

    Essa é a famosa mosca berneira, que ocorre desde o México até a Argentina. No Brasil é encontrada em todos os Estados, exceto nas áreas muito secas do Nordeste, sendo mais numerosa nas áreas úmidas e montanhosas, mas não acima de 1.000m de altitude. É uma mosca grande, robusta, medindo 1,2 cm de comprimento. Apresenta uma cabeça de cor marrom, com a fronte saliente e aparelho bucal lambedor, bem pequeno; tórax acinzentado e abdome azul metálico; asas grandes e castanhas. O berne maduro (L3) tem a forma de um pingo d'água, medindo cerca de 2,0 cm de comprimento, apresentando os espiráculos respiratórios na parte mais afilada, que fica voltada para o exterior. O aparelho bucal está na parte mais dilatada, que fica voltada para o interior dos tecidos. O corpo do berne é todo recoberto por fileiras de espinhos, com os quais se fixa aos tecidos dos hospedeiros.

Ciclo biológico

Os adultos se alimentam de sucos vegetais e de suor (observação própria), vivendo em ambientes florestais ou sombreados, onde as fêmeas capturam moscas ou mosquitos, sobre o abdome dos quais faz a postura de 10 a 15 ovos. Durante sua curta vida de dez dias, a fêmea expele de 400 a 800 ovos dessa maneira (nunca ovipõe diretamente sobre o hospedeiro de suas larvas). Quando seis dias (tempo requerido para as larvas amadurecerem dentro do ovo) depois o inseto veiculador de ovos pousa sobre um humano ou outro mamífero, o calor do corpo desse hospedeiro estimula as pequenas larvas (medem 1 mm), que rapidamente saem do ovo e penetram ativamente na pele do hospedeiro. Começam a alimentar-se e desenvolver-se, sofrendo duas mudas, de tal forma que 40 a 60 dias depois que penetram, já são L3 maduras, prontas para cair espontaneamente no chão e procurar um local abrigado para se transformar em pupas. Permanecem nessa fase por trinta dias, quando dão liberdade aos adultos. Esses copulam logo em seguida e três dias depois as fêmeas iniciam a captura de insetos para oviporem sobre seu abdome.

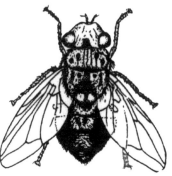

FIGURA 54.7 *Dermatobia hominis:* notar fronte saliente, tórax amarronzado e abdome azul-metálico (mosca berneira).

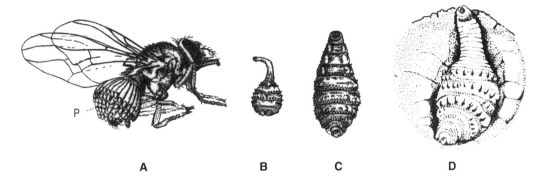

Dermatobia hominis: (A) mosca hematófaga (moscas não hematófagas também veiculam) veiculando ovos da D. hominis; (B) berne com poucos dias; (C) berne com mais de 30 dias; (C) aspecto do berne no tecido: espiráculos respiratórios em contato com o ar e a parte anterior — boca — mergulhada no tecido; observar os espinhos voltados para cima em torno do berne.

FIGURA 54.8

Tratamento

Assim que uma larva da *D. hominis* penetra na pele dos humanos (pode penetrar em qualquer lugar, mas a região da cabeça, rosto e braços são os mais atingidos), inicia um processo de agressão tecidual, que pode ser mais ou menos doloroso, dependendo do local. A princípio se assemelha a uma espinha, que depois pode crescer como um furúnculo, dos quais se faz o diagnóstico diferencial assim: no berne sempre existe um pequeno orifício, através do qual a larva respira e por onde ela se exterioriza parcialmente ao se fazer pequena pressão lateral na tumoração existente. Para retirar o berne enquanto novo, basta um pressão lateral, feita com os dedos indicador e polegar, e tracionando-se a larva para fora com a outra mão protegida por luvas ou lenço. Quando o berne está maduro (o que é difícil ocorrer em humanos, pois durante seu desenvolvimento provoca muita dor), é conveniente colocar um gota de éter ou de fumo de rolo mergulhado em água fervente (é preciso aguardar a água esfriar), para promover a paralização da larva e favorecer sua retirada (estando viva procura se fixar nos tecidos com as fileiras de espinhos, dificultando a retirada). Em seguida, proceder da mesma forma: pressionar lateralmente a tumoração com dois dedos e tracionando para cima a parte que se exteriorizou. Não havendo infecção bacteriana secundária, ferida terá sua cicatrização normal.

Miíases secundárias

Famílias envolvidas

As miíases secundárias são pouco frequentes entre os humanos, ocorrendo esporadicamente em pessoas abandonadas, bêbados de rua etc. que possuem feridas necrosadas. As espécies responsáveis pela miíases secundárias no Brasil são as mesmas envolvidas na fauna cadavérica.

Família *Calliphoridae*: são moscas médias a grandes, todas metálicas, de cor verde ou verde-azulada, com as seguintes espécies: *Chrysomya megacephala, C. putoria* e *C. albiceps; Cocliomyia macellaria; Lucilia cuprina, L. sericata* e *L. eximia*. Colocam os ovos sobre as feridas necrosadas (ou sobre os cadáveres). As larvas se desenvolvem em poucos dias, alimentando-se sobre os tecidos necrosados, limpando-os; depois caem espontaneamente no chão para se transformarem em pupas.

Alguns médicos, em decorrência da resistência de bactérias cutâneas à antibioticoterapia, estão tratando de lesões necrosadas com larvas de *Lucilia sericata* (larvoterapia), colocando certo número de larvas na ferida e retirando-as assim que o tecido estiver limpo, pois além de se alimentar do tecido necrosado, essas larvas produzem uma substância bacteriostática que ajuda na cicatrização. Em diabéticos com necrose de pés, muitas vezes a larvoterapia é o único recurso capaz de evitar uma amputação.

Família *Sarcophagidae*: são moscas médias ou grandes, todas de cor cinza, com três faixas negras longitudinais no tórax e abdome axadrezado. Existem várias espécies, todas são larvíparas, isto é, colocam as larvas sobre as feridas ou sobre os cadáveres. Essas larvas se desenvolvem à custa dos tecidos necrosados e depois abandonam espontaneamente o local para se transformarem em pupas e dar origem aos adultos.

Miíases acidentais

Entre essas temos algumas espécies de moscas que ocorrem em vegetais em decomposição e seus ovos ou larvas podem ser acidentalmente ingeridas e ter um desenvolvimento parcial no intestino. As principais moscas que podem causar esse tipo de miíase são: *Stratiomidae – Hermetia illuscens* (é uma mosca grande, preta, se assemelhando a maribondo e muito frequente no lixo orgânico); *Syrphidae – Eristalis tenax* (mosca grande, escura, também muito comum me lixo orgânico); *Tephritidae – Ceratitis capitata* (mosca das frutas, cujas larvas ocorrem no interior de frutos – bicho de goiaba – e podem ser ingeridas acidentalmente).

Essas larvas, quando presentes no intestino, podem não provocar lesão ou sintomatologia alguma e geralmente são eliminadas espontaneamente. Caso provoquem dor ou diarreia, qualquer laxante se encarregará de eliminá-las.

▬ Controle

O controle das moscas é feito de forma diferente conforme sua biologia, isto é, o controle depende do tipo do criadouro da mosca. Assim, para as que se criam em lixo e esterco há um procedimento e para as que provocam miíases há outro.

Moscas que se criam em lixo ou esterco

Independentemente de serem hematófagas ou sinantrópicas, você tem uma ideia de onde, quem e como foi desenvolvida uma das grandes campanhas de combate à essas moscas? Pois vamos responder a essas perguntas:

No início do século XX, por volta de 1.900/1910, confirmou-se a ideia que onde há muito lixo e/ou esterco de animal, há mosca e doença. Em decorrência disso, a Associação Comercial de Nova Yorque desencadeou uma grande campanha de combate às moscas, pois concluíram que havendo muita doença, trabalha-se menos, trabalhando-se menos, ganha-se menos, ganhando-se menos, compra-se menos. Conclusão: combatendo-se as moscas, venderemos mais novamente! Portanto, unicamente objetivando o lucro, uma Associação Comercial de uma grande cidade realizou uma campanha de limpeza geral, coletando-se o lixo urbano e animal (na época havia grande concentração de cavalos nas cidades), dando-lhe o tratamento adequado. Segundo uma outra visão, uma das primeiras grandes atividades de saúde pública desenvolvida por Mao Tse Tung, assim que em 1947 assumiu o controle da China e instalou o regime comunista para livrar seu país da pobreza e do domínio internacional, foi desenvolver uma enorme campanha de combate às moscas; aqui, o objetivo foi a saúde e o bem-estar da coletividade. Portanto, de um modo ou de outro, precisamos entender que moscas veiculam doenças e que precisamos combatê-las. Para isso, as medidas fundamentais são:

- limpeza doméstica, coletando-se diariamente o lixo e ensacando-o;
- coleta de lixo urbano, três vezes por semana, tratando-o corretamente, sendo que hoje não se admite coletar lixo urbano sem antes se fazer a separação dos diferentes materiais recicláveis, isto é, fazer a famosa coleta seletiva do lixo;
- tratar adequadamente, pelo processo biotérmico, o esterco das fazendas, especialmente de gado leiteiro ou equino (o esterco deve ser recolhido diariamente e amontoado em um local durante três dias; compactar o monte e deixá-lo exposto por quatro dias para atrair a oviposição das moscas; cobri-lo com lona preta por dez dias, para o calor da fermentação matar os ovos e as larvas: descobrir e usar a lona no rodízio dos montes).

Outra medida complementar à limpeza (coleta e tratamento do lixo ou do esterco), é o "controle biológico", realizado através do uso de inimigos naturais das moscas, especialmente de micro-himenópteros parasitoides, da família *Pteromalidae*, criados em laboratório e soltos em momentos e em locais estratégicos, para atacar as pupas das moscas

Atualmente fala-se muito em "controle integrado", que consiste em se usar: a) medidas de coleta e tratamento do lixo/esterco; b) o controle biológico; c) inseticida, com ou sem atrativos (feromônios), para combater moscas adultas em pocilgas, estábulos, galinheiros etc. Esse método integrado tem grande aplicação nas camas de galinhas poedeiras, onde existem também outros inimigos naturais, tais como coleópteros (*Alphitobius piceus*), microacarinos etc., que quando corretamente manejados ajudam neste controle.

De toda forma, o combate às moscas sinantrópicas requer, antes de tudo, mudanças de hábitos, mas é preciso enfatizar que *os hábitos de uma pessoa, são os hábitos de um grupo social ou profissional*, portanto, somente através de educação e exemplos de líderes dentro do grupo social, será possível atingir a mudança de toda uma comunidade, objetivo maior da educação.

Moscas agentes de miíases

O controle dessas moscas ainda é muito difícil e pouco eficiente. Até o momento, apenas contra a *Cochliomyia hominivorax* foi desenvolvido um enorme programa de combate em todo o sul dos Estados Unidos (onde essa mosca é uma praga na criação de ovinos e bovinos), tendo como metodologia a criação em laboratório de milhões delas, esterilizando-se os machos por radiação e liberando-os nas fazendas por aviões. Como essas moscas só copulam uma vez, há maior chance das fêmeas serem copuladas por um macho estéril. Essa técnica, iniciada há mais de trinta anos, continua sendo aplicada com resultados muito bons, apesar do custo altíssimo, que entretanto é menor do que os prejuízos causados pelas larvas da mosca.

O uso de inimigos naturais (micro-himenópteros), uso de feromônios etc. estão em fase incipiente, carecendo de pesquisas. O combate às larvas nos animais (isto é, o tratamento das miíases) é feito com inseticidas, sempre representando um método muito limitado e caro.

capítulo 55

Insetos Ectoparasitos

resumo do capítulo

- Apresentação
- Piolhos – Anoplura
- Pulgas – Siphonaptera
- Espécies principais

Apresentação

Entende-se por ectoparasitos os artrópodes que vivem externamente no corpo do hospedeiro, podendo ser permanentes ou temporários. Os artrópodes ectoparasitos que ocorrem entre os humanos pertencem a duas classes: *Insecta* e *Arachnida*. Neste capítulo iremos estudar os insetos ectoparasitos, isto é, os piolhos e as pulgas; no capítulo seguinte iremos estudar as sarnas e os carrapatos. Nos animais ocorrem outros artrópodes ectoparasitos, mas fogem do objetivo desse livro e não serão estudados aqui.

Piolhos – Anoplura

Os piolhos são ectoparasitos permanentes, saindo do seu hospedeiro apenas quando desejam ou têm oportunidade de se transferir para novo hospedeiro. Tanto os machos como as fêmeas e as formas jovens são hematófagas. Existe grande especificidade parasitária, pois a espécie de piolho que vive sobre uma determinada espécie de mamífero ou ave, não infesta espécie diferente; assim, as espécies que ocorrem em humanos são exclusivas dos humanos, podendo ocorrer em outros primatas (gorilas e alguns macacos).

A ordem *Anoplura* possui duas famílias com espécies de importância médica: *Pediculidae* e *Pthiridae*. Em *Pediculidae* encontramos as espécies *Pediculus humanus* (Linneu, 1758), que é o piolho do corpo ou muquirana e *Pediculus capitis* (Linneu, 1758), que é o piolho da cabeça. Em *Pthiridae*, encontramos a espécie *Pthirus pubis* (Linneu, 1758), que é o chato.

A palavra anoplura significa "sem cauda".

A importância desses insetos está relacionada com a hematofagia, que desenvolve um forte prurido (dermatite), decorrente da saliva inoculada durante a introdução do aparelho bucal na pele do hospedeiro e a transmissão de patógenos. Com relação à hematofagia, denomina-se pediculose às alterações cutâneas (quer do corpo, onde o *P. humanus* suga, quer do couro cabeludo, onde o *P. capitis* vive) e pitiríase à alteração cutânea da região inguinal, em cujos pelos vive o *P. pubis*.

O *P. humanus* é capaz de transmitir os seguintes patógenos: *Rickettsia prowazeki*, agente do tifo exantemático (contaminação humana através das fezes do piolho) e *Borrelia recurrentis*, agente da febre recorrente (contaminação humana através do esmagamento do piolho junto da pele ou mucosa e liberação das espiroquetas).

Morfologia

Os piolhos são insetos pequenos (de 3,0 a 4,0 mm de comprimento), sem asas e achatados dorsoventralmente; possuem aparelho bucal picador sugador, tanto nas formas adultas, como nas ninfas. As pernas são fortes, adaptadas para se prender a fios ou cabelos, para isso apresentando uma forte garra oposta a um processo na última tíbia de cada uma das seis patas. Os pediculídeos apresentam o tórax mais estreito que o abdome, enquanto o pitirus apresenta o tórax mais largo que o abdome e esse ainda possui projeções laterais abdominais, denominadas "metapódios". Em *Pediculidae* encontramos um bom dimorfismo sexual: a extremidade posterior é bifurcada nas fêmeas e arredonda nos machos. Os ovos dos *Anoplura* são colados aos pelos ou às fibras da roupa, através de uma substância colante ou cemento; os ovos são ovais, operculados, claros, medindo cerca de 0,3 mm de largura por 0,8 mm de comprimento. São popularmente denominados de "lêndeas".

Biologia

Tanto os adultos, como as ninfas dos piolhos e chatos são hematófagos, alimentando-se duas a três vezes ao dia. Vivem sempre junto do paciente, onde também fazem a postura, pois o calor do

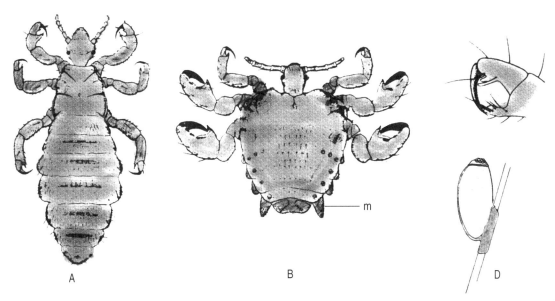

Ordem Anoplura: (A) *Pediculus capitis* (piolho da cabeça); (B) *Pthirus pubis* (chato): (m) metapódios; (C) detalhe das garras, mostrando como esses piolhos e chatos se fixam ao pêlo; (D) ovo ou lêndea de piolho preso ao cabelo por uma substância cementante.

FIGURA 55.1

corpo humano é fundamental para a incubação dos ovos. É importante mostrar aqui, como a mudança de hábitos das pessoas interfere na presença ou ausência de um parasito: a) o piolho do corpo ou muquirana (em tupi, essa palavra significa "piolho do corpo") era muito comum entre os povos antigos, pois não possuíam o hábito de mudar de roupa para deitar-se; quando foi adotado o hábito de vestir pijama ou camisola para dormir, os ovos colocados nas roupas esfriavam e morriam, fazendo com que a infestação por piolhos do corpo se reduzisse progressivamente. Atualmente rara, ocorre ainda em mendigos (moradores de rua) ou soldados na guerra. Por outro lado, o piolho da cabeça que também era comum na população antigamente, quase desapareceu nas décadas de 1950/60 (por ação de inseticidas e puritanismo), porém, reapareceu na década de 70, quando houve maior promiscuidade sexual, maior afetividade entre as pessoas, além de salas de aulas, ônibus, elevadores etc., mais cheios. Assim, o *P. capitis* é mais comum em crianças em idade escolar, o *P. humanus* ocorre mais em idosos, prisioneiros e mendigos e o *P. púbis* é encontrado com mais frequência no baixo meretrício e seus frequentadores.

O ciclo biológico dos *Anoplura* é muito simples, tipicamente paurometabólicos, pois passam pelas fases de ovo, ninfa (três estádios) e adulto. Uma fêmea do *P. capitis* expele entre cinco e seis ovos por dia, num total de 150 durante sua vida, que é de quarenta dias. O *P. humanus* vive bem mais, em torno de dois meses e expele mais ovos, em torno de 300; o *P. pubis* bota cerca de três ovos por dia, durante vinte dias, que é sua longevidade. Os insetos adultos e as ninfas não conseguem viver fora do corpo dos hospeiros, pois morrem de frio rapidamente. As lêndeas não se desenvolvem fora do corpo humano, pois resfriam-se e morrem.

O período de incubação é de oito a nove dias e o tempo requerido para o desenvolvimento da ninfa 1 até adulto demora cerca de 15 dias.

Controle

Como todos os estádios do desenvolvimento dos piolhos ocorrem em um mesmo hospedeiro, porém em locais diferentes conforme a espécie. As medidas de controle ou tratamento devem ser dirigidas para cada uma delas. Assim, temos:

- *P. humanus*: contra o piolho do corpo, fazer o seguinte: retirar toda a roupa do paciente, inclusive cobertores e roupas de cama e mergulhar em água fervente ou contendo inseticida (fosforado, carbamato, piretroide) e depois secar ao sol ou em secador com temperatura acima de 70 graus centígrados. Esses procedimentos devem ser estendidos a todas as pessoas envolvidas com o paciente (familiares, companheiros de cela etc.).

- *P. capitis*: contra o piolho da cabeça, fazer o seguinte: cortar os cabelos mais curtos, favorecendo a higiene (lavagem) e catação (com pente fino); passar o pente fino cuidadosamente (para não ferir o couro cabeludo, muitas vezes já arranhado pelas coçagens constantes), retirando ninfas e adultos que devem ser recolhidos em um papel branco e mortos em álcool (evitar esmagamentos para não haver transmissão de patógenos). Usar secador de cabelo para matar as lêndeas e aplicar piolhicida da seguinte forma:
  - colocar o produto em todo o cabelo e cobrir com um turbante ou toalha, deixando assim por 30 minutos;
  - retirar o turbante ou toalha e lavar bem a cabeça com água e sabão;
  - repetir essa operação mais duas vezes, intervaladas de cinco a sete dias, para matar as ninfas, pois os ovos são resistentes aos piolhicidas. Os piolhicidas mais eficientes são os piretroides, tais como: deltametrina, permetrina e bioaletrina.

- *P. pubis*: contra o chato, proceder da seguinte forma: reduzir o tamanho dos pelos pubianos; higienizar bem a região, inclusive usando cuidadosamente o secador de cabelo; passar pente fino, recolhendo formas adultas e lêndeas; se necessário, aplicar piolhicida conforme indicado acima.

Pulgas – Siphonaptera

A palavra sifonaptera significa "tubo sem asa". "As pulgas são insetos ápteros, holometábolos, de corpo comprimido lateralmente e providas de cerdas voltadas para trás, apresentando aparelho bucal sugador-pungitivo e coloração castanha. Na fase adulta são ectoparasitas e hematófagas, com a hematofagia exercida pelos dois sexos; o repasto se prolonga após a repleção, para que o sangue extravasado sirva de alimento às larvas. Na fase larvária, vivem livremente nas tocas e ninhos de seus hospedeiros, alimentando-se do excremento de pulgas adultas incorporado a detritos orgânicos e dejetos dos hospedeiros. A alternância entre vida livre e parasitária nos estádios larvários e adultos faz com que as pulgas participem de diferentes elos na cadeia epidemiológica: parasitos propriamente ditos, vetores biológicos e hospedeiros intermediários" (Linardi, 2.000, Sifonápteros do Brasil).

A importância desses insetos, portanto, está relacionada com: espoliação sanguínea; irritação da pele pela picada e inoculação de saliva, desenvolvendo uma dermatite alérgica; lesões cutâneas e veiculação de patógenos pelo bicho-de-pé; transmissão da *Yersinia pestis*, agente da peste bubônica e ação como hospedeiro intermediário de alguns Cestoda.

Diferentemente dos piolhos, as pulgas não exercem a hematofagia sobre uma única espécie de hospedeiro. Elas apresentam comportamento oportunista, isto é, possuem seus hospedeiros preferenciais, mas podem se alimentar sobre outras fontes disponíveis, tais como humanos e diferentes animais domésticos (cães, gatos, ratos etc.).

Classificação

A ordem *Siphonaptera* possui quinze famílias com cerca de 2.300 espécies conhecidas, das quais 200 ocorrem na América do Sul e 56 no Brasil, exercendo a função de ectoparasitos de mamíferos e aves. Apenas três famílias apresentam espécies de importância médica:

Família Pulicidae
   Gêneros: *Pulex: P. irritans;*
   - Xenopsylla: X. cheopis e X. brasiliensis
   - *Ctenocephalides: C. canis e C. felis;*
Família Rhopalopsyllidae
   Gênero *Polygenis: P. bohlsi* e *P. tripus*
Família Tungidae
   Gênero *Tunga: T. penetrans* (bicho-de-pé).

Morfologia

As pulgas medem de 1 a 3 mm, apresentam corpo estreito e cor castanha; movimenta-se com grande facilidade entre pelos ou penas e o último par de pernas é adaptado para dar grandes saltos, em altura e comprimento. Na cabeça encontramos dois olhos, duas antenas pequenas e cerdas ou pentes; esses podem existir apenas junto do aparelho bucal (pente ou ctenídio genal) e também no segundo segmento do pronoto (ctenídio pronotal). O aparelho bucal é do tipo picador-sugador. Os machos são menores que as fêmeas e apresentam o último segmento abdominal mais pontudo e voltado para cima. Quando os exemplares estão clarificados e montados em lâmina, encontra-se no interior do abdome dos machos, um pênis ou edeagus espiralado; nas fêmeas é visível a espermateca (com a função de reservatório de espermatozoides), cuja morfologia difere para cada espécie.

Os ovos são brancos, ovais e pequenos, medindo cerca de 0,5 mm de comprimento. As larvas são vermiformes, com cabeça pouco destacada, aparelho bucal mastigador, ápodas, porém muito ativas, claras, visualizando-se o alimento escuro (sangue) no seu interior; medem cerca de 3,5 mm de comprimento (L3). As pupas estão envoltas em um casulo de seda, geralmente recoberto de detritos (poeira, pelos de animal etc.), medindo cerca de 1,6 mm de comprimento.

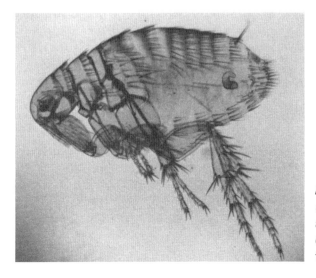

FIGURA 55.2 Aspecto geral de uma pulga: fêmea de *Xenopsylla cheopis*; notar a espermateca na porção final do abdome, característica das fêmeas; notar as grandes e fortes pernas posteriores, adaptadas para o inseto dar grandes saltos.

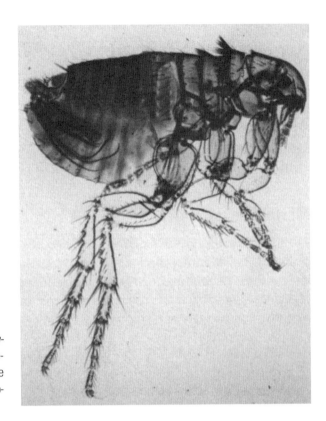

FIGURA 55.3 Aspecto geral de uma pulga: macho de *Ctenocephalides* sp.; notar o pênis ou edeago na porção posterior do abdome e os ctenídeos (pentes) genal e pronotal; observar também as patas posteriores, adaptadas para o inseto dar grandes saltos.

Ciclo biológico

Pouco depois que emergem do pupário, ocorre a cópula, quando a fêmea cobre o macho. Após a cópula, a fêmea se alimenta de sangue e inicia a oviposição. Cada espécie ovipõe de forma diferente, mas o mais frequente é oviporem parceladamente seis a dez ovos de cada vez, num total de 500 a 600 em toda sua vida, que também varia muito conforme a espécie. Cerca de dois a três dias depois as larvas eclodem e passam por três estádios durante cerca de dez dias, quando transformam-se em pupas; cinco a dez dias depois nascem os adultos. Os períodos citados ocorrem sob temperatura ótima de 25 a 26 graus centígrados, mas podem demorar meses durante o inverno.

▪ Espécies principais

Xenopsylla cheopis (Rothschild, 1903)

É a pulga dos ratos domésticos e principal espécie transmissora da *Yersinia pestis* entre esses animais e os humanos (é uma espécie própria de ratos, mas assim que esses começa a morrer da peste, as pulgas abandonam os roedores e passam a picar os humanos). É uma espécie encontrada em vários países. Assemelha-se à *Pulex irritans*, da qual difere pelas seguintes características:

- apresenta duas fileiras divergentes de cerdas no occipício (parte posterior da cabeça), cujos pontos de inserção formam a figura de um V (em Pulex não existem essas cerdas, mas apenas uma, no vértice do V imaginário);
- apresenta a mesopleura dividida por uma sutura (em Pulex não existe essa sutura).

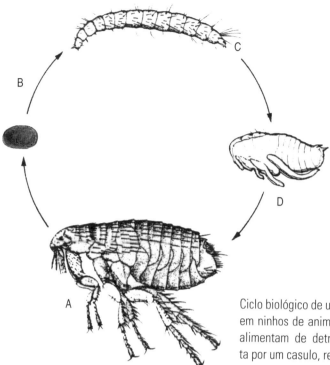

Ciclo biológico de uma pulga: (A) fêmea adulta; (B) ovos colocados em ninhos de animais ou frestas de assoalhos; (C) larvas que se alimentam de detritos orgânicos; (D) pupa, usualmente envolta por um casulo, retirado neste desenho.

FIGURA 55.4

Pulex irritans (Linneu, 1758)

É conhecida como "a pulga do homem", pois é frequentemente encontrada em casas, cinemas de má qualidade etc. Convive muito bem com cães, onças, marsupiais, roedores, macacos etc. Não é boa transmissora da peste bubônica, mas sua picada, como a das demais pulgas, desenvolve uma dermatite, que pode ser grave quando o número de picadas for elevado.

Ctenocephalides canis (Curtis, 1826) e C. felis felis (Bouché, 1835)

Essas duas espécies são cosmopolitas, podendo ser encontradas tanto em cães como em gatos, mas também em humanos e em vários outros animais (macacos, marsupiais, roedores etc.). Podem exercer a função de hospedeiro intermediário de vários Cestoda, especialmente do *Dipylidium caninum* e do *Hymenolepis nana*. Essas pulgas têm como característica a presença de ctenídio genal e pronotal.

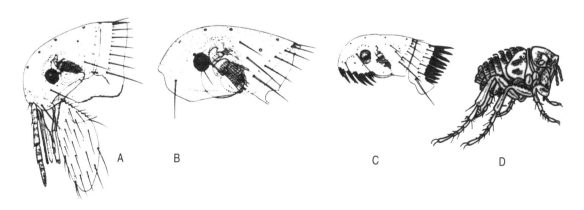

Detalhes de pulgas: (A) *Pulex irritans*, apresentando uma única cerda no occipício; (B) *Xenopsylla cheopis*, apresentando sete cerdas no occipício, formando a figura de um V; (C) *Ctenocephalides* sp., apresentando o ctenídeo (pente) genal e pronotal; (G) aspecto da *Tunga penetrans* (macho).

FIGURA 55.5

Polygenis (Jordan, 1939)

Nesse gênero encontramos grande número de espécies que ocorrem em roedores, responsáveis pela manutenção da peste bubônica silvestre nas Américas. Nas regiões nordeste e leste do Brasil, as duas espécies que mantém focos da peste bubônica são a *P. bohlsi* e *P. tripus*.

Tunga penetrans (Linneu, 1758)

Essa espécie de pulga é o agente do famoso "bicho-de-pé", "bicho-de-cachorro" ou "bicho-de-porco" pois estes são seus hospedeiros mais frequentes, embora gatos e roedores também possam ser encontrados parasitados. É a menor espécie de pulga conhecida, medindo apenas 1,0 mm de comprimento. Tanto machos como fêmeas são hematófagos, porém, apenas as fêmeas penetram na pele de seu hospedeiro, transformando-se no "bicho-de-pé".

Assim que as fêmeas são fecundadas, procuram um hospedeiro e iniciam a penetração na pele. Para isso, cortam os tecidos com o aparelho bucal, ao mesmo tempo que depositam sua saliva (que provoca uma coceira característica). Se alimentam de líquido tissular e de sangue. Penetram quase totalmente na pele, deixando para o exterior apenas a parte final do abdome, onde estão localizados os espiráculos respiratórios e o ovipositor, visíveis a oho nu. Durante a penetração, que demora cerca de dois dias, os ovos se formam e o abdome distende-se, hipertrofiando-se. Ao final de dez dias nota-se uma tumoração clara (que é o abdome distendido), com um ponto negro central (que é o oviositor); nesta fase inicia a eliminação dos ovos, que podem ser vistos caso seja colocado um anteparo escuro no fundo e se ilumine bem a área. Os ovos são eliminados à distância, como se fossem as balas de um canhão... Aqueles que caem no chão úmido e sombreado darão origem as larvas, as quais depois de dois (2) estádios, transformam-se em pupas. Cerca de dez dias depois emergem os adultos.

Além do prurido incômodo, um dos graves problemas da tungíase é a veiculação mecânica de patógenos, tais como o *Clostridium tetani* (agente do tétano), o *Paracoccidioides brasilensis* (fungo), o *Clostridium perfringens* (gangrena gasosa) e outras infecções bacterianas.

A tungíase é endêmica em comunidades pobres, tanto em ambientes rurais como urbanos. Quando negligenciadas pelas pessoas, a infestação pode causar inclusive deformidades nos pés. Altos níveis de infestação já foram verificados tanto na população humana quanto animal, especialmente cães, gatos e suínos. Em uma cidade do sul de Alagoas, 26,4% das pessoas apresenta-

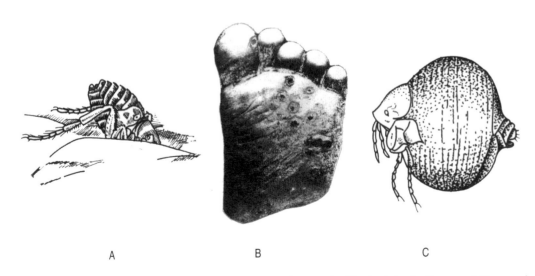

FIGURA 55.6 Detalhes da *Tunga penetrans* (bicho-de-pé): (A) fêmea penetrando na pele; (B) pé, cheio de fêmeas grávidas, vendo-se a tumoração com um ponto negro central, que é o ovipositor; (C) fêmea grávida retirada inteira de um pé.

vam-se infestadas e em uma favela de Fortaleza, a infestação chegou a atingir 67% dos cães, 50% dos gatos e 41% dos ratos.

Tratamento

O tratamento do bicho-de-pé consiste em um procedimento muito simples, mas requer habilidade e assepsia. Com algum bacteriostático, faz-se a desinfecção local e, em seguida, com uma agulha estéril de ponta bem fina, faz-se o "picotamento superficial da pele", isto é, introduz-se a ponta da agulha na pele e a suspende com firmeza, rompendo a pele. Repete-se a operação em torno da tumoração e, em seguida, firma-se a pulga entre os dedos indicador e polegar, e com movimentos de lateralidade retira-se o animal por inteiro. Não convém usar pinça para retirar a pulga, pois assim corre-se o risco de rompê-la, provocando infecções secundárias. Destruir a pulga retirada com fogo ou álcool, e tratar o orifício deixado na pele pela sua penetração deve ser com um bacteriostático oxidante (mertiolato).

Disseminação e controle

A *T. penetrans* pode parasitar cães, gatos, suínos e roedores, animais que locomovem muito e podem disseminar ovos do parasito. Outra forma de disseminação é através do comércio de esterco, que muitas vezes contém formas imaturas ou adultas da pulga, contaminando hortas e jardins. Nessa situação, é recomendável examinar os animais da casa e retirar os parasitos encontrados, pulverizando com inseticida (fosforado ou piretróide) as áreas suspeitas (monte de esterco etc.); estimular as pessoas a trabalhar com luvas e calçadas, e recomendar a vacinação contra o tétano.

Combate

Atualmente o combate às pulgas que ocorrem nos domicílios humanos e abrigos de animais domésticos, conta com vários recursos eficientes. Em locais cimentados ou assoalhados, é útil o uso do aspirador de pó, recolhendo adultos, ovos, larvas e pupas. O aparelho deve ser passado cuidadosamente nas frestas e cantos, repetindo-se a operação semanalmente durante aproximadamente três semanas, sempre incinerando o "pó" recolhido. Em canis cimentados, esse procedimento é altamente recomendável.

Outra alternativa eficiente para o combate às pulgas de cães e gatos é o uso de coleiras antipulgas ou pulverização de repelentes líquidos contra pulgas. As coleiras e os líquidos são inseticidas (fenthion, chlorpirifós, diclorvós) absorvidos pela pele e atuam sistemicamente por dois a três meses (esses produtos são eficientes também para repelir os flebótomos transmissores de calazar entre os cães). Repelindo as pulgas, não haverá colonização das mesmas sobre os animais tratados.

capítulo 56

Controle de Vetores

resumo do capítulo

- Apresentação
- Medidas para proteção pessoal
- Medidas para proteção comunitária
- Controle biológico
- Controle químico
- Métodos de aplicação dos inseticidas
- Controle mecânico
- Controle legal
- Controle genético
- Educação e saúde
- Controle integrado

Apresentação

O controle de vetores sempre representou um desafio para as autoridades sanitárias. No Brasil, o marco inicial do controle de vetores ocorreu em 1903, com a nomeação de Oswaldo Cruz para Diretor Geral de Saúde Pública. A tarefa principal de Oswaldo Cruz foi combater a febre amarela, a peste bubônica e a varíola, que assolavam o Rio de Janeiro, então Distrito Federal, naquela época. Oswaldo Cruz obteve sucesso em sua empreitada, mas para isso foi necessário grande investimento na reforma da cidade. Foram realizadas grandes obras de saneamento e formadas brigadas de mata mosquitos, com rigor militar, que percorriam as casas aplicando inseticidas e destruindo criadouros de *Aedes aegypti*. Para o controle da peste bubônica, transmitida pela picada de pulgas infectadas nos ratos de esgoto, a medida mais inusitada foi pagar à população por rato capturado. Essas e outras medidas tornaram Oswaldo Cruz o ídolo dos chargistas da época e um dos assuntos favoritos da imprensa. O fato é que o controle de vetores requer, muitas vezes, atitudes extremas, sem as quais não se atinge o objetivo de eliminá-los e impedir ou reduzir a transmissão das doenças. Para a maioria dos vetores existem ações de saúde pública executadas pelas instituições de saúde, que têm por objetivo proteger toda a comunidade. Porém, existem outras ações que podem e devem ser realizadas pela própria população, para obter a proteção das pessoas e de suas famílias. Mas, de qualquer forma a presença do Estado é fundamental, pois a saúde é um direito do cidadão. Será possível ter sucesso na eliminação de artrópodos que se criam dentro das casas, sem a colaboração dos próprios moradores?

Medidas para proteção pessoal

Medidas de proteção pessoal são aquelas que podem ser realizadas pelas pessoas para evitar as picadas dos insetos. Essas medidas podem, muitas vezes, além de garantir que a pessoa esteja protegida do contato com os vetores, reduzir a transmissão dos patógenos, caso sejam utilizadas por grande parte da comunidade. Mesmo não havendo risco de doença, muitas populações tradicionalmente fazem uso de medidas de proteção devido ao desconforto que os insetos causam, utilizando mosquiteiros e repelentes de tomada elétrica. É papel do profissional da saúde exortar as pessoas para a importância de prevenir as doenças. Para tanto, devem conhecer as ferramentas disponíveis que serão descritas nos próximos parágrafos. É igualmente importante conhecer a comunidade em que se trabalha para saber os riscos aos quais ela está exposta, quais as medidas preventivas estão disponíveis e o que já faz parte dos hábitos da comunidade.

Repelentes

Repelentes são produtos capazes de evitar o contato com os artrópodes, como mosquitos, flebotomíneos, pulgas, sem eliminá-los. Há repelentes sintéticos e naturais. Os sintéticos têm como composto ativo o DEET (N,N-dietil-3-metilbenzamida). O DEET está em uso há mais de 50 anos e por isso é dos mais estudados. É considerado seguro, mas há registros de reações tóxicas. Entre os naturais, a citronela é o repelente mais utilizado, cujo princípio ativo é extraído de duas espécies do gênero *Cymbopogon*: *C. winterianus* e *C. nardus*. A planta se parece com o capim-santo ou capim-limão. Tanto os repelentes sintéticos quanto os naturais são eficazes para afastar os artrópodes, embora a duração do efeito dos sintéticos, a base de DEET, seja mais prolongada. Uma característica que interfere na duração do efeito protetor é a concentração do produto. Produtos com 10% de DEET podem repelir por duas horas, enquanto concentrações da ordem de 24% repelem por cerca de cinco horas. O suor, a chuva e as altas temperaturas interferem negativamente no efeito de repelência. Os repelentes devem ser espalhados por toda área exposta do corpo, uma vez que os insetos são capazes de picar partes desprotegidas da pele situadas há poucos centímetros das áreas tratadas.

Nenhum alimento ingerido, nem mesmo a Vitamina B e o alho, têm a capacidade de repelir insetos.

O uso de repelente tópico é uma boa alternativa para turistas ou pessoas que se dirigem para áreas endêmicas de malária, leishmanioses, filariose e outras doenças transmitidas por insetos. Para a população residente, o uso de repelentes industrializados é proibitivo pelo alto custo e pela necessidade de aplicações sucessivas, várias vezes ao dia.

Métodos alternativos como deixar folhas de citronela embaixo do colchão, plantar mudas de citronela ao redor da casa e acender velas de andiroba podem ajudar a afastar os insetos, mas não garantem que uma parcela deles continue a entrar em casa. A fumaça, em geral, afasta os mosquitos e o efeito de repelência aumenta quando são queimadas plantas aromáticas, porém, o cheiro forte e os efeitos colaterais, como tosse e irritação dos olhos, dificultam seu uso.

Espirais e repelentes de tomada elétrica são utilizados para afugentar insetos voadores. Eles têm preço relativamente baixo e podem proteger várias pessoas ao mesmo tempo em um mesmo ambiente. Porém, devem ser usados em locais com baixa ventilação e precisam ser acesos ou instalados antes do horário dos insetos picarem. Devido ao seu princípio ativo, eles podem tanto impedir que os mosquitos entrem no quarto quanto paralisá-los. Ao instalar repelentes de tomada elétrica, deve-se observar o tamanho do cômodo e a recomendação do fabricante em termos de m^2. Os espirais são baratos e igualmente ativos, o inconveniente é a fumaça e o fato de que ficam acesos por um longo período podendo provocar acidentes.

Embora existam diferentes propostas para espantar os insetos, principalmente os mosquitos, ao optar por produtos alternativos, com baixo efeito de repelência, deve-se recordar que uma única picada de um vetor infectado pode ser suficiente para contrair a doença.

Mosquiteiros

Os mosquiteiros confeccionados com filó são utilizados desde longa data, principalmente para proteger os bebês. Se não estiverem danificados são eficientes para proteger as pessoas durante as horas de sono. Atualmente estão sendo fabricados mosquiteiros impregnados com inseticidas, denominados mosquiteiros impregnados de longa duração (MILD). A técnica de impregnação consiste em incorporar a molécula do inseticida, da classe dos piretróides, à fibra do tecido. A tecnologia empregada permite que o inseticida permaneça ativo durante anos, mesmo com a lavagem rotineira do mosquiteiro. A vantagem do MILD é que, além de impedir as picadas, elimina os mosquitos que pousam ou tentam atravessar a malha. O MILD é utilizado amplamente na África para o controle da malária e recentemente foi introduzido no Brasil. Doenças cujos vetores sejam noturnos e endofílicos podem ser eficientemente evitadas com o uso do MILD. São encontrados modelos para cama e modelos que se adequam à rede, convenientes para uso na região Amazônica, onde a população tem por hábito dormir em redes.

Outras barreiras físicas

Alguns culicídeos são capazes de picar mesmo sobre as roupas. Entretanto, a utilização de calças e blusas de manga comprida protegem as pessoas de boa parte das picadas dos insetos. Cores claras protegem mais que cores escuras. Da mesma maneira que alguns repelentes tópicos, essa prática é inviável para as populações residentes em boa parte das áreas endêmicas das doenças transmitidas por vetores. Essas áreas estão geralmente localizadas nas regiões tropicais do globo, onde a temperatura é elevada praticamente durante o ano todo. Nos países de clima temperado, nos meses de verão, quando os vetores também são abundantes, a temperatura costuma suplantar as de regiões tropicais, tornando difícil o uso de roupas grossas. É de se esperar que pessoas que habitem essas áreas queiram utilizar o mínimo de roupa possível para enfrentar as altas temperaturas. O uso de calçados, por outro lado, é medida que pode ser adotada pela população, porque um simples chinelo de dedo é de grande valia para a profilaxia da tungíase, além de diversas enteroparasitoses. Para quem frequenta áreas infestadas por carrapatos, uma boa estratégia é colocar as meias sobre a barra das calças para impedir a instalação de carrapatos ou suas ninfas na pele.

A telagem das portas e janelas é medida eficiente tanto para impedir a entrada de insetos hematófagos e de vetores mecânicos, como de moscas.

Higiene

Os hábitos de higiene pessoal e doméstica podem evitar inúmeras enfermidades, inclusive aquelas transmitidas por vetores. O banho diário, a lavagem da cabeça com xampu e a limpeza de ferimentos com água e sabão evitam a instalação de artrópodes que se beneficiam da falta de higiene, como piolhos e moscas causadoras de miíases. As larvas de flebotomíneos e as das moscas têm como hábitat locais úmidos, onde se acumulam detritos. Manter os quintais limpos, sem acumular lixo e objetos inúteis, pode impedir a proliferação desses vetores. A infestação por percevejos pode ser controlada limpando os móveis e lavando os colchões infestados com água fervente ou expondo-os ao sol. A limpeza da casa, a lavagem e a aspiração do chão evitam a proliferação de pulgas. Ao adentrar em casas fechadas por muito tempo, um grande número de pulgas recém-eclodidas pode atacar as pessoas. A limpeza do chão com detergente pode ser suficiente para resolver o problema. As cisternas e poços devem estar permanentemente tampados para impedir que *Culex quinquefasciatus,* vetor da filariose, as utilizem como criadouro para suas larvas. Casas de taipa fornecem excelentes esconderijos para os triatomíneos. A melhoria da condição de moradia, com paredes rebocadas e substituição das coberturas de palha por telhas é a melhor forma de proteção contra os barbeiros domiciliados. Viveiros de animais e entulho acumulado são locais que atraem grande quantidade de insetos e outros artrópodes como escorpiões. Os viveiros devem ser limpos regularmente e as pessoas alertadas a não acumular materiais inservíveis.

Medidas para proteção comunitária

As medidas de proteção comunitária geralmente estão a cargo das instituições de saúde. Estão direcionadas para a redução da transmissão das doenças. Elas são eficientes quando há grande cobertura, ou seja, grande parte da área endêmica é submetida ao método. Caso contrário, a ação pública pode gerar grandes custos para o Estado, mas não no controle direto da doença. Os insetos colocam grande número de ovos no ambiente. Assim, podem se dispersar a partir das casas que ficaram sem tratamento e recolonizar toda a área. O correto é que as medidas coletivas sejam efetuadas em conjunto com ações de prevenção pessoal e de educação em saúde para sensibilização das pessoas para o problema.

Os tipos de controle coletivo são apresentados abaixo divididos em biológico, químico, genético, mecânico e legal.

Controle biológico

O controle biológico é definido pelo emprego de um organismo, seja predador, parasito ou patógeno, que ataca algumas das fases de vida dos vetores. As vantagens do controle biológico estão relacionadas à redução do impacto ambiental, pois este tipo de controle é menos tóxico - e mais específico -. No campo das parasitoses, o controle biológico tem sido empregado regularmente para a monitoração dos vetores da malária, filariose e oncocercose. Entre os mais empregados estão os bacilos, pela maior facilidade de produção em massa, possibilidade de formulação, armazenamento e transporte. A possibilidade de formulação em preparações líquidas ou sólidas, e a estocagem, permitem que os bacilos sejam produzidos em locais muitos distantes de onde serão aplicados. Abaixo listamos os organismos mais utilizados em saúde pública e que apresentam potencial de uso.

Larvicidas

Os larvicidas biológicos são amplamente utilizados para controle dos culicídeos e simulídeos. Duas espécies de bactérias entomopatogênicas vêm sendo empregadas regularmente: o *Bacillus sphaericus* e o *Bacillus thuringiensis*. Esses bacilos produzem toxinas letais na forma de cristais que, quando ingeridas, interagem com os receptores específicos presentes na membrana apical das células do epitélio intestinal das larvas, causando sua morte. O *B. sphaericus* é empregado para o controle de larvas de *C. quinquefasciatus*, *Anopheles* e *Simulium* sp., enquanto *B. thuringiensis* é utilizado para o controle de *Aedes aegypti* e *Simulium* sp.. Embora o emprego dos biolarvicidas seja seguro, uma das dificuldades em sua utilização é a enormidade de criadouros disponíveis para os insetos, principalmente no ambiente natural. Nas áreas endêmicas de malária na Amazônia os criadouros são numerosos, extensos e muitas vezes de difícil acesso. Para se alcançar sucesso no controle dos anofelinos é necessário tratar grande parte dos criadouros, o que por vezes demanda um exército de pessoas. Além disso, como a duração do efeito é curta (cerca de duas semanas), o larvicida precisa ser reaplicado sucessivas vezes para manter os criadouros livres dos anofelinos. Pode-se imaginar a dificuldade logística que isso representa... Já *Cx. quinquefasciatus* é capaz de desenvolver-se em coleções hídricas altamente poluídas como rios e córregos de pouca correnteza, que atravessam as grandes cidades, e até em fossas que tenham alguma água acumulada. Nesses casos, é necessário adentrar as residências para ter acesso às fossas e utilizar barcos ou outros veículos para pulverizar os rios. Os simulídeos, conhecidos como borrachudos, desenvolvem-se em águas correntes e bem oxigenadas. No Brasil, o controle biológico dos simulídeos já foi realizado em São Paulo, no Rio Grande do Sul e Paraná, em áreas com elevado fluxo turístico, para reduzir o incômodo que os simulídeos causam com suas picadas dolorosas, o que poderia representar perda econômica. Já nas áreas em que a oncocercose ocorre, onde vivem ribeirinhos e populações indígenas, não há registro de atividade de controle biológico de simulídeos.

Peixes e outros organismos larvófagos

Certos animais são predadores naturais de larvas de mosquitos. Algumas espécies podem ser reproduzidas em massa em cativeiro e liberadas nos criadouros para se alimentar das larvas aí presentes. Vários animais entomófagos são utilizados para esse controle, especialmente peixes. Larvas de libélulas e baratas d'água também são entomófagas, porém não são criadas em laboratório. Dentre as espécies de peixes os gêneros *Poecilia* e o *Gambusis* são os mais utilizados. Ambas as espécies são predadoras vorazes de larvas de mosquitos e têm sido empregadas desde longa data como estratégia para o controle de anofelinos, principalmente em projetos com participação popular. *Poecilia reticulata* é uma das espécies mais conhecidas, denominada popularmente de lebiste ou guaru. Em função do apelo cada vez maior em favor de ações de menor impacto ambiental e também devido ao advento da resistência aos inseticidas, outras espécies estão sendo estudadas como o *Macropodus opercularis*, peixe-do-paraíso (de origem asiática), para o controle de *Cx. quinquefasciatus* em águas poluídas; e *Oreochromis niloticus,* a tilápia do Nilo, para o controle de anofelinos. A utilização de peixes é alternativa limpa e muitas vezes eficiente para o controle de mosquitos. Todavia, ao planejar a utilização de espécies que não pertençam à fauna nacional, deve-se ter em mente que a legislação brasileira faz restrição à introdução de espécies exóticas nas bacias dos rios. Assim, um excelente predador de larvas da bacia do São Francisco não deve ser introduzido na bacia Amazônica para o controle de anofelinos. Outro aspecto relevante é a necessidade do envolvimento comunitário. Muitas vezes o peixamento de lagos para o controle de mosquitos e caramujos acaba por atrair pessoas para a pesca, devendo-se avaliar o impacto epidemiológico que isso pode ocasionar. Outro fenômeno interessante é que algumas vezes a população desenvolve afinidade com os peixes e passa a alimentá-los. A disponibilidade de alimento pode alterar o comportamento dos peixes que não necessitam mais explorar o ambiente em busca de comida e deixam de se alimentar das espécies-alvo. As ninfas de libélulas são predadoras de larvas de mosquitos em coleções de água permanentes onde são encontradas com maior frequência. Algumas espécies podem matar mais do que conseguem comer quando as larvas são abundantes. Por essa razão são consideradas com potencial para utilização no controle biológico.

Parasitos

Nematoides do gênero *Romanomermis* são parasitos de larvas de mosquitos e foram empregados em situações específicas para o controle de culicídeos. Os mosquitos transmissores da malária são altamente suscetíveis a esses nematoides, o que pode ser parcialmente explicado pela posição horizontal da larva do mosquito na água, facilitando a infecção pelo parasito que apresenta geotropismo negativo. Os nematoides podem ser criados em laboratório utilizando-se larvas de *C. quinquefasciatus*. Todavia, como não há maneira de armazenamento, é preciso que a criação se dê em área próxima ao local onde serão utilizados.

Inibidores de crescimento

Inibidores de crescimento são produtos sintéticos análogos ao hormônio produzido pelas larvas para regular o crescimento do inseto, o hormônio juvenil. Os hormônios sintéticos são absorvidos pelos insetos causando desbalanço hormonal e impedindo a metamorfose para a forma adulta. Entre as vantagens do uso dos inibidores de crescimento estão a segurança à saúde humana e ao ambiente. Entre as desvantagens estão o preço e o fato de que as larvas permanecem no ambiente, impedindo que sejam utilizadas como indicador de risco. Além do fato de que a população, por não acompanhar a morte das larvas, desconfia do efeito do produto.

▬ Controle químico

Nessa categoria são incluídos os produtos químicos para eliminar os insetos. Eles devem ser a última opção a ser utilizada, quando não existe alternativa menos tóxica ao ambiente, em situações de epidemia ou como parte acessória do controle integrado. Para uso em saúde pública, os inseticidas devem possuir características como: baixa toxicidade, inocuidade ao ambiente e aos animais e alta especificidade, e a não eliminação das espécies não-alvo do controle. Alguns produtos, embora não agreguem todas essas características continuam sendo utilizados pela inexistência de outro mais adequado, como é o caso da niclosamida para o controle dos planorbídeos. Assim, esses produtos sintéticos ou naturais representam um importante campo aberto para a pesquisa, pois cada vez mais precisamos de produtos seguros, menos tóxicos e específicos.

Classes dos inseticidas químicos

Organoclorados

São compostos à base de carbono, com radicais de cloro, derivados do clorobenzeno, do ciclohexano ou do ciclodieno. Os organoclorados mais utilizados em saúde pública foram o DDT (diclorodifeniltricloetano), para o controle dos anofelinos, e o BHC (hexaclorociclo-hexano) para o controle dos triatomíneos. O emprego desses produtos foi proibido no Brasil, inicialmente para uso em agricultura e posteriormente em saúde pública. Em 2001, a "Convenção de Estocolmo" tratou da proibição da produção, utilização, importação e exportação de pesticidas persistentes, conhecidos como os 12 POPs (Poluentes Orgânicos Persistentes) ou, vulgarmente, os 12 sujos. O DDT e o BHC fazem parte dos 12 POPs. Todavia, ficou admitida a utilização do DDT em saúde pública. O Brasil, como signatário da convenção, ratificou-a em 2004. De qualquer forma, o DDT não faz parte dos produtos elencados para o controle de vetores no Brasil. O principal problema que os POPs apresentam é a persistência ambiental. O DDT, por exemplo, pode permanecer por mais de 20 anos com sua estrutura molecular inalterada. Significa que esses compostos são degradados muito lentamente, são mantidos no ambiente e transferidos entre os organismos pela cadeia alimentar, acumulando-se nos consumidores terciários. Em humanos acumula-se nos tecidos adiposos. O DDT foi encontrado nos tecidos de animais no pólo Ártico, o que demonstra que todo o planeta está contaminado com essa molécula.

Os organoclorados são solúveis em solventes orgânicos, o que facilita a absorção cutânea. Além da via dérmica, são também absorvidos pelas vias digestiva e respiratória. A eliminação se faz pela urina e também pelo leite materno.

Mecanismo de ação: agem sobre o sistema nervoso, alterando a entrada e saída de íons da membrana dos neurônios, prejudicando a transmissão dos impulsos nervosos.

Em geral causam intoxicações crônicas, incluindo neuropatias periféricas, discrasias sanguíneas diversas, lesões hepáticas com alterações das transaminases e da fosfatase alcalina, lesões renais, arritmias cardíacas a dermatoses.

Organofosforados

São compostos derivados do ácido fosfórico, cuja molécula quebra-se facilmente por hidrólise e, portanto, apresentam pequena persistência ambiental. Podem ser absorvidos pela pele, pela ingestão ou inalação. Entre os fosforados encontram-se substâncias altamente tóxicas, como o acaricida paration e outras de baixíssima toxicidade, como o inseticida temephós, utilizado pelo Programa Nacional de Controle do Dengue para eliminação das larvas de *Aedes aegypti*. Este é o grupo de inseticidas com o maior número registrado de intoxicações e mortes no Brasil. Profissionais que trabalham diretamente com organosforados devem realizar controle periódico da atividade de enzima acetilcolinesterase.

Mecanismo de ação: os organofosforados causam inibição irreversível da enzima acetilcolinesterase e consequentemente a acumulação de acetilcolina nas sinapses nervosas.

As intoxicações são do tipo agudo, inicialmente com suor, salivação, fraqueza, lacrimejamento, tontura, dores e cólicas abdominais, visão turva e, posteriormente pupilas contraídas, vômitos, dificuldade respiratória, colapso, tremores musculares e convulsões.

Piretróides

São compostos sintéticos com estrutura molecular semelhante à piretrina natural, substância isolada de flores do *Chrysanthemum cinenariaefolium*. A molécula dos piretroides é biodegradável, não causa problemas de contaminação ambiental e não se acumula nos tecidos dos mamíferos.

Possuem elevada atividade inseticida, permitindo que sejam utilizadas soluções de baixa concentração. As vias de absorção são aérea e cutânea. A rapidez com que atuam sobre os insetos é um dos fatores que contribuem para o retardo na seleção de resistência. Os piretroides são intensamente utilizados em saúde pública para o controle de vetores da Doença de Chagas, malária, leishmaniose e dengue. Entre os mais comercializados estão a deltametrina, aletrina, cipermetrina, alfacipermetrina e lambdacialotrina.

Mecanismo de ação: atuam sobre a membrana dos neurônios, alterando a condução dos impulsos nervosos.

São pouco tóxicos, mas podem ser irritantes para os olhos e mucosas e causar alergias de pele e asma brônquica. Em doses muito elevadas podem lesionar o sistema nervoso periférico. Na intoxicação aguda surgem, inicialmente, formigamento nas pálpebras e nos lábios, irritação das conjuntivas e mucosas, espirros e, posteriormente, prurido intenso, manchas na pele, reação aguda de hipersensibilidade, excitação e convulsões.

No quadro 56.1 são apresentados os principais inseticidas utilizados em saúde pública.

TABELA 56.1

Inseticida	Classe	Modo de ação	Observação
DDT	Organoclorado	Contato	Não está em uso no Brasil
Malathion	Organofosforado	Contato	Utilizado quando há resistência aos piretroides
Fenitrothion	Organofosforado	Contato e pelas vias aéreas	Utilizado quando há resistência aos piretroides
Temephós	Organofosforado	Contato e ingestão	Larvicida
Cipermetrina	Piretroide	Contato	Utilizados nos programas de controle da dengue, malária, Chagas e calazar
Deltametrina	Piretroide	Contato	
Alphacipermetrina	Piretroide	Contato	
Lambdacialotrina	Piretroide	Contato	

— Métodos de aplicação dos inseticidas

Ultra-Baixo-Volume

Para o controle de insetos voadores é muito comum a aspersão de inseticidas em ultra-baixo-volume (UBV). As partículas são classificadas como aerossóis e devem ser geradas dentro de uma faixa de tamanho ideal, entre 5 e 25 micra para que permaneçam mais tempo em suspensão. Partículas menores que 5 micra são leves e tendem a se elevar no ar, enquanto partículas grandes caem rapidamente. Equipamentos aspersores são montados em carros ou então a aplicação é realizada por agentes com aparelhos portáteis. Há duas modalidades de aplicação, uma a frio e outra a quente, chamada de termonebulização ou FOG. As máquinas possuem equipamento capaz de formar solução composta por água ou óleo com o inseticida e vaporizar o líquido, gerando gotículas que são lançadas no ar formando uma fumaça branca, muito mais abundante nos termonebulizadores. Daí surgiram os *fumacês*, designação criada pela população para estes vaporizadores. O objetivo da aplicação é eliminar os insetos adultos que estiverem no ambiente, diminuindo sua densidade. O efeito é momentâneo e caso os insetos estejam dentro das casas e as portas fechadas, não serão atingidos pelo inseticida. As aplicações de UBS são mais efetivas quando realizadas no momento de atividade dos mosquitos. São úteis, portanto, quando a população de vetores está muito grande. A efetividade desse método é muito questionável (não deve ser preconizado), porém, muitas vezes é utilizado como estratégia política, porque a população se sente protegida ao ver o carro do fumacê passar.

Borrifação intradomiciliar residual

Alguns insetos como os anofelinos e flebotomíneos podem apresentar endofilia, isto é, o hábito de buscar seus hospedeiros no ambiente domiciliar. Após picar, repletas de sangue, as fêmeas voam até a parede para aguardar algumas horas ou minutos e depois voar. Quando o inseto apresenta comportamento endofílico, torna-se vulnerável aos inseticidas e a borrifação das paredes poderá ser útil para eliminá-los. A borrifação intradomiciliar com DDT foi fundamental para a eliminação da malária em diversas partes do mundo. O BHC aplicado nas paredes das casas, também foi muito eficiente no controle da transmissão vetorial da Doença de Chagas no Brasil e nos diversos países das Américas onde ela está presente. Atualmente os produtos empregados pertencem ao grupo dos piretroides. Agentes de saúde treinados borrifam as paredes internas das casas, com auxílio de equipamento aplicador, com solução de água mais inseticida, em formulação tal que possua efeito residual, ou seja, permaneça ativo, em doses letais para o inseto, por tempo prolongado após a aplicação. Embora os piretroides sejam menos tóxicos e agridam menos o ambiente, possuem efeito residual inferior aos organoclorados, mas muito superior aos organofosforados (entre uma e duas semanas). Os piretroides têm um efeito residual superior a três meses. O tipo de superfície afeta a duração do efeito, sendo mais longo em madeira e mais curto em superfícies de alvenaria pintadas. Antes de iniciar a borrifação é necessário que uma equipe de educação e saúde sensibilize a população para que as pessoas permitam que os agentes adentrem suas casas e também colaborem desencostando os móveis e retirando utensílios de cozinha, alimentos e outros elementos que não podem ter contato com o inseticida. Para isso, é necessário que a aplicação seja bem planejada e os moradores informados do dia certo da borrifação. Como um dos fatores fundamentais dessa técnica é atingir o maior número de casas, é essencial que a população colabore com os agentes. Um aspecto que favorece a aceitação da população é que o inseticida mata também outros insetos, como baratas e percevejos. Por outro lado, inseticidas que causam irritação da pele ou outro efeito tóxico podem reduzir muito a adesão dos moradores. A borrifação intradomiciliar pode não reduzir o tamanho da população do vetor, mas elimina justamente aqueles que se alimentam de sangue, podendo se tornar infectantes.

Larvicidas

Os larvicidas atuam matando larvas e pupas e reduzindo a população de insetos adultos. São muito empregados, principalmente para os culicídeos, quando seus criadouros são conhecidos e estão acessíveis. Tanto inseticidas químicos quanto biológicos podem ser utilizados. O emprego de larvicidas para controlar a transmissão de determinada doença também requer ampla cobertura. Imagine, por exemplo, eliminar eficientemente todas as larvas de um lago e deixá-las livremente em outro. Provavelmente os mosquitos que sobreviveram irão continuar a transmissão da doença. A localização e o acesso aos criadouros representam sempre o maior problema nesse caso. As áreas de malária na Amazônia são muito ricas em coleções hídricas e todas precisam ser localizadas e tratadas para obter sucesso na eliminação dos anofelinos. Infelizmente, no controle do dengue sempre há casas fechadas ou outras em que os moradores não permitem a entrada dos agentes, comprometendo a eficácia das campanhas de controle.

- Controle mecânico

Esse tipo de controle é constituído por técnicas simples e eficazes. Embora algumas delas inicialmente possam ser onerosas, apresentam resultados que podem ser definitivos, eliminando a transmissão da doença. Ações de controle mecânico vão desde grandes obras, como as de esgotamento sanitário, até outras muito simples como a telagem das portas e janelas.

Obras de aterro e drenagem

Aterrar pequenos copos de água pode representar solução definitiva para a eliminação dos criadouros de diversas espécies de mosquitos e moluscos. O aterro é indicado principalmente para escavações resultantes da ação antrópica, como tanques de piscicultura inativos, escavações para retirada de terra ou minérios abandonados, valas à beira de estradas e outros. Já a drenagem de riachos e canais impede que se formem remansos que podem ser utilizados como criadouros. As obras podem variar desde a limpeza das margens com a retirada da vegetação até a retificação e canalização dos riachos. Em geral, essas atividades requerem estudos de impacto ambiental. As espécies vetoras que mais se beneficiam do represamento dos rios são os mosquitos. Na cidade de São Paulo, a estagnação do rio Pinheiros possibilita a proliferação de *C. quiquefasciatus*, que se reproduz em grande quantidade, perturbando o sono e a vida das pessoas que trabalham ou moram próximo ao rio. O problema é tal que instituições privadas instaladas em complexo industrial próximo ao rio se uniram à prefeitura para combater o problema, que se repete todos os anos, investindo na aplicação aérea de larvicidas sobre o rio. Na Amazônia, os desmatamentos constantes lançam restos vegetais nos igarapés, obstruindo o fluxo de água e favorecendo a proliferação dos anofelinos, vetores da malária.

Telagem de portas e janelas

A telagem de portas e janelas é simples e impede a entrada na residência de muitos vetores biológicos e mecânicos. Moscas, mutucas, mosquitos, simulídeos e mesmo flebotomíneos podem ter sua entrada barrada pela presença das telas. Do ponto de vista coletivo a telagem das janelas e portas externas de cozinhas de restaurantes e lanchonetes é prevista na legislação, em resolução sobre boas práticas para serviços de alimentação, publicados pela Agência Nacional de Vigilância Sanitária em 2004.

Outros métodos

Uma maneira de proteger água estocada é cobrir a superfície com uma camada de um a dois centímetros de esferas de poliestireno (bolinhas de isopor). O isopor irá impedir a oviposição das fêmeas e a respiração das larvas presentes no criadouro. Elas não são tóxicas e podem ser utilizadas em reservatórios de água potável. Como elas são levadas pelo vento (voam) ou são facilmente carregadas com água, só podem ser utilizadas em recipientes fechados. Essa técnica foi utilizada em área endêmica de filariose no Recife, como uma das medidas de controle integrado de *C. quinquefasciatus* que se criavam nas fossas.

No caso das fossas pode-se, alternativamente, aplicar uma camada de óleo queimado sobre a superfície impedindo a oviposição das fêmeas. A utilização de óleo queimado é uma medida simples e barata, todavia não deve ser usada em criadouros naturais, pois irá asfixiar os animais não-alvo que estejam presentes na água.

Catação

A catação consiste na retirada manual de artrópodes que estejam infestando o corpo. É realizada, sobretudo, para a retirada das lêndeas de piolhos, carrapatos e tungas. Os insetos devem ser retirados em condições higiênicas e não comprimir entre as unhas, uma vez que eles podem estar infectados com inúmeros micro-organismos patogênicos. Com relação às tungas é o melhor procedimento a ser realizado, pois no início da infestação, as pulgas podem ser retiradas facilmente comprimindo-se a pele em torno do local onde o inseto está alojado.

▪ Controle legal

O controle legal diz respeito à utilização de instrumentos jurídicos para regulamentar ações que têm implicações em saúde pública. Atividades como coleta e destinação de resíduos sólidos, limpeza de terrenos, telagem da cozinha de restaurantes, coleta de pneus pelos seus produtores são exemplos de atividades que possuem regulamentação específica para redução ou prevenção das doenças transmitidas por vetores.

É importante ter em mente também a responsabilidade civil. Cada pessoa deve ter consciência de suas responsabilidades e arcar com as ações ou omissões que possam prejudicar outra pessoa ou o bem público. Não cuidar dos terrenos, manter excesso de animais em casa, não tratá-los, vaciná-los, colecionar recipientes inservíveis que se tornam criadouros são atividades que ameaçam a saúde pública e em algum momento a sociedade poderá decidir que os cidadãos que praticam essas ações deverão ser responsabilizados pelos danos que causam a outros. A responsabilidade civil encontra-se expressa no novo Código Civil: "Aquele que, por ato ilícito, causar dano a outrem fica obrigado a repará-lo". No caso específico do dengue e da leishmaniose visceral urbana, é necessário que a legislação permita ao poder público multar ou até prender o morador que reincidir na falta de cuidados domiciliares, mantendo cridouros de *A. aegypti* ou de *Lutzomyia longipalpis*.

▪ Controle genético

A evolução biotecnológica têm permitido a manipulação genética das populações e a produção de variantes de espécies que não alcançam sucesso reprodutivo ou que são refratárias à infecção. Como seria esperado, considerando o fator econômico, os maiores avanços nessa área vêm da agricultura. A utilização de machos estéreis é praticada há muito tempo, desde a década de 50, para redução das moscas que causam bicheira no gado e prejuízos à pecuária. Eventualmente essas moscas também causam miíases em humanos. Na área da saúde pública, a técnica da liberação de machos estéreis foi utilizada para eliminação da mosca tsé-tsé, responsável pela transmissão do agente etiológico da doença do sono em algumas regiões da África.

▪ Educação e saúde

Seja qual for o método utilizado para o controle de vetores, é fundamental que haja a participação da população. Muitos programas governamentais são mal sucedidos ou obtêm sucesso limitado porque não conseguem sensibilizar a população. Por outro lado, devemos refletir se é correto apontar a população como única responsável pela sua saúde e isentar a responsabilidade do Estado. As questões de saúde não estão dissociadas das socioeconômicas. Pessoas que não têm o que comer, vestir ou calçar, dificilmente estarão preocupadas com a picada de um mosquito ou com a possibilidade de que um ser invisível penetre em sua pele enquanto ela, sem água em casa tem a necessidade real de lavar a roupa na lagoa. Por outro lado, mansões desocupadas ou habitadas, com piscinas mal cuidadas, mostram o grau de despreparo do proprietário para com o bem público. Aqui, a legislação deve punir essa pessoa com rigor.

Controle integrado

O controle integrado de vetores envolve a utilização de diversas técnicas apropriadas para a diminuição da população dos vetores. Deve incluir métodos de prevenção e de controle, capazes de intervir nas diversas fases de vida do vetor e contar com a participação popular. Os métodos escolhidos devem ser os mais simples e menos impactantes com a melhor relação entre custo e eficácia. O controle químico constitui a última alternativa dentro da proposta de controle integrado. O ideal é buscar soluções de longo prazo. A proposta é abordar o problema como um todo, não apenas selecionar métodos, mas considerar as questões econômicas e a dinâmica das populações humana e dos vetores. Dessa maneira, é fundamental entender a biologia e a ecologia do vetor, monitorar flutuações populacionais e também as condições climáticas para realizar predições a curto e a longo prazo e subsidiar o planejamento das ações de controle que serão desenvolvidas.

capítulo 57

Classe Arachnida: Sarnas e Carrapatos

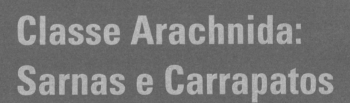

resumo do capítulo

- Apresentação
- Família Sarcoptidae
- Famílias Pyroglyphidae e Acaridae
- Famílias Argasidae e Ixodidae

Apresentação

Na classe Arachnida estão incluídas os artrópodes que possuem quatro pares de patas, apresentando três ordens de interesse em parasitologia:

- **Scorpiones**: apresentam o corpo alongado, apresentando uma cauda com um aguilhão terminal, por meio do qual inoculam o veneno; a principal espécie de escorpião é a *Tytius serrulatus* (que pode levar à morte) e a secundária é a *T. bahiensis*;
- **Araneida**: apresentam o corpo dividido nitidamente em prosoma (onde se inserem as peças bucais e os quatro pares de patas) e opistosoma (ou abdome). As três principais aranhas entre nós são: *Phoneutria* ou armadeira, *Loxosceles* ou aranha marrom e *Lactrodectus* ou viúva-negra.
- **Acari**: apresentam o corpo fundido, achatado dorsoventralmente; as peças bucais estão inseridas na falsa cabeça ou gnatosoma e os quatro pares de patas, na parte do corpo denominada podosoma; no opistosoma encontra-se o ânus.

Nessa ordem, temos as seguintes subordens de interesse médico:

- Mesostigmata: famílias *Macronyssidae* e *Dermanyssidae*: "piolhinhinhos de galinha" (são ácaros diminutos que vivem junto de galinhas, pombos e pardais e que podem atacar os humanos vorazmente);
- Trombidiformes: famílias *Demodecidae* (com as espécies *Demodex folliculorum*, agente do cravo humano e *D. canis*, agente da grave sarna canina) e *Trombiculidae* (ou "micuins de grama", cujos estádios larvais são parasitos de vertebrados terrestres e cujos estádios pós-larvais são de vida livre, habitando o solo, quando podem atacar os humanos vorazmente);
- Sarcoptiformes: com as famílias *Sarcoptidae* (agente de sarna), *Pyroglyphidae* e *Acaridae* (agentes de asma, rinites e dermatites), que serão estudados em seguida;
- Ixodides: com as famílias *Argasidae* (carrapatos de galinhas e carrapatos de chão) e *Ixodidae* ou carrapatos verdadeiros, que também serão estudados a seguir.

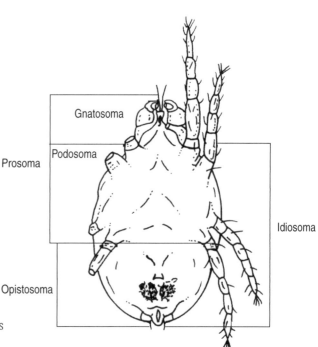

FIGURA 57.1 Aspecto geral de um ácaro, mostrando as divisões do corpo.

TABELA 57.1 — Quadro sinóptico dos principais aracnídeos

Classe	Ordens	Subordens	Famílias	Gêneros	Espécies	Nome Vulgar
Arachnida	Scorpiones	—	—	*Tytius*	*T. serrulatus*	Escorpião amarelo
					T. bahiensis	Escorpião preto
	Araneida	—	—	*Phoneutria*		Armadeira
				Loxosceles		Aranha marron
				Lactrodectus		Viúva-negra
	Acari	Mesostigmata	Macronyssidae	*Macronyssus*		"Piolhinhos" de aves
			Dermanyssidae	*Dermanyssus*		"Piolhinhos" de aves
		Trombidiformes	Demodecidae	*Demodex*	*D. follicularum*	Cravo
			Trombiculidae	*Trombicula*	*T. batatas*	Micuim de grama
		Sarcoptiformes	Sarcoptidae	*Sarcoptes*	*S. scabiei*	Sarna
			Pyroglyphidae	*Dermatophagoides*	*D. farinae*	Asma
		Ixodides	Argasidae	*Argas*	*A. miniatus*	Carrapato de galinha
				Ornithodorus	*O. rostratus*	Carrapato do chão
			Ixodidae	*Amblyomma*	*A. cajennense*	Roduleiro
				Boophilus	*B. microplus*	Carrapato de boi
				Rhipicephalus	*R. sanguineus*	Carrapato do cão

▪ Família Sarcoptidae

Nessa família, encontramos a principal espécie causadora da sarna humana, que é a *Sarcoptes scabiei* (De Geer, 1778). Essa espécie apresenta variedades que podem parasitar outros animais: *S. scabiei var.canis*, *S. scabiei var.suis*.

A sarna era uma doença muito comum na antiguidade, mas se tornou mais rara nas décadas de 1950 e 1960, especialmente entre a população que adquiriu melhores hábitos higiênicos. A partir da década de 1970, os casos de sarna se tornaram frequentes novamente em decorrência do aumento populacional, da promiscuidade, das modificações de hábitos afetivos, etc.

Morfologia

Trata-se de um ectoparasito bem pequeno, com o corpo globoso, que mede cerca de 400 μm de comprimento por 300 μm de largura. Suas patas são curtas e sem garras, e os ovos são claros e arredondados. As ninfas e larvas se assemelham aos adultos, porém são menores, sendo que as larvas apresentam três pares de patas.

Biologia

As fêmeas vivem em túneis ou galerias na epiderme, especialmente nas mãos, região interdigital, punhos, cotovelos, axilas, cintura, seios, virilhas, região genital externa etc. Nesses túneis, as fêmeas grávidas iniciam a oviposição enquanto vão alongando a galeria; colocam de três a quatro ovos por dia, num total de 40 a 50 em toda sua vida, que dura de dois a três meses aproximadamente.

Cerca de quatro dias depois eclodem as "larvas hexápodas", elas podem permanecer dentro das galerias ou externamente na pele, alimentando-se das crostas formadas (secreções e descamações da pele); cerca de oito dias depois, transformam-se em "ninfas octópodas", as quais dois a três dias mais tarde se transformam em machos e fêmeas, que copulam e iniciam a formação de novos túneis (apenas as fêmeas fecundadas penetram na pele).

Denomina-se larva a forma imatura, bem diferente do adulto, como a lagarta que mais tarde se torna borboleta; denomina-se ninfa a forma imatura semelhante ao adulto, porém sem desenvol-

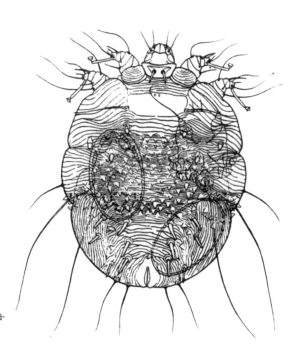

FIGURA 57.2 *Sarcoptes scabiei*, agente da sarna sarcóptica ou sarna escabiosa humana: fêmea, vendo-se ovos no seu interior.

vimento de órgãos sexuais ou asas, como as ninfas de barbeiros. Desse modo, o uso das palavras "larva" ou "ninfa" neste capítulo não está correto, entretanto já está consagrado dessa forma em acaralogia.

Transmissão

A transmissão é feita quando os ácaros passam de um indivíduo para outro, principalmente pelo compartilhamento de roupas de cama e peças do vestuário. A infestação se alastra rapidamente em agrupamento de pessoas, como hospitais, escolas e creches. Apertos de mãos, abraços prolongados e contato com outras pessoas em locais coletivos cheios permitem que formas jovens ou fêmeas fecundadas passem de uma pessoa infestada para outra sadia.

Patogenia

As manifestações mais comuns da sarna sarcóptica, ou sarna escabiosa, são o prurido e a formação de crostas ou descamação da pele nas áreas atingidas. Essas manifestações aparecem cerca de uma semana após o contato e são mais pronunciadas à noite, quando o paciente está deitado e a atividade dos parasitos é maior. O prurido tende a aumentar com o passar dos dias ou semanas em decorrência do aumento do número de parasitos, assim como a intensificação da reação alérgica à saliva inoculada pela sarna e a seus catabólidos. A dermatite escabiosa é, portanto, uma manifestação imunoinflamatória, na qual se observa aumento de IgE, de IgM e de IgG. Alguns pacientes imunodeficientes apresentam uma reação exacerbada, denominada "sarna norueguesa", com lesões crostosas exuberantes e abundância do parasito. Tal manifestação é mais frequente nas mãos e nos pés do paciente.

Diagnóstico

O diagnóstico clínico pode ser feito com base na anamnese e nas manifestações apresentadas e o diagnóstico parasitológico, das seguintes formas:

- método da fita gomada: consiste em aderir uma fita gomada transparente às áreas afetadas (é importante que o paciente não esteja usando nenhum medicamento no local, nem tenha tomado banho há pouco tempo) e, em seguida, a uma lâmina de vidro a qual será levada ao microscópio e examinada sob aumento de 10 e 40 X.
- raspado da pele: consiste em raspar profundamente as bordas da área lesada, recolhendo-se o raspado em um recipiente contendo potassa 10% ou lactofenol, onde deverão permanecer por cinco a dez minutos para clarificar. Em seguida, coloca-se em lâmina de vidro e examina-se ao microscópio sob aumento de 10 e 40 X.

Tratamento

O tratamento deve ser feito em duas etapas: primeiro dar um banho demorado de água morna e sabão neutro ou sabão sarnicida no paciente para retirar as crostas; em seguida, aplica-se os sarnicidas (líquido ou cremoso) à base de benzoato de benzila, deltametrina ou tiabendazol. Como os ovos são usualmente resistentes aos medicamentos, é importante repetir a operação de duas a três vezes com um intervalo de cinco dias.

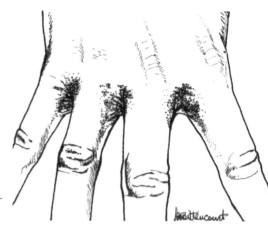

FIGURA 57.3 Sarna sarcóptica ou sarna escabiosa: mão mostrando aspecto das crostas interdigitais.

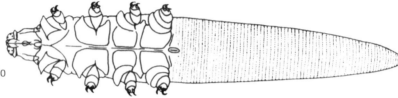

FIGURA 57.4 *Demodex folliculorum*, agente do "cravo" humano.

▪ Famílias Pyroglyphidae e Acaridae

Nessas famílias, encontramos pequenos ácaros agentes de dermatites, rinites e asma entre os humanos, que afetam especialmente as crianças.

Na família Pyroglyphidae temos as seguintes espécies: *Dermatophagoides farinae*, *D. pteronyssinus*, *D. deanei*, *Pyroglyphus africanus*, frequentemente encontradas em poeira doméstica que se acumula nos quartos, tapetes, carpetes, cortinas, frestas de assoalhos etc, especialmente em cômodos pouco movimentados, que reúnem poeira e descamação de pele humana, em ambientes pouco ensolarados e com umidade relativa do ar elevada (75%).

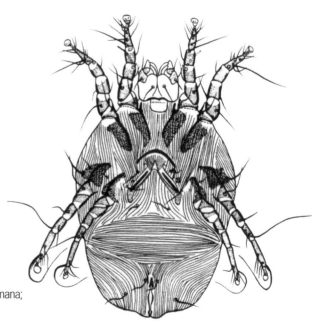

FIGURA 57.5 *Dermatophagoides* sp., agente de asma ou rinite humana; notar o corpo todo estriado.

A família *Acaridae* (=*Tyroglyphidae*), é composta pelas seguintes espécies: *Tyrophagus putrescentiae* e *Caloglyphus* sp., frequentemente encontradas em produtos farináceos armazenados, muitas vezes com milhões de exemplares acumulados nos cantos e frestas de depósitos pouco ensolarados, pouco ventilados e úmidos (em torno de 75%).

Esses ácaros passam pelas fases de ovo, larva hexápoda, ninfa octópoda e adulto, sendo que seu ciclo biológico dura cerca de 20 a 30 dias. Têm preferência por ambientes pouco frequentados (quartos pouco usados, especialmente de casas grandes, cujos avós aguardam ansiosos as visitas de filhos distantes e netos, que costumam ser as maiores vítimas) e com umidade relativa do ar entre 70 e 80%, com temperatura entre 20 e 28 graus centígrados.

Patogenia

As espécies da família Acaridae, que ocorrem em poeiras de depósitos de produtos farináceos e outras especiarias, pode provocar dermatite nas partes descobertas do corpo do trabalhador desses ambientes, denominada "dermatite dos especieiros". Apresenta-se como eritemas pruriginosos, circunscritos às mãos, pés e tornozelos, podendo se expandir para outras áreas do corpo. Quando esses ácaros e seus dejetos são ingeridos, os pacientes podem apresentar manifestações gastrintestinais, como vômitos, diarreia e dor abdominal que cessam com a ingestão de muito líquido e com a adoção de uma dieta leve.

As espécies da família Pyroglyphidae, que ocorrem na poeira de camas, travesseiros, cortinas, tapetes e frestas de assoalhos pouco frequentados, úmidos e ricos em descamação de pele humana, são responsáveis por diferentes manifestações alérgicas respiratórias, tais como rinite, asma, tosse etc. Na verdade, não só os ácaros adultos inalados são os responsáveis por essas manifestações, mas principalmente seus dejetos (fezes), fragmentos de quitina etc. Todo esse conjunto existente no ambiente descrito fica suspenso no ar no momento da entrada de uma pessoa no cômodo, formando uma "nuvem de pó", muitas vezes invisível, que é inalada e desencadeia o processo.

O tratamento consiste em mudar a pessoa imediatamente de aposento para desinfetá-lo e administrar antialérgicos à ela.

A desinfestação deve ser feita meticulosamente com aspirador de pó nos móveis, piso e cortinas. Em seguida, deve-se aplicar o fungicida Nipagim, em solução a 5%, com pano pouco úmido. Esse fungicida impede a pré-digestão das descamações de pele que seriam utilizadas pelos ácaros, matando-os por inanição. É importante manter as janelas abertas para circular o ar, secar o ambiente e permitir uma boa insolação. Se houver a necessidade de manter o quarto em uso, colocar aparelhos tipos "esterilizador de ar", que filtram e dessecam o ar.

▪ Famílias Argasidae e Ixodidae

Na família Argasidae, encontramos carrapatos diferentes cujas peças bucais são posicionadas ventralmente. No Brasil, existem dois gêneros de importância veterinária: *Argas* e *Ornithodorus*. O *A. miniatus* é denominado "carrapato das galinhas" e não ataca os humanos. *O. rostratus* e *O. braziliensis* vivem escondidos em frestas no chão e à noite saem para picar animais, inclusive humanos; *O. turicata* e *O. talaje* vivem entre os morcegos, podendo atacar humanos também, nos quais provoca forte prurido e feridas de difícil cicatrização.

Na família *Ixodidae*, encontramos os carrapatos verdadeiros, com várias espécies que acometem animais domésticos, mas, eventualmente, infestar os humanos. As espécies mais comuns entre nós são:

- *Rhipicephalus sanguineus*: é o carrapato do cão, que dificilmente pica os humanos;

540 PARASITOLOGIA DINÂMICA

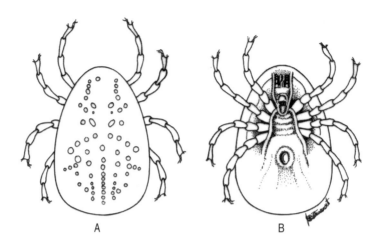

FIGURA 57.6 *Argas miniatus* ou carrapato mole (carrapato das galinhas): (A) superfície dorsal; (B) superfície ventral, na qual estão implantados o aparelho bucal e as patas.

- *Boophilus microplus*: é o carrapato dos bovinos, que também dificilmente pode ataca os humanos;
- *Amblyomma cajennense*: é o carrapato comum dos equídeos, também denominado carrapato roduleiro ou carrapato estrela; as formas jovens desse carrapato, denominadas micuins ou larvas hexápodas, atacam vorazmente vários animais (equinos, bovinos, cães) e humanos. É, portanto, a principal espécie de carrapato para nós.

Doenças produzidas ou transmitidas pelo *Amblyomma cajennense*

- Dermatite: é a manifestação mais frequente, e às vezes grave em decorrência do grande número de picadas e da intensidade da reação imunoinflamatória produzida. A dermatite é provocada pela penetração do aparelho bucal do ácaro (quelíceras e hipostômio), que traumatiza os tecidos, mas principalmente pelos componentes vasodilatadores, anticoagulantes

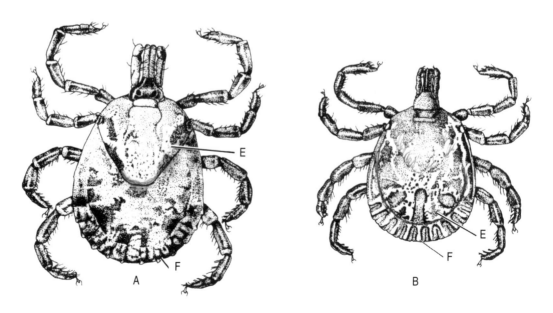

FIGURA 57.7 Casal de *Amblyomma cajennense*: (A) fêmea, com escudo (E) pequeno; (B) macho, com escudo grande; (F) festões.

e enzimas digestivas da saliva, que são altamente alergisantes. Mesmo dias depois de o micuim ter abandonado ou ter sido retirado do local, a pele permanece inflamada e intensamente pruriginosa. Aliás, é importante destacar como uma forma tão diminuta (o micuim mede menos de 1,0 mm de comprimento) pode promover uma dermatite tão forte e duradoura. Deve ser tratada com anti-histamínicos e bacteriostáticos locais.

- Febre maculosa: é uma riquetiose provocada pela *Rickettsia rickettsi*, encontrada em diversos países americanos (Canadá, Estados Unidos, México, Panamá, Colômbia e Brasil). Trata-se de uma doença de início súbito, com febre moderada a alta, acompanhada de mal-estar, dor de cabeça intensa, dores musculares e prostração. Depois de três a quatro dias, aparecem as manchas (exantemas) características nos punhos, tornozelos, palmas das mãos, plantas dos pés e outras partes do corpo. Nos casos não tratados, a letalidade é de 20%, pois ocorre anóxia de vários órgãos e insuficiência renal. O tratamento é feito com cloranfenicol e tetraciclinas.

Essa doença ocorre em ambientes rurais, onde há roedores, marsupiais e coelhos. Os carrapatos se infectam nesses animais, transmitindo através dos ovários à sua descendência, de tal forma que os micuins já nascem infectados e são justamente essas formas jovens ou larvas que picam diferentes hospedeiros, inclusive os humanos.

Biologia

A biologia dos carrapatos é muito interessante e varia um pouco conforme a espécie. Em *A. cajennense* o ciclo é o seguinte: as fêmeas grávidas (teleóginas), repletas de sangue e ovos, se desprendem de seu hospedeiro e caem ao chão, onde procuram uma fresta para ovipor; botam de 6 mil a 8 mil ovos, os quais 60 dias depois liberam as larvas hexápodas; as larvas sobem em algum capim ou vegetação, onde se aglomeram, aguardando a passagem de algum hospedeiro no qual se agarram rapidamente e onde ficam por seis dias sugando o sangue; em seguida, caem ao solo, sofrem uma muda para ninfa octópoda e sobem em novo hospedeiro, cujo sangue elas sugam durante oito dias, caindo no solo novamente para sofrerem nova muda e se transformarem em carrapatos adultos, os quais sobem no hospedeiro final. Inicia-se a hematofagia enquanto o macho, bem menor, permanece sob a fêmea, fecundando-a; após oito a dez dias de sucção, as fêmeas grávidas caem no solo e continuam o ciclo.

Controle

O controle de carrapatos exige cuidados constantes do criador. Existem diversas pesquisas sobre o desenvolvimento de vacinas anticarrapato e uso de inimigos naturais, por exemplo, mas nenhuma delas encontra-se em fase de aplicação ainda. Assim, em decorrência da grande resistência dos carrapatos e de sua adaptação ao ambiente, atualmente, as medidas aplicadas ao seu controle se restringem à aplicação mensal (ou mais espaçado) de carrapaticida nos animais. Em situações muito especiais, recomenda-se a aplicação de carrapaticidas no entorno das casas, gramados e caminhos, especialmente nas áreas onde ocorre a febre maculosa ou as pessoas são altamente sensíveis à picada dos micuins.

Outras doenças transmitidas por carrapatos

Várias espécies de carrapatos que atacam animais silvestres são responsabilizados pela transmissão de mais de cem arboviroses e diversas riquetisioses, todas elas (carrapatos e doenças) pouco conhecidas, especialmente no que tange à epidemiologia e ao controle. É um campo aberto para pesquisas não só no Brasil, mas em diversas partes do mundo. Algumas dessas doenças mais conhecidas são:

- Paralisia: ocorre principalmente na América do Norte, em crianças e adultos, e parece uma reação do paciente à saliva do carrapato, pois assim que ele é retirado, cessam os sintomas;
- Doença de Lyme: ocorre nos Estados Unidos e é a doença mais frequentemente transmitida por carrapato naquele país; ocorre também no Velho Mundo (Europa, Ásia, África); no Brasil foi diagnosticada pela primeira vez em 1992, já existindo casos registrados em São Paulo, Rio de Janeiro, Santa Catarina, Mato Grosso do Sul, Rio Grande do Norte e Pará. É causada pela *Borrelia burgdorferi* e transmitida por um *Ixodes* sp.;
- Febre Q: ocorre nos Estados Unidos e em várias outras partes do mundo, mas ainda não foi registrada no Brasil. O agente etiológico é a *Coxiella burneti*.

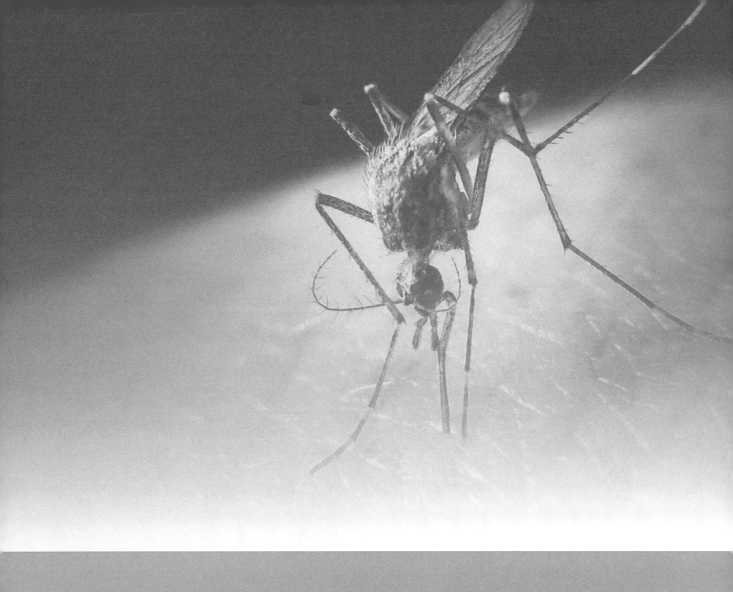

Seção ▪ 5

Técnicas Parasitológicas

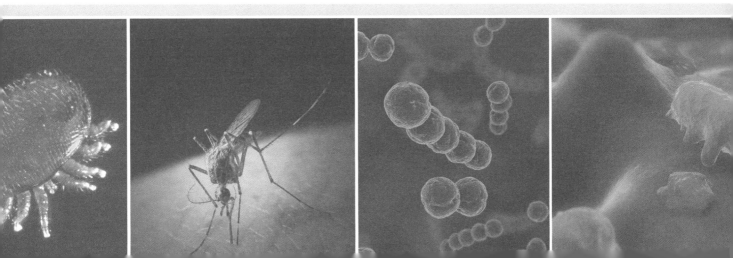

capítulo 58

Esfregaços de Sangue e Tecidos

resumo do capítulo

- Apresentação
- Coleta do sangue
- Confecção de esfregaços
- Coleta de tecido
- Corantes

▬ Apresentação

Neste capítulo, estudaremos as técnicas básicas para confecção de esfregaços de sangue e de tecidos em lâminas e uso de coloração dos mesmos. São técnicas simples, porém fundamentais para o diagnóstico de diversas parasitoses, especialmente as protozooses sanguíneas e teciduais. Serão descritas apenas as técnicas mais usadas, pois foge ao objetivo deste livro apresentar as diversas possibilidades existentes, as quais são encontradas em livros especializados em diagnóstico laboratorial.

É importante salientar que todos os procedimentos aqui descritos devem ser executados com os 'equipamentos de proteção individual' (EPI), seguindo todas as normas de biossegurança, pois trabalha-se com possíveis formas infectantes. As lâminas, sobre as quais serão feitos os esfregaços, devem estar muito bem limpas e desengorduradas. Para se executarem as biopsias, é preciso anestesiar o local previamente.

▬ Coleta do sangue

Em humanos, o sangue deve ser colhido na polpa digital do anular esquerdo ou no lóbulo da orelha, locais onde há boa irrigação e a pele é fina;. Nos animais é bastante variável: em camundongos, é colhido na ponta da cauda, em cães é colhido na borda interna da orelha (veia marginal), em aves é colhido na face interna da asa. Com algodão umedecido em álcool iodado ou álcool 70%, faz-se uma assepsia local, espera-se secar bem e, com uma lanceta ou alfinete estéril descartável, faz-se um pequeno orifício na pele; com ligeira compressão, sairão gotas de sangue que serão recolhidas imediatamente em uma lâmina de vidro para se executarem os procedimentos subsequentes.

Exame direto

O sangue é colhido no centro da lâmina, coberto com uma lamínula e levado ao microscópio sob aumento 40X para observação; caso seja necessário retardar a coagulação, deve ser adicionada uma gota de salina ao sangue colhido ou colhê-lo em tubo contendo heparina.

▬ Confecção de esfregaços

Existem dois tipos de esfregaços: o esfregaço em camada delgada ou gota estirada e o esfregaço em camada espessa, também denominado gota espessa. O primeiro é o método normal de exame e o segundo é um método de concentração, pois um volume maior de sangue é distribuído em uma superfície menor. Para executar os esfregaços, deve-se proceder da maneira descrita a seguir.

Esfregaço delgado

- Colocar uma gota de sangue na extremidade direita da lâmina (para os canhotos, colocar a gota na extremidade esquerda), que deve estar bem apoiada sobre uma mesa limpa e desembaraçada (isto é, sem obstáculos).
- Pegar outra lâmina, segurando-a com a mão direita firmemente pelo lado de cima e com uma inclinação de 45 graus, encostar junto e adiante da gota.
- Deixar a gota se espalhar pela superfície de contato das duas lâminas e puxá-la até o fim da lâmina.
- Secar imediatamente, agitando a lâmina ao ar, ou colocá-la sob um ventilador (se demorar a secar o esfregaço, poderá haver hemólise).

- Se for corar pelo método de Giemsa, fixar o esfregaço pelo álcool metílico, colocando 5 gotas por dois minutos; se for corar por outro método (Leishman ou Panótico Rápido) não há necessidade de fixar, corando-se o esfregaço logo após a sua confecção.
- Pode corar imediatamente ou guardar em local protegido de sol e poeira, para receber o corante outro dia, conforme mostrado adiante, porém o melhor a se fazer é corar em seguida à confecção do esfregaço.

Esfregaço ou gota espessa

- Colocar 5 mm^3 (3 a 4 gotas) de sangue no centro de uma lâmina.
- Com o canto de outra lâmina, espalhar as gotas por uma área de 1 cm^2, formando-se um círculo ou um quadrado.
- Deixar secar ao ar, protegido da luz solar e da poeira, durante 6 a 36 horas.
- Quando a secagem for de curta duração, em menos de 24 horas pode-se usar o corante diretamente, porém é mais recomendável, mesmo em secagens de curta duração, que se faça a desemoglobinização da seguinte forma: mergulhar a lâmina com o esfregaço por dez minutos em um recipiente com água destilada; retirar a lâmina cuidadosamente (para o esfregaço não se desprender) e deixar secar por alguns minutos.
- Fixar pelo álcool metílico, colocando cinco gotas por dois minutos.
- Corar pelo Giemsa ou pelo Método Panótico Rápido, mostrados adiante.

Coleta de tecido

Esfregaço

- Retirar um pequeno fragmento de tecido (biopsia) da lesão ou, após escarificar a borda da lesão, pôr a lâmina sobre a área algumas vezes.
- Comprimir sobre uma lâmina, diversas vezes e em pontos diferentes, o fragmento retirado.
- Em qualquer das duas formas de execução do esfregaço, se o corante a ser usado for o Giemsa, proceder a sua fixação com cinco gotas de álcool metílico por dois minutos e depois corar

Preservar fragmentos de biopsia

Algumas vezes, há necessidade de se executarem cortes histológicos para se fazer exame anatomopatológico do fragmento da biopsia. Nesse caso, o fragmento de tecido recolhido deverá ser preservado em formol 10% ou no líquido de Bouin, que tem a seguinte fórmula:

Solução saturada de ácido pícrico	75 ml
Formol 40%	25 ml
Ácido acético glacial	5 ml

Colocar o fragmento dentro de um vidro contendo o líquido de Bouin em quantidade suficiente para cobrir todo o material; deixar fixando por 8 a 24 horas; depois desse período, retira-se o fragmento, colocando-o em outro vidro contendo álcool 80%, onde poderá permanecer por meses aguardando o momento da realização do corte histológico. Se o material tiver sido conservado no formol 10%, poderá permanecer na solução por três dias, quando deverá ser retirado e preparado para a montagem em parafina para realização do corte.

▬ Corantes

Os mais usados são os derivados do Romanowsky: Giemsa, Leishman e Panótico Rápido. Podem ser usados em esfregaços de sangue ou de tecidos.

Para se utilizarem os dois primeiros corantes, é necessário a preparação da solução tampão, que deve ter pH 7,2 e ser preparada da seguinte forma:

- solução-estoque A: dissolver 11.866 g de fosfato dissódico anidro em água destilada, até completar o volume de 1.000 ml;
- solução-estoque B: dissolver 9.073 g de fosfato de potássio em água destilada, até o volume de 1.000 ml.

Essas soluções devem ser mantidas em geladeira e, no momento do uso, é preciso misturar 72,5 ml da solução A com 27,4 ml da solução B.

Giemsa

Esse corante pode ser comprado pronto ou preparado em laboratório. De toda forma, no momento do uso, deve ser preparado da seguinte forma:

- preparar o corante: três gotas do Giemsa para 2 ml da solução tampão; na lâmina previamente fixada pelo álcool metílico, colocar o corante;
- cobrir o esfregaço com o corante acima e deixar em repouso por 20 a 30 minutos;
- escorrer o corante e lavar rapidamente em água corrente;
- deixar secar e examinar sob aumento 40 ou 100 X (imersão em óleo), fazendo movimentos uniformes em "zig-zag", para cobrir toda a lâmina.

Leishman

Pode ser adquirido pronto, sendo usado da seguinte forma:

- cobrir o esfregaço sem estar previamente fixado pelo álcool metílico;
- deixar em repouso por 10 a 15 segundos para fixar o esfregaço;
- adicionar 12 a 14 gotas de solução tampão, homogeneizando-os por meio de sopros leves feitos com auxílio de pipeta, deixando em repouso por 20 minutos;
- escorrer o corante e lavar rapidamente em água corrente;
- deixar secar e examinar em "zig-zag", sob aumento 40 ou 100 X (imersão em óleo).

Panótico rápido

É adquirido pronto e utilizado da seguinte forma:

- confeccionar os esfregaços conforme indicado, sem fixá-los pelo álcool metílico;
- colocar em três cubetas de Wertheim, os corantes Panótico rápido LB números 1, 2 e 3;

- submergir o cesto com as lâminas no Panótico rápido número 1 por 5 segundos (ou 5 imersões de 1 segundo); escorrer bem;
- submergir o cesto no Panótico Rápido número 2 por 5 segundos (5 imersões de 1 segundo); escorrer bem;
- submergir no Panótico rápido número 3 por 5 segundos (5 imersões de 1 segundo); escorrer bem e lavar com água deionizada;
- secar ao ar e examinar em "zig-zag", sob aumento 40 ou 100X.

capítulo 59

Exame de Fezes

resumo do capítulo

- Apresentação
- Coleta da amostra
- Métodos de exame
- Métodos de concentração
- Eficiência do EPF

— Apresentação

O exame parasitológico de fezes (também conhecido como EPF) é um procedimento de grande importância para o diagnóstico das parasitoses intestinais, causadas por helmintos e por protozoários. É importante ressaltar que EPF não é o nome de uma técnica, mas sim do pedido para a realização de um exame de fezes em busca de parasitos.

Um dos maiores desafios no diagnóstico de parasitos intestinais por meio de EPF é a baixa sensibilidade das técnicas quando não realizadas corretamente. A falta de conhecimento sobre a coleta da amostra de fezes, os fundamentos da conservação e da execução do método levam, frequentemente, a resultados falso-negativos.

A dificuldade em confirmar a suspeita de uma parasitose é um problema frequente, e faz com que alguns pacientes ou mesmo médicos pouco familiarizados com exames laboratoriais suspeitem da exatidão dos resultados. Outro grave erro cometido por alguns médicos é a indicação de anti-helmínticos intestinais sem solicitar um EPF para verificar a real necessidade de medicar o paciente. Assim, para maior segurança do médico e do paciente, é importante saber aspectos da biologia do parasito e das técnicas de exame.

O profissional responsável por escolher a técnica de exame de fezes deve ter claramente delineado o objetivo do exame. Para exames de pacientes assintomáticos, deve-se solicitar uma técnica capaz de detectar o maior número possível de espécies.

Existem métodos usados rotineiramente que evidenciam diversos parasitos intestinais, mas, muitas vezes, esses métodos não têm sensibilidade para detectar certos helmintos ou protozoários, razão pela qual pode haver necessidade de se empregarem técnicas específicas. Nesse caso, é fundamental que o médico solicite um EPF, indique sua suspeita clínica e, se possível, indique a técnica desejada, pois assim ele mostra conhecimento e facilita o trabalho do laboratorista.

Dessa forma, serão descritas a seguir as técnicas mais empregadas, comentando-se sua especificidade ou sensibilidade.

A grande maioria dos métodos é apenas "qualitativo", isto é, apenas indica a presença do parasito intestinal, mas existem métodos "quantitativos", através dos quais é possível avaliar o número de parasitos de determinada espécie que o paciente possui naquele momento. Os métodos qualitativos são usados rotineiramente no diagnóstico parasitológico e os métodos quantitativos são usados em levantamentos epidemiológicos especiais ou em controle de cura.

— Coleta da amostra

A amostra fecal deve ser colhida sem contato com o vaso sanitário. Para isso, podem ser utilizados recipientes (como um pinico) limpos, isentos de água, de urina ou de outro material que possa contaminar as fezes. Também se pode coletar com auxílio de papel higiênico. Jornais ou outros tipos de papel devem ser evitados para não contaminar as fezes, que deverão ser transferidas para um frasco coletor. Esse frasco deve ser identificado corretamente, com letra legível, indicando-se o nome do paciente, a data e a hora em que o material foi colhido. Esses dados devem ser escritos com lápis, pois a etiqueta pode molhar com o conservante, o que faz com que a tinta desapareça.

O tempo para entrega do material no laboratório depende da suspeita clínica. Nas fezes diarreicas, os trofozoítos de amebas ou de giárdia morrem após 30 minutos da coleta; se a suspeita for estrongiloidíase, com exame das larvas vivas, é importante que o exame seja realizado rapidamente após a emissão das fezes.

Usualmente, as fezes devem ser recolhidas pela manhã no próprio laboratório ou em casa e remetidas imediatamente para o laboratório; para isso, são transferidas para pequenos recipientes de plástico corretamente rotulados. Caso não seja possível enviar para o laboratório cedo, é preciso conservar o material conforme indicado a seguir.

Conservantes

Vários conservantes podem ser utilizados, sendo o MIF (mercúrio, iodo e formol) o mais popular. No entanto, devido à proibição do uso do mercúrio, o conservante mais utilizado atualmente é o formol 10%. Outra forma eficiente de conservação é colocar o recipiente rotulado, e agora embrulhado em papel, na geladeira (5 a 10° centígrados) ou em uma caixa de isopor contendo gelo; a mostra pode permanecer por 48 horas assim, desde que a temperatura permaneça baixa também. Entretanto, não se recomenda, por motivos óbvios, colocar fezes para serem conservadas em geladeiras domésticas.

Outros conservantes muito usados são: formol 5 ou 10%, formol tamponado e SAF, cujas fórmulas são as seguintes:

- Formol 5%: 50 ml de formaldeído PA em 950 ml de água destilada;
- Formol 10%: 100 ml de formaldeído PA, em 900 ml de água destilada (pode-se substituir a água destilada por salina a 0,85%).
- Formalina (ou formol) tamponada 10%: formaldeído PA, 100 ml; hidrogenofosfato dissódico, 6,5 g; diidrogenofosfato de sódio, 4,24 g; água destilada, 900 ml.
- SAF: acetato de sódio, 6,6 g; ácido acético glacial, 20 ml; formol 40%, 40 ml; água destilada, 920 ml.

Esses conservadores são excelentes para cistos de protozoários, ovos e larvas de helmintos. Atualmente, tem-se dado preferência ao SAF, pois, além dessas formas, é um excelente conservador para trofozoítos presentes em fezes diarreicas e não tem as contraindicações do mercuriocromo. Os parasitos podem permanecer várias semanas nesses conservadores.

Devem ser usados deste modo: colocar um pouco do conservador no recipiente de plástico e adicionar a amostra fecal; homogeneizar bem e cobrir com mais conservador. Algumas vezes, recomenda-se colher três ou quatro amostras fecais em dias alternados da semana, quando é necessário substituir o recipiente de plástico especial por um frasco maior, repetindo-se a perfeita homogeneização das fezes com o conservador (se as fezes não estiverem dissolvidas no conservador, as formas parasitárias presentes no bolo fecal poderão se deteriorar).

Métodos de exame

Existem vários métodos de exame de fezes:

- exame de fezes pelo método direto a fresco;
- técnicas de concentração (espontânea ou por centrifugação);
- técnicas para busca de larvas.

É comum encontrar diversas técnicas semelhantes, isto é, baseadas no mesmo fundamento, mas com nomes diferentes. Isto ocorre porque o pesquisador realizou alguma modificação na técnica original e alterou o seu nome.

Método direto

É um procedimento simples que permite visualizar os trofozoítos vivos dos protozoários. As preparações a fresco são obtidas diretamente da amostra fecal, sem conservantes, e requerem um mínimo de material: recolhe-se uma pequena quantidade de fezes (correspondente à cabeça de pau de fósforo), coloca-se sobre uma lâmina, adiciona-se salina 8,5%, homogeiniza-se, cobre-se com lamínula e leva-se ao microscópio sob aumento 10 e 40 X para exame. Como a quantidade de material colhida é muito pequena, o resultado pode ser falso-negativo. Portanto, os métodos de escolha para o exame de fezes são os métodos de enriquecimento ou de concentração, nos quais se usa um volume maior de fezes (2,0 a 3,0 g), que são processadas para a correta concentração dos parasitos.

Alguns cuidados são fundamentais: usar sempre luvas cirúrgicas; trabalhar com calma, identificando (rotulando) cada material; seguir corretamente os passos de cada método; quando não houver obrigatoriedade de se trabalhar com fezes frescas para detectar parasitos vivos (trofozoítos de protozoários ou larvas de helmintos), as fezes devem ser dissolvidas em algum conservador (por exemplo, formol 10%), que mata as formas infectantes e evita contaminações dentro do laboratório; sempre usar material descartável, pois evitará erros de falso-positivo.

— Métodos de concentração

As técnicas de concentração se dividem em flutuação e sedimentação. O principal objetivo dessas técnicas é aumentar o número de formas parasitárias (cistos, oocistos, ovos ou larvas) na preparação.

Método de Lutz ou de Hoffman, Pons e Janer (HPJ)

É também denominado "sedimentação espontânea". Proceder as seguinte forma:

- Colocar cerca de 2 g de fezes frescas ou conservadas em um frasco de plástico descartável ou no frasco de Borrel e adicionar cerca de 5,0 ml de água limpa; diluir bem, com auxílio de bastão de vidro ou, preferivelmente, com palito de picolé descartável;
- Acrescentar mais 15 ou 20 ml de água, homogeinizar e filtrar em um cálice cônico através de gaze dobrada em quatro, em tecido de náilon ou em filtro descartável (Parasitofiltro), com cerca de 80 a 100 malhas por cm quadrado; podem-se ressuspender os detritos retidos na gaze ou no tecido de náilon em mais 10 ml de água e repetir a filtração;
- Completar o filtrado com água até quase a borda do cálice e deixar em repouso por no mínimo duas horas; caso o sedimento esteja muito grande ou turvo, proceder nova filtração, deixando em repouso por no mínimo mais duas horas; se for deixar mais tempo (por exemplo,

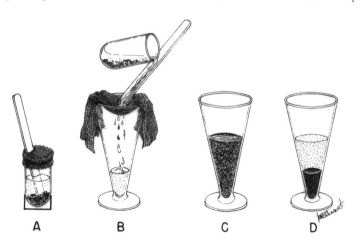

FIGURA 59.1 Método de Lutz ou de Hoffmann, Pons & Janer: (A) frasco de Borrel, com fezes e água; (B) cálice de sedimentação com gaze filtrando as fezes anteriormente diluídas no Borrel; (C) cálice com as fezes filtradas em início de sedimentação; (D) cálice após duas horas de sedimentação.

por 24 horas), e o exame estiver sendo feito com fezes frescas, recomenda-se deixar em repouso dentro de geladeira ou colocar um terço de formol 10% ao volume do cálice;

Recolher pequena parte do sedimento para exame; essa pequena parte pode ser recolhida de duas formas:

- desprezar cuidadosamente o líquido sobrenadante ao sedimento e retirar com pipeta uma gota do sedimento homogeneizado;
- introduzir uma pipeta com a extremidade externa obstruída com o dedo até o fundo do cálice, retirar e colocar o dedo rapidamente, recolhendo pequena parte do sedimento;

Após um desses procedimentos, colocar sobre uma lâmina o sedimento, colocar uma gota de lugol, homogeinizar com o canto da lamínula e levar ao microscópio sob aumento 10 e 40 X, examinando a lâmina em "zig-zag" contínuo.

Recomenda-se examinar três lâminas de cada sedimento. Esse método é um dos mais utilizados nos laboratórios de rotina, pois é muito barato e muito sensível para cistos de protozoários, ovos e larvas de helmintos; tem a desvantagem de ser demorado (mínimo de uma hora).

O lugol é muito usado em exame de fezes, para corar cistos de protozoários e larvas de helmintos; possui a seguinte fórmula:

Iodo	2,0 g
Iodeto de potássio	4,0 g
Água destilada	92,5 ml

Método de Ritchie, de Blagg ou "formol-éter"

Esse método é também denominado Centrífugo-sedimentação, pois se baseia na sedimentação das fezes por centrifugação; quando as fezes estão conservadas em MIF, toma o nome de método de MIFC (centrifugação em MIF). A técnica original consiste no seguinte:

- diluir 2 g de fezes frescas em 10 ml de formol 10%, homogeneizando bem;
- filtrar a suspensão através de gaze dobrada quatro vezes ou filtro descartável (Parasitofiltro) em um cálice de sedimentação, em frasco de Borrel ou copo de plástico descartável; transferir 2,0 ml do filtrado para um tubo de centrífuga de 15 ml, com fundo redondo ou cônico;
- adicionar 4,0 ml de éter, fechar o tubo e agitar vigorosamente, pois é nesse momento que será separada a gordura do resto do material; colocar o tubo na posição vertical e destampá-lo cuidadosamente;
- centrifugar por 1 minuto a 1.500 rpm, quando quatro camadas se formarão: no fundo do tubo estará o sedimento, com os parasitos; em seguida teremos uma camada de formol, depois um tampão de detritos e por último a camada de éter;
- emborcar rapidamente o tubo em uma pia, descartando todo o seu conteúdo, exceto o sedimento que ficará aderido ao fundo; pode-se ou não limpar a parede do tubo com um cotonete; ressuspender o sedimento com duas gotas de lugol;
- colher esse material com pipeta, colocar na lâmina, cobrir com lamínula e levar ao microscópio para ser examinado em "zig-zag", sob aumento 10 e 40X.

Esse método é dos mais recomendados, pois é rápido, fácil de ser executado e muito sensível; o problema é que necessita de uma centrífuga, equipamento que nem sempre está disponível.

Atualmente, existem, no mercado, frascos coletores para fezes, o que minimiza o trabalho de preparação das amostras de fezes e reduz o custo do exame.

Coprotest

É uma variação do método acima (de Ritchie), no qual o paciente adquire em farmácia o recipiente contendo formol 10%, coloca as fezes no coletor, fecha o recipiente e agita por dois minutos para homogeneizar fezes e o conservador; o recipiente é rotulado e levado assim que possível ao laboratório; o laboratorista recolherá o material em um tubo de centrífuga e continuará os procedimentos do método mostrados acima.

Paratest

O Paratest é um frasco coletor com formalina a 5%, tamponada para conservação, diluição, com filtragem e concentração (opcional), ofertando um sedimento limpo para análise microscópica, uma vez que utiliza um sistema de filtragem de 266 micra. Assim, a amostra é processada sem que haja contato do laboratorista com a amostra fecal, o que reduz o tempo de execução da técnica e a chance de contaminação de outras amostras. Como a quantidade de fezes utilizada é pequena, a eficiência da técnica pode ser reduzida.

TF-Test

O TF-Test (Three Fecal Test), é um novo kit nacional que permite exame de três amostras de uma só vez. São utilizados tubos coletores com conservante, unidos a um tubo de centrifugação. O método possui um sistema de dupla filtragem que reduz os resíduos fecais. É indicado para o diagnóstico de protozoários e helmintos, pois apresenta boa sensibilidade.

Métodos especiais

Existem muitos métodos especiais para detectar cistos e trofozoítos de protozoários ou larvas de helmintos. Os mais usados, com a respectiva indicação, são os descritos a seguir.

Métodos para detectar cistos de protozoários

Método de Faust

Também denominado Centrífugo-flutuação em Sulfato de Zinco, é muito indicado para pesquisa de cistos de protozoários; ovos de helmintos podem ser detectados algumas vezes.

- diluir 10,0 g de fezes em 20,0 ml de água filtrada, homogeneizando bem;
- filtrar em gaze, em náilon ou em filtro descartável e recolher o filtrado em um copo de plástico descartável;
- transferir para um tubo de centrífuga e centrifugar durante um minuto por 2.500 rpm; desprezar o líquido sobrenadante, ressuspender o sedimento em água filtrada e tornar a centrifugar, repetindo duas ou mais vezes o procedimento até se obter um sobrenadante claro;
- após desprezar o último sobrenadante claro, adicionar uma solução de sulfato de zinco a 33%, densidade de 1,18 g/ml ao sedimento, e homogeneizar;
- centrifugar por um minuto a 2.500 rpm, quando se notará a formação de um película na superfície do líquido dentro do tubo de centrífuga;
- com alça de platina, recolher cuidadosamente essa película e transferi-la para uma lâmina; colocar uma gota de lugol e cobrir com lamínula, levando ao microscópio para exame em "zig-zag" sob aumento 10 e 40 X.

Método de Sheather

Esse método é também denominado "flutuação em açúcar", sendo assim executado:

- misturar fezes frescas (preferencialmente) ou conservadas em partes iguais de solução fisiológica de NaCl; homogeneizar bem e filtrar em gaze dobrada duas vezes ou em filtro descartável, recolhendo o filtrado em copo de plástico descartável;
- transferir parte do filtrado para um tubo de centrífuga, enchendo-o até a metade; completar o tubo com solução saturada de sacarose; cobri-lo com um pedaço de plástico bem flexível ou celofane, fixá-lo com gominha e homogeneizá-lo por agitação manual vigorosa e retirar o plástico ou celofane;
- caso necessário, adicionar mais solução saturada de sacarose até a borda do tubo, seguindo-se duas possibilidades: a) colocar uma lamínula sobre o tubo, deixando-a em contato com a suspensão no interior do tubo, e depois centrifugar; b) centrifugar o tubo e depois recolher o sobrenadante com alça de platina, transferindo-o para uma lâmina, onde será coberto por uma lamínula;
- centrifugar por cinco minutos a 1.500 rpm ou deixar em repouso por uma hora;
- caso tenha usado a lamínula sobre o tubo, retirá-la cuidadosamente, colocando-a sobre uma lâmina; em seguida, levar ao microscópio de contraste de fase para exame.

Esta técnica é utilizada principalmente para o diagnóstico de cistos de pequenos protozoários intestinais.

Método para demonstrar oocistos de protozoários

Além do método acima, existem mais dois métodos mais sensíveis para se demonstrar oocistos: método de Heniksen e Pohlenz e método de formol-éter corado pela auramina. Esse último é preferido, pois é feito com fezes conservadas em formol 10%. Apresenta três etapas:

1. confecção do esfregaço:
   - homogeneizar 1,0 g de fezes em 4,0 ml de salina tamponada e filtrar em gaze dobrada quatro vezes;
   - transferir todo o filtrado para vidros vazios e limpos de penicilina e acrescentar 2,0 ml de éter sulfúrico; tampar os vidros e agitar vigorosamente;
   - transferir o material para tubos de centrífuga e centrifugar por oito minutos a 1.500 rpm; desprezar o sobrenadante e, se necessário, limpar o tubo com cotonete;
   - recolher o sedimento e, com o auxílio de palitos longos, fazer esfregaços finos em lâminas; deixar secar em temperatura ambiente (protegido de poeira) e iniciar a coloração pela auramina;
2. corar pela auramina:
   - corar o esfregaço com auramina por 15 minutos e depois lavar em água; em seguida, lavar com solução de álcool-ácido clorídrico rapidamente, até remover o excesso de corante; lavar com água novamente;
   - contrastar com permanganato de potássio por três minutos e lavar com água; deixar secar e examinar ao microscópio de imunofluorescência até no máximo duas horas após ter sido feita a coloração.
3. coloração pela fucsina carbólica:

- corar o esfregaço com solução de fucsina carbólica por 30 minutos; lavar com água e, em seguida, lavar com solução de álcool-ácido sulfúrico rapidamente, até remover o excesso de corante; lavar com água novamente e deixar secar;
- levar ao microscópio óptico, com aumento 100 X (imersão), para o exame.

Métodos para demonstração de larvas de helmintos

Existem dois métodos que podem ser usados para evidenciar larvas de helmintos nas fezes e ambos são baseados no hidrotropismo e termotropismo das larvas, razão pela qual é fundamental que as fezes estejam frescas e sem uso de conservantes. É importante redobrar os cuidados de manuseio do material para se evitarem contaminações acidentais no laboratório.

Método de Baermann-Moraes

- é preciso ter preparado o aparelho de Baermann, que consiste em um suporte de madeira ou metal contendo orifícios circulares de 10 cm de diâmetro, nos quais se podem colocar os funis que receberão a água morna e a gaze contendo as fezes, conforme mostra a Figura 59.2;
- colocar no funil água aquecida a 40/45 graus centígrados, verificando se a pinça de Mohr, ou outra similar, está fechando corretamente a ponta da borracha acoplada ao funil;
- colocar 10 g de fezes em uma gaze dobrada quatro vezes formando um pequena trouxa e colocá-la em contato com a água aquecida, deixando em repouso por cerca de uma hora;
- depois desse período, abre-se a pinça e recolhe-se o líquido em um vidro de relógio ou em um tubo de ensaio; se for em vidro de relógio, aguardar 10 minutos (para as larvas se concentrarem no centro do vidro) e examinar sob lupa (aumento 5 X); se tiver recolhido em tubo de centrífuga, proceder à centrifugação por um minuto a 1.00 rpm, recolher o sedimento com pipeta, colocar em uma lâmina e adicionar duas gotas de lugol para matar e imobilizar as larvas; em seguida, cobrir com lamínula, levar ao microscópio e examinar em "zig-zag" sob aumento de 10 e 40 X.

Método de Rugai

O nome completo desse método é Rugai, Mattos e Brisola, seus autores. É descrito da seguinte maneira:

- colocar água aquecida a 40/45 graus centígrados em um funil de decantação até pouco acima do meio;
- colocar 10 g de fezes em uma gaze dobrada quatro vezes formando uma pequena trouxa e colocá-la em contato com a água aquecida; deixar em repouso por uma hora e, então, retirar cuidadosamente a trouxa, descartando-a;

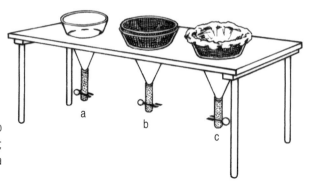

FIGURA 59.2 Método de Baermann-Moraes: (a) funil, possuindo na ponta um tubo de borracha e uma pinça de Mohr; (b) funil já com a tela; (c) funil completo: tela, água morna (45°C) e fezes.

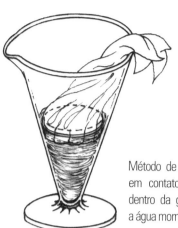

FIGURA 59.3 Método de Rugai, mostrando as fezes dentro de uma lata emborcada, envolta por uma gaze em contato com a água morna (45°C); nota: as fezes podem ser colocadas diretamente dentro da gaze enrolada, formando uma pequena trouxa, que deverá entrar em contato com a água morna.

- recolher o sedimento com uma pipeta, colocar sobre uma lâmina, adicionar uma gota de lugol e examinar como no método acima.

Método quantitativo

Existem vários métodos quantitativos, por meio dos quais se pode avaliar o número de parasitos que infestam o paciente ou mesmo uma comunidade. Dentre esses métodos, temos o de Kato-Katz, o de Stoll-Hausheer, entre outros. Por ser o mais usado atualmente, descreveremos o primeiro.

O método de Kato e Miura foi originalmente descrito como método qualitativo para o diagnóstico da esquistossomose intestinal, porém Katz introduziu pequenas alterações que permitiram a sua utilização como método quantitativo para diversos helmintos: *S. mansoni*, *A. lumbricoides*, *T. trichiura* e ancilostomídeos. Ao exame microscópico, aparece apenas o contorno dos ovos (imagem negativa dos mesmos); os ovos de ancilostomídeos são totalmente digeridos após uma hora, mas os demais permanecem por um longo tempo.

Esse método é descrito da seguinte forma:

- preparar a solução de verde-malaquita, conforme a fórmula:

Verde-malaquita a 3,0%	1,0 ml
Glicerina	100 ml
Água destilada	100 ml

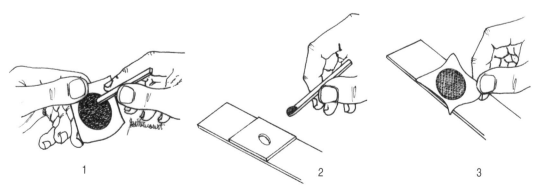

FIGURA 59.4 Método quantitativo de Kato-Katz: (1) filtrando as fezes em uma tela metálica; (2) colocando as fezes filtradas em um cartão com orifício-padrão de 6 mm de diâmetro; (3) colocando as fezes filtradas na lâmina e cobrindo-as com a lamínula de papel celofane embebida em verde malaquita.

560 PARASITOLOGIA DINÂMICA

cortar lamínulas de papel celofane semipermeável em pedaços de 24 mm por 30 mm e colocá-las em um frasco contendo verde-malaquita; deixarem repouso por no mínimo 24 horas; o verde-malaquita embebido na lamínula exerce a função de conservar e clarificar os ovos dos helmintos;

- colocar parte das fezes frescas a serem examinadas (não é indicado utilizar fezes com conservantes, pois ficam diluídas, o que dificulta a execução da técnica e altera a quantificação) sobre um papel absorvente e comprimi-las com um pedaço de tela metálica (marca Ibrás, São Bernardo do Campo, número 120, fios, urdume e trama de 0,09 mm) ou tela similar de náilon; por essa malha, passam ovos de helmintos e detritos menores;
- com um bastão ou palito de picolé, recolher o material que foi filtrado na tela e transferi-lo para o orifício circular, medindo 6,0 mm de diâmetro, feito em um cartão de plástico, o qual foi colocado sobre uma lâmina de vidro;

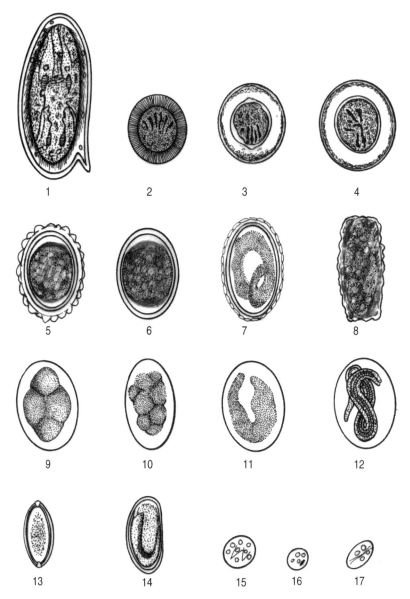

FIGURA 59.5 Figuras de ovos de helmintos e de cistos de protozoários mais frequentes nos exames de fezes, com dimensões proporcionais: (1) *Schistosoma mansoni*; (2) *Taenia* sp.; (3) *Hymenolepis nana*; (4) *H. diminuta*; *Ascaris lumbricoides*. (5) ovo normal; (6) ovo decorticado; (7) ovo larvado; (8) ovo infértil; *Ancylostomidae*. (9) e (10) ovos com massa de células; (11) início de formação da larva; (12) ovo larvado; (13) *Trichuris trichiura*; (14) *Enterobius vermicularis*; (15) cisto de *Entamoeba coli*; (16) cisto de *E. histolytica*; (17) cisto de *Giardia lamblia*.

- retirar o cartão cuidadosamente, deixando no centro da lâmina as fezes filtradas, as quais pesam em torno de 42 mg; cobri-las com a lamínula de celofane embebida em verde-malaquita, invertê-la sobre um papel absorvente apoiado sobre uma mesa e comprimi-la, deixando em repouso por uma a duas horas;
- levar ao microscópio, examinando em "zig-zag" sob aumento 10X e contando o número de ovos de cada espécie de helminto encontrado; esse número é multiplicado pelo fator 24, o qual corresponderá ao número de ovos por grama de fezes (OPG).

Eficiência do EPF

Para melhorar a eficiência do exame de fezes, é preciso que o médico ou a enfermeira, ao escolher as técnicas adequadas, oriente o paciente quanto à maneira correta de coletar a amostra. É importante avaliar se a técnica (ou técnicas) desejada é a indicada para confirmar a suspeita clínica. Por outro lado, pela técnica utilizada é possível saber se o resultado negativo está correto ou não. Por exemplo, não é possível detectar cistos de *E. histolytica* em um exame realizado pela técnica de Kato-Katz. A informação sobre o número de amostras e o número de lâminas que o laboratorista analisou pode ser útil para o médico, pois um pequeno número diminui a chance de identificação de parasitos. A consistência das fezes também é importante, pois fezes diarreicas não são ideais para a realização algumas técnicas, além de alterarem os métodos quantitativos.

Por fim, é muito importante que médicos e enfermeiras apenas mediquem pacientes após o resultado do exame de fezes, e que os leigos jamais se automediquem após regressarem de férias na praia ou fazenda.

capítulo 60

Preparo de Helmintos e Artrópodos

resumo do capítulo

- Helmintologia
- Entomologia

Neste capítulo, descreveremos algumas técnicas básicas de preservação, montagem e exame de helmintos e artrópodes fáceis de serem usadas dentro de sala de aula. Dessa forma, será dividido em duas partes: descrição das técnicas usadas em helmintologia e descrição das técnicas usadas em entomologia.

▪ Helmintologia

Os vermes adultos recolhidos de fezes ou de necropsias de animais devem ser colocados em uma placa de Petri ou semelhante e lavados em solução salina que, além de lavá-los, os relaxa. Em seguida, podem ser examinados a olho nu ou levados sob lupa ou microscópio para exames de sua morfologia externa. Para observações mais detalhadas, é importante preservar e montar o material, usando conservadores e obedecendo às seguintes técnicas:

Conservação

Os conservadores ou fixadores mais usados são os de Railliet e Henry, o formol acético e o AFA, cujas fórmulas são as seguintes:

Railliet-Henry: Formol 40 volumes	5,0 ml
Ácido acético glacial	2,0 ml
Salina 8,5%	93,0 ml

Formol acético	10,0 ml
Ácido acético glacial	10,0 ml
Água destilada	80,0 ml

AFA Álcool etílico 70%	90,0ml
Formol 40 volumes	7,0 ml
Ácido acético glacial	3,0 ml

Com respeito à colocação dos helmintos nos conservadores, observar o seguinte:

- **Nematoda**: lavá-los em solução salina, escorrer e deixar na placa de Petri; em seguida, derramar sobre eles (ainda vivos) o fixador aquecido acima de 50 graus centígrados. Os vermes ficarão distendidos, facilitando estudo posterior; então, colocá-los em vidros, cobrindo-os com o fixador frio e rotular corretamente (nome do helminto, origem, nome do coletor e data); o rótulo pode ser feito a lápis em cartolina e colocado dentro do vidro, ou mesmo ser feito com etiqueta adesiva, sendo aderido externamente ao vidro, que deve ser guardado ao abrigo da luz solar.
- **Trematoda**: lavá-los em salina e depois distendê-los: um ou vários vermes de dimensões semelhantes são colocados sobre uma lâmina ou placa de vidro; em seguida, são coberto-os com outra lâmina ou placa de vidro igual e amarrados com gominha ou barbante com ligeira compressão (quando se usarem placas de vidro, a compressão deverá ser feita colocando-se pesos sobre o vidro); por capilaridade, colocar o fixador entre as lâminas ou placas de vidros, deixando em repouso por 30 a 60 minutos; após esse prazo, recolher os vermes, transferi-los para vidros maiores contendo fixador e rotulá-los.

- **Cestoda e Acanthocephala**: proceder da mesma forma como para os Trematoda, sendo que o escólex não deve ser comprimido, e sim fixado ao lado para não deformar.

Para se examinarem os helmintos diretamente, sem coloração, é necessário clarificá-lo; para isso, sugere-se o uso de um dos seguintes clarificadores:

Lactofenol: Ácido fênico	10,0 g
Ácido lático	83,0 ml
Glicerina pura	160,0 ml
Água destilada	100,0 ml

Gelatina glicerinada: Gelatina incolor	10,0 g
Água destilada fervente	60,0 ml
Glicerina pura	70,0 ml
Ácido fênico	0,5 ml

Montagem

Só se faz montagem entre lâmina e lamínula de vermes pequenos ou partes (proglotes, por exemplo) de vermes grandes. Essa montagem é feita por um dos seguintes modos:

a) **Trematoda e Cestoda** (proglotes ou escólex):
- retirar do conservador e colocar em carmin acético ou alcoólico, deixando em repouso por 12 a 24 horas;
- retirar e colocar em álcool 70% e deixar por um minuto; passar para o álcool acidulado* e deixar por alguns minutos até diferenciar: essa etapa é muito importante e delicada;
- passar para álcool 80% e deixar durante cinco minutos, passando para o álcool 90%, onde repousará por mais cinco minutos;
- passar para o creosoto, deixando por no mínimo duas horas; retirar cuidadosamente e montar entre lâmina e lamínula, usando Bálsamo do Canadá ou produto similar.

NOTA

Preparo das fórmulas indicadas acima:
- Carmin Acético:
  - comprar o carmin no comércio, colocando 2,0 g em um gral;
  - adicionar 50,0 ml de ácido acético ao gral e triturar bem, deixando em repouso durante 30 a 60 minutos; em seguida passar para um balão de 500 ml e acrescentar 150 ml de água destilada, homogeneizando bem;
  - colocar o balão em banho-maria a 37-40 graus centígrados durante 60 minutos, homogeneizando a cada 15 minutos;
  - retirar do banho-maria, acrescentar mais 50 ml de ácido acético, homogeneizar bem, filtrar em papel de filtro e guardar por 3 a 10 dias para usar.
- Álcool acidulado:
  - álcool 70% —————— 99,5 ml;
  - ácido clorídrico —————— 0,5 ml;
  - homogeinizar bem e usar conforme indicado.

b) **Nematoda**

Em geral, não se monta em lâmina só Nematoda de grande porte, tais como Ascaris, Toxocara, mas sim parasitos pequenos. Os grandes são conservados nos conservadores já citados; os pequenos – *Ancylostomatidae, Enterobius* etc. –, podem ser processados por um dos dois métodos seguintes:

I. Gelatina glicerinada

- retirar o helminto do conservador e, se desejar, corá-lo, colocá-lo no carmin acético por 12 a 24 horas. Proceder da mesma forma que se procede para Trematoda. Finalizado o processo, ou não se desejando corá-lo, seguir adiante:
- colocar o helminto sobre uma lâmina e cobri-lo com gelatina glicerinada (fórmula página anterior) previamente aquecida em banho-maria; cobrir com lamínula e deixar secar.

II. Método César Pinto

- retirar o helminto com conservador e colocá-lo no lactofenol (fórmula página anterior), até clarificar;
- passar para o creosoto, deixando em repouso durante 5 a 10 minutos; em seguida, montar direto no Bálsamo do Canadá.

Entomologia

O estudo dos insetos de importância médica passa por diversas etapas:

- Tem início com a captura, que pode ser feita através de armadilhas luminosas, sobre iscas humanas ou animais ou sobre os hospedeiros naturais (ectoparasitos permanentes); podem ser capturadas ainda as formas larvares em criadouros adequados ou próprios de cada espécie.
- Após capturados, os insetos podem ser criados em laboratórios (insetários), sendo alguns de fácil manutenção e outros muito exigentes quanto à alimentação e condições de temperatura, umidade e luminosidade; ou devem ser mortos em câmaras mortíferas e montados em alfinetes ou em lâminas.
- Neste livro abordaremos apenas os procedimentos básicos de montagem de algumas espécies, pois mais detalhes (captura, criação) devem ser vistos em livros especializados (Neves, D. P. & Silva, J. E. Entomologia Médica: Captura e Montagem de Insetos, ou Marcondes, C. B. Entomologia Médica e Veterinária, Editora Atheneu, RJ).

Conservação

A conservação dos insetos pode ser a seco ou em álcool, tendo-se o cuidado fundamental de manter ou fazer as etiquetas indicando: local da captura, data, nome do capturador, etc. Devem ser mantidos ao abrigo da luz solar.

À seco

Os insetos podem permanecer nas mesmas caixinhas ou vidros que chegaram do campo; entretanto, é fundamental observar dois pontos:

- o inseto, para ser guardado assim, necessita estar completamente seco, pois de outra forma mofará e se perderá totalmente;
- enquanto seca ou quando guardado, precisa ser protegido do ataque de predadores (formigas, traças etc.) com por naftalina ou pastilhas de formol.

Em álcool

Ainda no campo ou imediatamente após chegarem ao laboratório, são colocados em vidros pequenos contendo álcool 70%. Nesta porcentagem, não se tornam quebradiços, podendo ser montados em lâminas com facilidade posteriormente.

Montagem

Existem dois modos básicos de montagem de insetos: eles podem ser espetados em alfinetes entomológicos ou agulhas e montados em lâminas; o primeiro método é usado para os insetos maiores e o segundo, para os insetos menores ou partes de insetos maiores (aparelho bucal, genitália).

Em alfinetes

Para cada ordem de inseto existe um local próprio para se espetar o alfinete mas, em geral, usa-se a parte lateral direita do tórax. O procedimento é o seguinte:

- com o inseto ainda mole (isto é, não pode estar seco ou quebradiço; caso esteja seco, colocá-lo por algumas horas em um ambiente saturado de umidade para amolecê-lo), colocá-lo cuidadosamente sobre uma placa de isopor e transfixar o local escolhido com o alfinete de espessura condizente com a dimensão do inseto;
- com o auxílio de pinças e outros alfinetes, posicionar corretamente as patas, as antenas, as asas e o corpo, deixando-o em posição natural; deixar em repouso por no mínimo 24 horas, em local seco e ao abrigo de formigas; rotulá-lo e guardá-lo em gavetas ou caixas próprias contendo naftalina.

Quando o inseto é muito pequeno (mosquitos etc.), pode ser montado em triângulos de cartolina, procedendo-se da seguinte maneira:

- cortar pequenos triângulos de cartolina medindo 2 mm de base por 5 mm de comprimento e espetar um alfinete na porção mais larga da cartolina; na ponta dessa, colocar uma gota de cola cascolar e aderir o inseto pelo tórax, tendo-se o cuidado de manter as patas voltadas (protegidas) para o alfinete;
- rotular, deixar secar e guardar como acima.

Em lâminas

A montagem de insetos em lâminas requer três etapas:

- a primeira providência é a diafanização, a qual permite a evidenciação das estruturas internas, sendo assim conseguida: mergulhar o inseto por 24 horas em solução fria de hidróxido de potássio (KOH) a 10% ou creosoto de Faia; caso haja urgência, a diafanização pode ser feita em poucos minutos, fervendo-se o inseto mergulhado em solução de hidróxido de potássio (KOH) a 10%.
- A segunda etapa consiste na desidratação, que pode ser obtida de duas formas: colocar os insetos em um vidro contendo xilol por duas horas ou mais e em seguida montá-lo; ou colocar os insetos em um recipiente de vidro de boca larga e baixo (vidro de relógio, tampa de frasco de Borrel etc.) contendo ácido acético 10% e deixando em repouso durante 15 minutos; recolher os insetos cuidadosamente com pincel fino e transferi-los para outro recipiente de vidro igual, contendo álcool 70%, deixando por mais 5 minutos; em seguida desprezar esse álcool e a cada 5 minutos substituí-lo por álcool 80%, 90% e absoluto.

A terceira etapa consiste na montagem, a qual é feita em lâmina, colocando-se o inseto cuidadosamente sobre a mesma, junto com uma gota de creosoto de Faia, cujo excesso é retirado com um papel de filtro; adiciona-se o Bálsamo do Canadá e posiciona-se o inseto, cobrindo-o com lamínula; deixar secar na horizontal por uma semana ou mais; rotular e guardar em caixas próprias, com as lâminas na horizontal.

Corar

Caso haja interesse em corar os insetos, proceder da seguinte forma:

- após clarificados, deixá-los mergulhados em água destilada durante 5 a 10 minutos; colocá-los em álcool absoluto durante 10 a 15 minutos; transferí-los para um recipiente de vidro contendo fucsina ácida durante 20 minutos;
- retirar o excesso de corante colocando os insetos em álcool absoluto por 2 a 5 minutos e montá-los em lâminas, colocando uma gota de creosoto de Faia, retirar o excesso com papel de filtro e depois adicionar o Bálsamo do Canadá; cobrir com lamínula e deixar secar na horizontal.

capítulo 61

Meios de Cultura

- Para protozoários
- Para helmintos

Os meios de cultura são muito úteis em parasitologia, e há um grande número deles, especialmente para protozoários e helmintos. A seguir, descrevemos alguns dos meios mais usados:

— Para protozoários

Meio de NNN

As letras que nomeiam o referido meio representam as iniciais de McNeal, Novy e Nicole, seus autores. É um meio muito usado para o isolamento e manutenção de espécies dos gêneros *Leishmania* e *Trypanosoma*. A fórmula é a seguinte:

Agar	14,0 g
Cloreto de sódio (NaCl)	6,0 g
Água destilada	900 ml

Colocar esses ingredientes em um balão e aquecer até a fusão do agar; distribuir 80,0 ml dessa solução em Erlenmyer e esterilizar a 120 graus centígrados por 20 a 30 minutos em autoclave; adicionar 20% de sangue humano ou de coelho (desfibrinado) e colhido assepticamente; manter nesses frascos ou distribuir em tubos de ensaio ou em garrafas de Roux e guardar em geladeira.

No momento do uso, adicionar a "fase líquida" preparada da seguinte maneira:

- para *Leishmania*: adicionar alguns ml de salina 0,75%
- para *T. cruzi*: adicionar água peptonada, que é assim preparada:

Peptona	10,0 g
Cloreto de sódio (NaCl)	5,0 g
Água destilada	1.000 ml

Acertar o pH para 7,2 a 7,4 e, em seguida, autoclavar a 120° centígrados durante 20 a 30 minutos. Deve ser guardado em geladeira, retirando-se os tubos necessários com antecedência para que tornem à temperatura ambiente antes de se proceder à inoculação do material em diagnóstico.

Fazer o inóculo assepticamente e manter as culturas nas seguintes temperaturas: *Leishmania* a 22 a 24 graus centígrados e primeira leitura duas a três semanas após o inóculo; *T. cruzi* a 28 graus centígrados e leituras aos 15, 30 e 45 dias; fazer repiques conforme a espécie ou desenvolvimento do parasito.

Meio de LIT

Essas letras representam as iniciais dos principais ingredientes do meio, ou seja, *Liver Infusion Triptose*. Trata-se de um meio muito utilizado para isolamento e manutenção de espécies dos gêneros *Leishmania* e *Trypanosoma*. A fórmula é a seguinte:

Solução 1: Cloreto de sódio (NaCl)	4,0 g
Cloreto de potássio (KCl)	0,4 g
Fosfato de sódio (Na$_2$HPO$_4$)	8,0 g
Solução 2: Triptose	5,0 g

Infuso de fígado (Difco)	5,0 g
Água destilada	880 ml

Dissolver o infuso de fígado em 200 ml de água destilada, em banho-maria ou chama de gás; filtrar em algodão ainda quente; recolher o filtrado e juntar os ingredientes das soluções 1 e 2; acertar o pH entre 7,2 e 7,4; acrescentar 100 ml (10%) de soro bovino; inativar a 68° centígrados durante uma hora, agitando o meio de cinco em cinco minutos; acrescentar 20 ml (2%) de hemoglobina (preparação: coletar um litro de sangue bovino, deixar em repouso até dessorar bem, retirar o soro e suspender as hemácias em salina; centrifugar a 2.000 rpm durante dois minutos, ressuspender em salina e centrifugar novamente; colher 10 ml de papa de hemácias e colocar em 100 ml de água destilada); acrescentar antibióticos: penicilina G potássica, 200 a 500 U/ml, adicionando 5 ml de água destilada em um frasco de 1.000.000 U; utilizar 2,4 ml dessa solução para cada litro do meio (por ter aparecido resistência de bactérias e para evitar contaminação por fungos, a penicilina pode ser substituída pela Fungisona – anfotericina B, com utilização de 2 a 5 microgramas do produto por ml do meio); estreptomicina, 50 a 100 mg/ml, acrescentando 5 ml de água destilada em um frasco de 1g, retirando 0,5 ml desta solução para cada litro do meio. Filtrar em Zeits e distribuir como desejar.

Cultivo

Para semear os parasitos nos meios acima, proceder da seguinte forma:

- *Leishmania*: com seringa grossa, proceder à punção de lesões cutâneas, com o cuidado de recolher o material na porção intermediária entre a borda da lesão e o seu interior, local mais rico em parasitos. Pode ser recolhido também a partir de biopsia nessa área. Triturar o material assepticamente em gral e depois inocular no meio; no calazar, o material deve ser colhido por pessoa treinada em biopsia de medula óssea.
- *T. cruzi*: pode-se colher o sangue da paciente ou animal suspeito por punção intravenosa e inoculá-lo diretamente no meio na proporção de 0,2 a 0,3 ml do sangue por tubo; outra alternativa é colher 3,0 ml do sangue como acima, transferi-lo para tubos estéreis contendo 0,5 ml de Liquemine Roche em solução a 6/por mil. Podem ser colhidas amostras com intervalos de 30 dias e de cada amostra são semeadas alíquotas de 0,2 ml para 14 tubos contendo 5,0 ml de meio cada.

Meio de Pavlova modificado

É um excelente e simples meio que pode ser usado na cultura de amebas (*E. histolytica* e outras espécies), tanto a partir de cistos como de trofozoítos; é indicado também para o cultivo de *Balantidium coli*, *Blastocystis hominis* e *Trichomonas vaginalis*. Mostraremos aqui a fórmula desse meio e os procedimentos para cultivo.

Fosfato dissódico anidro (Na_2HPO_4)	3,90 g
Hidrogenofosfato de potássio ($KHPO_4$)	0,67 g
Cloreto de potássio (NaCl)	11,64 g
Extrato de levedo	2,33 g
Água destilada	1.600 ml

Acertar o pH para 7,2 a 7,4 com NaOH 10N; acrescentar 10% de soro de bovino (inativado a 56 graus centígrados durante 30 minutos) e antibióticos: penicilina G potássica 1.000 U/ml; estreptomicina 500 mcg/ml.

Esterilizar em Filtro Seits com membran de 0,2 milimicra ou em filtro equivalente (como, por exemplo, os comercializados pela Millipore). Acrescentar amido de arroz estéril na proporção de 1 mg por ml de meio. Distribuir 10 ml em tubos de rosca. Armazenar por até 30 dias em geladeira.

Cultivo

Com pipeta estéril de 1 ml, retira-se uma gota do sedimento (parte sólida mais clara) acumulado no fundo do tubo e coloca-se na lâmina de microscopia para visualizar a qualidade e a quantidade de protozoários. Para realizar o repique para manutenção da cultura, também com auxílio de pipeta estéril de 1 ou 2 ml, retirar o sedimento e transferir para novos tubos de cultura.

Meio difásico de Boeck e Drbohlav

Esse meio é muito usado para a cultura da *E. histolytica* e outros amebídeos intestinais. Os componentes são:

Ovo total (clara e gema)	270 cm³
Solução de Locke	75 cm³
Amido de arroz esterilizado	100 cm³
Preparo da solução de Locke:	
Cloreto de sódio (NaCl)	8,0 g
Cloreto de cálcio (CaCl$_2$)	0,2 g
Cloreto de potássio (KCl)	0,2 g
Cloreto de magnésio (MgCl$_2$)	0,21 g
Fosfato de sódio (Na$_2$HPO$_4$)	2,0 g
Bicarbonato de sódio (NaHCo$_3$)	0,4 g
Fosfato de potássio (KH$_2$PO$_4$)	0,2 g
Água destilada	1,0 L

Colocar os componentes na água destilada na ordem acima citada e agitar bem até a solução total; aquecer durante 20 minutos a 100 graus centígrados; esfriar à temperatura ambiente, quando formará um depósito; filtrar em papel de filtro e distribuir em frascos para autoclavar à pressão de 15 libras e temperatura de 121 graus centígrados durante 15 minutos.

Esterilizar o amido de arroz: colocar de 2 a 3 g do amido em tubos fechados e esterilizar a seco à temperatura de 90 graus centígrados, durante 4 horas, repetindo o procedimento nos dois dias seguintes.

Preparação

Juntar a solução de Locke aos ovos e misturar bem, usando um batedor de ovos; filtrar a mistura em uma camada de gaze; colocar o filtrado no vácuo para retirar as bolhas de ar e distribuir 4,5 cm³ da mistura em tubos de ensaio de 26 x 150 mm; colocá-los na posição inclinada dentro do autoclave, fechar todas as válvulas de exaustão e elevar a pressão a 15 libras durante 45 minutos, mantendo a temperatura da câmara a 95 graus centígrados; deixar a pressão reduzir-se a zero rapidamente e deixar os tubos se resfriarem na posição inclinada na temperatura ambiente e, em seguida, colocá-los na geladeira, onde permanecerão por uma noite. Depois colocar sobre o meio 6,0 ml da solução de Locke; autoclavar novamente sob pressão de 15 libras, durante 15 minutos e sob temperatura de 121 graus centígrados; deixar a pressão cair lentamente; guardar em geladeira e, no momento do uso, colocar cerca de 10 cm^3 de amido de arroz estéril em cada tubo.

Cultivo

O cultivo das amebas pode ser feito a partir de trofozoítos ou de cistos, sendo que os trofozoítos precisam ser semeados imediatamente após a emissão das fezes, colocando-se 4,5 cm^3 de fezes por tubo. Para semear cistos, basta colher cerca 1,0 g de fezes, dissolver em um pouco do meio e semear no tubo, porém o melhor procedimento é lavar os cistos antes de semeá-los. Submeter as fezes a algum processo de concentração por sedimentação e depois lavar os cistos em água destilada submetendo-os a duas centrifugações (lavagens) de 1.500 rpm durante 1,5 minuto cada; o sedimento será homogeneizado em 1,0 cm^3 do meio e depois transferidos para os tubos de cultura. Os tubos de cultura devem ser mantidos em estufa a 37 graus centígrados e examinadas 24 a 48 horas depois.

Meio Agar Soja Não-nutriente (Foronda, 1979)

É um meio simples de ser preparado, com baixo custo e que pode ser utilizado para isolamento de amebas de vida livre, originadas de materiais de diversas procedências (como, por exemplo, do ambiente; de material obtido de raspado de córnea; de líquor, etc.)

Preparar uma infusão de água destilada e farinha de soja 0,2% (a farinha pode ser adquirida em supermercados). Após 24 horas, filtrar em papel filtro (a solução deve ficar límpida) e acrescentar agar bacteriológico 1,5%. Esterilizar em autoclave a 121 graus centígrados por 15 minutos e distribuir assepticamente 25 ml em Placas de Petri de 100 mm. Embalar as placas com plástico PVC e estocar em geladeira até o uso.

Cultivo

Recolher o material desejado (água, poeira, lama, raspado de córnea, líquor) e semear na placa com o agar. Manter em temperatura ambiente e observar em microscópio invertido ou microscópio óptico, na objetiva de 4X (retirando-se as demais objetivas para possibilitar a visualização do material diretamente na placa). Também é possível retirar o material da placa em ambiente asséptico, colocar em lâmina de microscopia e cobrir com lamínula para observação ao microscópio óptico. Esses procedimentos devem ser realizados a partir de 24 horas para verificar se houve desenvolvimento da cultura. Todos os procedimentos devem ser realizados utilizando-se equipamento de proteção individual.

Para helmintos

Coprocultura

A coprocultura é indicada para se obter larvas de helmintos, cultivando ovos de ancilostomídeos, áscaris, tricurídeos ou estrongiloides. Existem vários métodos, mas os mais usados são os seguintes:

Método de Loos

Misturar partes iguais de fezes e carvão animal ou vegetal, triturados em grãos pequenos (tamanho de arroz); umedecer a mistura, mantendo sempre úmida, mas não encharcada; colocar a mistura em placas de Petri e deixar em repouso à temperatura de 25 graus centígrados; dois a cinco dias depois, recolher as larvas por algum método próprio (Rugai ou Baermann-Moraes).

Método de Brumpt

Espalhar uma amostra das fezes sobre um papel de filtro colocado no fundo de uma placa de Petri, mantendo-o sempre úmido e sob temperatura de 25 graus centígrados; dois a cinco dias depois, recolher as larvas como acima.

Método de Harada & Mori

Retirar 0,5 g de fezes depositadas em urinol seco e estéril; cortar uma tira de papel de filtro medindo 15,0 cm de comprimento por 3,0 cm de largura, dobrada longitudinalmente ao meio. Com um palito estéril, espalhar as fezes no papel de filtro, deixando livres os terços inferior e superior; introduzir a tira de papel em um tubo de ensaio de 20,0 cm de comprimento por 2,0 cm de diâmetro, contendo 7,0 ml de água destilada no fundo (o nível da água não deverá atingir as fezes, apenas umedecer o papel de filtro); colocar uma rolha de algodão e deixar em repouso na posição pouco inclinada ou vertical, em temperatura ambiente (24 a 28 graus centígrados) durante 10 a 14 dias. Depois desse período, examinar a água no fundo do tubo para verificar a presença de larvas; as larvas podem ser recolhidas por pipetação ou centrifugação, vivas ou mortas pelo lugol ou pelo aquecimento a 50 graus centígrados por 15 minutos.

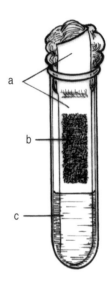

FIGURA 61.1 Método de Harada & Mori para cultura de fezes em tubo: (a) tira de papel de filtro; (b) fezes espalhadas na tira de papel; (c) água cobrindo a base da tira de papel; notar que o tubo deve permanecer na vertical, a água não deve atingir as fezes e a boca do tubo deve ser fechada por algodão.

Glossário

Citaremos aqui algumas palavras de uso frequente em parasitologia, que costumam ser empregadas de forma incorreta, em desacordo com a definição formulada pelos melhores dicionários médicos ou vernaculares. Os termos citados neste Glossário seguem os conceitos de tais dicionários.

Abióticos: são os componentes físicos e químicos do meio.

Agente etiológico: é o agente causador ou responsável por uma doença. Pode ser um vírus, bactéria, fungo, protozoário, helminto. É sinônimo de "patógeno".

Agente infeccioso: é o micro-organismo (vírus, bactérias, fungos, protozoários, helmintos) capaz de produzir infecção ou doença infecciosa.

Anorexia: falta ou redução do apetite

Antropofílico: artrópode que prefere se alimentar em humanos.

Antroponose: doença exclusiva de humanos. Ex.: A necatorose.

Antropozoonose: doença primária de animais e que pode ser transmitida aos humanos. Ex.: Brucelose, pela qual os humanos são infectados acidentalmente.

Biocenose: é a comunidade ou conjunto de espécies e suas populações vivendo em determinado ambiente (biótopo) e mantendo certa interdependência entre si.

Bióticos: são os componentes vivos do meio ambiente.

Biótopo: local com certas características físicas e químicas no qual vive uma espécie; é o mesmo que "ecótopo".

Cisto: é forma de resistência de certos protozoários, nos quais se encontra uma película ou cápsula protetora, envolvendo uma forma capaz de se reproduzir quando encontrar o ambiente adequado.

Comensalismo: associação entre dois seres sem haver prejuízo para ambos, em que o comensal tem assegurado o abrigo e a nutrição sem afetar o hospedeiro. Ex.: *Entamoeba coli* no intestino grosso humano.

Contaminação: é a presença de um agente infeccioso na superfície do corpo, roupas, brinquedos, água, leite, alimentos.

Diarreia: evacuação intestinal de fezes líquidas repetidas vezes ao dia (fezes diarréicas = fezes líquidas).

Disenteria: infecção ou inflamação do intestino, especialmente do intestino grosso, provocando dor abdominal, com numerosas evacuações de fezes líquidas. Ex.: disenteria pela *E. histolytica*.

Doença metaxênica: quando parte do ciclo vital de um parasito se realiza no vetor, isto é, o vetor não só transporta o agente etiológico, mas é um elemento obrigatório para sua maturação ou multiplicação. Ex.: Malária, esquistossomose.

Ecologia: parte da biologia que se ocupa das inter-relações entre os seres vivos e seu meio ambiente (biótico e abiótico).

Ectoparasito: vive externamente ao corpo do hospedeiro.

Endoparasito: vive dentro do corpo do hospedeiro.

Endemia: é a prevalência usual de determinada doença, com relação a uma área, cidade, Estado ou país. Representa o número esperado de casos em uma população em determinado período de tempo.

Epidemia: é a ocorrência muito elevada de determinada doença, com relação a uma área, cidade ou país. Representa o número muito acima do esperado de casos em uma população em determinado período de tempo.

Epidemiologia: é o estudo da distribuição e dos fatores determinantes da frequência de uma doença; a epidemiologia trata de dois aspectos fundamentais: a distribuição (idade, raça, sexo, geografia) e os fatores determinantes da frequência (tipo de patógeno, meio de transmissão, etc.); em resumo: estuda os fatores responsáveis pela existência ou aparecimento de uma doença ou outro evento (acidentes, vendavais etc.).

Enzoose: doença exclusiva de animais. Ex.: a peste suína, o *Dictophime renale*, que parasita rim de lobo e cão.

Espécies alopátricas: são espécies ou subespécies do mesmo gênero que vivem em ambientes diferentes, devido à existência de barreiras que as separam.

Espécies simpátricas: são espécies ou subespécies do mesmo gênero e que vivem no mesmo ambiente.

Espécie estenótopa: é a que apresenta distribuição geográfica restrita ou com hábitos restritos. Ex.: *Lutzomyia umbratilis*.

Espécie eurítopa: é a que apresenta ampla distribuição geográfica, com ampla valência ecológica. Ex.: *Culex quinquefasciatus*.

Estadio (ou estádio): é fase intermediária ou intervalo entre duas mudas da larva de um artrópode ou helminto (em entomologia é sinônimo de instar). Ex.: larva de primeiro estadio, larva de terceiro estadio.

Estágio: é a fase ou forma evolutiva de um organismo durante seu ciclo biológico. Ex.: estágio de ovo, estágio de larva, de pupa, de adulto.

Fase aguda: é a fase da doença que surge após a infecção onde os sintomas clínicos são mais nítidos (febre alta, parasitemia elevada etc.). É um período de definição: o paciente se cura, passa para a fase crônica ou morre.

Fase crônica: é a fase que se segue à fase aguda, na qual o paciente apresenta sintomas clínicos mais discretos, havendo certo equilíbrio entre o hospedeiro e o agente etiológico e, usualmente, a resposta imunológica é bem elevada.

Fômite: é representado por utensílios que podem veicular o agente etiológico entre diferentes hospedeiros. Ex.: roupas, seringas, espéculos etc.

Fonte de infecção: é o objeto, o paciente ou local de onde o agente etiológico passa para novo hospedeiro ou novo paciente. Ex.: água contaminada/febre tifoide, mosquito infectante/dengue, carne com cisticercose/teníase etc.

Hábitat: é o ecossistema local ou órgão onde determinada espécie ou população vive. Ex: o hábitat do *Necator americanus* é o duodeno humano.

Hiperparasito: que parasita outro parasito: Ex.: *E. histolytica* sendo parasitada por fungos (*Sphoerita endogena*) ou por cocobacilos.

Hospedeiro: é o organismo que alberga o parasito.

Hospedeiro definitivo: é o que apresenta o parasito em sua fase de maturidade ou em fase de reprodução sexuada. Ex.: o hospedeiro definitivo do *Plasmodium* é o *Anopheles*; o hospedeiro definitivo do *S. mansoni* são os humanos.

Hospedeiro intermediário: é aquele que apresenta o parasito em sua fase larvária ou assexuada. Ex: o caramujo é o hospedeiro intermediário do *S. mansoni*.

Hospedeiro paratênico ou de transporte: é hospedeiro intermediário no qual o parasito não sofre desenvolvimento ou reprodução, mas permanece viável até atingir novo hospedeiro definitivo. Ex: peixes maiores, que ingerem peixes menores contendo larvas plerocercoides de *Diphyllobotrium*, que simplesmente transportam essas larvas até que os humanos as ingiram (os humanos preferem comer crus os peixes maiores).

Incidência: é a frequência com que uma doença ou fato ocorre num período de tempo definido e com relação à população (casos novos, apenas). No mês de dezembro, na cidade de Natal, a incidência de gripe foi de 12% (ver prevalência).

Infecção: penetração e desenvolvimento ou multiplicação de um agente etiológico no organismo humano ou animal, podendo ser vírus, bactéria, protozoário, helminto, etc.

Infecção inaparente: presença do agente etiológico em um hospedeiro, sem aparecimento de qualquer sintoma clínico.

Infestação: é o alojamento, desenvolvimento e reprodução de artrópodes na superfície do corpo, nas vestes ou na moradia de humanos ou de animais.

Letalidade: expressa o número de óbitos com relação a uma determinada doença ou fato, tendo como referência uma população. Ex.: 100% das pessoas não vacinadas, quando atingidas pelo vírus rábico, morrem; a letalidade na gripe é muito baixa.

Morbidade: expressa o número de pessoas doentes com relação a uma doença e à população. Ex.: Na época do inverno, a morbidade da gripe é muito elevada; ou seja, na época do inverno a incidência da gripe é muito grande.

Parasitemia: representa o número de parasitos que estão presentes na corrente sanguínea de um paciente. Ex: na fase aguda da doença de Chagas, usualmente a parasitemia é muito elevada.

Parasitismo: é a associação entre seres vivos na qual existe unilateralidade de benefícios, sendo um dos associados (o de maior porte ou hospedeiro) prejudicados pela associação.

Parasito: é o ser vivo de menor porte que vive associado a outro ser vivo de maior porte, à custa ou na dependência deste.

Parasito acidental: é o que exerce o papel de parasito, porém, habitualmente possui vida não parasitária. Ex: larvas de moscas que vivem em frutos ou vegetais em decomposição e acidentalmente atingem humanos.

Parasito errático: é o que vive fora do seu hábitat ou de seu hospedeiro normal.

Parasito estenoxênico: é o que parasita espécies de vertebrados muito próximas.

Parasito eurixeno: é o que parasita espécie de vertebrados muito distintas.

Parasito facultativo: pode viver parasitando um hospedeiro ou não, isto é, pode ter hábitos de vida livre ou parasitária. Ex.: as larvas da mosca *Sarcophagidae* podem provocar miíases humanas, desenvolverem-se em cadáveres ou ainda em fezes.

Parasito heterogenético: é o que apresenta alternância de gerações. Ex.: *Plasmodium*, com ciclo assexuado em humanos e sexuado em mosquitos.

Parasito heteroxênico: é o que possui hospedeiro definitivo e intermediário.

Parasito monoxênico: é o que possui apenas um hospedeiro. Ex.: *Enterobius vermicularis, A. lumbricoides*.

Parasito monogenético: é o que não apresenta alternância de gerações, isto é, possui um só tipo de reprodução (sexuada ou sexuada). *E. histolytica, A. duodenale*.

Parasito obrigatório: é aquele incapaz de viver fora do hospedeiro. Ex.: *T. gondii, Plasmodium*.

Parasito oportunista: é aquele que usualmente vive no paciente sem provocar nenhum dano (infecção não aparente), mas em determinados momentos se aproveita da baixa resistência do paciente e desenvolve doenças graves.

Parasito periódico: é o que frequenta o hospedeiro intervaladamente. Ex.: mosquitos, barbeiros.

Parasitoide: é a forma imatura (larva) de um inseto que ataca outros artrópodes maiores, quase sempre provocando a morte. Ex.: O microhimenóptero *Telenomous fariai* atacando ovos de barbeiros.

Partenogênese: desenvolvimento de um ovo sem a participação de espermatozoide.

Patogenia ou patogênese: é o mecanismo com o agente etiológico provoca lesões no hospedeiro.

Patogenicidade: é a maior ou menor habilidade de um agente etiológico provocar lesões.

Patognomônico: sinal ou sintoma característico de determinada doença. Ex: sinal de Romaña é típico da doença de Chagas.

Pedogênese: é a reprodução ou multiplicação de uma forma larvária. Ex.: formação de esporocistos secundários e rédias a partir do esporocisto primário.

Período de incubação: é o período decorrente entre a penetração do agente etiológico e o aparecimento dos primeiros sintomas clínicos.

Período pré-patente: é o período que decorre entre a penetração do agente etiológico e o aparecimento das primeiras formas detectáveis do agente etiológico.

Poluição: é a presença de substâncias nocivas, especialmente químicas, mas não infectantes, contaminando o ambiente: ar, água, alimentos etc.

Portador: hospedeiro infectado que alberga o agente etiológico, sem manifestar sintomas, porém é capaz de transmití-lo a outrem; nesse caso é conhecido como "portador assintomático"; quando ocorre doença e o portador pode contaminar outros hospedeiros, temos o "portador em incubação", "portador convalescente", "portador crônico" etc.

Premunição ou imunidade concomitante: é um tipo especial do estado imunitário ligado à necessidade da presença do agente etiológico, com a manutenção de taxas elevadas da resposta imune. Normalmente, durante o estado da premunição, há certa dificuldade do paciente em se reinfectar, havendo um equilíbrio ente o parasito e o hospedeiro. Ocorre na fase crônica de várias doenças.

Prevalência: termo geral utilizado para caracterizar o número total de casos de uma doença ou qualquer outra ocorrência numa população e tempo definidos (casos antigos somados aos casos novos). Ex.: no Brasil, (população estimada em 120 milhões de pessoas), a prevalência da esquistossomose foi de 8 milhões de pacientes em 1975.

Profilaxia: é o conjunto de medidas que visa a prevenção, erradicação ou controle de uma doença ou de um fato prejudicial aos seres vivos; as medidas profiláticas sempre dependem dos fatores epidemiológicos.

Reservatório: é qualquer local vegetal, animal ou humano onde vive e se multiplica um agente etiológico e a partir do qual é capaz de atingir outros hospedeiros. Alguns autores dizem que o reservatório vivo perfeito (animal ou humano) é aquele que possui o agente etiológico, mas não padece com sua presença; prefiro usar o termo reservatório, independente de apresentar ou não os sintomas. Ex.: os humanos são os reservatórios do *S. mansoni*.

Sinantropia: é a habilidade de certos animais silvestres (mamíferos, aves, insetos) de frequentar habitações humanas; isto é, são capazes de circular entre o ambiente silvestre, rural e urbano, muitas vezes, veiculando patógenos.

Vetor: é um artrópode, molusco ou veículo que transmite um parasito entre dois hospedeiros.

Vetor biológico: quando o agente etiológico se multiplica ou se desenvolve no vetor;

Vetor mecânico: quando o parasito não se multiplica ou se desenvolve no vetor, esse simplesmente serve de transporte ao parasito. Ex.: a *T. penetrans* veiculando esporos de fungos.

Virulência: é a severidade e rapidez com que um agente etiológico provoca lesões no hospedeiro.

Zoonoses: doenças que são naturalmente transmitidas entre humanos e animais vertebrados.

Anfixenose: doença que circula indiferentemente entre humanos e animais, isto é, tanto os animais como os humanos funcionam como hospedeiros do agente.

Zooantroponose: doença primária de humanos e que pode ser transmitida aos animais. Ex.: no Brasil, a esquistossomose mansoni tem os humanos como principais hospedeiros, e alguns animais se infectam a partir de nós.

Zoofílico: artrópode que prefere se alimentar sobre animais.

Referências Bibliográficas

Livros e Teses

1. Barbosa FS. *Tópicos em malacologia médica*. Rio de Janeiro: Fiocruz; 1995.
2. Brant A. *Lavoura e riqueza, voto e poder*. Ponte Nova Editora; 1996.
3. Boff L. *Espiritualidade*. Rio de Janeiro: Sextante; 2001.
4. Brumpt E. *Precis de Parasitologie*, Masson Et Cie. Paris: Editeurs; 1913.
5. Carvalho RU, Galindez G, Jurberg J, Lent H. *Atlas dos vetores de doença de Chagas nas Américas*. Rio de Janeiro: Fiocruz; 1999.
6. Consoli R, Oliveira RL. *Mosquitos de importância sanitária no Brasil*. Rio de Janeiro: Fundação Oswaldo Cruz; 1994.
7. De Carli GA. *Parasitologia Clínica*. Rio de Janeiro: Atheneu; 2001.
8. Fernandez F. *O poema imperfeito*. 2 ed. Curitiba: UFPR; 2004.
9. Forattini O. *Entomologia médica*. São Paulo: EDUSP; 1965.
10. Foronda AS. *Observações sobre amebas de vida livre potencialmente patogênicas*. Tese [Doutorado]. São Paulo, 1979.
11. Freire P. *Pedagogia do oprimido*. São Paulo: Paz e Terra; 2008.
12. Fundação Nacional de Saúde. Manual de diagnóstico e tratamento de acidentes por animais peçonhentos. Ministério da Saúde, Brasília; 2001.
13. Hogue CL. *Latin american insects and entomology*. Berkely: University of California Press; 1993.
14. Houaiss A, Villar MS. *Dicionário Houaiss da Língua Portuguesa*. Rio de Janeiro: Objetiva; 2001
15. Kormondy E, Brown D. *Ecologia Humana*. São Paulo: Atheneu; 2002.
16. Lent H, Wygodzinsky P. *Triatominae and their significance as vectors of Chagas disease*, Bulletin of the American Museum of Natural History, vol. 163: art. 3, 1979.
17. Linardi PM, Guimarães LR. *Sifonápteros do Brasil*, Museu de Zoologia da USP, 2000.
18. Marcondes CB. Entomologia médica e veterinária. Rio de Janeiro: Atheneu; 2001.
19. Martins AV, Williams P, Falcão AL. *American sand flies*. Rio de Janeiro: Academia Brasileira de Ciências; 1978.

20. Meneghini MEF. *Blastocystis hominis: situação atual na cidade de Manaus*, Amazonas. Tese [Mestrado], 1999.
21. Neves DP. *Vermes e micróbios* (estão aqui porque eu deixo), Cartilha, E. Carol Borges, B. Horizonte, 2001, 21 pp.
22. Neves DP, Filippis T. *Parasitologia Básica*. Belo Horizonte: Coopmed Editora; 2003.
23. Neves DP, Melo AL, Vitor RW, Linardi PM. *Parasitologia Humana*. 11ª ed. Rio de Janeiro: Atheneu; 2005.
24. Nieser N, Melo AL. *Os heterópteros aquáticos de Minas Gerais*. Belo Horizonte: UFMG; 1997.
25. Pessoa SB. *Endemias parasitárias da zona rural brasileira*. São Paulo: Fundo Editorial Procienx; 1963.
26. Pessoa SB, Martins AV. *Parasitologia médica*. 11ª ed. Rio de Janeiro: Guanabara Koogan; 1982.
27. Rangel E, Lainson. *Flebotomíneos do Brasil*. Rio de Janeiro: Fiocruz; 2003.
28. Reis AB. *Avaliação de parâmetros laboratoriais e imunológicos de cães naturalmente infectados com Leishmania chagasi*. Tese [Doutorado], Universidade Federal de Minas Gerais, Belo Horizonte; 2001.
29. Rey L. *Dicionário de termos técnicos de medicina e saúde*. Rio de Janeiro: Guanabara Koogan; 1999.
30. Rey L. *Parasitologia*. 3ª ed. Rio de Janeiro: Guanabara Koogan; 2001.
31. Ricklefs RE. *A economia da natureza*. 3ª ed. Rio de Janeiro: Guanabara Koogan; 1996.
32. Ribeiro D. *O povo brasileiro*. 2ª ed. São Paulo: Cia das Letras; 1995.
33. Ruppert EE, Fox RS, Barnes RD. *Zoologia dos Invertebrados*. São Paulo: Roca; 2005.
34. Sant'Anna MRV. *Aspectos comportamentais, bioquímicos e moleculares da interação entre triatomíneos e seus hospedeiros vertebrados*. Tese [Doutorado], Universidade Federal de Minas Gerais, Belo Horizonte, 2002.
35. Souza CP, Lima LC. *Moluscos de interesse parasitológico do Brasil*. Belo Horizonte: Fiocruz; 1990.
36. Soulsby EJL. *Helminths, arthropods and protozoa of domesticated animals*. London: 6ª Bailliere, Tindall & Cassel, 1968.

2. Trabalhos científicos

1. Ali, Karim, Hossain, MB et al. *Entamoeba moskovskii* infection in children in Bangladesh. *Emerging Infections Diseases*. 2003;9(5):580-4.
2. Atlas de leishmanisoe tegumentar Americana. Diagnóstico clínico diferencial. Ministério da Saúde, Séc. de Vigilância da Saúde. Brasília; 2006.
3. Hughes M, Houpt E et al. Amebiasis. *The New England Journal Medicine*. 2003;348:1565-73.
4. Marciano-Cabral F, Cabral G. *Acanthamoeba* sp. As agents pf disease in humans. *Clinical Microbiology reviews*. 2003;16(2):273-307.
5. Sing M, Suresh et al. Elucidation of the life cycle of the intestinal protozoan blastocysti hominis. *Parasitology Research*. 1995;81:446-50.
6. Souza W, Benchimol M. Basic biology of *Pneumocystis carinii* – a mini review. *Mem. Inst. O. Cruz*. 2005;100(6):903-8.
7. FUNASA – Controle de vetores, M. da Saúde, Brasília, 2001
8. OPAS – Manual de Vigilância da Saúde, Brasília, 1996.

9. Secretaria da Saúde do Rio Grande do Sul. Manual de diagnóstico e tratamento de acidentes com agrotóxicos. Porto Alegre; 2000.
10. WHO – *Vector control*, Geneve, 1997.
11. Oliveira AA, Nascimento AS, et al. Estudo da prevalência e fatores associados a fasciolose no Município de Canutama, Amazonas. *Epidemiol. Serv. Saúde*. 2007;16(4):251-9.
12. Brooker S, Berthony J, Hotez PJ. Human hookworm infection in the 21th. *Century. Adv. Parasitology*. 2004;58:197-288.
13. Caldeira RL, Mendonça CLGF, Goveia CO, Lenzi H. et al First Record of molluscs naturally infected with *Angiostrongylus cantonensis* in Brazil. *Mem. Inst. O. Cruz*. 2007;102(7):887-9.

Índice Remissivo

A

Acanthamoeba sp., 73
Acanthocephala, 259, 565
Acari, 534
Acaridae, 538
Aedes, 486
   aegypti, 485
   albopictus, 486
Amastigota, 96
Amblyomma cajennense, 540
Ameba(s), 71
   comensais, 68
   de vida livre, 71
Amebíase, 79-91
Ancilostomíase e necatoríase, 361-372
Ancylostoma, 362
   ceylanicum, 364
Angiostrongylus, 420
   cantonensis, 422
   costaricensis, 420
Annelida, filo, 261
Anopheles, 483
   aquasalis, 483
   bellator, 484
   cruzii, 483
   darlingi, 483

Anophelinae, principais diferenças entre as subfamília *Culicidae* e, 480
Anoplura, 512
Apicomplexa, 231-241
Arachnida, sarnas e carrapatos, 533-542
   Argasidae e *Ixodidae*, 539
   Pyroglyphidae e *Acaridae*, 538
   Sarcoptidae, 536
Aracnídeos, tipos de, 535
Araneida, 534
Aranha armadeira, 431
Aranha marrom, 431, 534
Arboviroses, transmissão de, 484
Argas miniatus, 540
Argasidae, 539
Armillifer armillatus, 433
Arthropoda, 427-433
Artrópodes, 425-542
Ascaridíase, 381-390
Ascaris lumbricoides, 259, 383
Asma, 538

B

Babesia bigemina, 240
Baermann-Moraes, método de, 558
Balantidíase, 247-250

Balantidium coli, 248
Barbeiros, 451
Bicho-de-pé, 519
Biomphalaria, 297
    glabrata, 297
    straminea, 297
    tenagophila, 297
Blagg, método de, 555
Blastocystis hominis, 71
Boeck-Drbohlav, meio de cultura de, 572
Boophilus microplus, 540
Borrifação intradomiciliar residual e o controle de vetores, 529
Bradizoito, 219
Brugia, 410
    malayi, 410
    timori, 410
Brumpt, meio de cultura de, 574

C

Calazar, 134
    americano, 134
    da Ásia Central, 135
    indiano, 134
    mediterrâneo, 134
Calliphoridae, 503, 504
Carrapato(s), 534
    doenças transmitidas por, 541
    mole, 540
Ceratopogonidae, 495
Cercária, 278
Cestoda, 256, 335-339, 565
    Diphyllobothrium latum, 337
    Dipilydium caninum, 336
    Multiceps multiceps, 337
    tipos de escóleces de, 257
    tipos de larvas de, 258
Chagas, doença de, 141-164
Chagoma de inoculação no braço, 148
Chilomastix mesnili, 179
Chilopoda, Diplopoda 428
Chrysops, 499

Ciclo pobreza *versus* saúde, 16
Ciclosporose, 236
Cimex lectularius, 461
Cinetoplasto, 96
Cisticerco, 257, 304
Cisticercóide, 257
Cisticercose, 301-315
    ocular, 311
    teníase e, 301
Cisto(s), 560
    de ameba, 67
    de protozoários, 560
        métodos para detectar, 556
    hidático, 257, 319
Ciliophora, filo, 61
Coanomastigota, 96
Cochliomyia hominivorax, 504
Coprocultura, 573
Coprotest, 556
Corantes, tipos de, 548
Cravo, 538
Criadouros, *Culicidae*, 482
Criptosporidiose, 237
Cryptosporidium parvum, 33, 237
Ctenocephalides, 517
    canis, 517
    felis felis, 517
Ctenocephalides sp., macho de, 516
Culex, 478
quinquefasciatus, 484
Culicidae, 475-489
    espécies principais e transmissores, 482
        da filaria *Wuchereria bancrofti*, 484
        de *Plasmodium*, 482
        de viroses, 484
Culicoides, 495
    Maruins ou mosquito pólvora, 494
Cultura, meios de, 569
    agar soja não-nutrientes, 573
    de Boeck-Drbohlav, 572
    de Brumpt, 574
    de Harada-Mori, 574
    de LIT, 570

de Loos, 573
de NNN, 570
de Pavlova modificado, 571
Cuterebrinae, 505
Cysticercus racemosus, 311

D

Demodex folliculorum, 538
Dermatite oncocercosa, 412
Dermanyssus, 535
Dermatobia hominis, 505
Dermatophagoides sp., 538
Desequilíbrio ambiental, 16
Dientamoeba fragilis, 71, 178
Diphyllobothrium latum, 337
Diptera, 463-466
Doença do sono, 167
Doenças tropicais, versus parasitoses, 10
Drbohlav, meio de cultura de, 572
Método de Drbohlav, 572

E

Echicococcus granulosus, 319
Educação e saúde e o controle de vetores, 531
ELISA, técnica, 482
Endolimax nana, 70
Entamoeba, 82
   coli, 68
   dispar, 69
   gingivalis, 70
   hartmanni, 68
   histolytica, ciclo biológico da, 82
   moshkovskii, 70
   polecki, 69
Enterobiose, 373-379
Enterobius vermicularis, 375
Entomologia, 566
   conservação, 566
   montagem, 567
Equilíbrio parasito-hospedeiro, 36
Escolex, 304

Escorpião amarelo, 431, 535
Escorpião negro, 431
Esferomastigota, 96
Esfregaços de sangue e tecidos, 545-549
Esgoto doméstico, 89
Esporocisto, 233, 277
Esporozoíto de *Cryptosporidium parvum*, 238
Esquistossomose *mansoni*, 271-294, 413
   cercária, 278
   esporocisto, 277
   esquistossômulo, 278
   miracídio, 276
   ovo, 274
   vermes adultos, 273
   forma hepatoesplênica, 288
   forma hepatointestinal, 288
Esquistossômulo, 278
Estrongiloidíase, 341-351
   ciclo partenogenético ou direto, 346
   ciclo sexuado ou indireto, 346
Exame(s)
   de fezes, 551-561
   coleta de amostra, 552
   conservantes, 553
   métodos de, 533
   de secreções, 349
   parasitológico, 204

F

Fasciola hepatica, 266
Fasciolíase, 263-270
Febre maculosa, 432, 541
Fezes, exame de, 551-561
   coleta de amostra, 552
   conservantes, 553
   métodos de, 533
      coprotest, 556
      de Baermann-Moraes, 558
      de Blagg ou formol-éter, 555
      de concentração de rotina, 554
      de Hoffman, 554
      de Kato-Katz, 559
      de Lutz, 554

de Pons-Janer, 554
de Ritchie, 555
de Rugai, 558
de Sheather, 557
direto, 533
especiais, 556
para demonstração de larvas de helmintos, 558
para demonstrar oocistos de protozoários, 557
para detectar cistos de protozoários, 556
paratest, 556
TF-test, 556
Filaria *Wuchereria bancrofti*, transmissor da, 484
Filariose(s), 397-416
bancroftiana, 397-408
oncocercose e outras, 409-716
Filo
Acanthocephala, 259
Annelida, 261
Apicomplexa, 61
Arthropoda, 427-433
Cliophora, 61
Microspora, 61
Nematoda, 257
Pentastomida, 430
Platyhelminthes, 254
classe *Cestoda*, 256
classe *Trematoda*, 255
Sarcomastigophora, 60
Flagelo(s), 96
Formol-éter, 555

G

Giardia lamblia, 33, 184
Giardíase, 181-187
Giemsa, corante, 548
Glossinidae, 501

H

Haemagogus, 487
albomaculatus, 487
capricornii, 487
janthinomys, 487
leucocelaenus, 487
Haematobia irritans, 500
Harada-Mori, meio de cultura de, 574
Helmintologia, 253-262, 564
Helmintos, 560
Helmintoses, 419-424
Hematofagia, 443-447
Hemiptera, 449-461
hábitos alimentares dos, 452
Hidátide, 257
Hidatidose, 317-326
Higiene e o controle de vetores, 524
Himenolepíase, 327-334
Hipoboscoidea, 501
Hippboscidae, 501
Hoffman, método de, 554
Hymenolepis nana, 328

I

Imunidade, 29
celular mediada por linfócitos T, 29
Imunodeficiência e parasitoses oportunistas, 31-34
Cryptosporidium parvum, 33
Giardia lamblia, 33
Isospora belli, 33
Leishmania chagasi, 34
Plasmodium sp., 33
Pneumocystis carinii, 32
Strongyloides stercoralis, 34
Toxoplasma gondii, 32
Inibidores de crescimento, 526
Insecta, classe, 435-442
Inseticida(s), 529
métodos de aplicação dos, 528
borrifação intradomiciliar residual, 529
larvicidas, 529
ultra-baixo-volume, 528
químicos, classes dos, 527
organoclorados, 527

organofosforados, 527
piretróides, 527
Inseto(s), 445
piolhos, 512
pulgas, 516
Ctenocephalides canis, 517
Ctenocephalides felis felis, 517
Polygenis, 518
Siphonaptera, 514
Tunga penetrans, 518
Xenopsylla cheopis, 516
Interferon, 29
Interleucina, 29
Iodamoeba butschlii, 70
Isospora belli, 33
Isosporose, 234
Ixodidae, 538

J

Janer, método de, 554

K

Kato-Katz, método de, 559

L

Lactrodectus, 534, 535
Lagarta cabeluda, 431
Lagochilascaris minor, 422
Larva(s), 363
cisticercoide, 329
de *Cestoda*, tipos de, 258
de *Cochliomyia hominivorax*, 506
de helmintos, métodos para demonstração de, 558
de moscas, lesões provocadas pelas, 505
migrans, 391-396
cutânea, 392
visceral, 393
Larvicidas, 525, 529
Leishman, corante, 548

Leishmania, 99-105
amazonensis, 114
braziliensis, 113
chagasi, 34
guyanensis, 114
Leishmaniose, 107-138
tegumentar, 107-125
americana, 107-121
cutânea, 112
cutânea difusa, 116
cutaneomucosa, 115
no Velho Mundo, 123-125
visceral americana, 127-138
Linguatula serrata, 433
LIT, meio de cultura de, 570
Loos, meio de cultura de, 573
Loxosceles, 431, 534, 535
Lutz, método de, 554
Lutzomyia, 130
amazonensis, 472
cruzi, 472
fêmea de, 469
flaviscutellata, 472
guyanensis, 472
intermedia, 472
longipalpis, 130
migonei, 473
umbratilis, 472
wellcomei, 472
whitmani, 472
Lymnaeidae, 298

M

Macracanthorhynchus hirudinaceus, 260
Macrófago, esquema de interiorização do *Trypanossoma cruzi* em um, 150
Macronyssus 535
Malária, 189-213
Mansonella, 410
perstans, 411
streptocerca, 410
Maruins ou mosquito pólvora, 494

Mastigophora, 93-98
Megalopygidae, 431
Meios de cultura (v. Cultura, meios de)
Merozoíto, 196
Método(s)
   de Baermann-Moraes, 558
   de Blagg, 555
   de Boeck-Drbohlav, 572
   de Brumpt, 574
   de Harada-Mori, 574
   de Hoffman, 554
   de Janer, 554
   de Kato-Katz, 559
   de Loos, 573
   de Lutz, 554
   de Pavlova, 571
   de Pons, 554
   de Ritchie, 555
   de Rugai, 558
   de Sheather, 557
Microfilárias, 399
Microspora, filo, 61
Microsporidiose, 244
Miíases, moscas agentes de, 504
   acidentais, 508
   primárias, 504
   secundárias, 507
Miracídio, 276
Moluscos, 295-300
Moscas, 497-509
   agentes de miíases, 504
   hematófagas, 498
     Muscidae, 500
     Tabanidae, 498
   lambedouras, 501
   sinatrópicas, 501
   super-família Hipoboscoidea, 501
Mosquiteiros, 523
Mosquito, 494
   borrachudos, 492
   pólvora, 494
Multiceps multiceps, 337
Musca domestica, 502

Muscidae, 500, 502
Muscomorpha, 500

N

Naegleria fowleri, 73
Necator americanus, 364
Necatoríase, ancilostomíase e, 361-372
Nematoda, 257
   classe *Secernentea*, 258
Neurocisticercose, 310
NNN, meio de cultura de, 570

O

Oestridae, 505
Onchocerca volvulus, 411
Oncocercomas, 412
Oncocercose e outras filarioses, 409-416
Oocisto(s), 219, 233
   de protozoários, métodos para detectar, 557
Organoclorados, 527
Organofosforados, 527
Panótico rápido, 548
Panstrongylus, 454
   geniculatus, 456
   megistus, 455
Organização da sociedade, 4

P

Paederus, 431
Parasitoses, 10 (v.t. parasitos)
   oportunistas, imunodeficiência e, 31-34
     Cryptosporidium parvum, 33
     Giárdia lamblia, 33
     Isospora belli, 33
     Leishmania chagasi, 34
     Plasmodium sp., 33
     Pneumocystis carinii, 32
     Strongyloides stercoralis, 34
     Toxoplasma gondii, 32
Paratest, 556
Pavlova modificado, meio de cultura de, 571

Peixe e outros organismos larvófagos, 525
Pentatrichomonas hominis, 171, 178
Percevejos, 26, 440, 441, 446, 450, 451, 460, 461, 524, 529
Phoneutria, 431, 534, 535
Physidae, 298
Pilidae, 299
Pintomyia, 472
Piolhos, *Anoplura*, 512
Piretróides, 527
Planorbidae, 297
Plasmódios humanos, diferenças morfológicas entre as espécies de, 193
Plasmodium, 33
Platyhelminthes, filo, 254
    classe *Cestoda*, 256
    classe *Trematoda*, 255
Pneumocistose, 245
Pneumocystis carinii, 32
Podalia 431
Polygenis, 518
Pons, método de, 554
Potó, 422, 431
Programa de Saúde da Família, 11
Promastigota, 96
Protozoários, 557
    cistos de, 560
    oocistos de, métodos para detectar, 557
Protozoologia, 53-250
Psychodidae, 467 473
Pulga(s), 514
    Ctenocephalides canis, 517
    Ctenocephalides felis felis, 517
    Polygenis, 518
    Tunga penetrans, 518
    Xenopsylla cheopis, 516
    Siphonaptera, 514
Pyroglyphidae e *Acaridae*, 538

R

Rangeliose, 166
    e doença do sono, 165-168
Relação parasito-hospedeiro, 25-30

Repelentes, 522
Reservatório, 96
Respiração dos protozoários, 60
Resposta imune, 369
Retortamonas intestinalis, 179
Rhipicephalus sanguineus, 241, 432, 539
Rhodnius, 458
    neglectus, 458
    prolixus, 458
Ritchie, método de, 555
Romaña, sinal de, 148
Rugai, método de, 558

S

Sabethini, transmissão, 487
Sangue, esfregaços de, e tecidos, 545-549
Sarcocistose, 232
Sarcocystis, 234
    hominis, 233
Sarcomastigophora, filo, 60
Sarcoptidae, 536
Sarna(s), 533
    escabiosa, 538
    sarcóptica, 538
Schistosoma, 272
    haematobium, 272
    intercalatum, 273
    japonicum, 272
    mansoni, 273
    mekongi, 273
Scorpiones, 534
Secernentea, 258
Secreções, exames de, 349
Sheather, método de, 557
Simuliidae, 493
Simulium e *Culicoides*, 491-495
    borrachudos, 492
Sinal de Romaña, 148
Siphonaptera, 514
Solenofagia, 444
Sono, doença do, 167
Stomoxys calcitrans, 500
Strongyloides stercoralis, 34, 343

Subfilo
   Mastigophora, 93-98
   Sarcodina, 65-77
   amebas comensais, 68
Superfamília *Hipoboscoidea*, 501
Syngamus laringeus, 423

T

Tabanidae, 498
   gênero *Chrysops*, 499
Taenia solium, 257, 303
Taquizoito, 216
Técnica(s)
   ELISA, 482
   parasitológicas, 543-579 (v.t. Parasitologia)
      esfregaços de sangue e tecidos, 545-549
      exames de fezes, 551-561
      meios de cultura, 569-579
      preparo de helmintos e artrópodos, 563-568
Telmofagia, 445
Tênias, 303
Teníase e cisticercose, 301-315
TF-test, 556
Thiaridae, 299
Toxoplasma gondii, 32, 217
Toxoplasmose, 215-229
   bradizoito, 219
   oocisto, 219
   taquizoito, 216
Trematoda, 255
Triatoma, 158
   brasiliensis, 456
   dimidiata, 457
   infestans, 455
   pseudomaculata, 457
   rubrofasciata, 457
   sordida, 457
   vitticeps, 457
Triatominae, 455
   Panstrongylus, 455
   Rhodnius, 458
   Triatoma, 455
Triatomíneos, mapa de distribuição geográfica das, nas Américas, 459

Trichomonadida humanos, 177-179
   Chilomastix mesnili, 179
   Dientamoeba fragilis, 178
   Pentatrichomonas hominis, 178
   Retortamonas intestinalis, 179
   Trichomonas tenax, 178
Trichomonas, 178
   tenax, 171, 178
   vaginalis, 171
Trichuris trichiura, 354
Tricomoníase, 169-175
Tricuridíases, 353-360
Trypanosomatidae, 96
Trypanossoma, 143
   brucei, ciclo biológico, 168
      gambiense, 168
      rhodesiense, 168
   cruzi, 143
Tunga penetrans, 518
Tytius serrulatus, 534

U

Úlcera amebiana intestinal típica, 84
Urbanização da sociedade, 14

V

Viroses, transmissores de, 484
Viúva-negra, 431, 534, 535

W

Wuchereria bancrofti, 398

X

Xenopsylla cheopis, 516

Z

Zoogeografia, 15